Ulrich Hecker · Angelika Steveling
Elmar Peuker · Jörg Kastner

Lehrbuch
und Repetitorium

Akupunktur

Die Autoren:

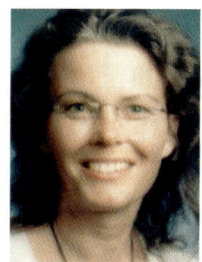

Dr. med. Angelika Steveling,

Chirotherapie

NLP Practitioner, Essen. Akupunktur-Ambulanz im Bethesda Krankenhaus in Duisburg

Dozentin der Deutschen Ärztegesellschaft für Akupunktur (DÄGfA)

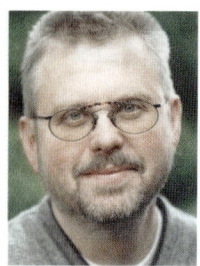

Dr. med. Hans-Ulrich Hecker,

Facharzt für Allgemeinmedizin, Naturheilverfahren, Homöopathie, Zertifikat Ärztlicher Qualitätsmanager

EFQM (European Foundation of Quality Management)-Assessor

Lehrbeauftragter für Naturheilverfahren und Akupunktur an der Christian-Albrechts-Universität Kiel

Wissenschaftlicher Leiter der Ausbildung für Naturheilverfahren und Akupunktur an der Akademie für ärztliche Fortbildung der Landesärztekammer Schleswig-Holstein

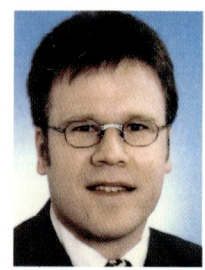

Dr. med. Elmar Peuker,

Facharzt für Anatomie

Wissenschaftlicher Mitarbeiter am Institut für Anatomie der Westfälischen Wilhelms-Universität, Münster, mit Forschungs- und Lehrschwerpunkten in der klinischen und funktionellen Anatomie

Leiter der Arbeitsgemeinschaft Komplementärmedizin am Institut für Anatomie der WWU Münster. Lehrauftrag für Medizinethnologie am Institut für Ethnologie der WWU Münster

Dozent an der »academie für Akupunktur und TCM«, Bochum

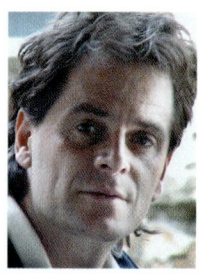

Jörg Kastner, Arzt

Ausbildung in Innerer Medizin, Sportmedizin, Naturheilverfahren.

Gründer und Leiter der »academie für Akupunktur und TCM«, (afat)

Wissenschaftlicher Leiter der Ausbildung für »Akupunktur und TCM« an der Akademie für ärztliche Fortbildung der Landesärztekammer Westfalen-Lippe

Dozent der Arbeitsgemeinschaft Komplementärmedizin am Institut für Anatomie der Westfälischen Wilhelms-Universität, Münster.

Ulrich Hecker · Angelika Steveling
Elmar Peuker · Jörg Kastner

Lehrbuch und Repetitorium
Akupunktur

Lokalisation, Indikation, Stichtechnik, Bedeutung der TCM

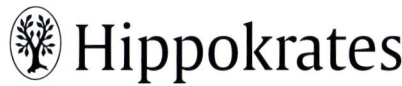

Hippokrates

Deutsche Bibliothek – CIP-Einheitsaufnahme

Ein Titelsatz für diese Publikation ist bei
Der Deutschen Bibliothek erhältlich.

Anschrift der Verfasser:

Dr. med.
Hans-Ulrich Hecker
Segeberger Landstr. 81
24145 Kiel

Dr. med.
Angelika Steveling
Veledastr. 2
45355 Essen

Dr. med. Elmar Peuker
Institut für Anatomie
WWU Münster
Vesaliusweg 2–4
48149 Münster

Jörg Kastner
Schulstraße 19E
82234 Weßling bei München

Gestaltung:

Martin Wunderlich
Wischhofstr. 1–3
24148 Kiel

Anat. Zeichnungen:

Rüdiger Bremert
Berg-am-Laim 75b
81673 München

Fotos:

Axel Nickolaus
Klotzstr. 11
24105 Kiel

Titelfoto:

Axel Nickolaus

Wichtiger Hinweis: Wie jede Wissenschaft ist die Medizin ständigen Entwicklungen unterworfen. Forschung und klinische Erfahrung erweitern unsere Erkenntnisse, insbesondere was Behandlung und medikamentöse Therapie anbelangt. Soweit in diesem Werk eine Dosierung oder eine Applikation erwähnt wird, darf der Leser zwar darauf vertrauen, dass Autoren, Herausgeber und Verlag große Sorgfalt darauf verwandt haben, dass diese Angabe dem Wissenstand bei Fertigstellung des Werkes entspricht. Für Angaben über Dosierungsanweisungen und Applikationsformen kann vom Verlag jedoch keine Gewähr übernommen werden. Jeder Benutzer ist angehalten, durch sorgfältige Prüfung der Beipackzettel der verwendeten Präparate und gegebenenfalls nach Konsultation eines Spezialisten festzustellen, ob die dort gegebene Empfehlung für Dosierungen oder die Beachtung von Kontraindikationen gegenüber der Angabe in diesem Buch abweicht. Eine solche Prüfung ist besonders wichtig bei selten verwendeten Präparaten oder solchen, die neu auf den Markt gebracht worden sind. Jede Dosierung oder Applikation erfolgt auf eigene Gefahr des Benutzers. Autoren und Verlag appellieren an jeden Benutzer, ihm etwa auffallende Ungenauigkeiten dem Verlag mitzuteilen.

Geschützte Warennamen (Warenzeichen) werden nicht besonders kenntlich gemacht. Aus dem Fehlen eines solchen Hinweises kann also nicht geschlossen werden, dass es sich um einen freien Warennamen handele.

ISBN 3-7773-1405-6

© Hippokrates Verlag GmbH, Stuttgart 2001

Printed in Germany 2001
Satz: Martin Wunderlich,
Wischhofstr. 1–3, 24148 Kiel
Druck: Stürtz AG, 97080 Würzburg

Vorwort

Mit diesem Lehrbuch und Repetitorium der Akupunktur halten Sie ein Multifunktionsbuch in
Ihren Händen. Neben der ausführlichen Darstellung aller Körperakupunkturpunkte finden Sie zu
den wichtigsten Punkten ein Repetitorium, welches erstmalig die Punktlokalisation durchgängig
an einer geeigneten Anatomischen Leitstruktur
vornimmt. Dies erfüllt keinen Selbstzweck, sondern gibt dem Anfänger wie auch dem Fortge-
schrittenen schnelle und sichere Orientierungshil-
fen. Nicht zuletzt soll hierdurch auch eine effektive Prüfungsvorbereitung ermöglicht werden. Zu
diesem Zweck wurden die Lehrinhalte der Körperakupunktur aller großen Akupunkturgesell-
schaften und der Ärztekammern Schleswig-Holstein, Westfalen-Lippe berücksichtigt.

Ein weitere Neuerung in der Akupunkturbuch-
landschaft ist die Einführung von Griffleisten.
Dieses Hilfsmittel erlaubt einen der tägliche Praxis angepassten, effektiven Zugriff auf die benö-
tigte Information. Das lästige und zeitaufwendige
Nachschlagen im Inhalts- oder Schlagwortver-
zeichnis entfällt. Das Aufsuchen bestimmter Akupunkturpunkte kann dabei zielgenau nach unter-
schiedlichen Suchkriterien erfolgen, z. B. nach
Meridianzugehörigkeit, topografischer Lokalisation oder Syndromzugehörigkeit in der TCM.
Besonderer Wert wird auf die Vermittlung
schwierig erscheinender Lehrinhalte (wie z. B. der
Ba Gang) gelegt. Hier kommen in konsequenter
Weiterentwicklung des von uns vorgestellten visu-
ell-didaktischen Konzeptes (VISDAK) Darstellungen zur Anwendung, die bisher unveröffentlicht
sind. Ein eigenes Kapitel wurde mögliche Nebenwirkungen und Kontraindikationen der Akupunktur gewidmet. Dieser Bereich wird im Rahmen
vieler Fortbildungen und Lehrbücher leider wenig
beachtet, hat aber in letzter Zeit im Rahmen der
Qualitätssicherung und Forensik erheblich an
Bedeutung gewonnen. Wir sind der Ansicht, dass
im Rahmen einer soliden und seriösen Akupunk-
turausbildung unbedingt derartige Informationen
vermittelt werden müssen.

Die beiliegende CD-ROM stellt die wichtigsten
Punkte der Körperakupunktur in einer benutzer-
freundlichen Weise dar. Eine Installation ist nicht
erforderlich, da die Programmierung auf Basis der
Hypertext-Markup-Language (HTML) erfolgte.
Wenn auf Ihrem System ein Internet-Browser
installiert ist, startet die Software sofort. Auch
hier wurde höchster Wert auf den Nutzwert in der
täglichen Praxis gelegt... aber Sie werden ja sehen.
Um es zusammenzufassen: Unser Anliegen, dem
wir auch mit diesem Buch Rechnung tragen wollen, ist die Schaffung von Qualitätsstandards in
der Akupunktur. Wir hoffen, dass Ihnen unser
Multifunktionsbuch beim Erlernen der Akupunktur und in der Anwendung hilft, schnell und effektiv auf den Punkt zu kommen.

Danken möchten wir allen, die an dem Zustan-
dekommen dieses Buchprojektes beteiligt sind:
Herrn Rüdiger Bremert für die exzellenten anatomischen Zeichnungen, Herrn Axel Nickolaus für
die fotografische Umsetzung und Herrn Martin
Wunderlich für die professionelle grafische
Gestaltung. Frau Helga Gilleberg gilt unser Dank
für die viele Schreibarbeit. Dem Hippokrates Verlag und Frau Dorothee Seiz gilt unser Dank für
die professionelle verlegerische Umsetzung.

Kiel, Essen, Münster und Bochum
Oktober 2000

Ulrich Hecker
Angelika Steveling
Elmar Peuker
Jörg Kastner

Inhalt

He-Punkte

Ma 36	▶	Magen
Ma 37	▶	Dickdarm
Ma 39	▶	Dünndarm
Gb 34	▶	Gallenblase
Bl 40	▶	Blase
Bl 39	▶	3-Erwärmer

Allgemeine Grundlagen der Akupunktur

Indikationen und Wirkrichtungen der Akupunktur

Zerstörte Strukturen werden durch Akupunktur nicht geheilt. Fast immer zeigen jedoch strukturelle Zerstörungen auch begleitende Dysfunktionen – hier wirkt Akupunktur auf die begleitenden Funktionsstörungen.

> **BEACHTE** *Akupunktur reguliert gestörte Funktionen.*

Wirkrichtungen der Akupunktur

- Linderung von Schmerzen
- Regulation des Muskeltonus: entspannend oder tonisierend
- Regulation psycho-vegetativer Störungen: entspannend oder tonisierend
- Immunmodulation
- Abschwellung
- Durchblutungsförderung

Da Akupunktur gestörte Funktionen beeinflusst, empfiehlt es sich von Wirkrichtungen zu sprechen anstatt von konkreten Indikationen.

Relative Kontraindikationen

Es gibt keine absoluten Kontraindikationen, wohl aber relative Kontraindikationen. Hier sollte nur der erfahrene Kollege unter Abwägung der Nutzen-Risikorelation Akupunktur anwenden.

Relative Kontraindikationen

- Gerinnungstörungen
- akute Psychosen
- akut lebensbedrohliche Schwächezustände

Gerinnungsstörungen

Hierzu zählen schwere Formen der Hämophilie mit einem Qick unter 25%. Es sollte zumindest von der tiefen Nadelakupunktur Abstand genommen werden. Laserbehandlung ist möglich oder die oberflächliche Nadelung mit sehr dünnen Nadeln (0,16–0,2 mm).

Akut lebensbedrohliche Schwächezustände

Nadelakupunktur reguliert die Qi-Verteilung. Qi-Zufuhr ist durch die alleinige Nadelung nicht möglich (jedoch z. B. durch tonisierende Moxibustion oder Phytotherapie). Bei ausgeprägter Qi-Leere kann keine Qi-Umverteilung mehr erfolgen.

Überschießende Reaktionen, unerwünschte Wirkungen und Komplikationen

Bei der Akupunkturtherapie können überschießende Reaktionen auftreten.

Übermäßige Entspannung und Ermüdung

Sie kann bis hin zu Kreislaufstörungen führen. Übermäßige vegetative Reaktionen führen zu Schwindel, Schwitzen und Veränderungen der Hautfarbe.

Überschießende Reaktionen

- übermäßige Entspannung und Ermüdung
- übermäßige vegetative Reaktionen
- Schlafstörungen
- Verschlechterung des zu therapierenden Leidens

Verschlechterung des zu therapierenden Leidens

Dies ist in erster Linie im Sinne einer vorübergehenden Schmerzzunahme zu verstehen.

Treten überschießende Reaktionen auf, gibt es zwei Erklärungsmöglichkeiten:

- falsche Reizstärke wurde gewählt (meist zuviel Reiz für diesen Patienten)
- Erstverschlechterung als Reaktion des Organismus auf einen Reiz (überschießende Reaktionen können bei allen Regulationstherapien auftreten).

Bei unerwünschte Wirkungen und Komplikationen unterscheidet man nach der Häufigkeit des Auftretens:

Unerwünschte Wirkungen/Komplikationen	
gelegentlich:	Hämatombildung Kollaps
selten:	Schmerzen und Sensibilitätsstörungen in der Einstichregion Verbrennungen Blasenbildung der Haut
sehr selten:	Infektionen Organverletzungen

Schmerzen und Sensibilitätsstörungen

Schmerzen und Sensibilitätsstörungen in der Einstichregion treten bei Nervenirritation auf, sind jedoch langfristig ohne Bedeutung.

Verbrennung

Verbrennung im Verlauf einer tonisierenden Moxibustion gelten als Komplikation. Bei sedierender Moxibstion sind sie jedoch eine gewünschte Reizart.

Blasenbildung

Blasenbildung der Haut können beim Schröpfen auftreten, auch hier handelt sich um vorübergehende Komplikationen, die bei sedierender Akupunktur gewünscht sein können.

Infektionen

Infektionen treten bei Nadelung in infizierte Regionen auf.

Organverletzungen

Organverletzungen (insbesondere Pneumothorax) sind durch sachgemäße Nadelung und Kenntnis der anatomischen Gegebenheiten zu vermeiden.

Yin und Yang

Die Monade (lat. monas, von griech. monás – Einheit, das Einfache) symbolisiert die unteilbare Einheit der zwei Gegensatzpaare Yin und Yang. Die Monade

- ist wahrscheinlich das bekannteste Symbol der Welt
- symbolisiert ganzheitliche Harmonie durch Gegensätze
- beinhaltet Aspekte von Dynamik und Wechselwirkungen, die für die Existenz eines gesunden Ganzen wichtig sind.

Yin und Yang als Begriffe für zwei Pole, die sich in allen Dingen befinden, sind immer relativ zu verstehen.

Yin	Yang
Nacht	Tag
Sonne	Mond
Erde	Himmel
dunkel	hell
kalt	warm
Materie	Energie
Ruhe	Aktivität

Yin und Yang wurden in der chinesischen Kultur nie mit moralischen Werten, d. h. mit gut oder böse assoziiert. Was gut ist, ist nicht Yin oder Yang, sondern das dynamische Gleichgewicht zwischen beiden; Ungleichgewicht ist schlecht oder schädlich (aus: *Fritjof Capra*, Wendezeit).

Qi

Qi wird häufig mit Funktion oder Energie übersetzt. Qi ist in allem enthalten was lebt – es ist unmittelbar mit den Lebensprozessen und Zeichen der Lebensäußerung verbunden.

Qi bewegt Geist und Körper, erwärmt den Körper bis zur Normaltemperatur, hält die Organe an ihrem Platz (z. B. Uterus, Blase), hält

Fuktionen von Qi

- Qi bewegt
- Qi wärmt
- Qi erhält
- Qi wehrt ab
- Qi wandelt um

die normalen Organ- bzw. Körperfunktionen aufrecht, wehrt pathogene Faktoren ab und wandelt durch die normalen Organfunktionen aufgenommene Nahrung und Luft in Qi und Blut-Xue um.

Zusammensetzung des Gesamt-Qi

Das gesamte für den Körper verwertbare Qi besteht aus vorgeburtlichem Qi und nachgeburtlichem Qi.

Das **vorgeburtliche Qi** ist im Wesentlichen von den Eltern ererbt und wird als Ursprungs-Qi durch die Nieren gebildet. Der ererbte Teil des vorgeburtlichen Qi kann nicht mehr erneuert werden – er wird im Laufe des Lebens langsam verbraucht. Dieser Verbrauch kann in seiner Geschwindigkeit beeinflusst werden (Akupunktur, Qigong-Übungen, gesunde Lebensweise usw.) Das vorgeburtliche Qi wird jedoch durch das nachgeburtliche Qi ergänzt.

Das **nachgeburtliche Qi** wird zeitlebens neu gebildet. Dies geschieht durch die Zang-Fu: Milz, Magen und Lunge. Milz und Magen stellen aus der festen und flüssigen Nahrung das Nahrungs-Qi bereit. Dieses ist für den Körper noch nicht verwertbar. Es verbindet sich mit der Atemluft im Thorax unter Einfluss der Lunge zum Sammel-Qi. Weitere übliche Begriffe für Sammel-Qi sind: Thorax-Qi oder Essentielles-Qi. Das Sammel-Qi ist die erste vom Körper direkt verwertbare Form von nachgeburtlichem Qi – es reguliert die Artemfunktion, sorgt für eine kräftige, klangvolle Stimme und unterstützt das Herz bei einer harmonische Blutzirkulation bis in die Peripherie der Extremitäten.

Weitere Umwandlungen und Verfeinerungen des Sammel-Qi führen letztendlich zur Bildung von Nähr-Qi und Abwehr-Qi. Diese Formen von nachgeburtlichem Qi sind im ganzen Körper verwertbar. Sie unterstützen die Organfunktionen der Zang-Fu und schützen den Körper vor äußeren pathogenen Faktoren. Zur Bildung von Nähr-Qi und Abwehr-Qi ist das Ursprungs-Qi als Katalysator nötig.

Das verwertbare Qi des Körpers besteht aus:

- vorgeburtlichem Qi: Ursprungs-Qi
- nachgeburtlichem Qi: Sammel-Qi, Nähr-Qi und Abwehr-Qi.

Qi-Entstehung		
Qi-Bezeichnung	**Organe der Qi-Bildung**	**Quelle der Qi-Bildung**
vorgeburtliches Qi: Ursprungs-Qi	Nieren	besonders die Erbanlage Ergänzung durch Nähr-Qi
nachgeburtliches Qi: Sammel-Qi Nähr-Qi Abwehr-Qi	Milz, Magen, Lunge	Nahrung (fest und flüssig) Atemluft Unterstützung durch Ursprungs-Qi

Pathologie von Qi

Pathologie von Qi

- Qi-Stagnation
- gegenläufiges Qi
- Qi-Leere

Qi-Stagnation

Nach chinesischen Vorstellungen fließt Qi in den Meridianen und Blutgefäßen. Durch pathogene Faktoren kann es zur Qi-Stagnation kommen. Diese äußert sich in Schmerzen und Spannungsgefühl. Qi-Stagnation kann lokal im Muskel, d. h. als Außen-Muster (s. Diagnoseschritt 1: Bagang im Kapitell »Strukturierte Zang-Fu-Syndromdifferenzierung in der 5 Schritten«) oder als Zang-Fu-Störung, d. h. als Innen-Muster auftreten.

Gegenläufiges Qi

Jedes Organ hat eine physiologische Qi-Flussrichtung, so leitet z. B. die Lunge das Qi hauptsächlich nach unten. Bei gegenläufigem Qi resultiert Husten als Symptom.

Qi-Leere

Sie kann sich auf den gesamten Körper oder auf einzelne Organfunktionen beziehen. Qi-Leere einzelner Organe bedeutet, dass die physiologischen Funktionen nicht mehr erfüllt werden können; so kommt es z. B. bei Lungen-Qi-Leere zu

Dyspnoe bei leichten Anstrengungen und zu Abwehrschwäche.

BEACHTE *Es gibt keine Qi-Fülle!*

Weitere Erörterungen zu Qi-Leere folgen im Kapite »Strukturierte Zang-Fu-Syndromdifferenzierung in 5 Schritten – Diagnoseschritt 4: Disharmoniemuster von Qi, Blut und Essenz-Jing«.

Das Meridiansystem

Es werden differenziert:

* 12 Hauptmeridiane: Jing Mai.
* 8 außerordentliche Meridiane: Qi-Jing Ba-Mai.
* 15 Nebengefäße oder Verbindungsgefäße: Luo-Mai.
* 12 Tendinomuskuläre Meridiane: Jing-Jin.
* 12 Sondermeridiane: Jing-Bie-Xun-Xing.

Die 12 Hauptmeridiane

Sie unterteilen sich in 6 Yin-Meridiane und 6 Yang-Meridiane

Yin-Meridiane	Yang-Meridiane
Lunge	Dickdarm
Perikard	3-Erwärmer
Herz	Dünndarm
Milz	Magen
Leber	Gallenblase
Niere	Blase

Die drei Yin-Meridiane Lunge, Perikard und Herz befinden sich an der Innenseite der oberen Extremität. Sie verlaufen von der Brust zu den Fingerspitzen, d. h. die Anfangszahl 1 befindet sich jeweils im Brustbereich, die Endzahl (z. B. 11 bei Lunge) an einer Fingerspitze (bei Lunge: Daumen)

Die drei Yang-Meridiane Dickdarm, 3-Erwärmer und Dünndarm befinden sich an der Außenseite der oberen Extremität. Sie verlaufen von den Fingerspitzen (hier beginnt der Meridian mit der Ziffer 1) über die Armstreckerseite zum Hals (Nacken) und zum Gesicht. Der längste Yang-Meridian der oberen Extremität ist der 3-Erwärmermeridian. Er endet mit der Ziffer 23 im Bereich der lateralen Augenbraue.

Die drei Yin-Meridiane Milz, Leber und Niere befinden sich an der Innenseite der unteren Extremität. Sie verlaufen von den Zehenspitzen (bzw. Ni 1 von der Fußsohle aus) über die Beininnenseite zu Unterleib, Abdomen und Thorax, um hier zu enden.

Die drei Yang-Meridiane Magen, Gallenblase und Blase verlaufen vom Kopf (hier beginnen sie jeweils mit der Ziffer 1 im Gesicht) über die Körperrückseite (Blasenmeridian) Körperlateralseite (Gallenblasenmeridian) und Vorderseite (Magenmeridian) zum Bein. Hier laufen sie entweder an der Vorderseite (Magenmeridian), Lateralseite (Gallenblasenmeridian) oder Dorsalseite (Blasenmeridian) nach distal zu den Zehenspitzen. Der längste Yang-Meridian ist der Blasenmeridian. Er endet mit dem Punkt Bl 67 im Bereich der Kleinzehe.

Die Abbildungen der einzelnen Meridiane erfolgt jeweils in den entsprechenden Punktlokalisationskapiteln.

Zwecks Verständnis der funktionellen Wirkzusammenhänge der Meridiane sind folgende Kopplungen wichtig:

* Meridianachsen
* Meridianpaare
* Meridianumläufe.

Die Meridianachsen

Das Verständnis der Zusammengehörigkeit der Meridianachsen geht von Querschnitten der Extremitäten im Unterarm- und Kniebereich aus. In diesen Regionen ist es möglich an der Außenseite jeweils die drei Yang-Meridiane zu lokalisieren und an den Innenseite die drei Yin Meridiane. An der oberen Extremität entspricht die exakte Meridianlokalisation diesem vereinfachten Darstellungsschema, an der unteren Extremität wurde sie aus didaktischen Gründen gewählt. Die exakte Lokalisation der Yang-Meridiane nimmt hier real etwa zwei Drittel der Außenfläche der unteren Extremität ein.

Diese didaktische schematische Meridiananordnung der Extremitätenquerschnitte lässt erkennen, dass im Yang-Bereich (Außenseite) jeweils ein Yang-Meridian vorne (daumenwärts) oben und ein anderer vorn (zehenwärts) unten liegt. Diese Kopplung von Yang oben – Yang unten im gleichen Drittel (in unserem Falle: vorn) des schematischen Extremitätenquerschnitts wird als Meridianachse bezeichnet.

Die Bezeichnung vorn, mittig und hinten bei der Achsenanodnung richtet sich nach der Blickrichtung des in Schema abgebildeten Mannes. Vorn liegt damit im daumenwärts gelegenen Areal der oberen Extremität und im zehenwärts gelegenen Areal der unteren Extremität. Hinten liegt am Arm in Richtung Kleinfinger, am Bein in Richtung Ferse.

Die drei Yang-Achsen

vorn: Dickdarm – Magen (Yang Ming).
mittig: 3-Erwärmer – Gallenblase (Shao Yang).
hinten: Dünndarm – Blase (Tai Yang).

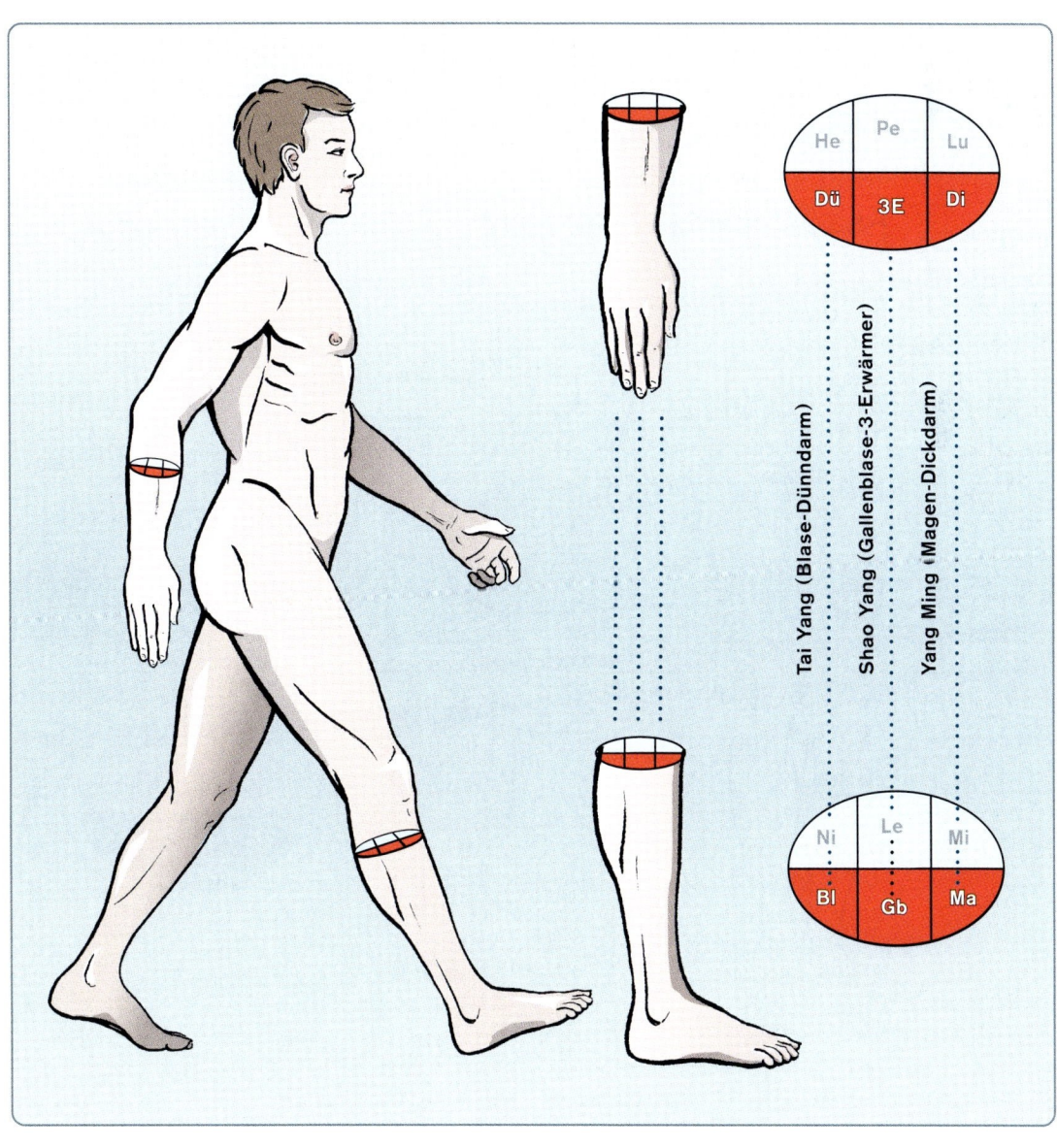

Die drei Yin-Achsen

vorn: Lunge – Milz (Tai Yin).
mittig: Perikard – Leber (Jue Yin).
hinten: Herz – Nieren (Shao Yin).

Insbesondere die drei Yang-Achsen spielen eine wesentliche Rolle bei der Therapie von schmerzhaften Funktionsstörungen des Bewegungsapparates (besonders Nacken und Schulter) sowie bei Kopfschmerzen. Siehe hierzu auch Kapitel »Pragmatisches Therapiekonzept bei Schmerzen des Bewegungssysems und Kopfschmerzen in 5 Schritten«.

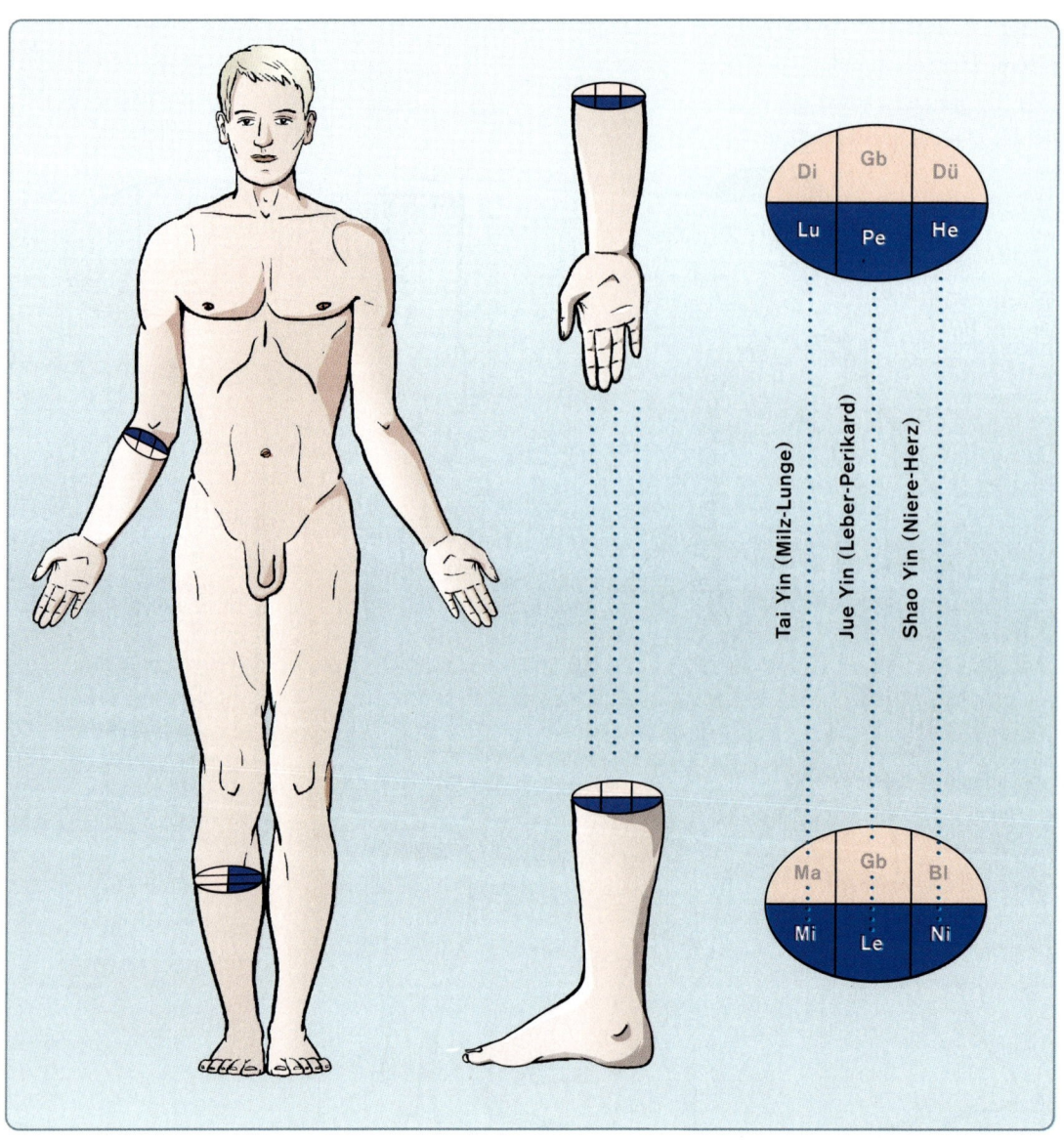

Die Meridianpaare

Die Meridianpaare stellen ein weiteres Kopplungsprinzip der Meridiane dar. Es handelt sich um eine Kopplung von Yang- und Yin-Meridianen im gleichen Querschnittsdrittel entweder am Arm oder am Bein. Somit gibt es drei Meridianpaare der oberen Extremität und drei Meridianpaare der unteren Extremität.

Die drei Meridianpaare der oberen Extremität

vorn: Lunge – Dickdarm
mittig: Perikard – 3 Erwärmer
hinten: Herz – Dünndarm

Die drei Meridianpaare der unteren Extremität

vorn: Milz – Magen
mittig: Leber – Gallenblase
hinten: Niere – Blase

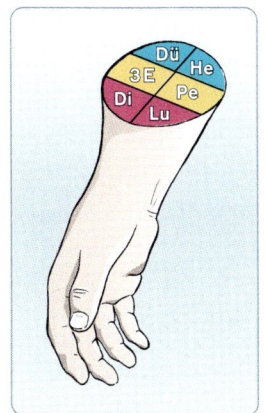
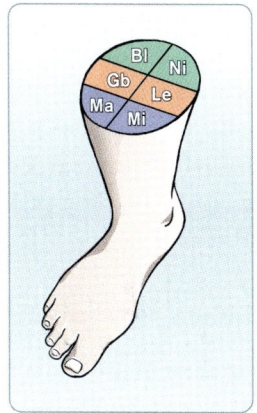

Die Meridianpaare sind auch schulmedizinisch in ihrem funktionellen Zusammenhang interessant. Sie liegen im Bereich von zwei oder drei benachbarten Segmenten. Hieraus lässt sich ihr funktioneller Wirkzusammenhang erklären. So liegen z. B. Lunge –Dickdarm in den Segmenten: C 5, C 6 und C 7. (Zusammenhänge gehen wesentlich auf *König/Wancura* zurück).

Bei der Darstellung der 5 Wandlungsphasen sind die gekoppelten Paare jeweils gemeinsam in einer Phase enthalten, dies zeigt auch hier den Funktionszusammenhang. So gehören zur Wandlungsphase Metall die Funktionskreise Lunge (Zang) und Dickdarm (Fu) mit den Meridianen Lunge und Dickdarm.

Die Meridianumläufe

Hierbei handelt es sich um eine Kopplung sämtlicher Meridiane in einem Querschittsdrittel sowohl der oberen als auch der unteren Extremität.

Ein Meridianumlauf stellt somit eine Kopplung von Yang- und Yin-Achse im gleichen Drittel dar. Der vordere Meridianumlauf umfasst z. B. die vordere Yang-Achse: Dickdarm – Magen und die vordere Yin-Achse: Lunge – Milz.

Genauso ist ein Meridianumlauf gedanklich eine Kopplung von einem Meridianpaar der Hand mit einem Meridianpaar des Fußes im gleichen Drittel. Der vordere Umlauf umfasst die Paare Lunge – Dickdarm an der Hand und Magen – Milz am Fuß.

Die drei Meridianumläufe sind

vorderer Meridianumlauf: Lu – Di – Ma – Mi.
mittiger Meridianumlauf: Pe – 3E – Gb – Le.
hinterer Meridianumlauf: He – Dü – Bl – Ni.

Vorderer Meridianumlauf: Lu – Di – Ma – Mi

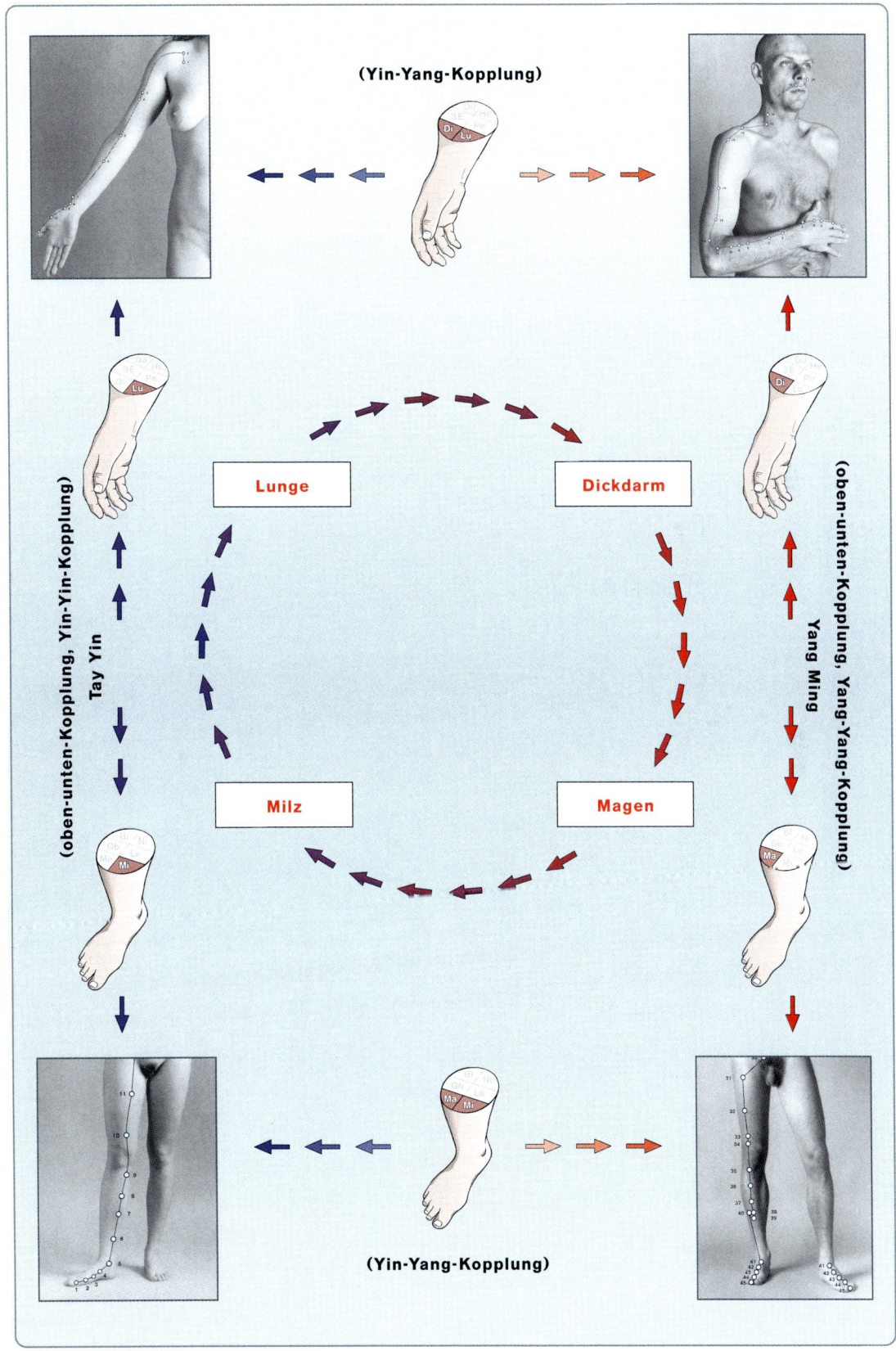

(Yin-Yang-Kopplung)

Lunge

Dickdarm

Milz

Magen

(oben-unten-Kopplung, Yin-Yin-Kopplung)
Tay Yin

(oben-unten-Kopplung, Yang-Yang-Kopplung)
Yang Ming

(Yin-Yang-Kopplung)

Mittiger Meridianumlauf: Pe – 3E – Gb – Le

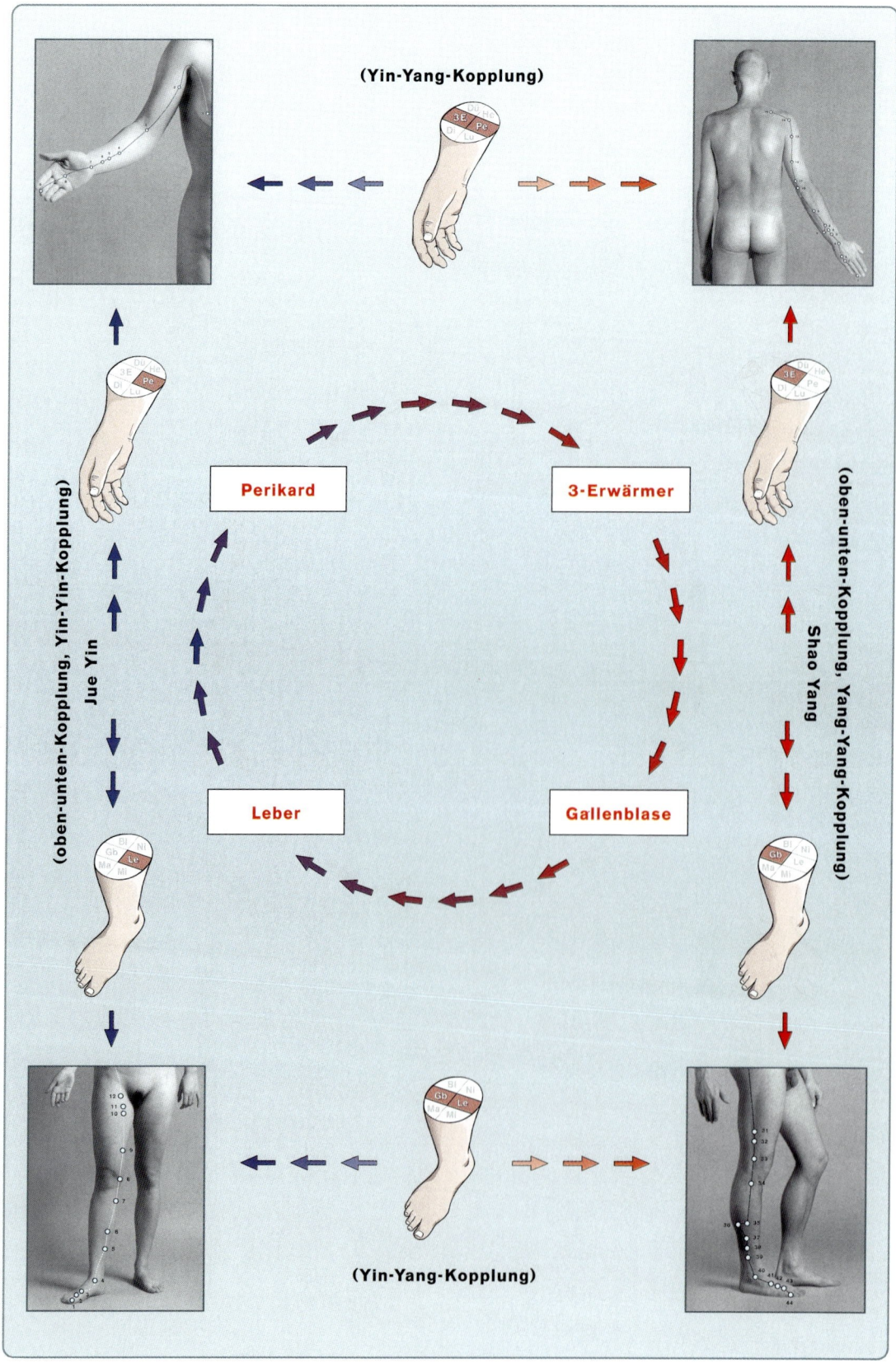

(Yin-Yang-Kopplung)

Perikard

3-Erwärmer

Leber

Gallenblase

(oben-unten-Kopplung, Yin-Yin-Kopplung)
Jue Yin

(oben-unten-Kopplung, Yang-Yang-Kopplung)
Shao Yang

(Yin-Yang-Kopplung)

Hinterer Meridianumlauf: He – Dü – Bl – Ni

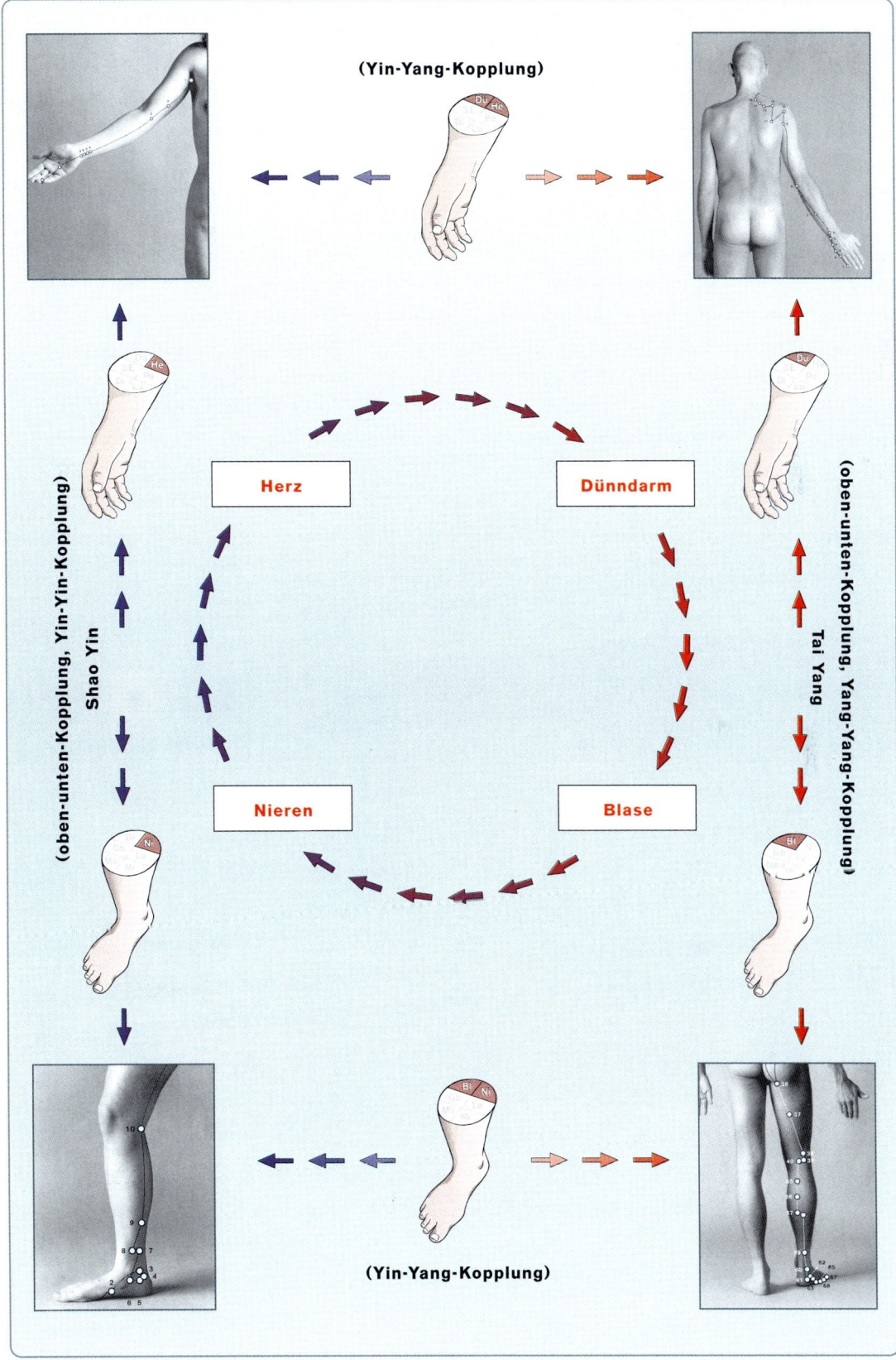

(Yin-Yang-Kopplung)

(oben-unten-Kopplung, Yin-Yin-Kopplung)
Shao Yin

(oben-unten-Kopplung, Yang-Yang-Kopplung)
Tai Yang

Herz

Dünndarm

Nieren

Blase

(Yin-Yang-Kopplung)

Die Organuhr

In dem System der Hauptmeridiane zirkuliert Energie. Eimal in 24 Stunden werden energetisch alle drei Umlaufe oder alle 12 Hauptmeridiane durchflutet. Für jeden Meridian stehen somit zwei Stunden zur Verfügung in denen eine maximale energetische Zirkulation seines Organs erfolgt. Dieses Kopplungsdenken von Raum und Zeit findet sich in der Organuhr vertreten.

Der energetisch zeitliche Kreislauf beginnt um 3 Uhr morgens mit dem Lungenmeridian. Es folgen gemäß dem vorderen Umlauf die Meridiane: Dickdarm, Magen und Milz. Als zeitlich folgender Umlauf wird der hintere Umlauf ab 11 Uhr durchlaufen: Herz, Dünndarm, Blase und Niere. Zuletzt erfolgt die energetische Zirkulation von: Perikard, 3-Erwärmer, Gallenblase und Leber.

Die Zeit in der ein Meridian mit dem zugehörige Organ maximal energetisch versorgt wird, nennt man Maximalzeit. In dieser Zeit ist das Organ besonders störanfällig, d. h. Funktionsstörungen, die immer wieder zu der gleichen Tageszeit auftreten können mit einer Störung des in der Organuhr angegebenen Organsystems zusammenhängen.

Schulmedizinisch ist die zirkadiane Rhythmik der Organfunktionen seit langem bekannt. So führen allergische Erkrankungen häufig in den frühen Morgenstunden (3 – 5 Uhr) zu Verschlechterung, Gallenkoliken treten gehäuft um Mitternacht auf (23 – 1 Uhr) und funktionelle Herzerkrankungen mit Palpitationen kommen in der Mittagszeit gehäuft vor (11 – 13 Uhr).

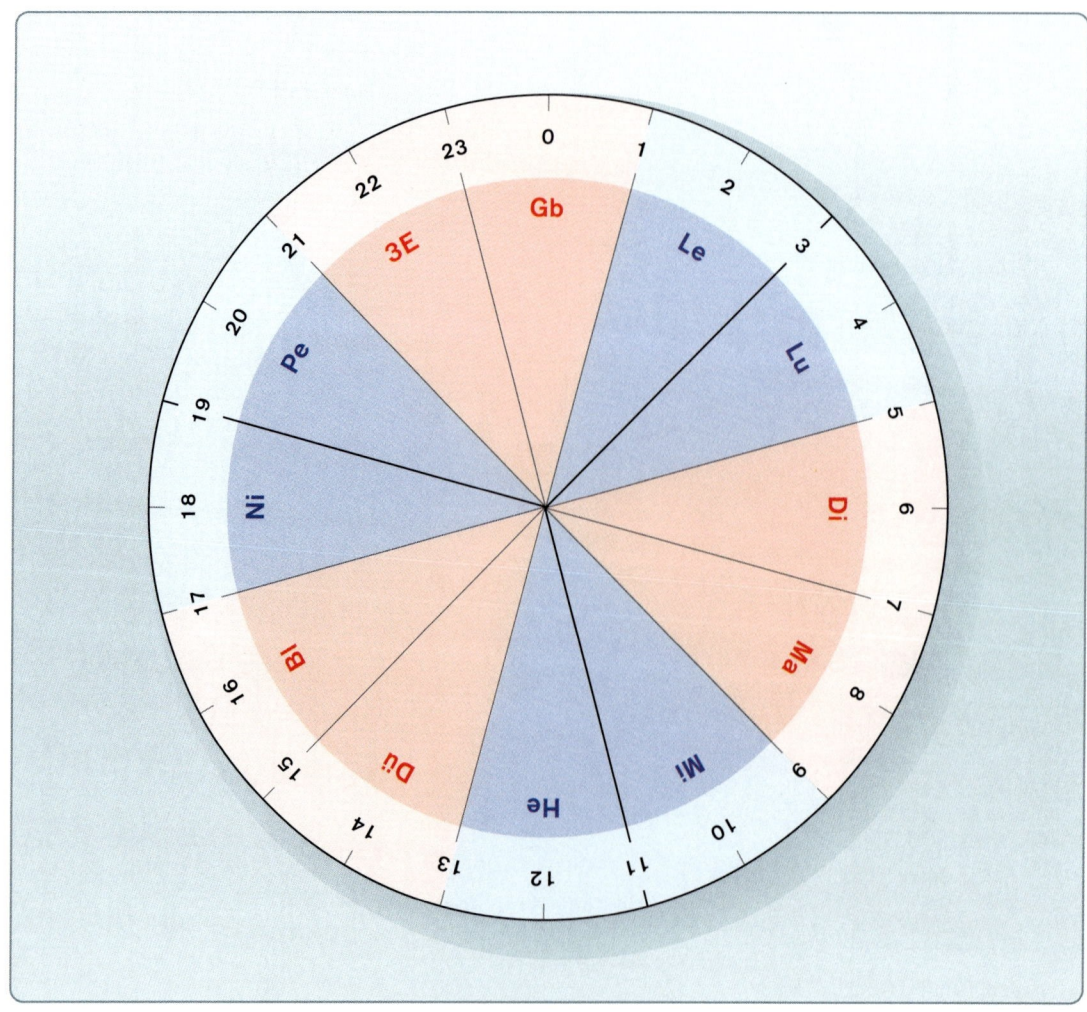

Die 5 Wandlungsphasen

Definition

Die 5 Wandlungsphasen stellen eine analoge Betrachtungsweise verschiedenster Korrelate von Mensch, Umwelt und Kosmos dar. Die hier existierenden Phänomene werden in 5 elementare Funktionseinheiten = 5 Elemente oder 5 Wandlungsphasen eingeteilt. Der Begriff 5 Wandlungsphasen weist auf die dynamischen Wechselbeziehungen zwischen den 5 Funktionseinheiten hin.

Die Darstellung der 5 Wandlungsphasen erfolgt in der Literatur unterschiedlich ausführlich.

In der angefügten Tabelle sind neben den wichtigsten Korrelaten auch Tiere und Pflanzen sowie Geschmacksrichtungen erwähnt, die im Bereich der Ernährungslehre Bedeutung haben.
Die Korrelate, die nur die analogen Funktionsbezüge im Menschen darstellen, werden als Funktionskreise bezeichnet und nach den Bezeichnungen der jeweiligen Zang- und FunOrgane auch Zang-Fu genannt. Die Wandlungsphasen Holz, Erde, Metall und Wasser beinhalten zwei Funktionskreise. Zur Wandlungsphase Feuer gehören vier Funktionskreise.

Die 5 Wandlungsphasen mit ihren wesentlichen analogen Korrelate

Wandlungsphase	Holz	Feuer	Erde	Metall	Wasser
Kosmos					
Gestirn	Jupiter	Mars	Saturn	Venus	Merkur
Umwelt					
Himmelsrichtung	Osten	Süden	Mitte	Westen	Norden
Jahreszeit	Frühling	Sommer	Spätsommer	Herbst	Winter
klimatische Faktor (äußerer pathogener Faktor)	Wind	Hitze	Feuchtigkeit	Trockenheit	Kälte
Tier	Huhn	Schaf	Rind	Pferd	Schwein
Pflanze	Weizen	Bohnen	weiße Hirse	Ölpflanzen	gelbe Hirse
Aktivitätsphase in der Natur = Stadium	Keimen	Wachsen	Umwandeln	Reifen	Speichern
Farbe	blaugrün	rot	gelb	weiß	schwarz
Mensch					
Zang-Organ	Leber	Herz, Perikard	Milz	Lunge	Nieren
Fu-Organ	Gallenblase	Dünndarm 3-Erwärmer	Magen	Dickdarm	Blase
Sinnesorgan	Auge	Zunge	Mund	Nase	Ohr
Körpergewebe	Sehnen, bewegte Muskulatur	Blutgefäße	Fleisch (ruhende Muskelmasse)	Haut	Knochen
Körperanteile	Nägel	Gesichtshaut	Lippen	Körperhaare	Kopfhaare
Geschmack	sauer	bitter	süß	scharf	salzig
Emotion	Zorn, Groll Aggression	Freude Hektik	Sorge Grübeln	Trauer	Angst

Die 5 Wandlungsphasen mit ihren wesentlichsten analogen Korrelate

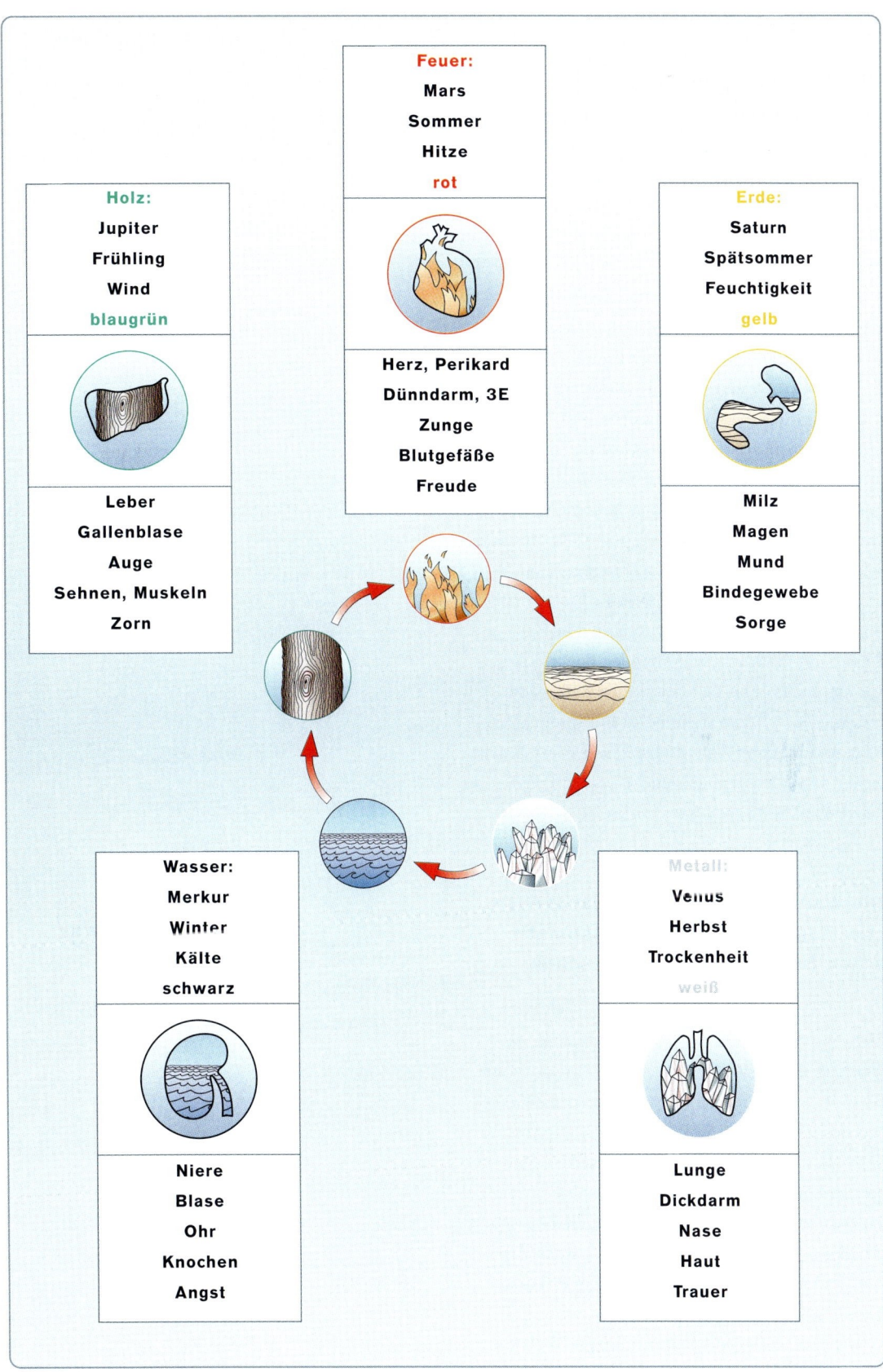

Feuer:
Mars
Sommer
Hitze
rot

Herz, Perikard
Dünndarm, 3E
Zunge
Blutgefäße
Freude

Holz:
Jupiter
Frühling
Wind
blaugrün

Leber
Gallenblase
Auge
Sehnen, Muskeln
Zorn

Erde:
Saturn
Spätsommer
Feuchtigkeit
gelb

Milz
Magen
Mund
Bindegewebe
Sorge

Wasser:
Merkur
Winter
Kälte
schwarz

Niere
Blase
Ohr
Knochen
Angst

Metall:
Venus
Herbst
Trockenheit
weiß

Lunge
Dickdarm
Nase
Haut
Trauer

Praktische Relevanz der Wandlungsphasen und Funktionskreise

Die Wandlungsphasen und Funktionskreise besitzen sowohl diagnostische als auch therapeutische Bedeutung. Die in der TCM-(Traditionelle Chinesische Medizin) Anamnese geschilderten Krankheitsbeschreibungen eines Patienten passen in ein oder mehrere Wandlungsphasen bzw. Funktionskreise. Tritt die Krankheit z. B. immer wieder im Herbst auf und manifestiert sie sich besonders als Funktionsstörung der Nase und der Lunge sind dies drei Hinweise auf die Wandlungsphase Metall. Therapeutisch werden Punkte derjenigen Funktionskreise genadelt, die zu Metall gehören, d. h. es werden Punkte von Lunge und Dickdarm gewählt. Zu beachten ist, dass fast nie alle Korrelate einer Wandlungsphase in der Anamnese gemeinsam auftreten, überdies können Symptome von zwei oder drei Wandlungsphasen kombiniert sein, was dann in der Regel auch eine Therapie über Punkte mehrerer Funktionskreise erfordert. So können die Funktionsstörungen von Nase und Lunge mit reichlich Schleim oder Feuchtigkeitsansammlung einhergehen. Dies ist bereits ein Hinweis auf Mitbeteiligung der Funktionskreise Milz und Magen (Wandlungsphase Erde – Feuchtigkeit) und bedarf therapeutisch einer Ergänzung durch Punkte dieser Funktionskreise.

Die Wandlungsphasen als ganzheitlicher Zugang bei der psychosomatischen Betrachtung des Menschen

Gemäß der chinesischen Philosophie ist der Mensch zeitlebens nichts anderes als seine Verdichtung des in der Natur allgegenwärtigen Qi. Physiologische und pathologische Prozesse der psychosomatischen Funktionsbezüge können durch Vergleiche mit Bildern der Natur leichter verstanden werden. Zur Wandlungsphase Metall hat der Herbst Bezug mit der Aktivitätsphase (Stadium) des Reifens und anschließenden Trennens und Lösens. In der Natur ist die Phase der Trennung nach erfolgter Reifung wichtig, um nach der anschließenden Ruhezeit des Winters mit dem Neuanfang im Frühling beginnen zu können. Im Frühling zeigt die Natur die dynamische Aktivität des Keimens, die den Neubeginn ermöglicht. Die Phase von Trauer beinhaltet beim Menschen die Chance zur Reifung der Persönlichkeit. Die Notwendigkeit zum Lassen und Lösen (von Ideen, Personen, Beziehungen) beinhalten nach einer Phase der Ruhe, des Sammelns und Speicherns die Chance zum Neubeginn.

Akupunkturpunkte

Kennzeichen von Akupunkturpunkten

- stereotype Lage zu anatomischen Leitstruk-turen (Muskeln, Falten, Knochen und Sehnen)

- veränderter mechanischer Widerstand (Finger bleibt hängen, Rauheit, Dellenbildung, Ver-quellungen)

- veränderte Hautfeuchtigkeit

- erhöhte Drucksensibilität

- erhöhte thermische Abstrahlung

- erniedrigter elektrischer Hautwiderstand.

Diese Kennzeichen werden bei der Punktlokalisa-tion benutzt.

Lokalisation der Akupunkturpunkte

- Anhand von anatomischen Leitstrukturen (siehe oben)

- mit Hilfe von Cun-Maßen (Körper-Cun, Finger-Cun)

- durch dynamische Palpation (Finger bleibt durch Rauheit, Delle oder Verquellung hängen)

- durch vermehrte Druckschmerzhaftigkeit.

Stichtechnik

- Die übliche Nadelhaltung erfolgt mit drei Fin-gern. Die Nadel wird zwischen Daumen und Zeigefinger gehalten, der Mittelfinger führt die Nadel (wenn möglich) zusätzlich

- üblicherweise wird die Kutis rasch durchsto-chen und in der Tiefe langsam sondierend das De-Qi-Gefühl gesucht. Die Nadel wird im Wesentlichen senkrecht geführt. Leichtes Dre-hen kann hilfreich sein, ist aber nicht obligat (bei Drehbewegungen jedoch beachten, dass

die Nadel nicht nur in eine Richtung gedreht wird)

- Stichrichtung erfolgt üblicherweise senkrecht zur Hautoberfläche – bei dünnen Weichteilen oder Sehnen: tangential.

- bei der Nadelung wird immer mit beiden Hän-den gearbeitet. Dies gilt:
    - bei der Punktlokalisation
    - beim Setzen der Nadel
    - beim Manipulieren der Nadel
    - beim Entfernen der Nadel

- -it der 2. Hand kann beim Einstich:
    - über den Daumen Gegendruck ausgeübt werden
    - weiches Gewebe gespannt werden
    - eine Falte gebildet werden.

BEACHTE *Beachte bei der Nadelung: Arbeite in ruhigem, konzentriertem Zustand (nicht unter Zeitdruck oder erschöpft).*

Die Stimulation der Nadel

Die Stimulation der Nadel richtet sich nach Fülle- oder Leere-Zustand, die sich aus dem Krankheitsbild sowie der Konstitution und Kon-dition des Patienten ergeben. Siehe hierzu aus-führliche Beschreibung im Kapitel »Strukturierte Zang-Fu-Syndromdifferenzierung in 5 Schritten, 1. Diagnoseschritt: Bagang: Therapeutische Kon-sequenzen aus Fülle und Leere«.

Moxibustion

Moxibustion stellt ein Kunstwort dar, das aus den japanischen Wörtern mo (brennen) und kusa (Kraut) zusammengesetzt ist. Die Moxibustion war historisch immer ein Bestandteil der Akupunktur. Dies geht bereits aus der Übersetzung des chinesischen Wortes für Akupunktur hervor.

Akupunktur = Zhen jiu = stechen (und) brennen.

Bei der Moxibustion wird ein speziell zubereitetes Beifußkraut abgebrannt.

Arten der Moxibustion

- Mit einer Moxazigarre, die in einiger Entfernung von der Haut gehalten wird,

- mit Moxakegeln, die auf einem Plättchen angebracht sind, und direkt auf die Haut gelegt werden

- mit einem dünnen Moxastäbchen, das über der Haut gehalten wird

- mit einer Scheibe einer Moxazigarre oder mit Moxakraut, die (das) auf Ingwer gelegt wird

- mit Moxakraut, das am Ende einer Akupunkturnadel befestigt ist (Feuernadel).

Üblicherweise wird Moxibustion als tonisierende Therapie angewandt. Das darunter liegende Gewebe wird erwärmt. Die sedierende Art der Moxibustion (glühendes Stäbchen berührt direkt die Haut) ist weniger gebräuchlich.

Unerwünschte Wirkungen sind bei der tonisierenden Moxibstion lokale Verbrennungen (cave: Polyneuropathie, segmentale Sensibilitätsstörungen).

Wirkungen der Moxibustion in der TCM

- vertreibt Kälte und Feuchtigkeit aus den Meridianen
- stärkt das Yang
- regt die Blutzirkulation an

Indikationen der Moxibustion

- Kältekrankheiten
- Schwäche- und Erschöpfungszustände
- Erkrankungen alter Menschen mit schwacher Konstitution
- degenerative chronische Krankheiten

Kontraindikationen der Moxibustion

- Hitzesymptome
- Hypertonie

Moxibustion findet keine Anwendung bei

- rotem Zungenkörper
- dickem, gelbem Zungenbelag
- schnellem Puls

Differenzierung der Akupunkturpunkte – Steuerungspunkte

Auf den zwölf Hauptmeridianen und den zwei außerordentlichen Meridianen Lenkergefäß und Konzeptionsgefäß liegen 361 Akupunkturpunkte. Die Punkte der zwölf Hauptmeridiane liegen paarig links und rechts, die Punkte von Lenkergefäß und Konzeptionsgefäß liegen einzeln in der Mittellinie.

Neben diesen Akupunkturpunkten gibt es 48 Extrapunkte (offizielles Nummerierungssystem in China seit 1991). Kennzeichnend für diese Extrapunkte ist, dass sie keinem Meridian zugeordnet sind.

Ah-Shi Punkte sind persönliche schmerzhafte Punkte, die als Lokalpunkte inbesondere in der Therapie chronischer Schmerzzustände eine Rolle spielen.

Steuerungspunkte

Steuerungspunkte stellen Akupunkturpunkte mit besonderer Wirkrichtung dar, d. h. anhand der Steurungspunktzuordnung ist es bereits möglich, auf die Wirkrichtung zu schließen. Die Steuerungspunkte werden üblicherweise mit der chinesischen Bezeichnung genannt – dies hilft Übersetzungmissverständnissen vorzubeugen.

Steuerungspunkte	
chinesische Bezeichnung	übliche deutsche Bezeichnung
Yuan-Punkt	Quellpunkt
Luo-Punkt	Passagepunkt
Xi-Punkt	Grenzpunkt
Mu-Punkt	Alarmpunkt
Rücken-Shu-Punkt	Zustimungspunkt
unter He-Punkt	Unterer einflussreicher Punkt (UEP)
Gruppen-Luo-Punkt	Gruppen-Passagepunkt
5 Shu-Punkte mit Tonisierungs- und Sedierungspunkt	5 antike Punkte

Steuerungspunkten, die üblicherweise ohne chinesische Übersetzung genannt werden, sind:

- Einschaltpunkte
- Meisterpunkte.

Die Yuan-Punkte: Quellpunkte

Die exakte Übersetzung lautet: Ursprungspunkte (Ursprung des Qi).
Es handelt sich um diejenigen Punkte, an denen das Ursprungs-Qi mit Akupunktur bewegt werden kann.

Bedeutung der Yuan-Punkte:

- bei Yin-Meridianen: der wichtigste Punkt zur Behandlung chronischer Störmuster des Zang-Funktionskreises (Ausnahme: Pe 7)

- bei Yang-Meridianen: Hier spielt der Yuan-Punkt in der Therapie von Fu-Funktionskreisstörungen eine untergeordnete Rolle.

Basistherapie bei chronischen Zang-Funktionskreisstörungen:

Yuan-Punkt + Rücken-Shu-Punkt.

Beispiel:

Bei Erkrankungen des Respirationstraktes:
Lu 9 (Yuan-Punkt) + Bl 13 (Rücken-Shu-Punkt).

Lokalisation: Von der Peripherie (distal) aus der 3. Punkt auf den Yin-Meridianen; von der Peripherie aus der 4. Punkt auf den Yang-Meridianen (Ausnahme: Gb-Meridian, dort 5. Punkt).

Yuan-Punkte der Yin-Meridiane:
Lu 9, Pe 7, He 7, Mi 3, Le 3, Ni 3.

Yuan-Punkte der Yang-Meridiane:
Di 4, 3E 4 , Dü 4, Ma 42, Gb 40, Bl 64.

Die Luo-Punkte: Passagepunkte

Die exakte Übersetzung lautet: Vernetzungspunkt.

Vernetzungen der Luo-Punkte über das Luo transversale zum gekoppelten Meridian		
Lu 7	▶	Dickdarmmeridian
Di 6	▶	Lungenmeridian
Pe 6	▶	3-Erwärmermeridian
3E 5	▶	Perikardmeridian
He 5	▶	Dünndarmmeridian
Dü 7	▶	Herzmeridian
Mi 4	▶	Magenmeridian
Ma 40	▶	Milzmeridian
Le 5	▶	Gallenblasenmeridian
Gb 37	▶	Lebermeridian
Ni 4	▶	Blasenmeridian
Bl 58	▶	Nierenmeridian
KG 15	▶	Lenkergefäß
LG 1	▶	Konzeptionsgefäß

Bedeutung der Luo-Punkte:

- Vernetzung (Verbindung) zum gekoppelten Yin- oder Yang-Meridian durch das Luo transversale. Dabei stellt der Luo-Punkt generell zum Partnermeridian eine Verbindung her (nicht zu einem speziellen Punkt dieses Meridians).

Die Xi-Punkte: Grenzpunkte

Die exakte Übersetzung lautet: Spaltenpunkt.

Xi-Punkte	
obere Extremität	**untere Extremität**
Lu 6	Mi 8
Di 7	Ma 34
Pe 4	Le 6
3 E 7	Gb 36
He 6	Ni 5
Dü 6	Bl 63

Bedeutung der Xi-Punkte:

- Therapie akuter Funktonsstörungen des dem jeweiligen Funktionskreis assoziierten Organs.

- Therapie akuter Exazerbation chronischer Funktinsstörungen des dem jeweiligen Funktionskreis assoziierten Organs.

Xi-Punkte der oberen Extremität:
Lu 6, Di 7, Pe 4, 3 E 7, He 6, Dü 6.

Xi-Punkte der unteren Extremität:
Mi 8, Ma 34, Le 6, Gb 36, Ni 5, Bl 63.

Die Mu-Punkte: Alarmpunkte

Die exakte Übersetzung lautet: Versammlungs-
punkte.

Wirkung der Mu-Punkte:

- Wirkung auf Funktionsstörungen des betroffenen Funktionskreises, insbesondere akute
Funktionsstörungen.

Lage der Mu-Punkte und neurophysiologische Erklärung ihrer Wirksamkeit

Die Mu-Punkte liegen an der Ventralseite des
Rumpfes. Aus neurophysiologischer Sicht liegen
sie im Bereich der Rami ventrales derjenigen
Spinalnerven, die segmental reflektorische
Beziehung zum inneren Organ des dem Mu-Punkt
zugehörigen Funktionskreises besitzen. So hat
z. B. Lu 1 Funktionsbezug zu den Rami ventrales
derjenigen Segmente, die an der nervalen Inner-
vation der Lunge beteiligt sind.

Über einen Spinalnerven stehen alle Anteile
eines Segmentes (inneres Organ, kleines Wirbel-
gelenk, Muskulatur, Haut) in reflektorischem
Funktionszusammenhang (genauere Erklärung:
siehe Lehrbücher der Manuellen Medizin).
Schmerzhafte Funktionsstörungen in einem der
genannten segmentalen Anteile werden zunächst
über nozizeptive Afferenzen zum Hinterhorn des
Rückenmarks geleitet. Hier erfolgt einerseits die
Weiterleitung der Afferenzen nach zentral, andererseits gibt es eine segmental reflektorischer Verschaltungen zu Efferenzen von vegetativen Seiten-
horn- und motorischen Vorderhornzellen. Die
Efferenzen der vegetativen Seitenhornzellen
führen z. B. in der Haut zu subkutanen Verquel-
lungen und Sensibilitätszunahme. Im Bereich der
Muskulatur kommt es durch Efferenzen über
motorische Vorderhornzellen zu Myoglosen.
Diese Veränderungen besitzen ihren Maximalpunkt häufig im Bereich des Mu-Punktes. Am
Mu-Punkt findet sich somit der maximale ventrale
Reaktionspunkt eines funktionsgestörten Segmentes.

Mu-Punkte		
Lu 1	▶	Lunge
KG 17	▶	Perikard, oberer 3 E
Le 14	▶	Leber
Gb 24	▶	Gallenblase
Le 13	▶	Milz
Gb 25	▶	Niere
KG 14	▶	Herz
KG 12	▶	Magen, mittlerer 3 E
Ma 25	▶	Dickdarm
KG 7	▶	unterer 3-Erwärmer
KG 5	▶	gesamter 3-Erwärmer
KG 4	▶	Dünndarm
KG 3	▶	Blase

Akupunkturwirkung über Mu-Punkte erklärt sich
somit als kutiviszerale segmental reflektorische
Antwort auf einen therapeutische gesetzten Reiz.
Reizsetzung in einem bestimmten Hautareal wirkt
sich regulierend auf Funktionsstörungen innerer
Organe derselben Segmente aus. Mit Akupunktur
gelingt es uns, den schulmedizinisch bekannten
viszerokutane Reflexe (segmentale Funktionsstörung der Haut bei Erkrankungen innerer
Organe) umzukehren, und ihn therapeutisch zu
nutzen.

Die Mu-Punkte liegen bis auf drei Ausnahmen
(Lu 1, Le 14, Gb 24) nicht auf dem eigenen Meridian. Die meisten Mu-Punkte sind auf dem Konzeptionsgefäß zu finden.

Bedeutung der Mu-Punkte:

- Diagnostische Bedeutung: Druckschmerzhaftigkeit spricht für Störung des betroffenen
Funktionskreises.

- Therapeutische Bedeutung bei Erkrankungen
der Zang- und Fu-Funktionskreise (insbeson-
ders bei akuten Erkrankungen).

Die Rücken-Shu-Punkte: Zustimmungspunkte

Die exakte Übersetzung lautet: Transportpunkte. Neben den Shu-Punkten am Rücken werden die Antiken Punkte als Shu-Punkte bezeichnet. Zur Differenzierung sollte deshalb von Rücken-Shu-Punkten und 5 Shu-Punkten gesprochen werden.

Lage der Rücken-Shu-Punkte

Die Zustimmungspunkte liegen alle an der Dorsalseite des Rumpfes auf dem inneren Ast des Blasenmeridians. Sie befinden sich auf den Schnittpunkten dieses Meridians mit einer horizontalen Linie, die sich durch die tastbare Unterkante jeweils eines bestimmten Wirbeldornfortsatzes zieht. Da die Rücken-Shu-Punkte alle auf dem Blasenmeridian liegen, befinden sie sich (bis auf den Rücken-Shu-Punkt des Blasenmeridians) alle auf einem fremden Meridian.

Die Rücken-Shu-Punkte in Bezug zu Dornfortsatzunterkante und Funktionskreis		
Bl 13 ▶	Th 3 ▶	Lunge (Lu)
Bl 14 ▶	Th 4 ▶	Perikard (Pe)
Bl 15 ▶	Th 5 ▶	Herz (He)
Bl 17 ▶	Th 7 ▶	Zwerchfell
Bl 18 ▶	Th 9 ▶	Leber (Le)
Bl 19 ▶	Th 10 ▶	Gallenblase (Gb)
Bl 20 ▶	Th 11 ▶	Milz (Mi)
Bl 21 ▶	Th 12 ▶	Magen (Ma)
Bl 22 ▶	L 1 ▶	3-Erwärmer (3 E)
Bl 23 ▶	L 2 ▶	Niere (Ni)
Bl 25 ▶	L 4 ▶	Dickdarm (Di)
Bl 27 ▶	S 1 ▶	Dünndarm (Dü)
Bl 28 ▶	S 2 ▶	Blase (Bl)

Neurophysiogische Erklärung der Wirksamkeit

Aus neurophysiologischer Sicht liegen die Rücken-Shu-Punkte im Bereich der Rami dorsales derjenigen Spinalnerven, die Funktionsbezug zum inneren Organ des dem Rücken-Shu-Punkt zugehörigen Funktionskreises besitzen. So hat z. B. Bl 13 Funktionsbezug zu jenen Spinalnerven die segmental reflektorische Verschaltungen zur Lunge aufweisen (siehe auch Lage der Mu-Punkte und neurophysiologische Erklärung ihrer Wirksamkeit).

Am Rücken-Shu-Punkt liegt somit (wie bereits beim Mu-Punkt ausführlich beschrieben) der Maximalpunkt eines reflektorisch funktionsgestörten Haut- oder Muskelbereiches vor, Akupunktur wirkt auch hier über kutiviszerale reflektorische Prozesse.

Im Verlauf der Rami dorsales der Spinalnerven befinden sich im Verhältnis zu den übrigen Dermatomanteilen eines Segmentes überdurchschnittlich viele vegetative Fasern. Hier sind somit bei segmentalen Funktionsstörungen ausge-

prägtere Veränderungen der Subkutis als an der Ventralseite bei den Mu-Punkten zu erwarten. Als Untersuchungsverfahren sind Kiblerfalte und diagnostischer Bindegewebsstrich bekannt, um anhand von segmentalen Verquellungszuständen der Subkutis die Dermatome reflektorisch funktionsgestörter Segmente festzulegen.

Die Rücken-Shu-Punkte besitzen demnach ebenso wie die Mu-Punkte diagnostische und therapeutische Bedeutung bei segmentalen Funtionsstörungen differenter Genese.

Bedeutung der Rücken-Shu-Punkte:

- Diagnostische Bedeutung: Hinweis auf segmentale Funktionsstörungen sowie Störungen der jeweiligen Zang und Fu-Funktionskreise.

- therapeutische Bedeutung bei chronischen Erkrankungen der Zang- und Fu-Funktionskreise (in Kombination mit dem Mu-Punkt).

- therapeutische Bedeutung bei segmentalen Triggerpunkten.

Untere He-Punkte: untere einflussreiche Punkte (UEP)

Diese Punkte spielen nur für die Fu-Organe (Hohlorgane) eine Rolle und befinden sich nur im Bereich der unteren Extremität.

Bedeutung der unteren He-Punkte:

- Therapeutische Bedeutung bei akuten Erkrankungen der jeweiligen Fu-Organe

- Therapie erfolgt häufig zusammen mit dem Mu-Punkt der jeweiligen Fu-Organe.

He-Punkte		
Ma 36	►	Magen
Ma 37	►	Dickdarm
Ma 39	►	Dünndarm
Gb 34	►	Gallenblase
Bl 40	►	Blase
Bl 39	►	3-Erwärmer

Die Gruppen-Luo-Punkte

Die exakte Übersetzung lautet: Gruppen-Vernetzungspunkte.

Bedeutung der Gruppen-Luo-Punkte:

- Die Gruppen-Luo-Punkte wirken jeweils auf die drei Yin- und Yang-Meridiane der Arme bzw. auf die drei Yin- und Yang-Meridiane der Beine. So kann bei einer Störung im Bereich z. B. aller Yin-Meridiane der unteren Extremität der Gruppen-Luo-Punkt genadelt werden.

Gruppen-Luo-Punkte		
Pe 5	►	Drei Yin-Meridiane des Armes (Lunge, Perikard, Herz)
3E 8	►	Drei Yang-Meridiane des Armes (Dickdarm, 3 E, Dünndarm)
Mi 6	►	Drei Yin-Meridiane des Beines (Milz, Leber, Niere)
Gb 35	►	Drei Yang-Meridiane des Beines (Magen, Gallenblase, Blase)

Die Einschaltpunkte

Sie werden gelegentlich auch als Kardinalpunkte oder Schlüsselpunkte bezeichnet.

Jeweils einem der 8 außerordentlichen Meridiane oder Wundermeridiaen ist ein Einschaltpunkt zugerechnet. Durch Nadelung dieses Einschaltpunktes wird die Funktion des gesamten außerordentlichen Meridians energetisch reguliert. Von besonderer Bedeutung sind hierbei die Einschaltpunkte von Lenkergefäß (Dü 3) und Konzeptionsgefäß (Lu 7), um schmerzhafte Funktionsstörungen dieser Meridianregionen zu beeinflussen.

Nach Therapiekonzepten der TCM werden jeweils immer 2 bestimmte Einschaltpunkte gemeinsam genadelt, um insbesondere chronische, psychosomatische Krankheitsbilder zu beeinflussen (siehe hierzu Literatur über die 8 außerordentlichen Meridiane).

Die 8 Einschaltpunkte und dazugehörige außerordentliche Meridiane

Lu 7	▶	Konzeptionsgefäß = Ren Mai
Ni 6	▶	Yin Qiao Mai
Pe 6	▶	Yin Wei Mai
Mi 4	▶	Chong Mai
Dü 3	▶	Lenkergefäß = Du Mai
Bl 62	▶	Yang Qiao Mai
3 E 5	▶	Yang Wei Mai
Gb 41	▶	Dai Mai

Die Meisterpunkte

Die exakte Übersetzung für diesen Begriff lautet: Zusammenkunftspunkt. Dieser Name weist schon auf eine übergeordnete Wirkrichtung hin. Es werden durch die Meisterpunkte jeweils Organsysteme (z. B. alle Fu-Organe oder alle Zang-Organe bzw. bestimmte Gewebe) beeinflusst.

Meisterpunkte

Le 13	▶	Zang-Organe
KG 12	▶	Fu-Organe
Gb 34	▶	Sehnen
Lu 9	▶	Gefäße
KG 17	▶	Atmung
Bl 11	▶	Knochen
Bl 17	▶	Blut
Gb 39	▶	Mark

5 Shu-Punkte: die Antiken Punkte

Die 5 Shu-Punkte = 5 Antiken Punkte mit Tonisierungs- und Sedierungspunkt.

Die 5 Antiken Punkte werden auch als 5 Shu-Punkte (5 Transportpunkte) bezeichnet – sie sind zu unterscheiden von den Rücken-Shu Punkten des Blasenmeridians.

Es handelt sich um Punkte, die distal an den Extremitäten zwischen Fingern und Ellenbogen bzw. zwischen Zehen und Knien liegen.

Die 5 Antiken Punkte lassen sich unter folgenden Gesichtspunkten betrachten:

• Vergleich der 5 Antiken Punkte mit einem Fluss

• Lage der 5 Antiken Punkte

• Praktische Relevanz der 5 Antiken Punkte.

Vergleich der 5 Antiken Punkte mit einem Fluss

Die 5 Antiken Punkte werden von ihrer energetischen Wirkung mit einem Fluss verglichen. Dieser beginnt mit dem Brunnen distal an den Extremitäten und läuft über verschiedene Stationen (Quelle, Bach, Fluss) zum Meer im Bereich von Ellenbogen und Knie. Hier mündet das Meer in tiefere Schichten des Körpers.

Der Vergleich der Antiken Punkte mit einem energetischen Qi-Fluss hat therapeutische Konsequenzen. Qi verläuft in diesem Fluss dynamisch schnell und oberflächlich. Am schnellsten und oberflächlichsten läuft es an den periphersten Brunnen-Punkten. Nach langsamer Abnahme der Geschwindigkeit und einem tiefer werdenden Verlauf tritt die Energie an den Meerpunkten endgültig in den Körper ein.

Dieser Vorstellung zufolge besitzen die 5 Antiken Punkte folgende Eigenschaften:

- gemäß ihrer energetischen Dynamik lassen sich schell ausgeprägte Wirkungen erzielen (besonders von den distalsten Punkten)

- durch ihren oberflächlichen Verlaufs stellen sie eine Verbindung zur Umwelt dar. Äußere pathogene Faktoren dringen durch sie in den Körper und können durch sie wieder eleminiert werden.

Nach diesem Denkkonzept erklärt sich der im Verhältnis zu den sonstigen Akupunkturpunkten häufigere Einsatz dieser distalsten Meridianpunkte in der Akupunktur (auch wenn der Einsatz nicht unter dem Aspekt eines bestimmten Antiken Punktes erfolgt).

Lage der 5 Antiken Punkte

Der erste Antike Punkt ist immer der distalste Meridianpunkt – unabhängig von der Verlaufsrichtung des Meridians. Er wird als Brunnen-Punkt bzw. bei Berücksichtigung des chinesischen Namens als Jing-Brunnen-Punkt bezeichnet.
Der 2. Antike Punkt ist immer der zweite Meridianpunkt von distal. Es ist der Ying-Quellen-

Punkt. Hier ist auch der Name: Rong-Quellen-Punkt üblich.

Der 3. Antike Punkt ist fast immer der dritte Meridianpunkt von distal. Es ist der Shu-Bach Punkt. Eine Ausnahme bildet der Gallenblasenmeridian – hier ist es der 4. Punkt.

Der 4. Antike Punkt liegt unterschiedlich – es ist nicht der vierte Meridianpunkt. Er liegt im Bereich von Fußgelenk oder Handgelenk bzw. im Unterarm- oder Unterschenkelbereich. Er wird als Jing-Fluss-Punkt bezeichnet.

Die 5 Antiken Punkte	
1. Antiker Punkt	Jing-Brunnen-Punkt
2. Antiker Punkt	Ying-Quellen-Punkt oder Rong-Quellen-Punkt
3. Antiker Punkt	Shu-Bach-Punkt
4. Antiker Punkt	Jing-Fluss-Punkt
5. Antiker Punkt	He-Meer-Punkt

Der 5. Antike Punkt liegt immer an Ellenbogen oder Knie, es ist der He-Mee-Punkt.

Bei den Yang Meridianen wird in der chinesischen Literatur neben den 5 Antiken Punkten noch der Yuan-Punkt zu den Antiken Punkten gezählt (siehe Abbildung: die Antiken Punkte der Yang-Meridiane). Hier existieren also im Grunde 6 Antike Punkte (meist wird jedoch auch hier von 5 Antiken Punkten und dem Yuan Punkt gesprochen). Der Yuan-Punkt der Yang-Meridiane ist bis auf eine Ausnahme immer der 4. distale Punkt (Gallenblasenmeridian: 5. distaler Punkt).

Bei den Antiken Punkten ist eine Zuordnung gemäß der Wandlungsphasen und Jahreszeiten üblich – dies erklärt sich aus der oberflächlichen Lage der Punkte mit dem sich hieraus ergebenden Umweltbezug. Diese Zuordnung verläuft bei den Yin- und Yang-Meridianen unterschiedlich. Bei den Yin-Meridianen ist der distalste Brunnen-Punkt der Holz bzw. Frühlingspunkt. Die Benennung der weiteren Punkte ergibt sich gemäß der Abfolge der Wandlungsphasen in der uns bekannten Reihenfolge (Holz, Feuer, Erde, Metall, Wasser).

Bei den Yang-Meridianen ist der distalste
Brunnen-Punkt der Metall- bzw. Herbst-Punkt.
Auch hier folgt die weitere Reihenfolge gemäß
der Abfolge der Wandlungsphasen (Holz, Feuer,
Erde, Metall, Wasser).

Den folgenden Tabellen sind sowohl die
Benennung der Antiken Punkte, ihre Punktzuordnung auf den Meridianen als auch die Zuordnung
zu den Jahreszeiten und Wandlungsphasen zu entnehmen.

Die antiken Punkte der Yin-Meridiane

	Lunge (Tai Yin)	Milz (Tai Yin)	Herz (Jue Yin)	Niere (Shao Yin)	Perikard (Shao Yin)	Leber (Jue Yin)
5. Antiker Punkt (He-Meer-Punkt) Wasser – Winter	Lu 5 Sedierung	Mi 9	He 3	Ni 10	Pe 3	Le 8 Tonisierung
4. Antiker Punkt (Jing-Fluss-Punkt) Metall – Herbst	Lu 8	Mi 5 Sedierung	He 4	Ni 7 Tonisierung	Pe 5	Le 4
3. Antiker Punkt (Shu-Bach-Punkt) Erde-Spätsommer (Yuan-Punkte)	Lu 9 Tonisierung	Mi 3	He 7 Sedierung	Ni 3 Sedierung	Pe 7 Sedierung	Le 3
2. Antiker Punkt (Ying-Quellen-P.) (Rong-Quellen-P.) Feuer – Sommer	Lu 10	Mi 2 Tonisierung	He 8	Ni 2	Pe 8	Le 2 Sedierung
1. Antiker Punkt (Jing-Brunnen-P.) Holz – Frühling	Lu 11	Mi 1	He 9 Tonisierung	Ni 1 Sedierung	Pe 9 Tonisierung	Le 1

Die antiken Punkte der Yang-Meridiane

	Dickdarm (Yang Ming)	Magen (Yang-Ming)	Dünndarm (Tai-Yang)	Blase (Tai Yang)	3-Erwärmer (Shao Yang)	Gallenblase (Shao Yang)
5. Antiker Punkt (He-Meer-Punkt) Erde – Spätsommer	**Di 11** Tonisierung	**Ma 36**	**Dü 8** Sedierung	**Bl 40**	**3 E 10**	**Gb 34**
4. Antiker Punkt (Jing-Fluss-Punkt) Feuer – Sommer	**Di 5**	**Ma 41** Tonisierung	**Dü 5**	**Bl 60**	**3 E 6**	**Gb 38** Sedierung
Quellpunkt Yuan-Punkt	**Di 4**	**Ma 42**	**Dü 4**	**Bl 64**	**3 E 4**	**Gb 40**
3. Antiker Punkt (Shu-Bach-Punkt) Holz – Frühling	**Di 3**	**Ma 43**	**Dü 3** Tonisierung	**Bl 65** Sedierung	**3 E 3** Tonisierung	**Gb 41**
2. Antiker Punkt (Ying-Quellen-P.) (Rong-Quellen-P.) Wasser – Winter	**Di 2** Sedierung	**Ma 44**	**Dü 2**	**Bl 64**	**3 E 2**	**Gb 43**
1. Antiker Punkt (Jing-Brunnen-P.) Metall – Herbst	**Di 1**	**Ma 45** Sedierung	**Dü 1**	**Bl 67**	**3 E 1**	**Gb 44** Tonisierung

Praktische Relevanz der 5 Antiken Punkte

Sie ist unter folgen Gesichtspunkten zu betrachten:
Praktische Relevanz bezüglich:

- energetischer Dynamik und Ausleitung pathogener Faktoren

- Zuordnung zu den Wandlungsphasen: Sedierungs- und Tonisierungspunkten.

Praktische Relevanz der 5 Antiken Punkte bezüglich energetischer Dynamik und Ausleitung von pathogenen Faktoren

1. Antiker Punkt

Hier liegt die Leitbahn (und somit die Energie) am oberflächlichsten, der Qi-Fluss ist sehr dynamisch, pathogene Faktoren befinden sich ebenfalls noch an der Oberfläche. Über diese Punkte ist die besonders schnelle Ausleitung äußerer pathogener Faktoren – besonders Hitze – und Beeinflussung von Notfällen oder Akutsituationen möglich (Beispiel: Lu 11 bei akuten Halsschmerzen, Pe 9 bei Kollaps und Hitzschlag, He 9 bei Kollaps, Mi 1 bei uterinen Blutungen, Ni 1 bei Bewusstlosigkeit und Krämpfen). Diese Punkte zeigen starken Einfluss auf den psychischen Zustand und führen zu schnellen Stimmungsänderungen (Beispiel: Ni 1 bei starken Unruhezustände, Pe 9 und He 9 bei hektischer innere Unruhe und Schlafstorungen).

2. Antiker Punkt

Auch hier liegt ein sehr dynamischer oberflächlicher Energiefluss vor, äußere pathogene Faktoren befinden sich wie bei dem 1. Antiken Punkt noch im äußeren Meridianverlauf. Durch Nadelung dieser Punkte werden schnelle Änderungen bei Funktionsstörungen erreicht. Diese Punkte werden ebenfalls in Akutsituationen benutzt – sie wirken ebenso wie die 1. Antiken Punkte besonders bei Hitze-Mustern. Beispiele: Lu 10 bei akuter schmerzhafter Pharyngitis, Ma 44 bei akuten frontalen starken Kopfschmerzen oder bei akuten entzündlichen Prozessen der Gesichtsregion, Gb 43 bei akuten lateralen Kopfschmerzen durch aufsteigendes Leber-Yang, Le 2 bei stärksten lateralen Kopfschmerzen (Migräne) durch Leber-Feuer.

3. Antiker Punkt

Der Qi-Fluss wird hier etwas weniger schnell aber insgesamt breiter und besonders bei den Yin-Meridianen langfristig wirkungsvoller (mächtiger). Dies erklärt die häufige Verwendung dieser Punkte insbesondere bei chronischen Zang-Funktionskreisstörungen. Der 3. Antike Punkt entspricht bei den Yin-Meridianen dem uns bekannten Yuan- oder Quell-Punkt. Dieser gehört zusammen mit dem Rücken-Shu Punkt zu den Basistherapiekonzepten bei Zang-Funktionskreisstörungen (s. Kapitel »Pragmatisches Therapiekonzept bei inneren Erkrankungen in 5 Schritten«) Da der Energiefluss an diesen Punkten bereits tiefer liegt, werden pathogene Faktoren bereits ins Körperinnere transportiert. An diesen Orten sammelt sich das Abwehr Qi – der 3. Antike Punkte wird demzufolge zum Ausleiten äußerer pathogener Faktoren benutzt. Beispiele sind: Di 3, 3 E 3 Dü 3 sowie Ma 43 bei schmerzhaften Funktionsstörungen der Finger bzw. Zehen – aber auch bei schmerzhaften Erkrankungen des entsprechenden Meridians (Leitbahn).

4. Antiker Punkt

Der Qi-Fluss ist langsamer, breiter und größer geworden. Die Wirkung dieser Punkte entfaltet sich demgemäß (meist) langsamer als die der vorherigen. Äußere pathogene Faktoren dringen hier nochmals tiefer in den Körper ein, insbesondere in die Region der Gelenke, Knochen und Sehnen. Der 4. Antike Punkt liegt häufig im Bereich von Hand- oder Fußgelenk (Mi 5, Le 4, Di 5, Ma 41, Dü 5, Bl 60). Besonders in diesen Fällen wird er zur Lokaltherapie von Gelenkschmerzen eingesetzt.

5. Antiker Punkt

Der Qi-Fluss ist hier besonders breit und langsam. Die Wirkung dieser Punkte entfaltet sich langsamer und weniger stark als bei den übrigen

Antiken Punkten. Von diesen Punkten aus geht der Qi-Fluss ins Innere des Körpers und auch pathogene Faktoren können das Körperinnere erreichen. Diese Punkte können demzufolge bei inneren Erkrankungen durch äußere pathogene Faktoren eingesetzt werden. Beispiel: Gb 34 bei inneren Winderkrankungen, Mi 9, Ni 10 und Le 8 bei Nässe und Hitze in den Eingeweiden und der Blase.

BEACHTE *Die Beseitigung äußerer pathogener Faktoren, insbesondere Hitze und Kälte ist ebenfalls über die entsprechenden Feuer -bzw. Wasser-Punkte gemäß der Zuordnung nach den 5 Wandlungsphasen (siehe dort) möglich. Der 1. und 2. Antike Punkt beseitigen jedoch ebenfalls Hitze – egal welche Wandlungsphasenzuordnung hier eine Rolle spielt. So ist z. B. He 8 ein Feuer-Punkt und Ma 44 ein Wasser-Punkt. Beide leiten jedoch Hitze aus, da beide der 2. Antike Punkt sind.*

Praktische Relevanz der 5 Antiken Punkte bezüglich Zuordnung zu den 5 Wandlungsphasen

Hieraus ergeben sich:

- Zuordnung zweier Antiker Punkte eines Meridians als Tonisierungs- und Sedierungspunkt

- Therapiemöglichkeit über Ausleitung pathogene Faktoren.

Die 5 Antiken Punkte werden wegen ihres Umweltbezuges den Wandlungsphasen (Elementen) Holz, Feuer, Erde, Metall und Wasser zugeordnet. Dies erfolgt jedoch bei den Yang- und Yin-Meridianen unterschiedlich. Während bei den Yang-Meridianen der distalste Punkt als Metall-Punkt bezeichnet wird, wird er bei den Yin-Meridianen als Holzpunkt benannt. Die weitere Zuordnung ergibt sich jeweils aus der geläufigen Abfolge der Wandlungsphasen (siehe Tabellen S. 16 und 17). So folgen auf den Holz-Punkt die Feuer-, Erde,- Metall- und Wasserpunkte. Bei den Yang-Meridianen bleibt der Yuan-Punkt (als

6. Antiker Punkt) bei dieser Folge unberücksichtigt.

Zuordnung zweier Antiker Punkte eines Meridians als Tonisierungs- und Sedierungspunkt

Zunächst werden die Zuordnungen am Beispiel der Yang-Meridiane dargestellt.

Die 5 Antiken Punkte eines Yang-Meridians werden mit dem Namens eines Elementes (Wandlungsphase) benannt als:

1. Antiker Punkt = Metall-Punkt
2. Antiker Punkt = Wasser-Punkt
3. Antiker Punkt = Holz-Punkt
4. Antiker Punkt = Feuer-Punkt
5. Antiker Punkt = Erde-Punkt.

Die sechs Yang-Meridiane sind bekanntlich 5 differenten Wandlungsphasen oder Elementen zugeordnet. Der Dickdarmmeridian ist dem Element Metall zugeordnet, der Magenmeridian dem Element Erde, der Dünndarmmeridian dem Element Feuer usw. Dünndarm und 3-Erwärmer sind beide einem Element, nämlich dem Feuer assoziiert. Jeder Meridian besitzt somit innerhalb der 5 Antiken Punkte einen Punkt, der dem eigenen Element entspricht – er wird Elementpunkt genannt. Beim Dickdarmmeridian (Element Metall) ist es der Metall-Punkt d. h. der 1. Antike Punkt = Di 1. Beim Magenmeridian (Element Erde) ist es der Erde-Punkt, d. h. der 5. Antike Punkt = Ma 36 und beim Dünndarmmeridian (Element Feuer) der Feuer-Punkt, d. h. der 4. Antike Punkt = Dü 5. Die zugehörigen Elementpunkte sind in den Tabellen dick gerahmt.

Jeder Elementpunkt besitzt immer (wenn wir insgesamt gedanklich eine kreisförmige Anordnung der 5 Antiken Punkte vor Augen haben und immer in der Peripherie beginnen) einen vorangehenden und einen nachfolgenden Punkt. Bei Di 1 ist der vorangehende Punkt Di 11, der nachfolgende Di 2. Der vorangehende Punkt (Di 11) kann in Bezug auf den Elementpunkt Di 1 auch als Mutter bezeichnet werden, der nachfolgende Punkt (Di 2) als Sohn. Nach der Mutter-Sohn Regel hat die Mutter einer Tonisierungsfunktion auf das folgende Element – hier den folgenden Punkt. Das bedeutet: für den Elementpunkt Di 1 hat der vorangehende Punkt Di 11(Erde-Punkt) eine Tonisierungsfunktion. Der Sohn besitzt eine Sedierungsfunktion für das vorherige Element – hier den vorhergehenden Punkt. Demnach besitzt für den Elementpunkt Di 1 der Wasser-Punkt Di 2 (Sohn) eine Sedierungsfunktion.

Die Herleitung von Tonisierungs- und Sedierungspunkt wird im Folgenden nochmals bei einem Yang- und einem Yin Meridian verdeutlicht.

Beispiel: Magenmeridian

Elementpunkt: Ma 36 = Erde-Punkt
Der dem Elementpunkt vorhergehende Punkt (immer von distal rechnen!) ist Feuer-Punkt Ma 41 – dieser ist der Tonisierungspunkt (Mutter). Der dem Elementpunkt folgende Punkt ist der Metall-Punkt Ma 45 (Sohn) – dieser ist der Sedierungspunkt.

Beispiel: Lungenmeridian

Elementpunkt: Lu 8 = Metallpunkt
Der dem Elementpunkt vorhergehende Punkt ist der Erdepunkt Lu 9 – dieser ist der Tonisierungspunkt (Mutter). Der dem Elementpunkt folgende Punkt ist der Wasserpunkt Lu 5 (Sohn) – dieser ist der Sedierungspunkt.

> **BEACHTE** *Wie dargestellt, werden Tonisierungs- und Sedierungspunkt nach der Lehre der 5 Wandlungsphasen und der Mutter-Sohn-Regel hergeleitet. Die Wirkungsdefinition beruht nicht primär auf Empirie. In der Praxis erklärt dies die eingeschränkte praktische Relevanz dieser Punkte.*

Sedieren (ableiten) und tonisieren (auffüllen) werden primär durch die entsprechende Reizstärke bewirkt (s. Kapitel »Pragmatisches Therapiekonzet bei inneren Erkrankungen – 1. Diagnoseschritt«, Fülle – Leere), d. h. sedieren und tonisieren sind über jeden Akupunkturpunkt möglich. Die praktische Relevanz der korrekten lokalen Reizart über die Nadeltechnik liegt über derjenigen der Wahl des speziellen Tonisierungs- oder Sedierungspunktes. Einige Beispiele sollen dies

verdeutlichen: Pe 9 und He 9 sind Tonisierungspunkte. Sie werden jedoch fast immer in Akutfällen zur Sedierung benutzt. He 7 ist ein Sedierungspunkt – er wird jedoch meist zur Tonisierung verwendet. Di 11 ist ein Tonisierungspunkt, wird jedoch hauptsächlich zur Sedierung eingesetzt.

Therapiemöglichkeit durch Ausleitung pathogener Faktoren

Äußere pathogene Faktoren (auch wenn sie ins Innere vorgedrungen sind) können über die entsprechenden Wind- Hitze- Feuchtigkeits- oder Kältepunkte ausgeleitet werden. Dies spielt besonders bei Fülle-Mustern eine Rolle. Bei den Antiken Punkten entspricht der:

- Windpunkt dem Holz-Punkt
- Hitzpunkt dem Feuer-Punkt
- Feuchtigkeitpunkt dem Erde-Punkt
- Kältepunkt dem Wasser-Punkt.

Trockenheit kann nicht über einen Antiken Punkt ausgeleitet werden. Trockenheit stellt als Leeremuster ein Mangel an Säften dar und sollte durch Tonisierung, d. h. Nähren der Säfte reguliert werden.

Beispiele für Punkte, die häufig in diesem Sinn eingesetzt werden sind:

Windausleitung:

Lu 11: bei akuter Laryngopharyngitis, He 9 und Pe 9: bei akutem Bewusstseinsverlust (innerer Wind).

Hitzeausleitung:

Lu 10: bei akuter Laryngopharyngitis; Le 2: Vertreiben von Leber-Feuer.

Feuchtigkeitsausleitung:

besonders über Mi 3.

Kälteausleitung:

Lu 5 vertreibt Kälte aus der Lunge; Mi 9 vertreibt Kälte in Kombination mit Nässe.

Es finden jedoch nicht alle theoretisch möglichen Punkte in diesem Sinne Verwendung (z. B. ver-

treiben He 3 und Pe 3 keine Kälte; He 7 und Ni 3
beseitigen keine Feuchtigkeit).

Nebenwirkungen der Akupunktur

Einführung in das Thema

Die Akupunktur wird in der Regel als natürliche und ganzheitliche, sanfte Therapieform angesehen. Diese Annahme kann zu dem Missverständnis verleiten, dass die Akupunkturtherapie völlig sicher und frei von Nebenwirkungen sei. Eine sorgfältige Überprüfung der zugänglichen Literaturdatenbanken zeigt jedoch, dass allein innerhalb der letzten 30 Jahre von 300 schweren Zwischenfällen durch Akupunkturtherapie berichtet wurde. Aus verschiedenen Gründen muss man allerdings annehmen, dass die Dunkelziffer weitaus höher liegt. Einerseits sind Zwischenfälle berichtet worden, deren Darstellungen im Original nicht zugänglich sind. Andererseits wird häufig, sei es aus persönlichen oder politischen Gründen, nicht einmal der Versuch unternommen, Komplikationen der breiteren Öffentlichkeit zugänglich zu machen. Darüber hinaus erscheinen Artikel zu Komplikationen der Akupunkturtherapie selten in den Fachorganen der Akupunkteure selbst, sondern meist in den Journalen der Fächer, die mit den Folgen der Zwischenfälle zu tun haben. Das Interesse dieser wissenschaftlichen Printmedien lässt natürlich beispielsweise beim 10. Bericht über einen akupunkturbedingten Pneumothorax o.ä. nach; und auch Berichte über akupunkturbedingte Gefäß- und Nervenläsionen dürften relativ selten als wichtig genug von den meisten wissenschaftlichen Fachorganen eingestuft werden. Andererseits wurden Zwischenfälle als akupunkturbedingt dargestellt, die bei genauerer Überprüfung sicher nicht auf diese Therapie zurückzuführen sind. Es gibt derzeit leider nur wenig strukturierte Befragungen von Akupunkturtherapeuten und keine abgeschlossene prospektive Studie, was die Frequenz und Verteilung von Nebenwirkungen angeht. Es finden sich allerdings deutliche Hinweise darauf, dass Unterschiede in der Häufigkeit und im Schweregrad von Nebenwirkungen zwischen medizinisch ausgebildeten und nicht ausgebildeten Anwendern bestehen, und auch innerhalb der verschiedenen Ausbildungssysteme dürften Unterschiede zu finden sein.

Ein Großteil der berichteten Komplikationen und Zwischenfälle, von denen berichtet wird, wäre leicht vermeidbar gewesen, wenn die Therapeuten über grundlegende Anatomiekenntnisse verfügt und einfache Prinzipien jeglicher invasiven Therapieform berücksichtigt hätten, d. h. diese Komplikationen sind auf eine fehlerhafte Anwendung des Verfahrens in Diagnostik und Therapie zurückzuführen. Dennoch lässt sich die Thematik nicht mit der lapidaren Feststellung abtun, eine ärztlich durchgeführte Akupunktur sei mit hoher Wahrscheinlichkeit nebenwirkungsfrei. Es ist unerheblich, ob die Nebenwirkungen verfahrensimmanent oder handlungsbedingt sind. Es ist die Aufgabe der ausbildenden Organisationen und Personen, gerade auch auf die Gefährdungspotentiale aufmerksam zu machen. Darüber hinaus ist es im Rahmen der erforderlichen Qualitätssicherung in der Akupunktur notwendig, neben wissenschaftlich sauber durchgeführten Effekt- und Effektivitätsstudien auch solide Untersuchungen über Nebenwirkungen und Komplikationen anzustellen.

Um die Übersichtlichkeit zu wahren, ist dieses Kapitel nach Nebenwirkungsgruppen unterteilt, wobei zunächst ein allgemeiner Überblick gegeben wird. In gleicher Weise ist auch das Literaturverzeichnis strukturiert, das auf die Primärquellen und Übersichtsarbeiten verweist.

Einteilung

Generell kann man die Nebenwirkungen der Akupunktur in verschiedene Gruppen unterteilen (*Rampes* und *Peuker*, 1999; *Peuker*, 2000):

- **Verzögerung der Diagnose einer Erkrankung**
- **Verschlechterung einer Erkrankung durch die Behandlung**
- **Vegetative Reaktionen**
- **Infektionen**
- **Verletzungen von Organen und Geweben**
- **Verschiedenes.**

Verzögerung der Diagnose einer Erkrankung

Dies ist ein indirektes Risiko der Akupunktur, resultierend daraus, dass eine schwerwiegende Erkrankung übersehen oder ihre Entdeckung zumindest verzögert wird.

Verschlechterung einer Erkrankung durch die Behandlung

Häufig findet man in Akupunkturbüchern und bei Fortbildungen Aussagen, daß eine sogenannte »Erstverschlechterung«, d. h. eine Symptomverstärkung zu Behandlungsbeginn, als gutes Zeichen dahingehend zu werten sei, dass die Therapie offensichtlich anschlage. Es sind allerdings auch einige Fälle beschrieben worden, bei denen eine vorbestehende Erkrankung (die nicht zwingend auch die Therapieursache sein muss), sich durch Akupunktur massiv verschlechterte, mit zum Teil deletärem Ausgang. Es gibt keinerlei fundierten Hinweise darauf, dass einer Erstverschlechterung regelhaft ein Behandlungserfolg folgt. Vielmehr sollte eine Verschlechterung von Beschwerden unter der Therapie immer Anlas sein, die Indikationsstellung und die Nadeltechnik kritisch zu hinterfragen.

Vegetative Reaktionen

Eine sehr häufige Nebenwirkung der Akupunktur ist eine Benommenheit nach der Behandlung. Diese ist natürlich an sich prinzipiell als ungefährlich anzusehen, eigentlich sogar erwünscht. Probleme ergeben sich allerdings dann, wenn die Patienten anschließend eine Tätigkeit ausführen müssen, die ihre besondere Aufmerksamkeit erfordert und die bei Nachlässigkeiten zur Eigen- oder Fremdgefährdung führt. Eine Studie aus Norwegen zeigt, dass über die Hälfte von 122 konsekutiv behandelten Patienten nach der Therapie nicht mehr fahrtüchtig war und somit sich und andere Verkehrsteilnehmer, z. B. als Autofahrer gefährdet hätten. Die Benommenheit variierte von einer milden Schläfrigkeit bis zur ausgeprägten Müdigkeit mit der drohenden Gefahr einzuschlafen.

Manchmal kommt es zu synkopalen Erscheinungen unter Akupunkturtherapie. Ernstere Konsequenzen ergeben sich bei Stürzen im Rahmen einer Bewusstlosigkeit.

Dringend zu empfehlen ist zur Vermeidung schwerwiegender Konsequenzen aus vegetativen Reaktionen folgendes:

- Patienten sollten wann immer möglich nur in liegender Position genadelt werden, eine dauernde Aufsicht ist sicherzustellen

- Patienten sind (schriftlich) darüber aufzuklären, dass ihre Fahrtüchtigkeit nach der Behandlung massiv eingeschränkt sein kann und sie deshalb kein Verkehrsmittel selbst führen sollten.

Infektionen

Jedes invasive Verfahren beinhaltet die Gefahr, Mikroorganismen in den Körper des Patienten einzubringen und somit zu lokalen oder systemischen Infektionen zu führen. Neben bakteriellen sind vor allem systemische virale Infektionen durch Akupunktur berichtet worden. Mykotische Ereignisse scheinen eher eine untergeordnete Rolle zu spielen.

Die Gefahr einer systemischen bakteriellen Infektion ergibt sich vor allem bei Patienten, die sich in einem reduzierten gesundheitlichen Allgemeinzustand mit herabgesetzter Immunabwehr befinden. Hier reichen unter Umständen Keimmengen, die normalerweise keine Infektion auslösen würden aus, um septische Krankheitsbilder zu produzieren. Eine solche Einschränkung der Immunabwehr ist mehr oder weniger ausgeprägt z. B. auch bei systemischer Kortikoidtherapie sowie Systemerkrankungen wie Diabets mellitus gegeben, sodass auch hier äußerste Vorsicht hinsichtlich der Indikationsstellung und Technik anzuraten ist. Ob Patienten, die bei anderen invasiven Verfahren eine Endokarditis-Prophylaxe

erhalten, eine solche auch im Rahmen der Akupunktur bekommen sollten, wird kontrovers dis-
kutiert. In jedem Fall ist auch hier eine sorgfältige
Indikationsstellung angebracht.

In Zusammenhang mit einer Akupunkturtherapie aufgetretene Hepatitis A-, B- und C-Übertra-
gungen lassen sich sicher auf unzureichend sterili-
siertes Instrumentarium und/oder fehlerhafte
Nadeltechnik zurückführen. Übertragungen von
HIV durch Akupunktur sind in einigen Fällen zu
vermuten, aber bisher nicht mit letzter Sicherheit
nachweisbar. Neben der Gefahr für den Patienten
birgt der Gebrauch von wieder sterilisierten
Nadeln auch Risiken für den Therapeuten, die
durch ausschließlichen Gebrauch von sterilen
Einmalnadeln minimiert werden können.

Das Einbringen von Akupunkturnadeln in
Gelenke birgt ein nicht unbeträchtliches Infekti-
onsrisiko und muss demzufolge mit der gleichen
Sorgfalt und den gleichen Vorbereitungen wie
entsprechende andere Verfahren (z. B. Arthrosko-
pie) durchgeführt werden. Indikationen für in
Gelenke penetrierende Nadelungen sind ausgesprochen fragwürdig.

In der Ohrakupunktur ist eine sorgfältige Desinfektion des zu nadelnden Areals von großer
Wichtigkeit, ebenso die ausschließliche (!) Verwendung von sterilen Einmalnadeln. In Ermange-
lung einer subkutanen Fettschicht werden die
Nadeln an den meisten Punkten in den Ohrknor-
pel eingestochen, mithin in bradytrophes Gewebe,
in dem lokale Infektionen deletäre Ausmaße
annehmen können, bis hin zur Ausbildung ausgesprochen entstellender Residualzustände (s. Abbildung).

Aus dem gleichen Grund muss auch die Verwendung von Dauernadeln, die einige Tage im
Knorpelgewebe verbleiben und u. U. von seiten
der Patienten regelmäßig stimuliert werden sollen, sehr kritisch hinterfragt werden. Berücksichtigt man überdies, dass schon die einmalige Nadelung ein Gewebetrauma setzt, dessen Abheilung
etwa 7–10 Tage in Anspruch nimmt – für diese
Zeit also ein lokaler Reiz am Akupunkturpunkt
angenommen werden kann –, stellt sich darüber
hinaus die Frage nach der fachlichen Rechtferti-

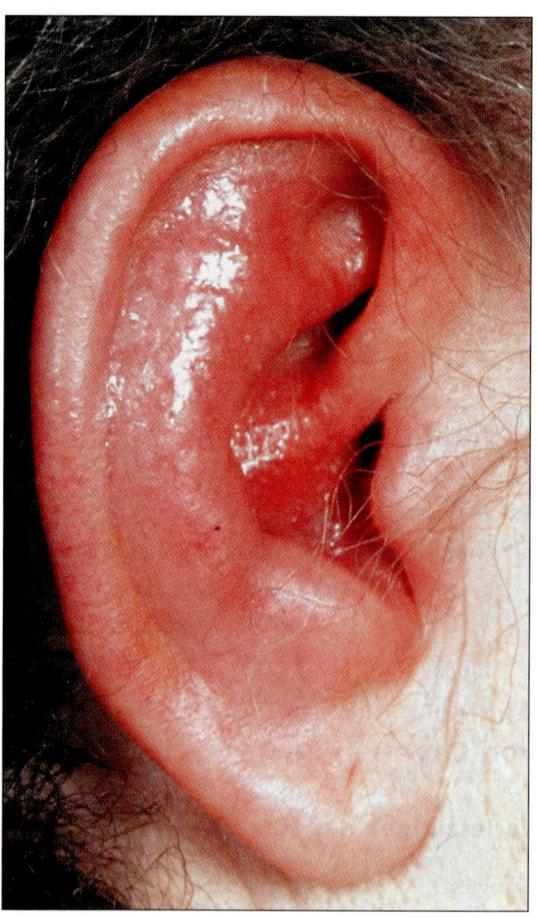

Lokalinfektion der Ohrmuschel mit Perichondritis.

gung einer solchen, vermehrt traumatisierenden Therapieform (abgesehen von der psychischen Wirkung auf den Patienten, die hier nicht in Frage gestellt werden soll).

Die Verwendung von Dauernadeln oder/und unzureichend sterilisierten Nadeln hat wiederholt zu ausgesprochen entstellenden Lokalinfektionen des Ohrknorpels geführt, die oftmals auch durch systemische Antibiotikagabe und chirurgische Therapie nicht zu beherrschen sind. Auch die Verwendung von Samenkörnern, die mittels Pflasterstreifen an der Ohrmuschel befestigt wurden, führte verschiedentlich durch Penetration der Haut und Erreichen des Knorpelgewebes zur Infektion.

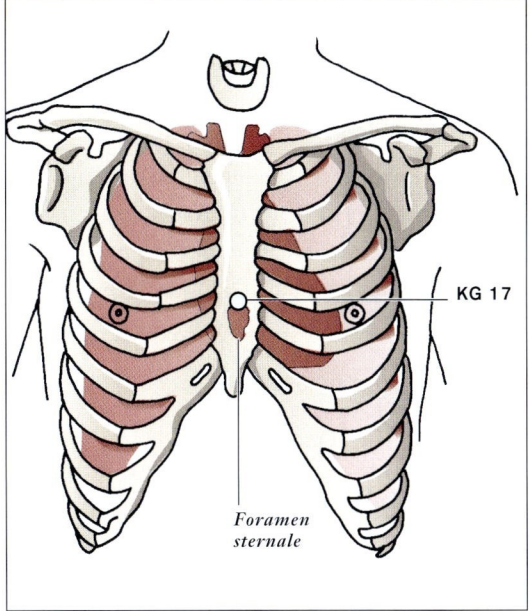

Lokalisation des Foramen sternale und Bezug zu KG 17.

Akzidentelle Verletzung von Organen und Geweben

Verletzungen des Herzens

Die Ursache für Verletzungen des Herzens durch Akupunktur liegt häufig in der Unkenntnis des sogenannten Foramen sternale begründet, einer Varietät, die aus der mangelhaften Vereinigung der Sternalleisten resultiert und sich meist in Höhe des 4. Intercostalraumes, seltener auch höher findet. Zusätzlich liegt oft auch ein gespaltener Processus xiphoideus vor. Die Häufigkeit wird zwischen 5% und 8% der Bevölkerung angenommen. Sowohl Ausdehnung als auch Ausprägung variieren stark. Der Abstand zwischen Hautoberfläche und Sternumhinterfläche beträgt meist zwischen 12 und 22 mm. Ein Foramen kann durch Knochen- oder Bindegewebslamellen verdeckt sein, so dass eine Palpation vor der Nadelung keine sichere Aussage hinsichtlich des Fehlens eines Foramen sternale liefern kann. Prinzipiell sollte also an den fraglichen Punkten (KG 16 und 17) ausschließlich eine tangentiale Nadelung vorgenommen werden. Die Abbildung zeigt ein Schema zur Lokalisation des Foramen sternale, sowie der Beziehung zu KG 17.

Verletzungen der Lunge und der Pleura

Die am häufigsten berichteten Verletzungen durch Akupunktur betreffen den Pneumothorax. Gerade die Akupunktur im supraklavikulären Bereich scheint neben der parasternalen Nadelung recht häufig zu Verletzungen der Lunge und Pleura zu führen. Aber auch die Therapie in der Infraklavikularregion, dem lateralen Thoraxbereich und sogar an paravertebralen Punkten hat zur Ausbildung von Pneumothoraxe geführt. Als besonders gefährlich sind nach der Literaturrecherche im Supraklavicularbereich die Punkte Ma 11 und 12 einzustufen, infraklavikulär die Punkte Lu 2, Ma 13 und Ni 27.

Vorsicht geboten ist auch bei den parasternal gelegenen Punkten des Nierenmeridians (Ni 22–27) und den etwa medioklavikular gelegenen Punkten des Magenmeridians (Ma 12-18). Sowohl parasternal als auch mediöklavikular reicht eine Punktionstiefe von 10 bis 20 mm aus, um die Lunge zu verletzen. Man sollte überdies berücksichtigen, dass abhängig von der Dicke der Nadel und des variierenden Gewebewiderstandes die effektive Stichtiefe größer sein kann als die

Länge der Nadel. In der Gegend des äußeren Astes des Blasenmeridians, der sich etwa in Höhe der Medioskapularlinie befindet, beträgt die Distanz zwischen Hautoberfläche und Pleura 15–20mm.

Die untenstehende Abbildung zeigt schematisch die nach der Literaturrecherche in Bezug auf die Auslösung eines Pneumothorax als gefährlich einzustufenden Punkte im Thoraxbereich.

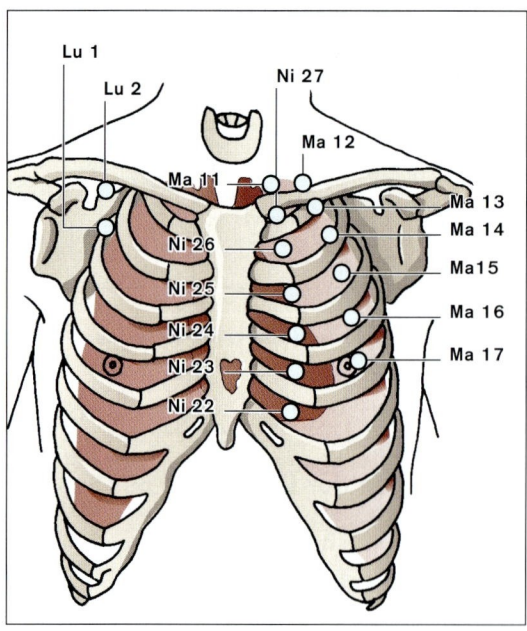

Gefährlich einzustufende Punkte in Bezug auf die Auslösung eines Pneumothorax.

Verletzungen des Rückenmarks

Ursachen solcher Läsionen sind sowohl direkte Traumatisierungen durch falsche Nadeltechnik als auch Migration von abgebrochenen oder zurückgebliebenen Nadelfragmenten, die z.B. bei einem späteren Unfall des Patienten in vulnerable Strukturen verlagert werden können. Die Lokalisationen der beschriebenen Rückenmarksverletzungen variieren vom Segment C 1 bis S 1. Betroffen sind vor allem die Punkte des inneren Astes des Blasenmeridians (Bl 11–20) sowie des Lenkergefäßes und die Hua-Tuo-Punkte (zwischen Processus spinosi und Shu-Punkten). Die Entfernung von der Hautoberfläche bis zum Rückenmark oder zu den Spinalnerven variiert konstitutionsabhängig bei normgewichtigen Erwachsenen von 25 bis zu 45 mm. In jedem Fall ist es erforderlich, sich die anatomischen Verhältnisse genau zu vergegenwärtigen und die Weichteildicke in verschiedenen Stichrichtungen individuell abzuschätzen. Auch hier sollte man berücksichtigen, dass die Nadelungstiefe effektiv größer sein kann, als die eingebrachte Nadellänge. Beachtet werden sollten auch Normvarianten der Wirbelsäule wie z. B. skoliotische Fehlhaltungen und strukturelle Skoliosen.

Verletzung von Abdominalorganen

Verletzungen von Abdominalorganen durch Akupunktur scheinen relativ selten zu sein. Offensichtlich gemahnt die weiche Bauchdecke zu vorsichtiger Nadelung. Zumeist findet sich darüber hinaus eine relativ kräftige subkutane Fettschicht. Das prinzipielle Risiko einer Penetration in die Bauchhöhle oder den Retroperitonealraum sollte allerdings nicht unterschätzt werden.

Verletzungen von Gefäßen

Blutungen nach Entfernung von Nadeln sind relativ häufig und zum Teil sogar erwünscht.

Bei den unerwünschten Blutungen handelt es sich meist um das unbeabsichtigte Punktieren einer Arterie, insbesondere in den gelenknahen Bereichen. Am Knie sind hier die Punkte Bl 39 und Bl 40 zu nennen, an den Handgelenken die Punkte Lu 9 und He 7, an den Ellenbeugen Lu 5 und Pe 3. Gerade in der letztgenannten Region finden sich häufig Varietäten des Arterienverlaufs; so haben etwa 25 % aller Patienten eine superfiziell verlaufende A. brachialis, d. h. eine in der Achselhöhle von der A. brachialis abzweigende Arterie, die dann ventral des N. medianus zur Ellenbeuge zieht und dort häufig über die Aponeurose des M. biceps brachii verläuft, in seltenen Fällen sogar als Hauptarterie des Unterarmes (s. Abbildung unten). Eine sorgfältige Palpation auf Pulswellen und exakte Lokalisation der anatomischen Landmarken hilft hier, unliebsame Zwischenfälle zu vermeiden. Die arteriellen Verletzungen sind jedoch zumeist unproblematisch und durch Kompressionsmaßnahmen sicher zu kontrollieren. Es kann allerdings auch zu arteriovenösen Fisteln, Pseudoaneurysmata, Kompartmentsyndromen und Thrombosen kommen. Eine Nadelung von Patienten mit entsprechender Anamnese und/oder gerinnungshemmender Medikation sollte kritisch indiziert sein.

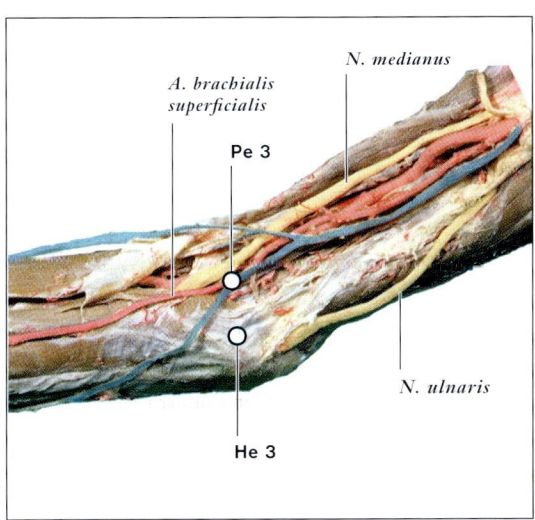

Anatomisches Präparat: rechte Ellenbeuge mit superfiziell laufender A. brachialis; enge Beziehung zu Pe 3.

Verletzungen von peripheren Nerven

Verletzungen peripherer Nerven dürften ebenfalls recht häufig vorkommen, werden aber wohl, wie die Verletzungen von Gefäßen in den Fachjournalen nur vereinzelt publiziert. Im Handgelenksbereich ist insbesondere der N. medianus zu beach-

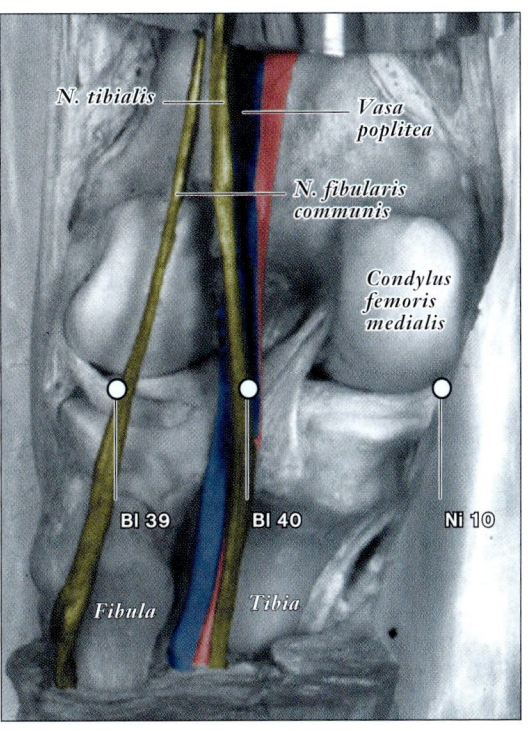

Anatomisches Präparat der Kniekehlenregion mit Akupunkturpunkten.

ten, in dessen Verlauf sich die Akupunkturpunkte Pe 6 und Pe 7 befinden. In einigen Fällen findet sich allerdings auch ein atypischer, z. B. eher radialer Verlauf, der eine Gefährdung auch durch Nadelung des Punktes Lu 8 bedingt. Im Kniekehlenbereich sollte der variable Verlauf des N. fibularis communis und des N. tibialis beachtet werden. In der Kniekehle sind die Punkte Bl 39 und Bl 40 als potentiell gefährdend anzusehen (s. Abbildung oben), bei hohem Verlauf des N. fibularis communis auch der Punkt Gb 34 (s. nachfolgende Abbildung).

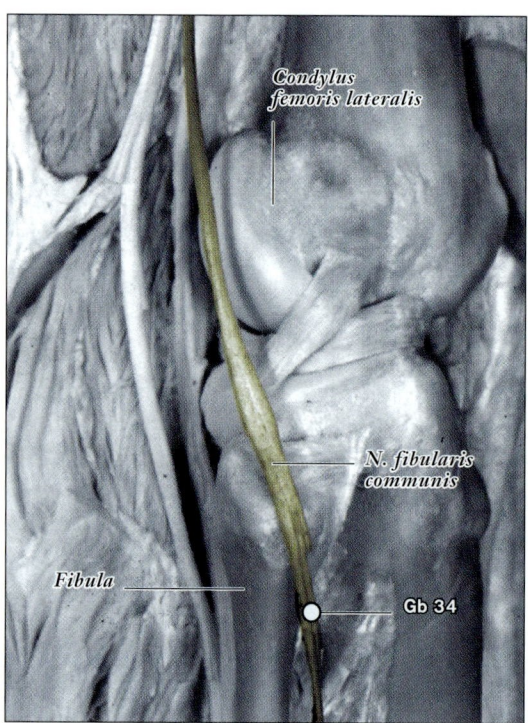

Condylus femoris lateralis

N. fibularis communis

Fibula

Gb 34

Hoher Verlauf des N. fibularis communis. Enge Beziehung zu Gb 34.

Sonstige Nebenwirkungen

Haut

Vorübergehende erythematöse Hautveränderungen an der Nadeleinstichstelle scheinen bei Atopikern vermehrt aufzutreten. Ebenfalls bei entsprechender Prädisposition finden sich Fälle von Kontaktdermatitiden auf Nickel, Chrom und Zink.

Relativ häufig scheinen allerdings Verbrennungen mit Narbenbildung durch Moxa-Therapie zu sein.

Elektroakupunktur

Hier ist die mögliche Beeinflussung implantierter Schrittmacher und Defibrillatoren zu erwähnen. Die Anwendung von Elektroakupunktur bei Schrittmacherträgern ist obsolet.

Nachsatz

Die meisten Berichte über Nebenwirkungen der Akupunktur sind ausgesprochen schwierig auszuwerten. So fehlen oftmals Hinweise auf die exakte Lokalisation der behandelten Punkte und auf die Stichtechnik. Die Inzidenz von Zwischenfällen wird auf etwa 1:10 000 bis 1:100 000 geschätzt, wobei multizentrische prospektive Studien derzeit noch fehlen. In vielen Ländern mangelt es darüber hinaus auch noch an einer hinreichenden Qualitätssicherung in Ausbildung und Therapie. Es kann nur dringend an alle Therapeuten appelliert werden, sich konsequent akupunkturfachlich fortzubilden, um Zwischenfälle zu vermeiden. Dazu gehört auch die Rekapitulation anatomischen Wissens und schulmedizinischer diagnostischer Fertigkeiten.

Cun-Maße am Körper

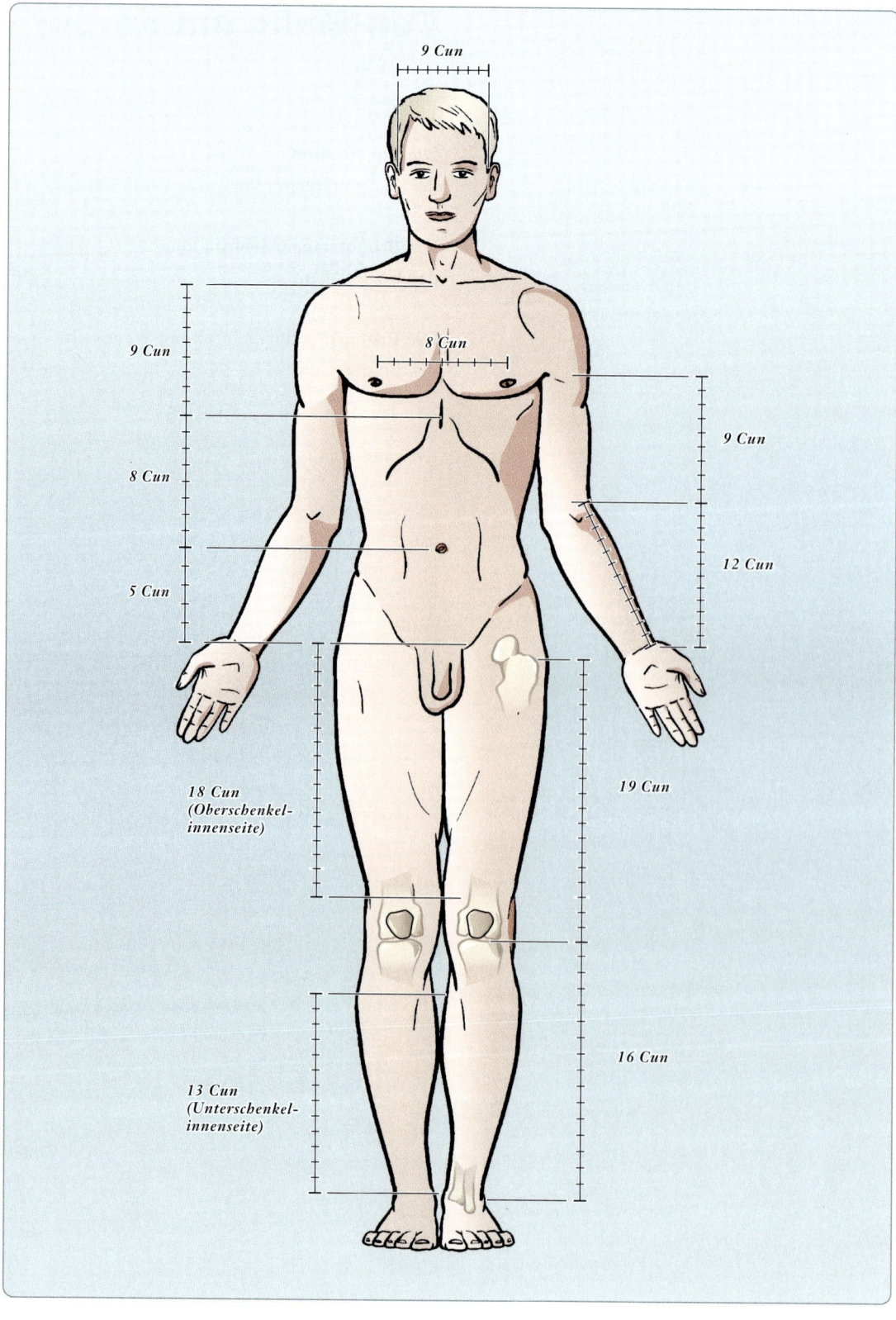

9 Cun

9 Cun

8 Cun

8 Cun

9 Cun

5 Cun

12 Cun

18 Cun
(Oberschenkel-
innenseite)

19 Cun

13 Cun
(Unterschenkel-
innenseite)

16 Cun

Die Lokalisation
der Akupunkturpunkte

Die Lokalisation der Akupunkturpunkte erfolgt in China in erster Linie mittels des Proportionalmaßes der Körper-Cun. Die Maßeinheit Cun wird nochmals in Fen unterteilt, sodass 1 Cun 10 Fen entspricht.

Für verschiedene Körperregionen werden Proportionalmaße in Cun angegeben, so misst beispielsweise die Strecke Ellenbogenfalte – Handgelenk 12 Cun. Cun-Angaben im Unterarmbereich orientieren sich zunächst immer an diesen proportionalen Gesamt-Cunangaben, sodass z. B. eine Entfernung von 4 Cun von der dorsalen Handgelenksbeugefalte bedeutet: Dieser Punkt liegt auf einem Drittel der Gesamtstrecke Ellenbogenfalte – Handgelenk proximal der Handgelenksbeugefalte.

Diese Orientierung berücksichtigt die individuellen Körperproportionen, was insbesondere im Bauchbereich von großer Bedeutung ist. Der Abstand Symphysenoberrand – Bauchnabel misst 5 Cun. Ein Cun kranial der Symphyse (KG 3) bedeutet also nicht, dass dieser Punkt sich einen Patientendaumen oberhalb der Symphyse befindet. Die Gesamtstrecke Symphysenoberrand bis zum Bauchnabel ist vielmehr in fünf gleich große Abschnitte einzuteilen (z. B. mit einem Gummiband); der zu lokalisierende Punkt befindet sich proximal eines Fünftels dieser Gesamtstrecke vom Symphysenoberrand entfernt. Erst wenn die Orientierung an den Proportionalmaßen des Körper-Cun nicht möglich ist, erfolgt die Maßeinteilung durch die Daumen-Cunangaben des Patienten.

Die Proportionalmaßeinteilung der Körper-Cun

Gesicht

Die Entfernung der beiden Punkte Ma 8 misst 9 Cun.

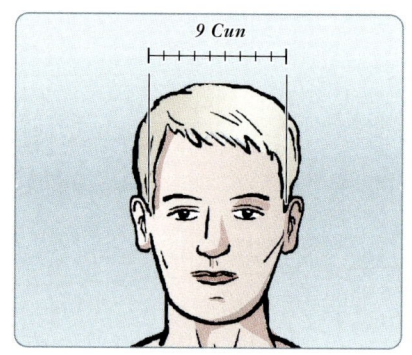

Thorax

Die Entfernung Oberrand des Manubrium sterni – Basis des Processus xiphoideus misst 9 Cun. Im Thorakalbereich erfolgt die Orientierung jedoch mittels der Interkostalräume. Der Übergang Manubrium sterni zu Corpus sterni im Bereich des Angulus sterni ist deutlich palpabel, lateral hiervon liegt die 2. Rippe. Kaudal der zweiten Rippe ist der 2. ICR zu finden.
Die Entfernung beider Mamillen beläuft sich auf 8 Cun.

Abdomen

Die Entfernung Basis Processus xiphoideus – Nabel mißt 8 Cun.
Die Entfernung Nabel – Oberrand der Symphyse mißt 5 Cun.

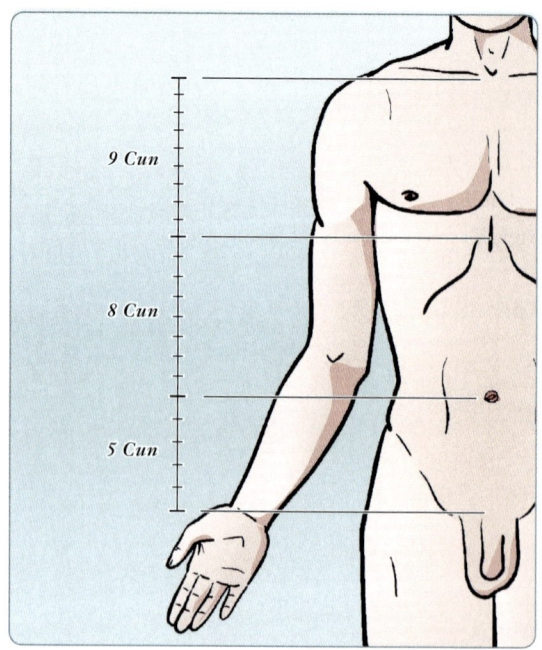

Obere Extremität

Die Entfernung Ellenbogenfalte – obere Achselfalte misst 9 Cun.
Die Entfernung Ellenbogenfalte – volare Handgelenksfalte misst 12 Cun.

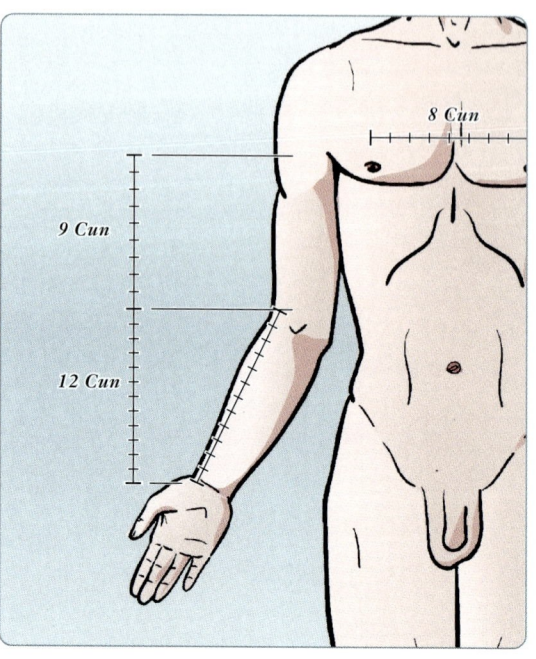

Untere Extremität

Lateralseite:

Die Entfernung höchster Punkt des Trochanter major – Kniegelenksspalt (Unterkante der Patella) misst 19 Cun.

Die Entfernung Kniegelenksspalt – höchste Erhebung des Malleolus lateralis misst 16 Cun.

Medialseite:

Die Entfernung Symphysenoberrand – Übergang Femurschaft zum Epicondylus medialis misst 18 Cun.

Die Entfernung Übergang Tibiaschaft zum Condylus medialis tibiae – Malleolus medialis misst 13 Cun.

Die Entfernung Malleolus medialis – Malleolus lateralis misst 1 Cun.

Körper dorsal

Die Entfernung zwischen den beiden Processus mastoidei misst 9 Cun.

Die Entfernung dorsale Mittellinie durch die Processus spinosi – Margo medialis scapulae am Ansatz der Spina scapulae misst 3 Cun (beim Patienten mit herabhängenden Armen).

Kopf lateral

Die Entfernung Mitte des vorderen Haaransatzes – Mitte des hinteren Haaransatzes misst 12 Cun.

Die Entfernung Mitte der Augenbraue – vorderer Haaransatz misst 3 Cun.

Die Entfernung Dornfortsatz des siebten Halswirbels – hinterer Haaransatz misst 3 Cun.

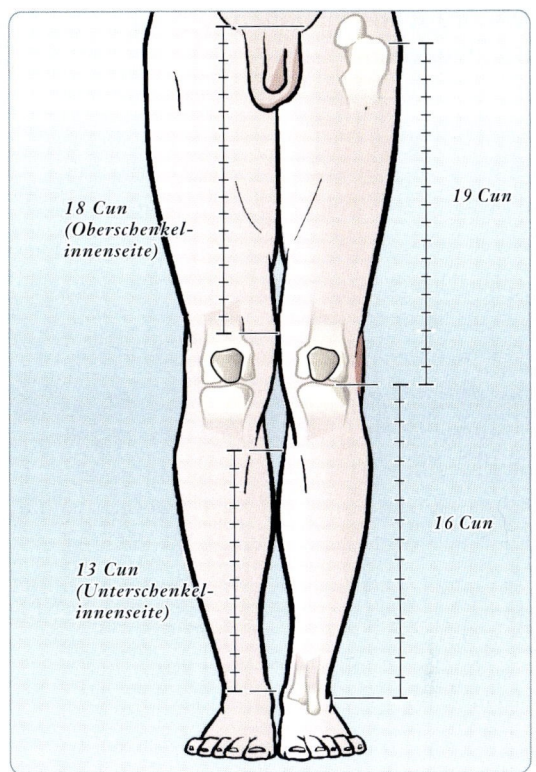

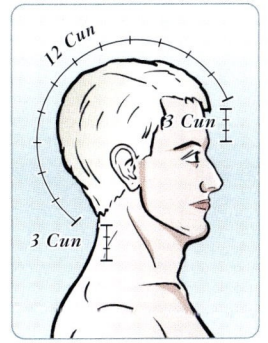

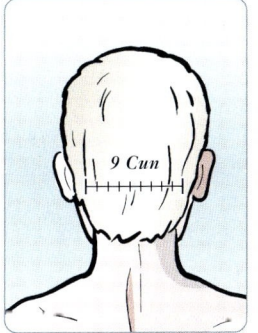

Die Proportionalmaßeinteilung des Fingercun

Die Entfernung volare Hautfalte des proximalen Interphalangealgelenkes – volare Hautfalte des distalen Interphalangealgelenkes misst am Mittelfinger 1 Cun.

Die Daumenabmessung im breitesten Bereich beträgt 1 Cun.

Mittel- und Zeigefinger messen im distalsten Bereich 1,5 Cun.

Mittel-, Zeige- und Ringfinger messen im distalsten Bereich 2 Cun.

Mittel-, Zeige-, Ring- und Kleinfinger messen im Maximalbereich über den Fingerknöcheln 3 Cun.

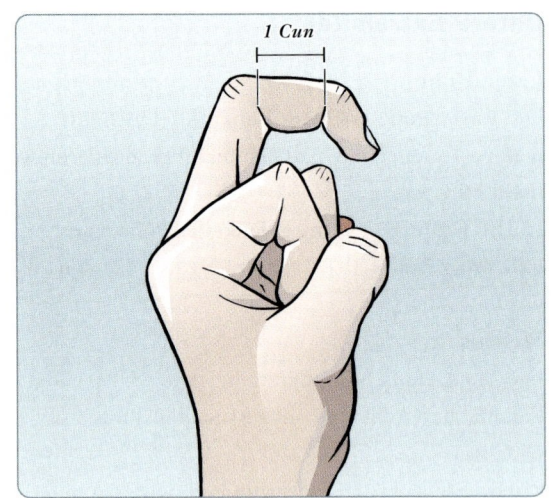

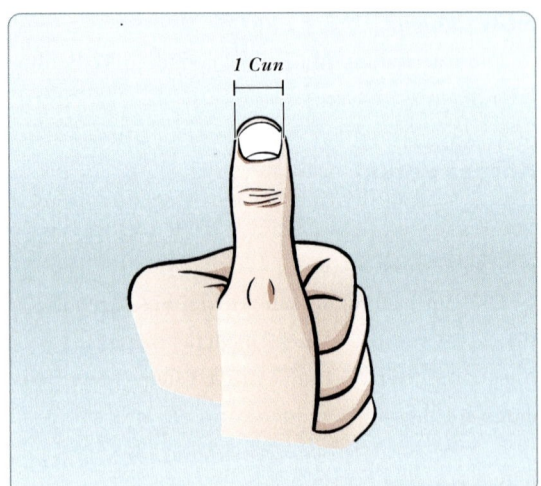

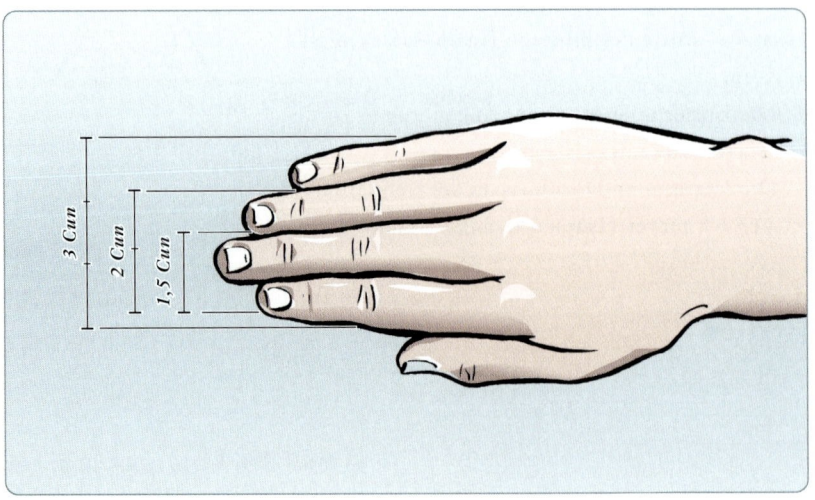

Die Meridiane

Der Lungenmeridian (Hand Tai Yin)

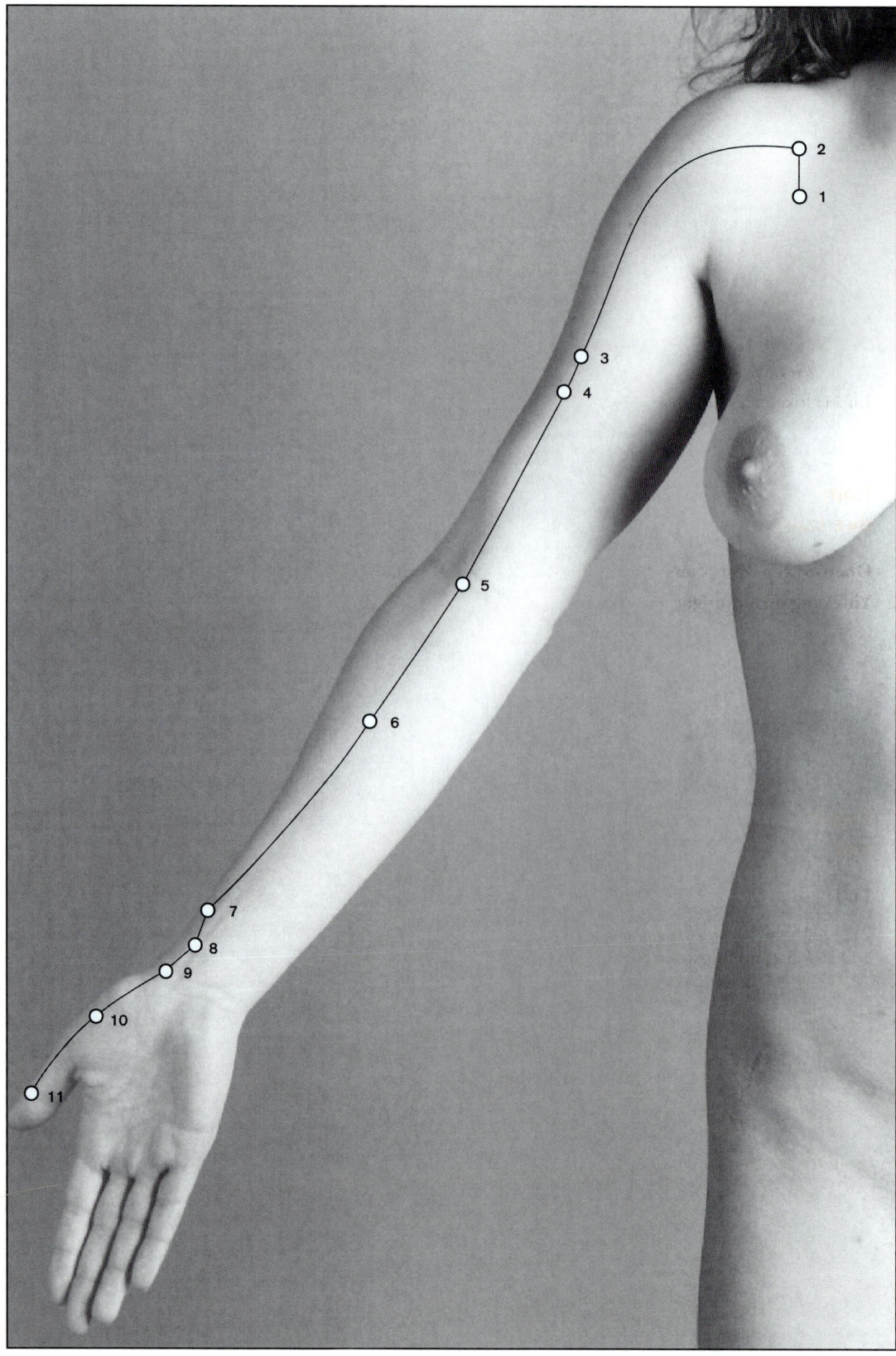

Wichtige Punkte
des Lungenmeridians

Lu 1: Alarmpunkt (Mu-Punkt).

Lu 5: Sedierungspunkt.

Lu 7: Passagepunkt (Luo-Punkt).
Einschaltpunkt für das
Konzeptionsgefäß Ren Mai.

Lu 9: Quellpunkt (Yuan-Punkt).
Tonisierungspunkt.
Meisterpunkt für das
Gefäßsystem.

Lu 11: lokaler Punkt.

Kopplungsverhältnisse
des Lungenmeridians

Oben-unten-Kopplung: Lu – Mi

Yin-Yang-Kopplung: Lu – Di

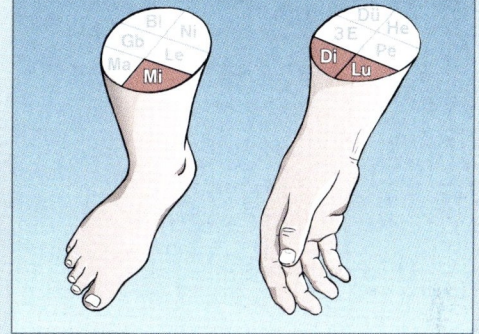

Zugeordnete Punkte
des Lungenmeridians

Lu 1: Alarmpunkt (Mu-Punkt) der
Lunge.

Bl 13: Zustimmungspunkt
(Rücken-Shu-Punkt) der
Lunge

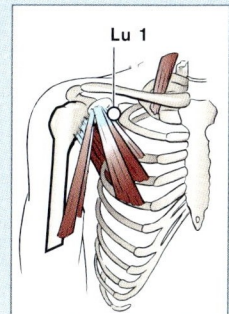

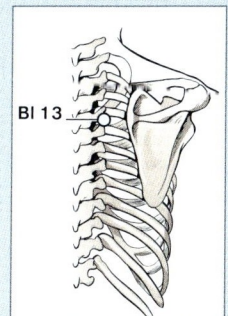

Lunge 1 »Zhong Fu« (»Residenz der Mitte«)
Alarmpunkt (Mu-Punkt)

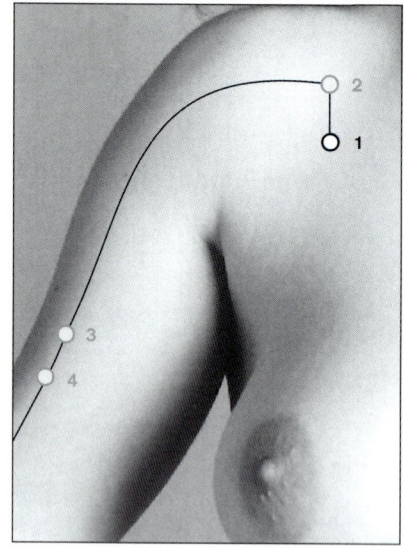

Lokalisation: 6 Cun lateral der Mittellinie, 1 Cun unterhalb der Clavicula, etwas medial der kaudalen Begrenzung des Processus coracoideus auf Höhe des 1. ICR.

> **BEACHTE** *Auffinden des Processus coracoideus: im Verlauf der vorderen Achselfalte nach kranial palpieren bis hin zu einem deutlich tastbaren Knochenmarker. Am leichtesten lässt sich der Processus coracoideus tasten, wenn man mit dem Finger am kaudalen Rand der Clavicula nach lateral gleitet. Vor der gesuchten Knochenstruktur rutscht der Finger in eine weiche Vertiefung (Fehlen der knöchernen Rippen). Unmittelbar weiter lateral findet sich der Processus coracoideus.*
>
> **Differenzierung:** *Processus coracoideus – Tuberculum minus humeri: Während leichter Armaußenrotation bei gebeugtem Ellenbogen bewegt sich der Processus coracoideus nicht. Das Tuberculum minus humeri geht sofort in der Bewegung mit.*
>
> **Hinweis:** *Lu 1 liegt im Bereich der Sehnenansätze von M. pectoralis minor, M. biceps brachii (Caput breve) und M. coracobrachialis, die bei Fehlhaltungen im Thorakalbereich oft verkürzt und druckdolent sind.*

Stichtiefe: 0,3 bis 0,5 Cun.
Der Punkt zählt zu den gefährlichen Punkten, da bei unsachgemäßer Nadelung nach mediodorsal die Gefahr der Entstehung eines Pneumothorax besteht (z. B. Emphysemblase bei älteren Patienten). Der Punkt sollte nur in laterodorsaler Richtung genadelt werden, d. h. in Richtung auf den Processus coracoideus bzw. tangential auf den Processus coracoideus.

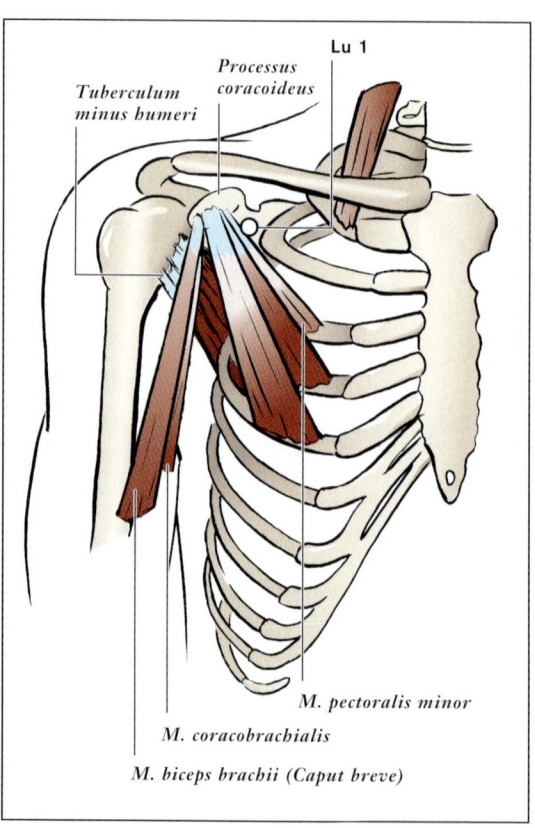

Lu 1

Tuberculum minus humeri

Processus coracoideus

M. pectoralis minor

M. coracobrachialis

M. biceps brachii (Caput breve)

Hauptindikationsbereiche:

- akute Erkrankungen von Lunge und unteren Atemwegen
- schmerzhafte Funktionsstörungen der Schulter-Armregion ventral
- Thorakodynie.

Funktion in der TCM:

- überwiegend bei Fülle- und Stagnationsmustern in der Akutphase
- reguliert die Zirkulation des Lungen-Qi und führt es herab
- vertreibt Hitze und Schleim-Hitze aus der Lunge
- stärkt das Lungen-Yin
- klärt und öffnet den oberen 3E.

Erläuterung zur TCM: *...reguliert die Zirkulation des Lungen-Qi und führt es herab.*

Eine der Hauptfunktionen der Lunge in der TCM ist das Extrahieren des »reinen Qi« aus der Atemluft, um es mit dem Nahrungs-Qi in der Milz zu vereinen und im ganzen Körper zu verteilen. Damit gewährleistet die Lunge die richtige physiologische Funktion aller Körperabläufe. (»Die Lunge herrscht über das Qi und die Atmung«.) Ist die Verteilung des Qi durch eine Lungenschwäche gestört, kann ein Qi-Mangel in den anderen Organsystemen daraus resultieren (z. B. allgemeine Schwäche bei einer Bronchitis).

Das Qi wird aus dem oberen 3E in den mittleren und unteren 3E durch die Kraft der Lunge abgesenkt und von der Niere empfangen. Bei Störungen entsteht im oberen 3E eine pathologische Fülle, im unteren 3E eine pathologische Leere (z. B. Atemnot, Asthma, Ansammlung von Körperflüssigkeiten).

Punktkombinationen:

- **Lu 1 + Lu 5:** sedierend, beseitigt Lungen-Hitze und Schleim-Hitze.
- **Lu 1 + Lu 7:** Schmerzen, Steifigkeit von Thorax, Nacken und Schultergürtel.
- **Lu 1 + Lu 7 + KG 17:** unverarbeitete Trauer, Depression, Melancholie.
- **Lu 1 + Ma 40:** beseitigt Schleim im Thorax.
- **Lu 1 + Pe 6:** beseitigt Schmerz und Beklemmungsgefühl im Thorax.

Repetitorium Lunge 1

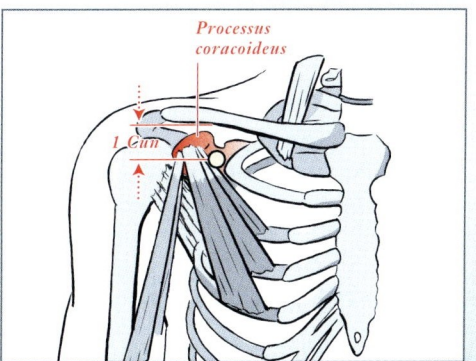

Processus coracoideus

1 Cun

- **Alarmpunkt (Mu-Punkt).**

- **Anatomische Leitstruktur:** Processus coracoideus.

- **Lokalisation:** 6 Cun lateral der Mittellinie, 1 Cun unterhalb der Clavicula, etwas medial der kaudalen Begrenzung des Processus coracoideus auf Höhe des 1. ICR.

- **Hauptindikationsbereiche:**
  - akute Erkrankungen von Lunge und unteren Atemwegen
  - schmerzhafte Funktionsstörungen der Schulter-Armregion ventral
  - Thorakodynie.

- **Funktion in der TCM:**
  - überwiegend bei Fülle- und Stagnationsmustern
  - reguliert die Zirkulation des Lungen-Qi und führt es herab.

Lunge 5 »Chi Ze« (»Ellenbogenteich«)
Sedierungspunkt

Lokalisation: radial der Bizepssehne in der Ellen-beugefalte.

> **BEACHTE** *Das Auffinden der Bizepssehnen erfolgt am leichtesten bei Unterarmflexion und Supination.*

Stichtiefe: 0,5 bis 1 Cun senkrecht.

Hauptindikationsbereiche:
- Erkrankungen von Lunge (insbesondere akut, z. B: akute Bronchitis)
- Epikondylopathie (radial)
- schmerzhafte Funktionsstörungen der Schul-ter-Armregion ventral.

Weitere Indikationen: *H. Schmidt:* bei Krupp mehrere Moxen (kleine Kügelchen direkt auf die Haut: sedierende Moxibustion).
J. Bischko: bei Hauterkrankungen im Gesicht.

Funktion in der TCM:
- überwiegend bei Füllemustern
- kühlt Hitze im oberen 3E
- beseitigt Lungen-Hitze
- löst Schleim aus der Lunge
- reguliert das Lungen-Qi und senkt es ab
- entspannt die Sehnen.

Erläuterung zur TCM:
...oberer 3 E (oberer San Jiao): liegt im anatomi-schen Bereich vom Zwerchfell aus kranial und beinhaltet die »Zang«-Organe Herz, Lunge und Perikard.

Die Hauptfunktion des oberen 3E ist die Ver-teilung des gesamten Qi über das »Zang«-Organ Lunge. Der obere 3E kontrolliert die Aufwärts-bewegung des Qi zum Herz (verbindet Qi mit Blut/Xue) und senkt das Qi zur Niere ab. Er regu-liert die Flüssigkeiten, die von der Lunge als »fei-ner Nebel« im Körper verdampft werden, um Haut und Muskeln zu »nähren«. Bei Dysfunktion wie z. B. Stagnation des Qi-Flusses im oberen 3E können folgende Symptome auftreten: Enge und

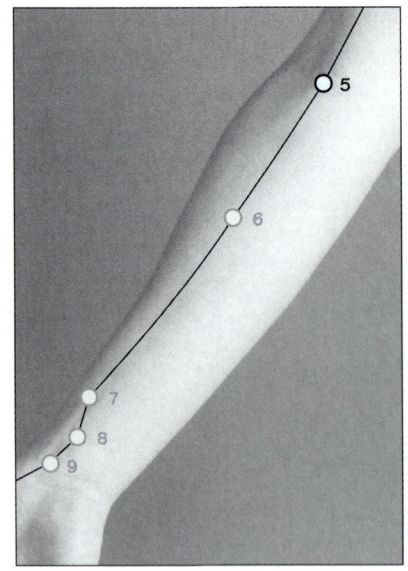

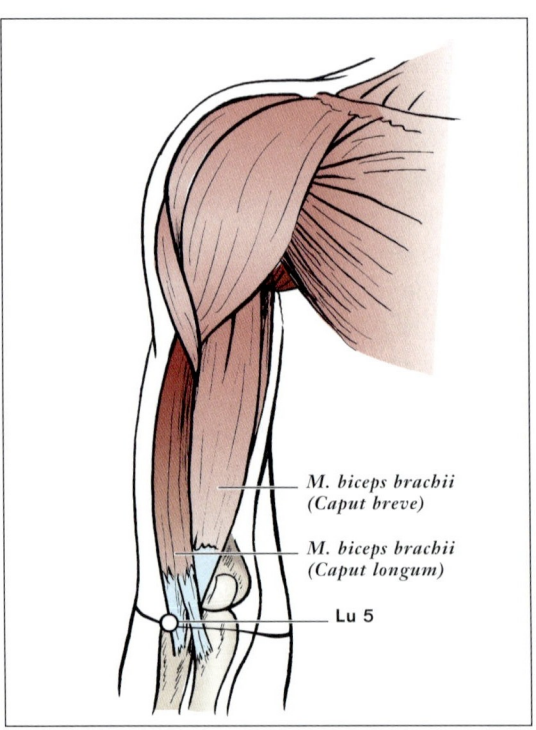

M. biceps brachii (Caput breve)
M. biceps brachii (Caput longum)
Lu 5

Di | Lu

Beklemmungsgefühl im Thorax, Atemnot, Asthma, Bildung von Ödemen, Lidödeme.

...kühlt Hitze:

Lu 5 kühlt Hitze im oberen 3E. Funktion: beseitigt alle Fülle-Syndrome, die durch äußere pathogene Hitze entstanden sind, um die Körperflüssigkeiten (Yin) zu erhalten und den Geist (Shen) zu beruhigen.

Allgemeine Symptome sind Fieber, Spannungsgefühl, heiße Rötungen und Schwellungen (westlich allgemeine Entzündungszeichen, Fieber) fieberhafte Erkrankungen, Durst, Unruhe.

Weitere wichtige Akupunkturpunkte bei einer Hitzesymptomatik:
Di 11: vertreibt äußere pathogene Hitze (Allergie).
Ma 45: Hitze im Magen (akute Gastritis).
Gb 20: Wind-Hitze, Augenrötungen (Konjunktivitis), bei extremer Hitzesymptomatik stark ableitende, sedierende Nadeltechnik, blutig nadeln, Mikroaderlass.

Diätetik-Tipp:

Hierbei gilt es durch die Auswahl der Nahrungsmittel keine weitere Hitze zu erzeugen und den Körper zu kühlen bzw. Körperflüssigkeiten aufzubauen.

Zu meiden: Nahrungsmittel mit wärmendem und heißem Temperaturverhalten: scharfe Gewürze, Knoblauch, Ingwer, Pfeffer, Kaffee, Huhn, Lamm, Rind.

Zu empfehlen: kühlende Nahrungsmittel wie Pfefferminztee, Apfelsaft, Orangensaft, grüner Tee, schwarzer Tee, Weizen, Gerste.
Bei starker Hitzesymptomatik, z. B. Fieber: Tomaten, Gurken, Wassermelone, Mungbohnensprosse, Weizenkeimlinge.

Punktkombinationen:
- **Lu 5 + Ma 40:** sedieren, akute und chronische Bronchitis mit viel Schleim.
- **Lu 5 + Ni 6:** tonisieren, Lungen-Yin-Mangel, z. B. chronische Halstrockenheit.

Repetitorium Lunge 5

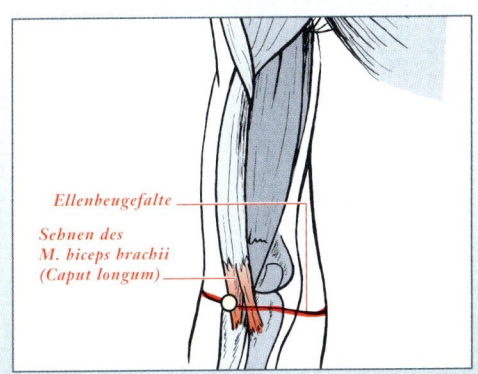

Ellenbeugefalte
Sehnen des M. biceps brachii (Caput longum)

▮ **Sedierungspunkt.**

▮ **Anatomische Leitstruktur:** Sehne des M. biceps brachii, Beugefalte Ellenbeuge.

▮ **Lokalisation:** radial der Bizepssehne in der Ellenbeugefalte.

▮ **Hauptindikationsbereiche:**
- Erkrankungen von Lunge (insbesondere akut, z. B: akute Bronchitis)
- Epikondylopathie (radial)
- schmerzhafte Funktionsstörungen der Schulter-Armregion ventral.

Lunge 7 »Lie Que« (»Wolkenbruch«)
Passagepunkt (Luo-Punkt)
Einschaltpunkt für das Konzeptionsgefäß

Lokalisation: radialseitig des Unterarms, in einer V-förmigen Rinne proximal des Processus styloideus radii 1,5 Cun proximal der Handgelenksbeugefalte. Der Punkt liegt am Übergang des proximalen Anteils des Processus styloideus radii in den Radiusschaft.

> **BEACHTE** *Diese Rinne entsteht durch die Sehne des M. brachioradialis, die hier unter dem M. abductor pollicis longus am Radius inseriert.*

Zum Auffinden kann auch der Tigermundgriff benutzt werden. Lu 7 liegt hierbei an der Grenze Innen-Außenseite des Unterarmes direkt vor der Zeigefingerkuppe. Als Punkt eines Yin-Meridians liegt Lu 7 gerade noch im Yin-Bereich.

> **BEACHTE** *Zum Auffinden: Vermeide eine Abwinkelung zwischen Hand- und Unterarmbereich beim Tigermundgriff bei beiden Armen.*

Stichtechnik: Haut durch Hautfaltenbildung proximal des Processus styloideus radii abheben, Nadel dann in der abgehobenen Falte schräg proximal führen.

Stichtiefe: 0,5 bis 1 Cun.

Hauptindikationsbereiche:
- akute und chronische Erkrankungen von Lunge und Atemwegen
- schmerzhafte Funktionsstörungen in der Handgelenksregion
- schmerzhafte Funktionsstörungen der Schulterregion ventral.

Weitere Indikationen: Rhinitis, Kopfschmerzen, vegetative Fehlregulation, Störungen der Harnentleerung, psychosomatische Funktionsstörungen.

Funktion in der TCM:
- fördert die Verteilung und das Absteigen des Lungen-Qi
- vertreibt pathogene Faktoren, besonders äußeren Wind und Wind-Kälte

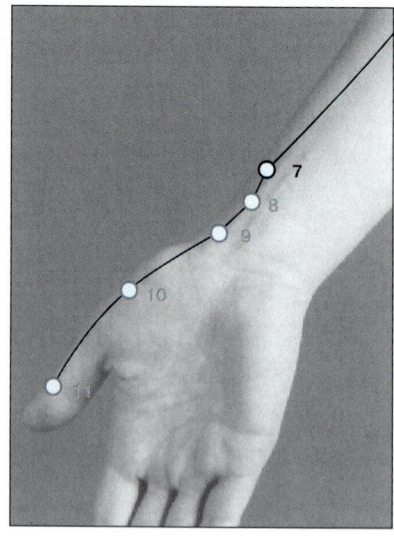

- vertreibt in geringerem Maße auch Wind-Hitze
- fördert das Schwitzen
- öffnet die Nase
- bei psychischen und emotionalen Problemen aufgrund einer Lungen-Disharmonie, z. B. unverarbeitete Trauer.

Erläuterung zur TCM:
...fördert das Schwitzen: Schwitzen induzieren. Funktion: öffnet die Schweißporen und vertreibt äußere pathogene Faktoren aus der Körperoberfläche.

Weitere wichtige Akupunkturpunkte:
Di 4: befreit die Oberfläche, fördert das Schwitzen (Fieber).
Bl 10: Vertreibt äußeren pathogenen Wind und Wind-Kälte (Beginn einer Erkältungskrankheit, Niesen).
3E 5: vertreibt äußere pathogene Faktoren (Beginn einer Erkältungskrankheit, Wetterfühligkeit).

Diätetik-Tipp:
Schwitzen induzieren bei eingedrungener Kälte oder Wind-Kälte mit wärmenden bzw. heißen Nahrungsmitteln aus dem Funktionskreis Lunge, scharfen Geschmack bevorzugen: Tee aus frischem Ingwer, Pfeffer, Chili, Knoblauch, Thymian, Zwiebeln, Koriander.

...Lungendisharmonie: Aufgabe des Funktionskreises Lunge ist es, das Qi im Körper zu verteilen

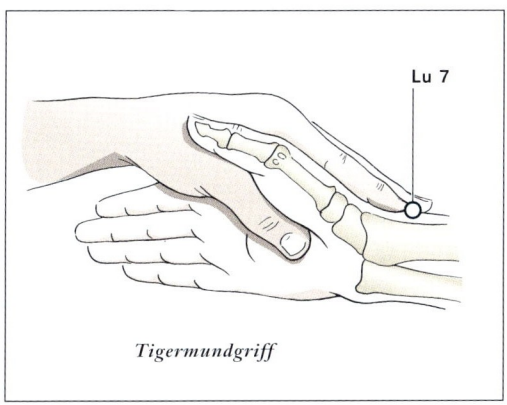

Tigermundgriff

Lu 7

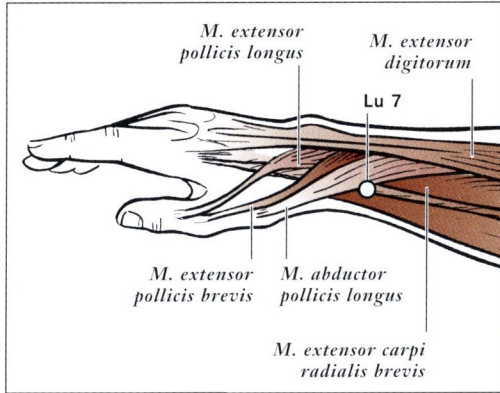

M. extensor pollicis longus

M. extensor digitorum

Lu 7

M. extensor pollicis brevis

M. abductor pollicis longus

M. extensor carpi radialis brevis

Repetitorium Lunge 7

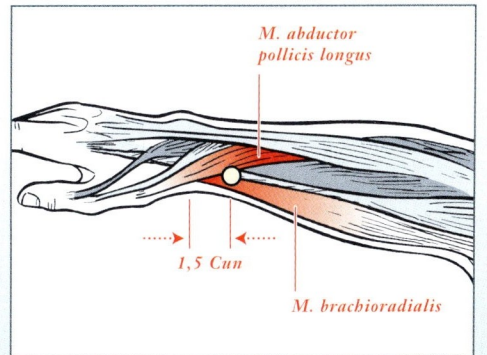

M. abductor pollicis longus

1,5 Cun

M. brachioradialis

■ **Passagepunkt (Luo-Punkt).**

■ **Anatomische Leitstruktur:** Rinne, die durch die Sehnen des M. brachioradialis und M. abductor pollicis longus entsteht.

■ **Lokalisation:** radialseitig des Unterarms, in einer V-förmigen Rinne proximal des Processus styloideus radii 1,5 Cun proximal der Handgelenksbeugefalte.

■ **Hauptindikationsbereiche:**
- akute und chronische Erkrankungen von Lunge und Atemwegen
- schmerzhafte Funktionsstörungen in der Handgelenksregion
- schmerzhafte Funktionsstörungen der Schulterregion ventral.

■ **Funktion in der TCM:**
- fördert die Verteilung und das Absteigen des Lungen-Qi
- vertreibt pathogene Faktoren, besonders äußeren Wind und Wind-Kälte
- bei psychischen und emotionalen Problemen aufgrund einer Lungen-Disharmonie, z. B. unverarbeitete Trauer.

und über die Leitbahnen die Organe mit ausreichendem Qi zu versorgen. Disharmonien in der Lunge entstehen z.B. durch Blockaden des Qi-Flusses oder durch konstitutionelle Schwäche des Lungenfunktionskreises. Äußere pathogene Faktoren wie Kälte können das Lungen-Qi »fesseln«, oder emotionale Faktoren wie Trauer verlangsamen und blockieren den Qi-Fluss.

Symptome sind Müdigkeit, Abgeschlagenheit, Frieren (Qi-Mangel), rezidivierende Erkrankungen des Respirationstraktes, Erkältung, Sinusitis, aber auch Asthma. Bei länger bestehenden Störungen wird der Körper in seinem gesamten Qi und Yang geschwächt.

Diätetik-Tipp:

Der scharfe Geschmack mit wärmenden Nahrungsmitteln fördert ausgezeichnet die Qi-Zirkulation, z. B. Pfeffer, Ingwer, Knoblauch, aber auch hochprozentiger Alkohol.

Punktkombinationen:

∴ **Lu 7 + Di 20:** verstopfte oder rinnende Nase, Anosmie.

Lunge 9 »Tai Yuan«
(»Äußerst tiefes Wasser«)
Quellpunkt (Yuan-Punkt)
Tonisierungspunkt
Meisterpunkt der Blutgefäße

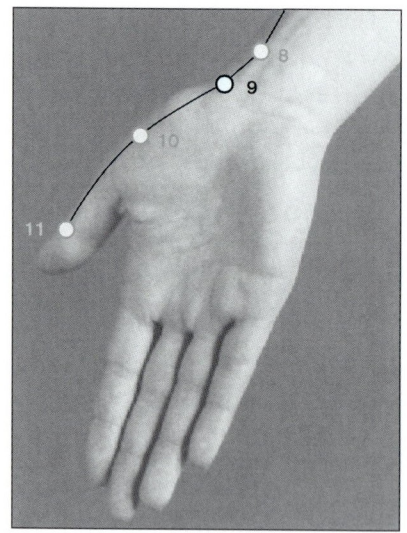

Lokalisation: radiale Seite der Handgelenksbeugefalte, lateral der A. radialis.
Von den vorhandenen Handgelenksbeugefalten ist
diejenige zu nehmen, die am Übergang Radius –
Ulna einerseits und dem Handwurzelbereich
andererseits liegt. Es ist die Falte zu nehmen, die
distal des gut tastbaren Endes des Processus styloideus radii liegt.

> **BEACHTE** *Gewünscht ist die Nadellage in
> Nähe zur A. radialis. Hierdurch erfolgt eine
> direkte Wirkung auf das perivaskuläre sympathi-
> sche Gefäßnervengeflecht (Erklärung der Aku-
> punkturwirkung nach König/Wancura: Lu 9 =
> Meisterpunkt der Gefäße). Die Nadellage ist also
> bei Pulsationen der Nadel korrekt. Dann aller-
> dings darf mit der Nadel nicht mehr stimuliert
> werden. d. h. es darf keine sedierende Technik
> erfolgen. Selbst unbeabsichtigte Punktur der
> A. radialis hat bei anschließender Kompression
> keinerlei Folgen bei bestehendem Umgehungs-
> kreislauf über die A. ulnaris (evtl. vorhergehende
> Palpation der A. ulnaris).*

Stichtiefe: 2 bis 3 mm senkrecht.

Hauptindikationsbereiche:

- chronische Erkrankungen von Lunge und
  Atemwegen (eher chronisch)
- Handgelenkaffektionen
- Gefäßerkrankungen (z. B. p-AVK, Morbus Ray-
  naud).

Funktion in der TCM:

- wichtigster Punkt zum Aufbau von Lungen-Qi
  und Lungen-Yin
- fördert und reguliert die Zirkulation des
  Lungen-Qi
- lindert Husten
- löst Schleim
- beseitigt Hitze aus Lunge und Leber
- vertreibt Wind
- fördert die Blutzirkulation.

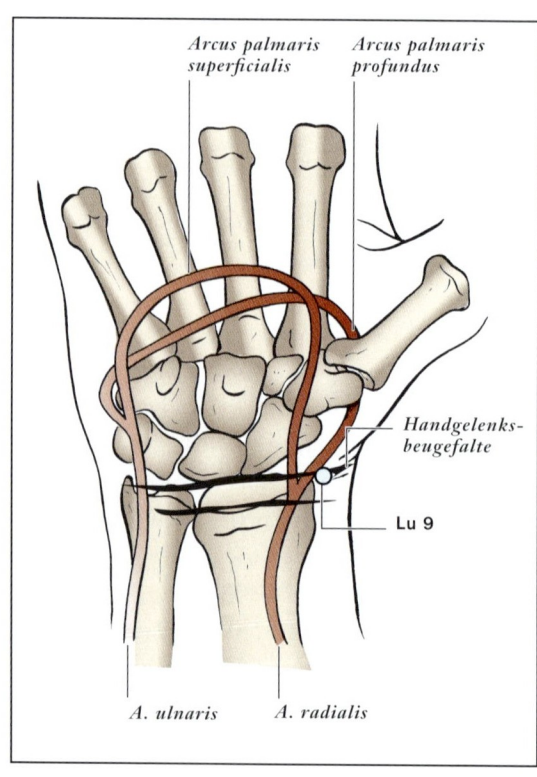

Arcus palmaris superficialis   *Arcus palmaris profundus*

Handgelenks-beugefalte

Lu 9

A. ulnaris   *A. radialis*

Di Lu

Erläuterung zur TCM:

...fördert die Blutzirkulation: Stauungen auflösen. Als Meisterpunkt der Gefäße fördert dieser Punkt in einem gewissen Maße die Blutzirkulation und beseitigt Blutstagnationen. Blutstagnationen sind eng mit Qi-Stagnationen verbunden und sind aus Sicht der TCM u. a. die Ursache für Schmerzen, z. B. Hämatom, Menstruationsstörungen, Bi-Syndrom (Gelenkerkrankung, Rheumatismus).

Weitere Maßnahmen um Blut-Stagnationen aufzulösen sind Mikroaderlass, Schröpfen und Moxibustion.

Weitere mögliche Akupunkturpunkte bei Blutstagnation: Mi 6, Le 3, Mi 6, KG 4, Ma 30.

Punktkombinationen:

- **Lu 9 + Bl 13 + Ma 36:** sehr wirksam bei chronischem Lungen-Qi-Mangel.
- **Lu 9 + KG 6:** allgemeiner Qi-Mangel, z. B. chronische Müdigkeit.
- **Lu 9 + KG 17:** allgemeiner Qi-Mangel mit kalten Händen und schwacher Stimme.

Repetitorium Lunge 9

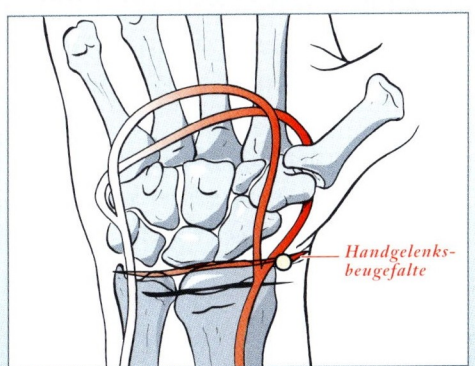

Handgelenks-beugefalte

- **Quellpunkt (Yuan-Punkt).**

- **Anatomische Leitstruktur:** Beugefalte Handgelenk, A. radialis.

- **Lokalisation:** radiale Seite der Handgelenksbeugefalte, lateral der A. radialis.

- **Hauptindikationsbereiche:**
  - chronische Erkrankungen von Lunge und Atemwegen (eher chronisch)
  - Handgelenkaffektionen
  - Gefäßerkrankungen (z. B. p-AVK, Morbus Raynaud).

- **Funktion in der TCM:**
  - wichtigster Punkt zum Aufbau von Lungen-Qi und Lungen-Yin
  - fördert und reguliert die Zirkulation des Lungen-Qi.

Lunge 11 »Shao Shang« (»Junge Wandlungsphase Metall«)

Lokalisation: radialer Nagelwinkel des Daumens (chinesisch), ulnarer Nagelwinkel des Daumens (*J. Bischko*).
Die Lokalisation des Nagelwinkelpunktes erfolgt im Schnittpunkt einer senkrechten und waagerechten Linie des jeweiligen Nagels.

Stichtiefe: 1–2 mm senkrecht, evtl. bluten lassen.

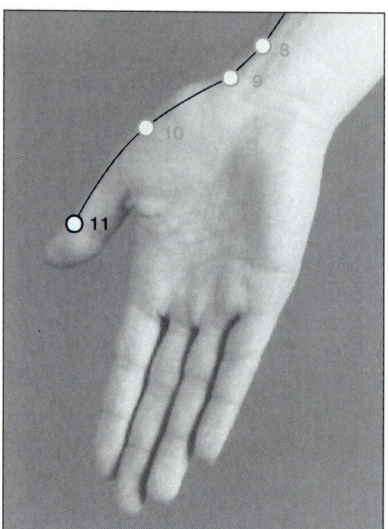

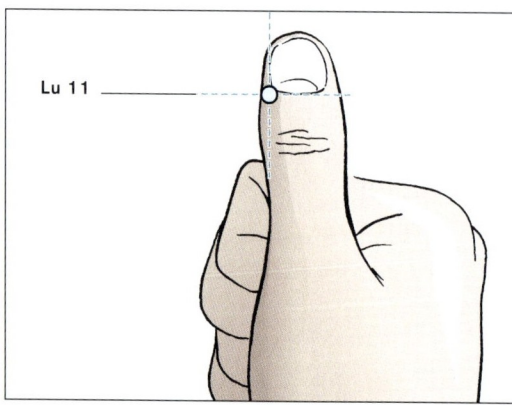

Hauptindikationsbereich:
• akut entzündliche Erkrankungen des Rachenraumes.

J. Bischko: Meisterpunkt der Halserkrankungen, eventuell Mikroaderlass bei akuten Beschwerden.

Anmerkung: *J. Bischko:* führt neben den acht eigentlichen Meisterpunkten (Le 13, KG 12 und

Repetitorium Lunge 11

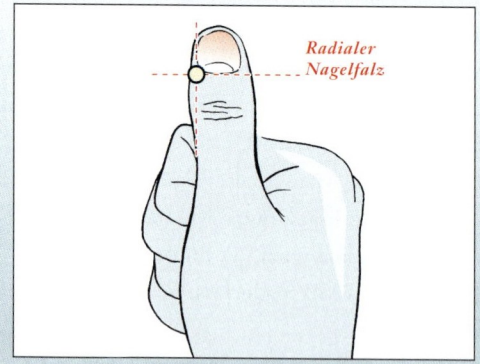

Radialer Nagelfalz

■ **Anatomische Leitstruktur:** radialer Nagelwinkel Daumen.

■ **Lokalisation:** radialer Nagelwinkel des Daumens (chinesisch).

■ **Hauptindikationsbereich:**
• akut entzündliche Erkrankungen des Rachenraumes.

KG 17, Bl 11 und 17, Gb 34 und Gb 39, Lu 9) noch ca. 40 weitere »Meisterpunkte« an.

Funktion in der TCM:
• kühlt Lungen-Hitze
• vertreibt äußeren und inneren Wind
• eliminiert Wind-Hitze
• reguliert das Absteigen des Lungen-Qi
• unterstützt den Rachen
• befreit die Sinne.

Erläuterung zur TCM:
...kühlt Lungen-Hitze: leitet äußere pathogene Hitze oder Wind-Hitze aus dem Funktionskreis Lunge.
Indikation: akute Entzündungen des Rachenraumes.
Therapie/Technik: wenn möglich Mikroaderlass, deutliche Besserung nach leichter Blutung (leider sehr schmerzhaft!).

Diätetik-Tipp:
Nahrungsmittel mit kühlendem Temperaturverhalten: frische Zitrone, Pfefferminztee, Mungbohnenkeime, Weizenkeime, Tomaten, Wassermelone.

Weitere Punkte des Lungenmeridians

Lunge 2 »Yun Men« (»Wolkenpforte«)

Lokalisation: in gleicher Entfernung von der Mittellinie wie der Punkt Lu 1, jedoch direkt unterhalb der Clavicula.

Stichtiefe: 0,3 bis 0,5 Cun nach lateral
Wie der Punkt Lu 1 zählt auch der Punkt Lu 2 zu den gefährlichen Punkten und sollte nur in laterodorsaler Richtung bzw. tangential nach lateral genadelt werden (Cave: Emphysemblase).

Indikationen: Erkrankungen des Respirationstraktes insbesondere mit thorakalem Völlegefühl und Husten, schmerzhafte Funktionsstörungen der Schulter-Armregion ventral.

Lunge 3 »Tian Fu« (»Himmelsresidenz«)

Lokalisation: 3 Cun unterhalb der vorderen Axillarfalte am radialen Rand der Bizepssehne.

Stichtiefe: senkrecht 1 bis 2 Cun.

Indikationen: Erkrankungen des Respirationstraktes, schmerzhafte Funktionsstörungen der Oberarmregion.

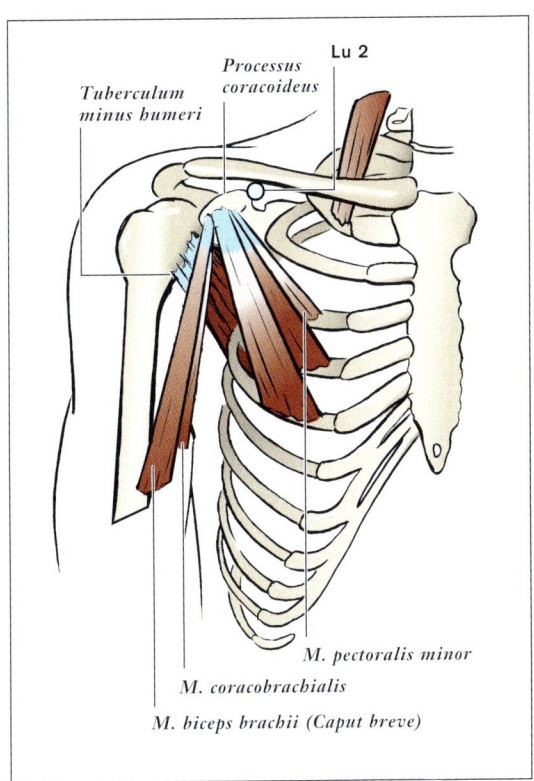

Tuberculum minus humeri

Processus coracoideus

Lu 2

M. pectoralis minor

M. coracobrachialis

M. biceps brachii (Caput breve)

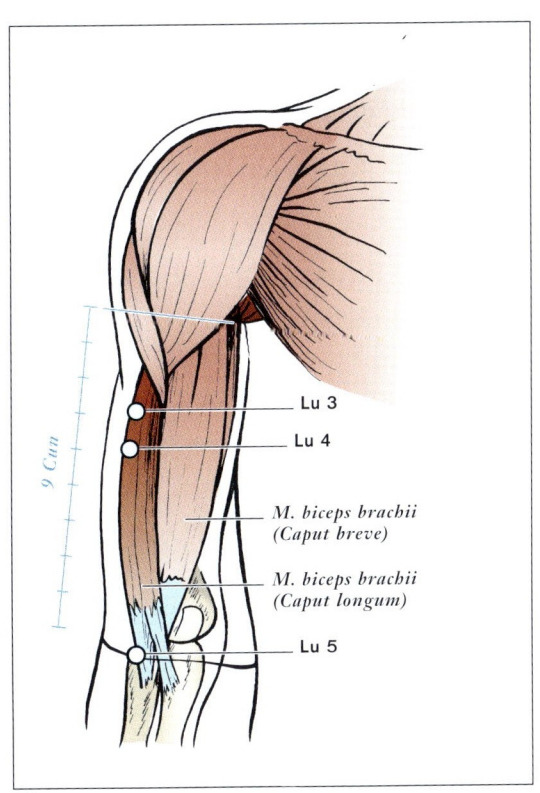

9 Cun

Lu 3

Lu 4

M. biceps brachii (Caput breve)

M. biceps brachii (Caput longum)

Lu 5

Lunge 4 »Xia Bai« (»Das Weiße einzwängen«)

Lokalisation: 1 Cun unterhalb des Punktes Lu 3, radialseitig auf dem M. biceps brachii.

Stichtiefe: senkrecht 1 bis 2 Cun.

Indikationen: Erkrankungen des Respirationstraktes, schmerzhafte Funktionsstörungen der Oberarmregion.

Lunge 6 »Kong Zui« (»Loch größter Wirkung«) Xi-Punkt

Lokalisation: auf der Verbindungslinie Lu 5 – Lu 9, 1 Cun proximal der Mitte.

Stichtiefe: senkrecht 1 bis 1,5 Cun.

Indikationen: Erkrankungen des Respirationstraktes.

Lunge 8 »Jing Qu« (»Strömung im Leitungsgraben«)

Lokalisation: 1 Cun proximal Lu 9.

Stichtiefe: senkrecht 0,5 bis 1 Cun.

Indikationen: Erkrankungen des Respirationstraktes, schmerzhafte Funktionsstörungen der Handgelenksregion.

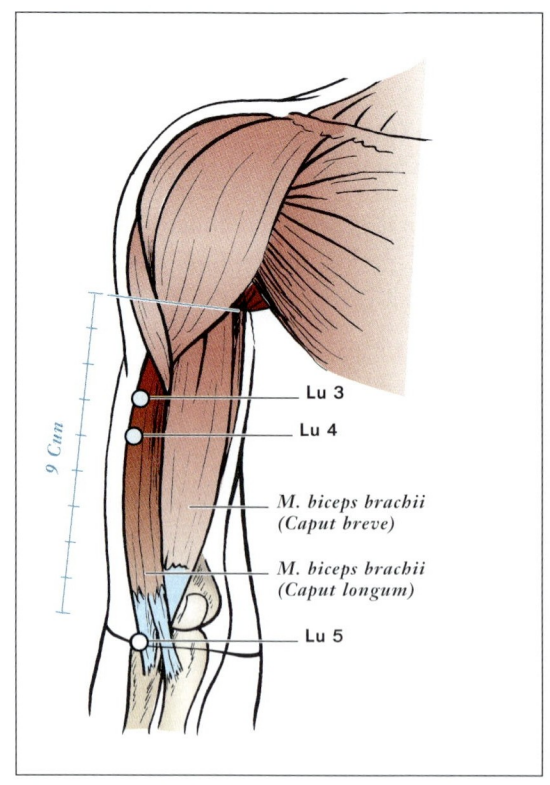

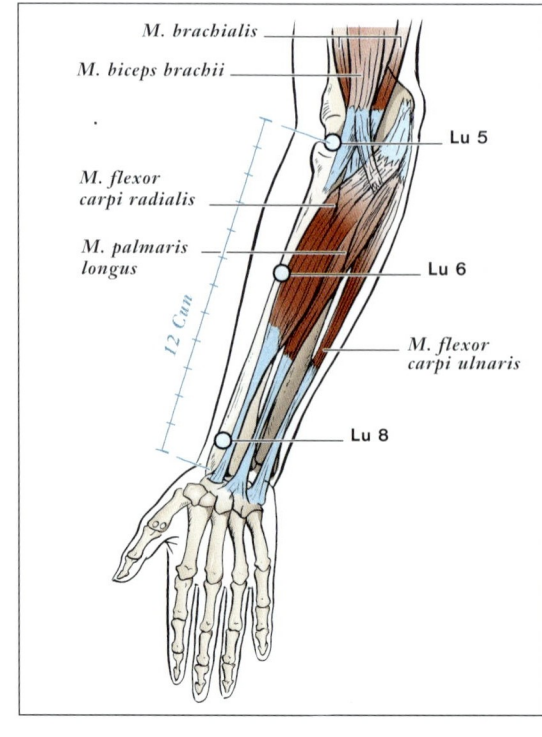

Lunge 10 »Yu Ji«
(»Fischbauchgrenze«)

Lokalisation: Mitte des Os metacarpale I, an der Grenze zwischen roter und weißer Haut.

Stichtiefe: senkrecht 0,5 bis 1 Cun.

Indikationen: Schmerzen in der Region des Daumengrundgelenks, akute Erkrankungen der Lunge und des Rachens.

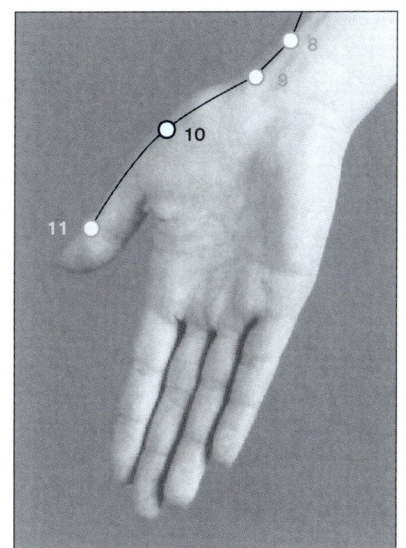

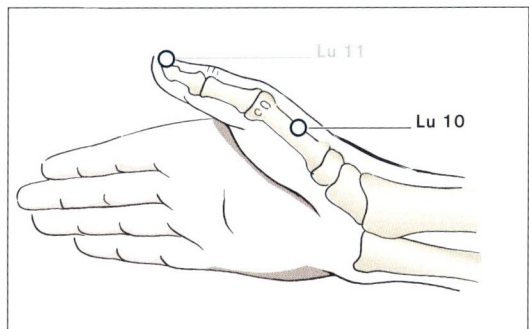

Die wichtigsten Punkte des Lungenmeridians

	Lu 1	Lu 5	Lu 7	Lu 9	Lu 11
Steuerungs-punkt	Mu-Punkt	Sedierungspunkt	Luo-Punkt, Einschaltpunkt des Ren Mai	Yuan-Punkt, Meisterpunkt der Gefäße, Tonisierungs-punkt	
Krankheits-bilder	akut	eher akut als chronisch	besonders akut, aber auch chronisch	eher chronisch als akut	akut
Hauptsymptome	Husten, Schleim	Husten, Schleim	Husten, Atemnot, Abwehrschwäche, Depression	Husten, Schleim, chronische Leistungsschwäche	Husten
	Schmerzen: Thorax	**Schmerzen:** Schulter, Ellenbogen	**Schmerzen:** Kopf, Thorax, Schulter	**Schmerzen:** Handgelenk	**Schmerzen:** Rachen
Hauptfunktion in der TCM	reguliert das Lungen-Qi, fördert das Absteigen des Lungen-Qi	fördert das Absteigen des Lungen-Qi, beseitigt Lungen-Hitze, beseitigt Schleim	fördert das Absteigen und Ausbreiten des Lungen-Qi, befreit Oberfläche von pathogenen Einflüssen, bewegt das Abwehr-Qi	reguliert das Lungen-Qi, löst Schleim. stärkt das Lungen-Qi und das gesamte Qi des Körpers	kühlt Lungen-Hitze, vertreibt Wind, unterstützt Rachen

gemeinsame Wirkung: Funktionsstörungen des Respirationstraktes

Lu 1

Lu 5

Lu 7

Lu 9

Lu 11

Der Dickdarmmeridian (Hand Yang Ming)

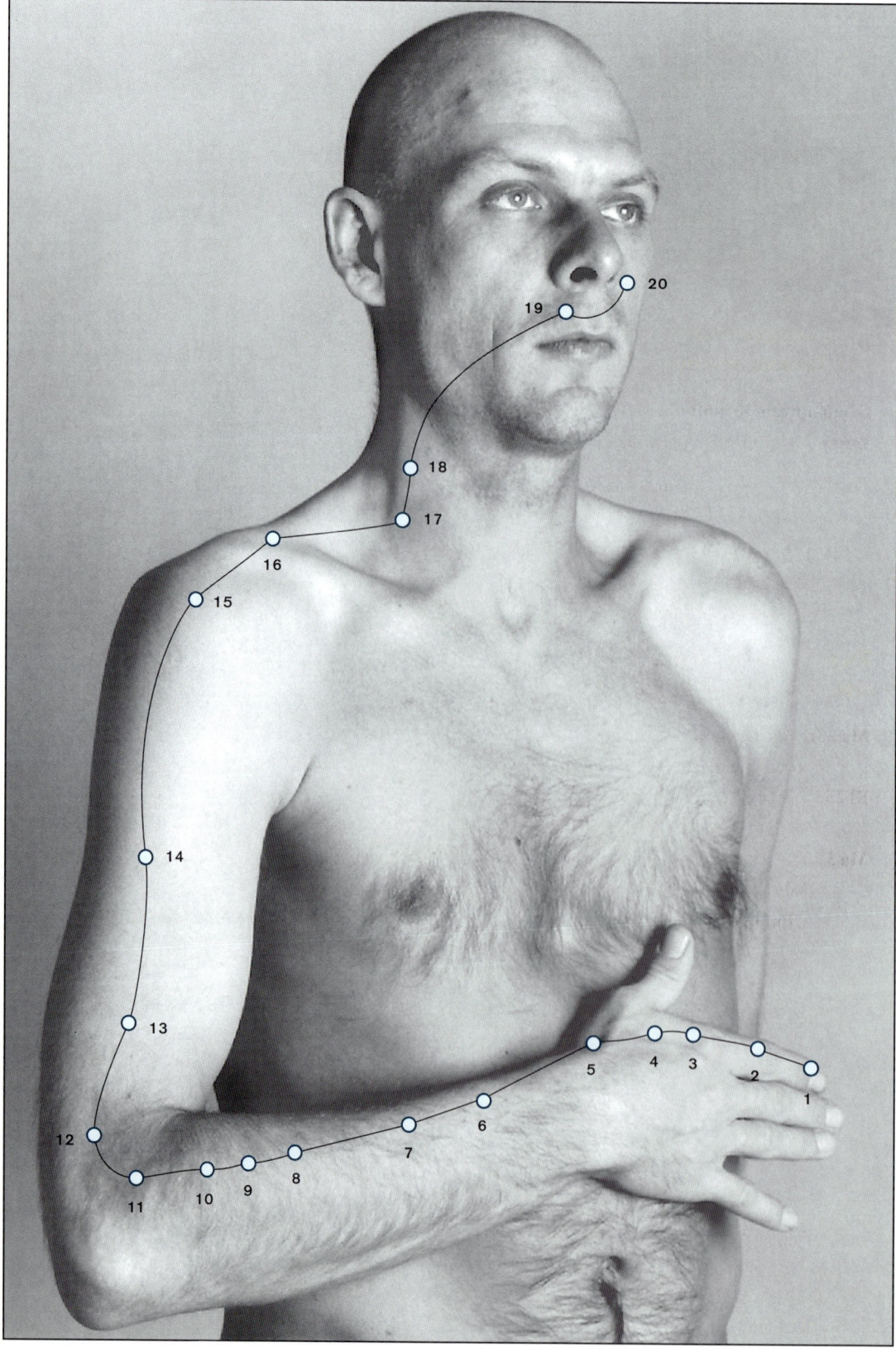

Wichtige Punkte
des Dickdarmmeridians

Di 4: Quellpunkt (Yuan-Punkt).

Di 10: lokaler Punkt.

Di 11: Tonisierungspunkt.

Di 14: lokaler Punkt.

Di 15: lokaler Punkt.

Di 20: lokaler Punkt.

Kopplungsverhältnisse
des Dickdarmmeridians

Oben-unten-Kopplung: Di – Ma

Yang-Yin-Kopplung: Di – Lu

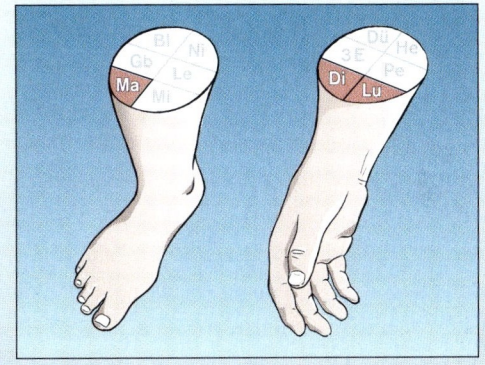

Zugeordnete Punkte
des Dickdarmmeridians

Ma 25: Alarmpunkt (Mu-Punkt) des Dickdarms.

Bl 25: Zustimmungspunkt (Rücken-Shu-Punkt) des Dickdarms.

Ma 37: Unterer einflussreicher Punkt (UEP) des Dickdarms = Unterer He-Punkt des Dickdarms.

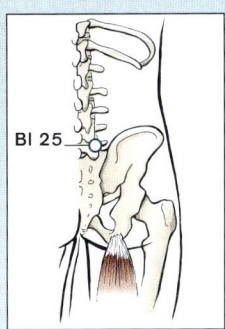

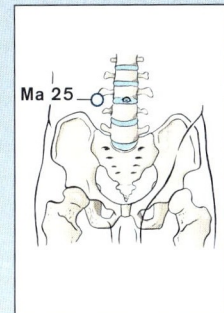

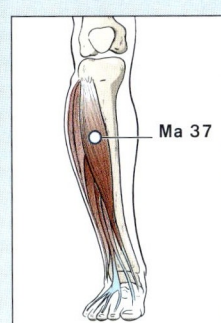

Dickdarm 4 »He Gu«
(»Tal am Zusammenschluss«)
Quellpunkt (Yuan-Punkt)

Lokalisation: Es gibt mehrere Möglichkeiten, diesen häufigsten Punkt der Akupunktur zu lokalisieren:

1. Bei abgespreiztem Daumen liegt der Punkt auf halber Strecke der Winkelhalbierenden zwischen Metacarpale I und Metacarpale II. Die Nadel wird in Richtung Unterfläche der Mitte des Corpus metacarpale II etwa 0,5 bis 1 Cun vorgeschoben.

2. Bei Daumenadduktion wird die höchste Stelle des M. interosseus dorsalis I, der bei Adduktion kontrahiert ist und durch den M. adductor pollicis hochgedrängt wird, zum Einstich genommen. Nach dem Einstich die Hand sofort locker lassen und die Nadel in Richtung Mitte der Unterfläche des Corpus metacarpale II etwa 0,5 bis 1 Cun vorschieben. Diese Art der Lokalisation kann nur benutzt werden, wenn die höchste Stelle des Muskelwulstes in der Mitte der Metacarpale II liegt.

3. Bei Daumenabduktion erfolgt die Palpation mit abgewinkeltem Daumenglied der anderen Hand in Richtung Metacarpale II. Diese Lokalisationshilfe dient insbesondere zum Spüren des De-Qi-Gefühls. Hierbei wird der abgewinkelte Daumen mäßig stark gegen die Unterfläche des Metacarpale II gedrückt. Di 4 der unteren Abbildung entspricht somit der Tiefenlokalisation des Punktes.

Stichtiefe: 0,5 bis 1 Cun, leicht schräg proximal in Richtung volare Handfläche.

Hauptindikationsbereiche:

- Schmerzen, herausragender übergeordneter Schmerzpunkt
- Affektionen im Kopfbereich frontal (-algie, -ititis, allergische Genese)
- schmerzhafte Funktionsstörungen im Meridianverlauf.

Weitere Indikationen: schmerzhafte Erkrankungen des gesamten Körpers, spasmolytische Wirkung auf die glatte Muskulatur, abdominelle Erkrankungen, Hauterkrankungen, Beschleunigung des Geburtsverlaufs, Unruhezustände.

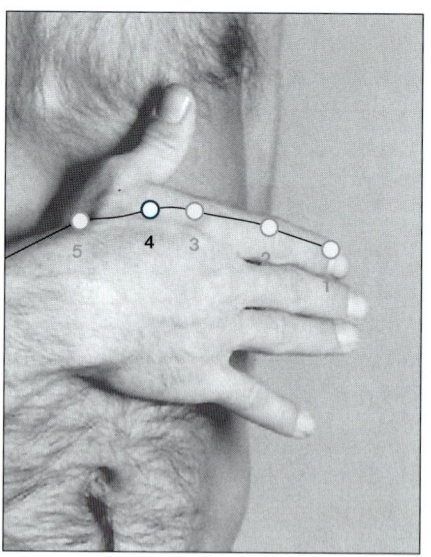

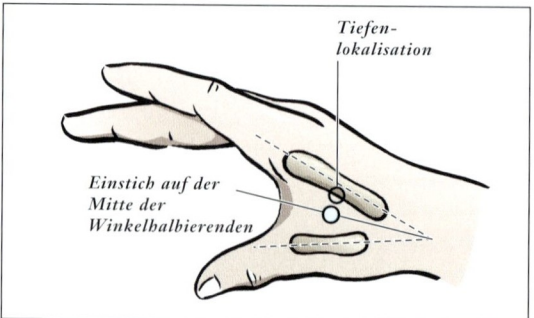

Tiefen-lokalisation

Einstich auf der Mitte der Winkelhalbierenden

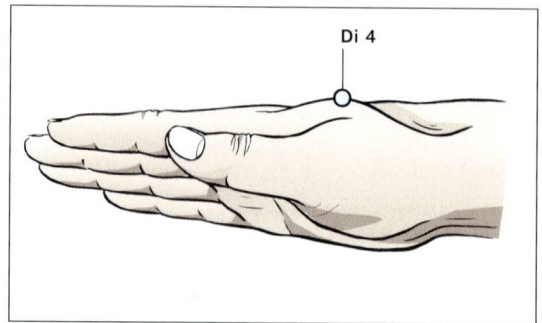

Di 4

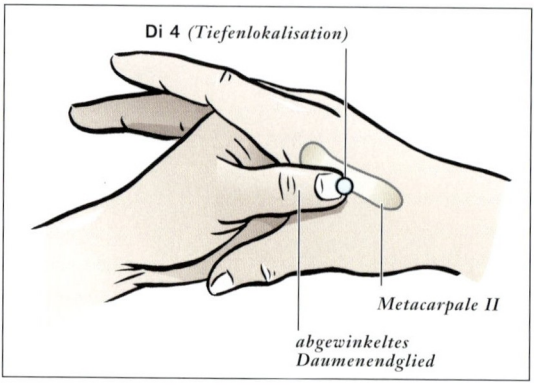

Di 4 *(Tiefenlokalisation)*

Metacarpale II

abgewinkeltes Daumenendglied

Di Lu

BEACHTE *Di 4 darf nicht sedierend in der Schwangerschaft genadelt werden! Ausnahme: Geburtsbeschleunigung.*

Funktion in der TCM:

- befreit von äußeren pathogenen Faktoren, besonders Wind (entlastet die Oberfläche)
- zerstreut Kälte
- beseitigt Hitze und Sommerhitze
- beruhigt den Shen (Geist)
- reguliert das Qi des Dickdarmmeridians
- harmonisiert das Auf- und Absteigen
- verteilt das Lungen-Qi.

Erläuterung zur TCM:

...entlastet die Oberfläche: öffnet die Schweißporen, um darüber äußere pathogene Faktoren von der Oberfläche zu befreien.

Pathogene Faktoren wie z. B. Wind-Hitze oder Wind-Kälte dringen durch die Nase und Mund, durch die Haut (Funktionskreis Lunge) oder über die Muskulatur in den Körper ein. Zunächst befallen sie die äußere Schicht (Tai-Yang-Schicht Bl – Dü), die vom Abwehr-Qi (Wei-Qi) beherrscht wird. Ist das Abwehr-Qi schwach, dringen sie in tiefere Schichten vor (z.B. Yang-Ming-Schicht Ma – Di) und schädigen der Reihe nach Qi, Ying und Blut (Xue).

Weitere Akupunkturpunkte, um die Oberfläche zu befreien:

3E 5: bei Erkrankungen, die sich durch Witterungsveränderungen verschlechtern (Kopfschmerzen durch Wetterumschwung).

LG 14: bei Affektionen im Gesichts- und Kopfbereich durch äußere pathogene Faktoren (akuter Schiefhals, Erkältungen).

Diätetik-Tipp:

abhängig vom pathogenen Faktor. Bei Kälte, scharfe Nahrungsmittel mit aufsteigender und Wirkrichtung nach außen: Pfeffer, Ingwer, Knoblauch, Zimt und Chili.

Repetitorium Dickarm 4

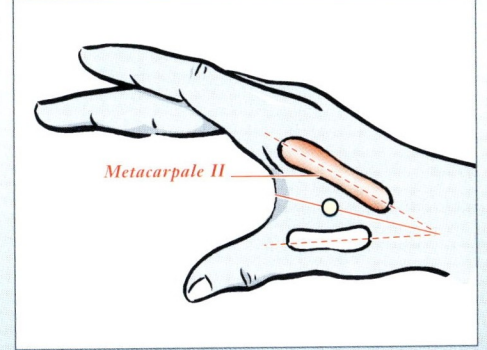

Metacarpale II

- **Quellpunkt (Yuan-Punkt).**

- **Anatomische Leitstruktur:** Metacarpale II.

- **Lokalisation:** Einstich: Mitte der Winkelhalbierenden zwischen Metacarpale I und II. Stichrichtung: Unterfläche der Mitte des Corpus metacarpale II.

- **Hauptindikationsbereiche:**
  - Schmerzen, herausragender übergeordneter Schmerzpunkt
  - Affektionen im Kopfbereich frontal (-algie, -ititis, allergische Genese)
  - schmerzhafte Funktionsstörungen im Meridianverlauf.

- **Funktion in der TCM:**
  - befreit von äußeren pathogenen Faktoren
  - entlastet die Oberfläche.

Dickdarm 10 »Shou San Li« (»Drei Längen zur Hand«)

Lokalisation: 2 Cun distal Di 11 auf der Verbindungslinie Di 5 – Di 11 im M. extensor carpi radialis longus (bei tieferem Stich im M. supinator).

> **BEACHTE** *Der Punkt wird bei leicht gebeugtem Unterarm aufgesucht, wobei der Daumen nach oben weist.*

Stichtiefe: senkrecht 1 bis 2 Cun.

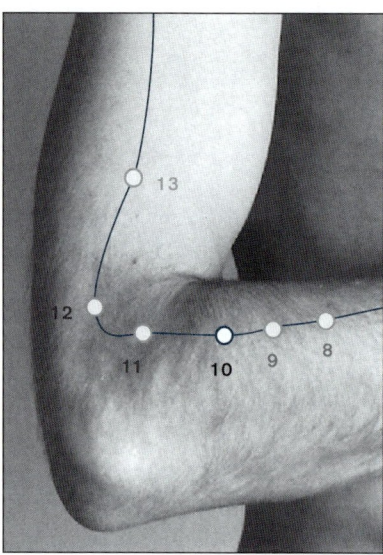

Hauptindikationsbereiche:
- Epikondylopathie (radial)
- schmerzhafte Funktionsstörungen im Meridianverlauf (nach proximal).

Weitere Indikation: Atrophien oder Schwächezustände der Unterarmmuskulatur, Paresen der oberen Extremität.

Wegen der kräftigenden Wirkung auf die Armmuskulatur wird Di 10 auch als Ma 36 des Armes bezeichnet.

H. Schmidt: entzündlicher Gesichtsausschlag, Nasenfurunkel.

J. Bischko: Testpunkt für Obstipation.

Funktion in der TCM: beseitigt Obstruktionen im Verlauf des Dickdarmmeridians, löst Stagnationen von Magen und Darm.

Repetitorium Dickdarm 10

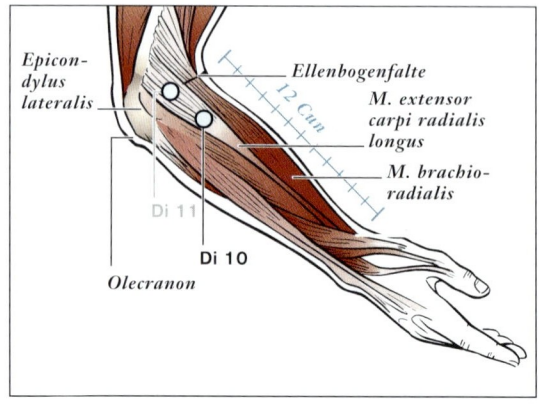

- ■ **Anatomische Leitstruktur:** M. extensor carpi radialis longus.

- ■ **Lokalisation:** 2 Cun distal Di 11 auf der Verbindungslinie Di 5 – Di 11.

- ■ **Hauptindikationsbereiche:**
  - Epikondylopathie (radial)
  - schmerzhafte Funktionsstörungen im Meridianverlauf (nach proximal).

Dickdarm 11 »Qu Chi« (»Gekrümmter Teich«)
Tonisierungspunkt

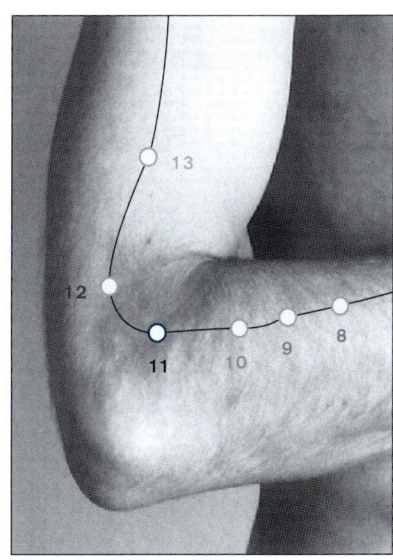

Lokalisation: lateral des radialen Endes der Ellenbogenbeugefalte bei rechtwinklig gebeugtem Unterarm in einer Vertiefung zwischen Falten-ende und Epicondylus lateralis im Bereich des M. extensor carpi radialis longus. Der Punkt liegt zwischen Lu 5 und Epicondylus lateralis humeri.

> **BEACHTE** *Liegen zwei Falten vor, so zeigt ein leichter Hautzug in Richtung Olecranon die in Frage kommende Falte.*

Stichtiefe: senkrecht 1 bis 2 Cun.

Hauptindikationsbereiche:

- schmerzhafte Funktionsstörungen von Ellenbo-gen (radialseitig) und Unterarm
- allergische Erkrankungen (immunmodulie-rende Wirkung)
- fieberhafte oder allergische Erkrankungen im Kopf-Halsbereich
- Hauterkrankungen.

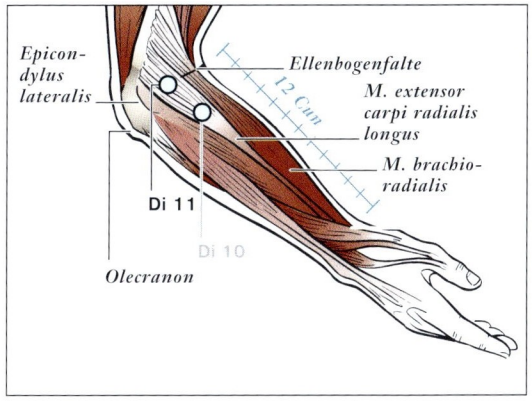

Weitere Indikationen: Paresen der oberen Extre-mität, abdominelle Erkrankungen (Reisediarrhöe).

Funktion in der TCM:

- vertreibt äußeren Wind und Wind-Hitze
- entfernt Hitze
- entlastet die Oberfläche
- reguliert den Dickdarm
- kühlt das Blut
- eliminiert Nässe
- reguliert Qi, Blut und Lungen-Qi
- beruhigt Leber-Yang und Leber-Feuer
- unterstützt Sehnen, Muskeln und Gelenke.

Erläuterung zur TCM:

...kühlt das Blut: Blut (Xue) kann durch pathogene äußere oder innere Faktoren aus seinem Yi-Yang-Gleichgewicht geraten, z.B. Hitze; Sommerhitze, Übermaß an thermisch heißer Nahrung (scharfe Gewürze) oder innere Hitze durch Stress bringen das Blut in einen Yang-Fülle-Zustand. Westliche Medizin: Allergien, Infektionen. Um das Gleich-gewicht wieder herzustellen muss das Blut gekühlt werden.

Weitere wichtige Akupunkturpunkte:

Di 11: bei fieberhaften Erkrankungen, Akne, allergischen Erkrankungen.

Mi 10: bei allergischen Erkrankungen, juckenden Hauterkrankungen.

Bl 40: bei allergischen Hauterkrankungen.

Diätetik-Tipp:

Nahrungsmittel wählen, die Hitze kühlen: kühlende Nahrungsmittel wie Pfefferminztee, grüner Tee, Weizen, Gerste, Tomaten, Gurken, Apfel, Wassermelone, Mungbohnensprosse, Löwenzahn, Weizenkeimlinge.

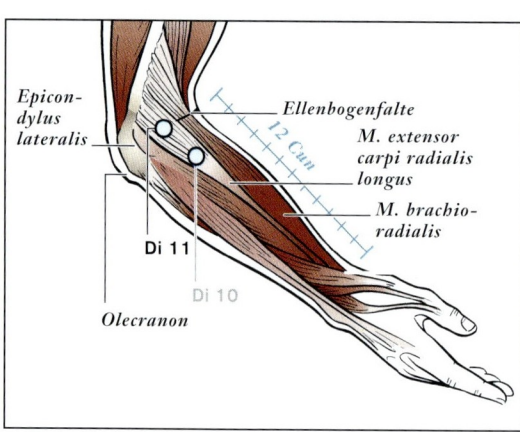

Repetitorium Dickdarm 11

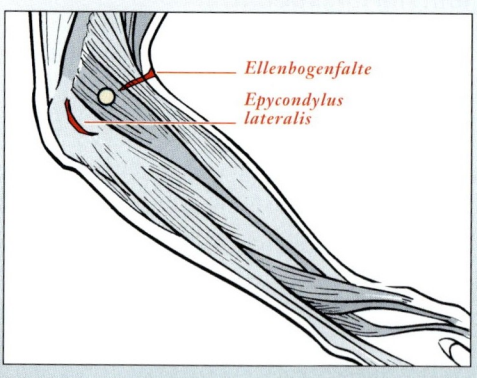

■ **Tonisierungspunkt.**

■ **Anatomische Leitstruktur:** Ellenbogenbeugefalte, Epycondylus lateralis.

■ **Lokalisation:** lateral des radialen Endes der Ellenbogenbeugefalte in einer Vertiefung zwischen Faltenende und Epicondylus lateralis.

■ **Hauptindikationsbereiche:**
- schmerzhafte Funktionsstörungen von Ellenbogen (radialseitig) und Unterarm
- allergische Erkrankungen (immunmodulierende Wirkung)
- fieberhafte oder allergische Erkrankungen im Kopf-Halsbereich
- Hauterkrankungen.

Dickdarm 14 »Bi Nao« (»Arm-Schulter-Muskulatur«)

Lokalisation: am Ansatz des M. deltoideus medialer Schenkel. Der Punkt liegt auf der Verbindungslinie Di 11 – Di 15, 2 Cun kaudal des vorderen Achselfaltenendes. Der Ansatz des M. deltoideus ist bei Armabduktion leicht zu lokalisieren.

Stichtiefe: senkrecht 0,5 bis 1,5 Cun.

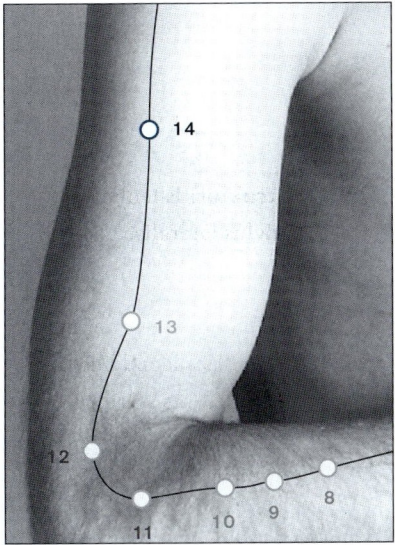

Hauptindikationsbereich:
- schmerzhafte Funktionsstörungen von Schulter und Oberarm.

Weitere Indikationen:
Paresen der oberen Extremität.

Funktion in der TCM:
- beseitigt Obstruktion im Verlauf des Dickdarmmeridians
- stärkt die Sehkraft und klärt die Augen.

Punktkombination:
- **Di 14, 15, 16 + Di 4 + Ma 38:** Schulter-Arm-Syndrom im Verlauf des Dickdarmmeridians.

Di Lu

Repetitorium Dickdarm 14

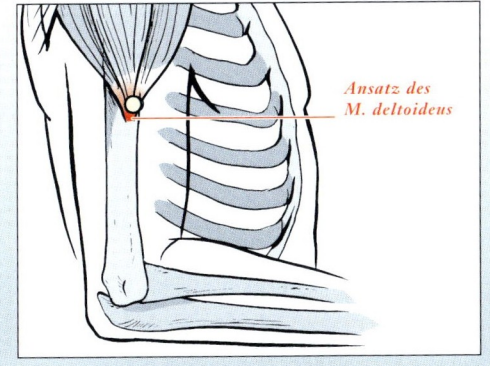

Ansatz des M. deltoideus

- **Anatomische Leitstruktur:** Ansatz des M. deltoideus.

- **Lokalisation:** am Ansatz des M. deltoideus, medialer Schenkel.

- **Hauptindikationsbereich:**
  - schmerzhafte Funktionsstörungen von Schulter und Oberarm.

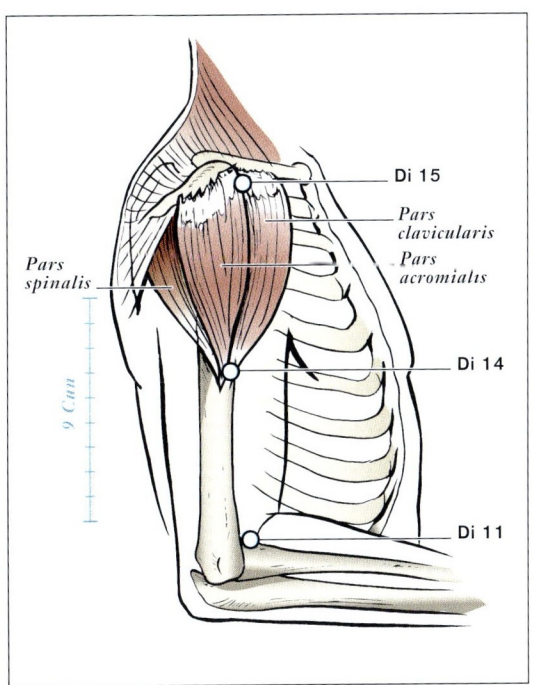

Pars spinalis

9 Cun

Di 15

Pars clavicularis

Pars acromialis

Di 14

Di 11

Dickdarm 15 »Jian Yu« (»Vorderer Schulterknochen«)

Lokalisation: bei Armabduktion entstehen etwas ventral und dorsal des Acromions zwei Grübchen. Di 15 liegt im Bereich des ventralen Grübchens unter dem ventralen Akromionpol.
Anmerkung: Die beiden Grübchen ventral und dorsal des Acromions finden folgende anatomische Erklärung:
Der M. deltoideus besteht aus drei Anteilen:

1. Pars clavicularis,
2. Pars acromialis,
3. Pars spinalis (zur Spina scapulae gehörend).

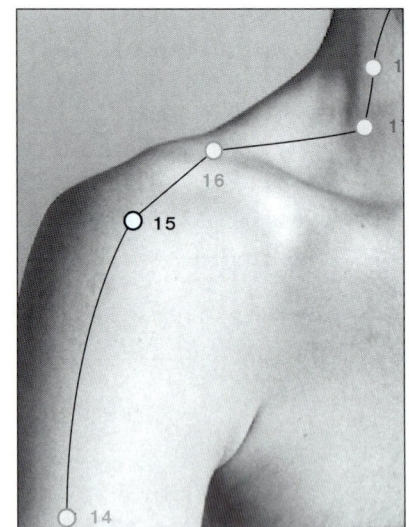

Dort wo jeweils zwei Anteile am Schultergürtel ihren Ursprung haben, bilden sich unter dem Acromion am Ende der oft deutlich sichtbaren Muskelrinnen die erwähnten Grübchen.

> **BEACHTE** *Der ventrale Acromionpol lässt sich am leichtesten finden, wenn man am ventralen Klavikulabereich weiter nach lateral tastet. Der dorsale Pol des Acromions wird palpabel, wenn man die Spina scapulae weiter nach lateral verfolgt.*

Stichtiefe: senkrecht 0,5 Cun oder schräg nach distal 1 bis 2 Cun.

> **BEACHTE** *Bei senkrechter Nadelung besteht Gefahr der Nadelung in das Schultergelenk.*

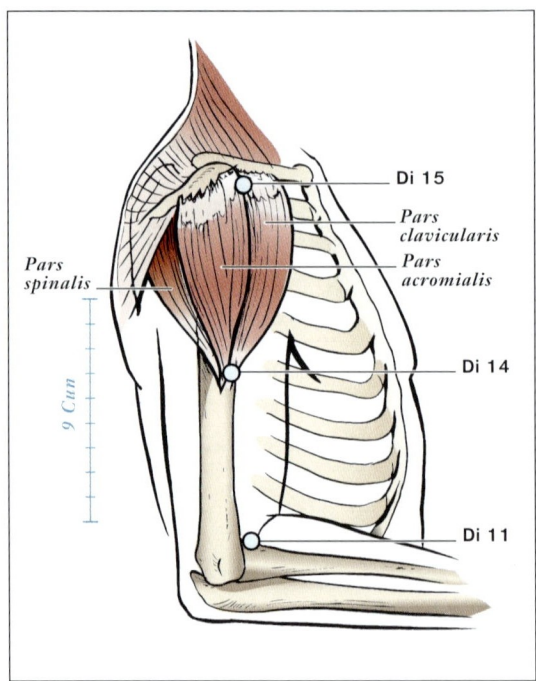

Hauptindikationsbereich:
• schmerzhafte Funktionsstörungen von Schulter und Oberarm.

Weitere Indikationen:
J. Bischko: Meisterpunkt für Paresen der oberen Extremität (Meisterpunktbegriff nach *J. Bischko,* siehe auch unter Punkt Lu 11).

Di Lu

Funktion in der TCM:

- beseitigt Wind aus den vier Extremitäten
- fördert den Qi-Fluss im Meridian und den Nebengefäßen
- unterstützt Sehnen und Gelenke.

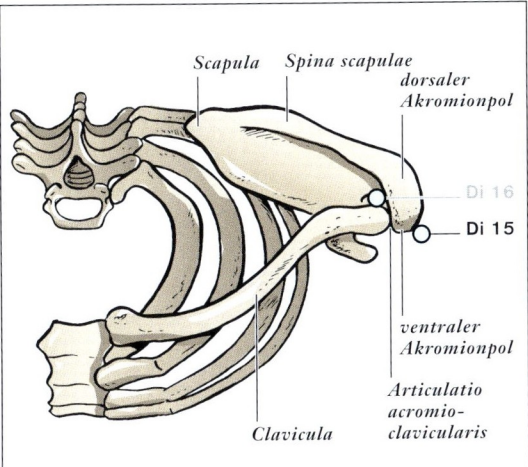

Scapula   Spina scapulae
                       dorsaler
                       Akromionpol

Di 16
Di 15

ventraler
Akromionpol

Articulatio
acromio-
clavicularis

Clavicula

Repetitorium Dickdarm 15

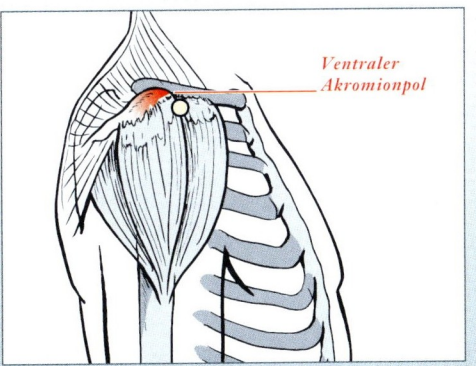

Ventraler
Akromionpol

▮ **Anatomische Leitstruktur:** ventraler Akromionpol.

▮ **Lokalisation:** Bei Armabduktion entstehen etwas ventral und dorsal des Acromions zwei Grübchen. Di 15 liegt im Bereich des ventralen Grübchens unter dem ventralen Akromionpol.

▮ **Hauptindikationsbereich:**
- schmerzhafte Funktionsstörungen von Schulter und Oberarm.

Dickdarm 20 »Ying Xiang« (»Die Düfte empfangen«)

Lokalisation: etwa 5 Fen lateral der Mitte des Nasenflügels in der Nasolabialfalte.

Anatomische Leitstruktur: Nasolabialfalte Nasenflügel.

Stichtiefe: schräg nach kraniomedial 3 bis 8 mm. Hinweis: Es ist in dieser Region besonders auf Sauberkeit zu achten. Keinesfalls darf in infizierte Gebiete genadelt werden. Di 20 liegt in der Nähe der V. angularis, die Blut aus dem Gesichtsbereich oberhalb der Lippen ableitet. Die V. angularis besitzt Anastomosen mit der V. ophthalmica und somit Verbindungen zum Sinus cavernosus. Bei Infektionen kann es schlimmstenfalls zur Sinus-thrombose und zentral-entzündlichen Prozessen kommen.

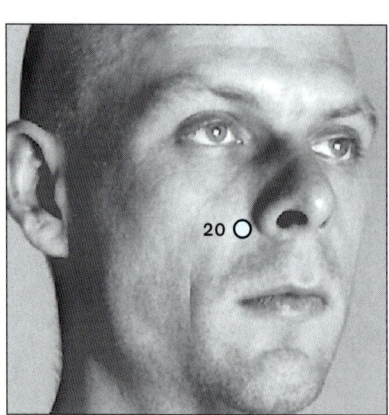

Hauptindikationsbereiche:
- Erkrankungen der Nase und Nasenneben-höhlen
- Fazialisparese
- Trigeminusneuralgie.

Weitere Indikation: Tics im Gesicht, Affektionen im Gesichtsbereich.

Funktion in der TCM:
- zerstreut äußeren Wind
- befreit die Nase
- kühlt Wind-Hitze im Yang Ming.

Erläuterung zur TCM:
...befreit die Nase: Akupunkturpunkte wie Di 20 vermögen die Schleimhäute abschwellen zu lassen,

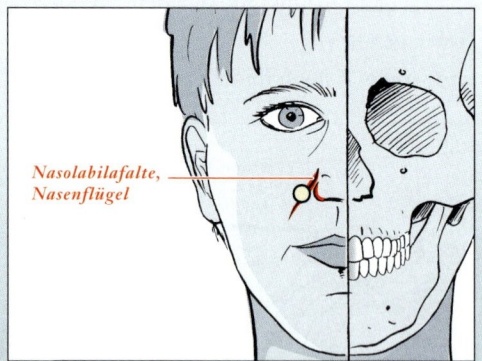

Repetitorium Dickdarm 20

Nasolabilafalte, Nasenflügel

- **Anatomische Leitstruktur:** Nasolabial-falte, Nasenflügel.

- **Lokalisation:** etwa 5 Fen lateral der Mitte des Nasenflügels in der Nasolabial-falte.

- **Hauptindikationsbereiche:**
  - Erkrankungen der Nase und Nasen-nebenhöhlen
  - Fazialisparese
  - Trigeminusneuralgie.

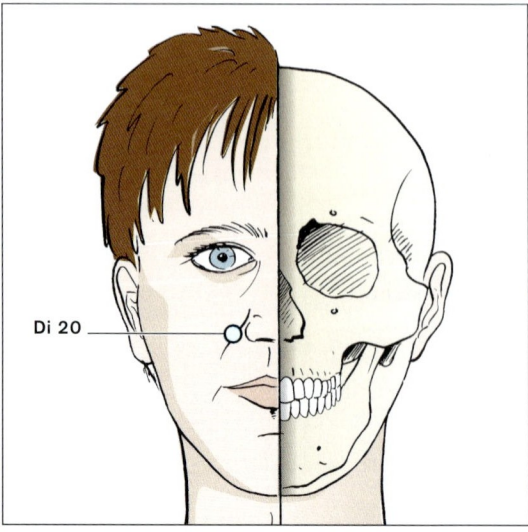

Di 20

so dass die Atmung freier wird. Gilt bei verstopf-ter oder bei rinnender Nase, der Sekretfluss nimmt ab.

Indikation: allergische Erkrankungen des Respira-tionstraktes, Erkältungskrankheiten.

Weitere Punkte
des Dickdarmmeridians

Dickdarm 1 »Shang Yang«
(»Yang der Wandlungsphase Metall«)

Lokalisation: radialer Nagelwinkel des Zeigefingers (exakte Lokalisation der Anfangs- und
Endpunkte siehe Lu 11).

Stichtiefe: senkrecht 1 bis 2 mm, evtl. bluten
lassen.

Indikationen:

- akute schmerzhafte oder entzündliche Erkrankungen im Mund und Rachen.

J. Bischko: Meisterpunkt gegen Zahnschmerzen.

Anmerkung: Näheres zum Meisterpunktbegriff
nach *J. Bischko* siehe unter Punkt Lu 11.

Funktion in der TCM:

- befreit von den äußeren pathogenen Faktoren
  Hitze, Wind-Hitze, Wind-Kälte
- unterstützt den Rachen
- klärt Geist und Augen.

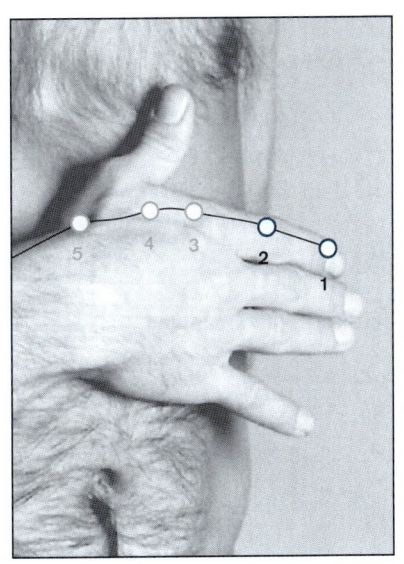

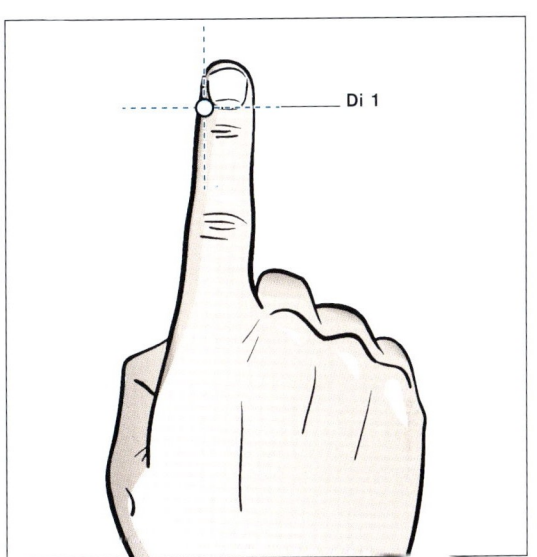

Dickdarm 2 »Er Jian«
(»Zweiter Zwischenraum«)
Sedierungspunkt

Lokalisation: radialseitig des Zeigefingers, distal
des Zeigefingergrundgelenkes (Metakarpophalangealgelenk) in einer Mulde, die bei Faustschluss
am Übergang Corpus – Basis der proximalen Phalanx II entsteht.

> **BEACHTE** *Lokalisation des Metakarpophalan-*
> *gealgelenkes erfolgt durch leichte Traktion der*
> *jeweiligen proximalen Phalanx. Hierdurch tritt*
> *der Gelenkspalt deutlich hervor.*

Stichtiefe: senkrecht 4 bis 6 mm.

Indikationen: akute entzündliche Erkrankungen
von Nase, Mund und Rachen (jedoch geringere
Wirkung als Di 4), schmerzhafte Funktionsstörungen der Hand (radialseitig).

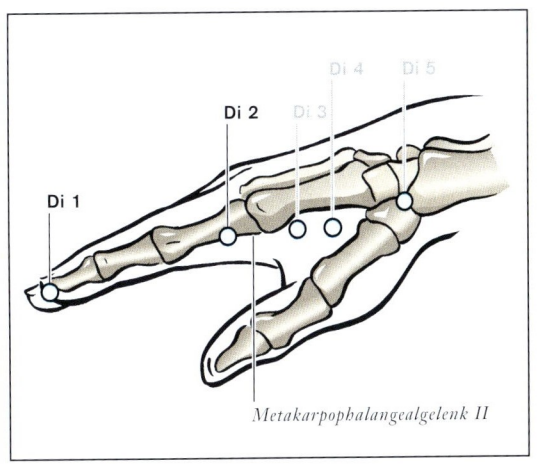

Metakarpophalangealgelenk II

Dickdarm 3 »San Jian«
(»Dritter Zwischenraum«)

Lokalisation: radialseitig des Zeigefingergrundgelenkes proximal vom Köpfchen des Os metacarpale II am Übergang Corpus – Caput.
(Lokalisation des Metakarpophalangealgelenkes
siehe unter Di 2).

Stichtiefe: senkrecht 0,5 bis 1 Cun.

Indikationen: akute entzündliche Erkrankungen
von Nase, Mund und Rachen (geringere Wirkung
als Di 4), schmerzhafte Funktionsstörungen der
Hand (radialseitig).
J. Bischko: starke Wirkung auf Schleimhäute.

Punktkombination:
∵ **Di 3 + Pe 5:** beseitigt Stauungen des Qi,
   stimmungsaufhellende Wirkung.

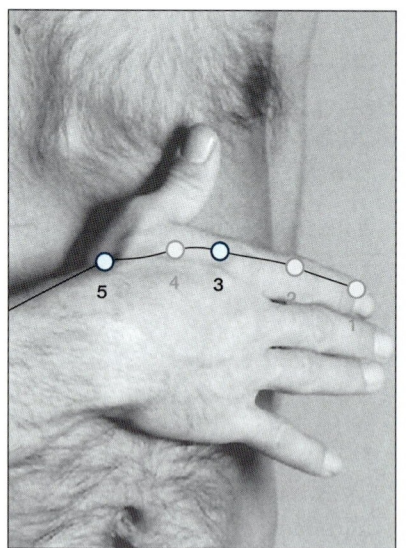

Dickdarm 5 »Yang Xi«
(»Schluchtenbach des Yang«)

Lokalisation: im Bereich der proximalen
Begrenzung der anatomischen Tabatière durch das
Retinaculum extensorum. Di 5 befindet sich somit
im Bereich des Gelenkspaltes zwischen Radius
und Os scaphoideum.

> **BEACHTE** *Die Tabatière wird von der Sehne
> des M. extensor pollicis longus sowie den beiden
> Sehnen des M. extensor pollicis brevis und
> M. abductor pollicis longus gebildet. Sie läßt sich
> bei Daumenextension deutlich darstellen.*

Stichtiefe: senkrecht 5 bis 6 mm.

Indikationen: schmerzhafte Funktionsstörungen
von Hand und Handgelenk (radialseitig), akute
entzündliche Erkrankungen von Nase, Mund und
Rachen (jedoch geringere Wirkung als Di 4).

Funktion in der TCM: vertreibt Wind und
Wind-Hitze, leitet Hitze aus den Yang-Ming-
Meridianen.

Punktkombinationen:
∵ **Di 5 + Di 2:** Obstipation, Hals- und
   Zahnfleischentzündungen.
∵ **Di 5 + Lu 7:** Arthritis im Handgelenk.

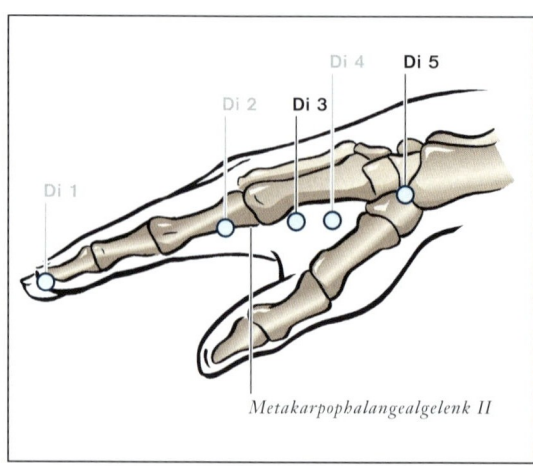

Metakarpophalangealgelenk II

Dickdarm 6 »Pian Li«
(»Schräger Durchlauf«)
Passagepunkt (Luo-Punkt)

Lokalisation: 3 Cun proximal von Di 5 (distales Ende des Processus styloideus radii) auf der Verbindungslinie Di 5 – Di 11, ulnar der Sehne des M. abductor pollicis longus, zwischen dem M. abductor pollicis longus und dem M. extensor pollicis brevis.

> **BEACHTE** *Der Punkt wird bei leicht gebeugtem Unterarm aufgesucht, wobei der Daumen nach oben zeigt.*

Stichtiefe: senkrecht 2 bis 4 mm.

Indikationen: schmerzhafte Funktionsstörungen des Handgelenks (radialseitig).

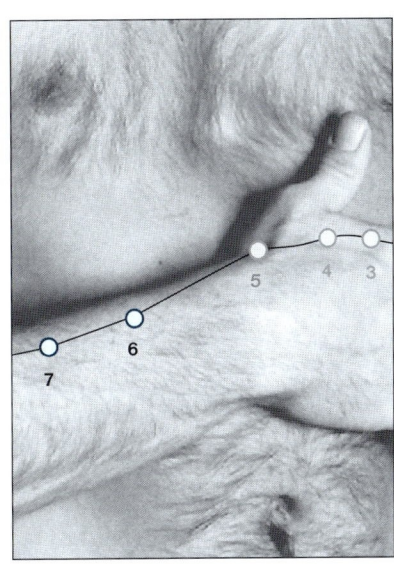

Dickdarm 7 »Wen Liu«
(»Wärmefluss«)
Xi-Punkt

Lokalisation: 1 Cun distal der Mitte der Verbindungslinie der Punkte Di 5 – Di 11.

Stichtiefe: senkrecht 1 bis 2 Cun.

Indikationen: schmerzhafte Funktionsstörungen des Unterarmes im Meridianverlauf.

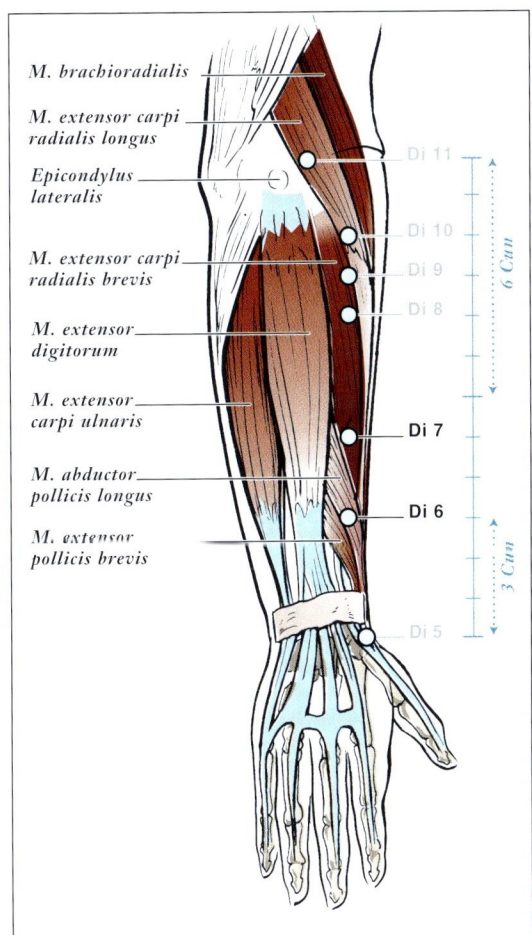

M. brachioradialis
M. extensor carpi radialis longus
Epicondylus lateralis
M. extensor carpi radialis brevis
M. extensor digitorum
M. extensor carpi ulnaris
M. abductor pollicis longus
M. extensor pollicis brevis

Di 11
Di 10
Di 9
Di 8
Di 7
Di 6
Di 5

6 Cun
3 Cun

Dickdarm 8 »Xia Lian«
(»Untere Kante«)

Lokalisation: bei Drittelung der Verbindungslinie Di 5 – Di 11 liegt Di 8 $^2/_3$ proximal Di 5 und $^1/_3$ distal Di 11; Di 8 liegt somit 4 Cun distal von Di 11.

Stichtiefe: senkrecht 1 bis 2 Cun.

Indikationen: schmerzhafte Funktionsstörungen des Ellenbogens (radialseitig) und Unterarms.

Dickdarm 9 »Shang Lian«
(»Obere Kante«)

Lokalisation: 3 Cun distal von Di 11.

Stichtiefe: senkrecht 1 bis 2 Cun.

Indikationen: schmerzhafte Funktionsstörungen des Ellenbogens (radialseitig) und Unterarms.

Dickdarm 12 »Zhou Liao«
(»Knochenloch des Ellenbogens«)

Lokalisation: bei 90° Ellenbogenbeugung 1 Cun schräg proximal-dorsal von Di 11 in Nähe des Humerus.

Stichtiefe: senkrecht 1 bis 2 Cun.

Indikationen: schmerzhafte Funktionsstörungen des Ellenbogens (radialseitig).

Dickdarm 13 »Shou Wu Li«
(»Fünf Längen von der Hand«)

Lokalisation: bei 90° Ellenbogenbeugung 3 Cun proximal von Di 11.

Stichtiefe: senkrecht 1 bis 2 Cun.

Indikationen: schmerzhafte Funktionsstörungen des Ellenbogens (radial) und Oberarms im Meridianverlauf.

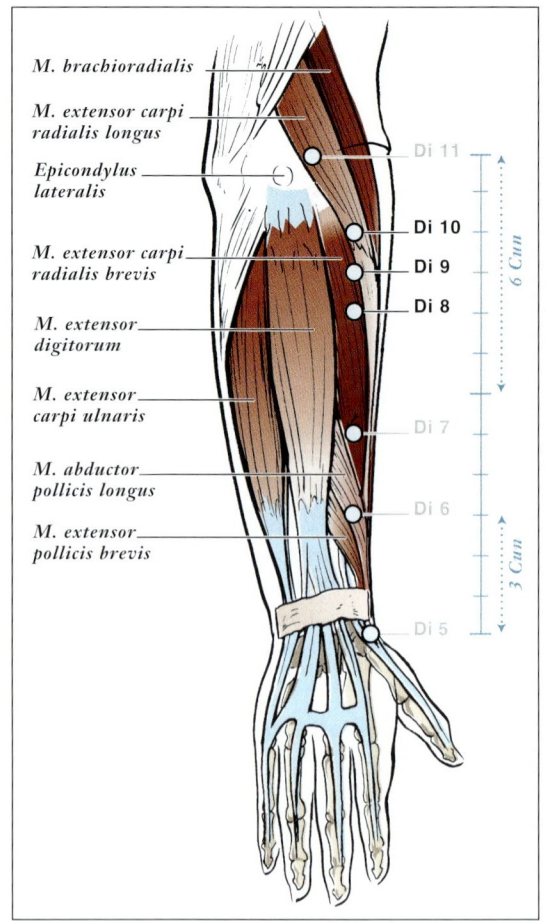

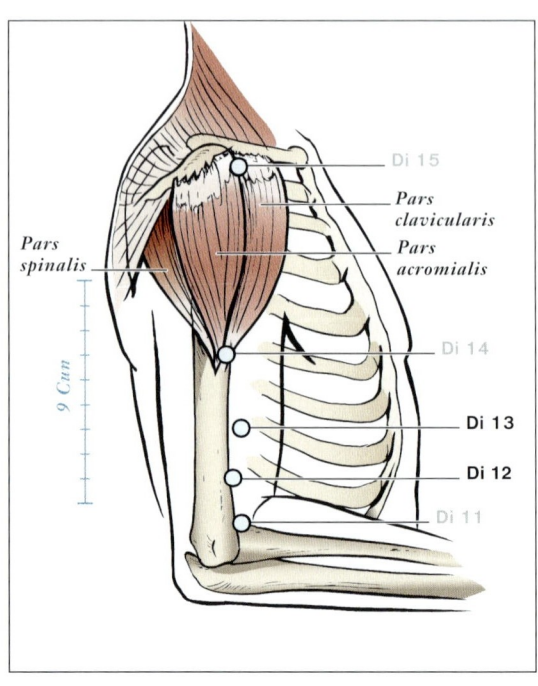

Dickdarm 16 »Ju Gu«
(»Riesiger Knochen«)

Lokalisation: im Winkel zwischen Acromion und Clavicula im Bereich des dorsalen Gelenkspaltes des Akromioklavikulargelenkes über dem M. supraspinatus.

Stichtiefe: senkrecht 0,5 Cun.

Indikationen: schmerzhafte Funktionsstörungen der Schulter-Nackenregion und des Oberarms. Häufig in Kombination mit Di 15 und 3 E 14 genadelt..

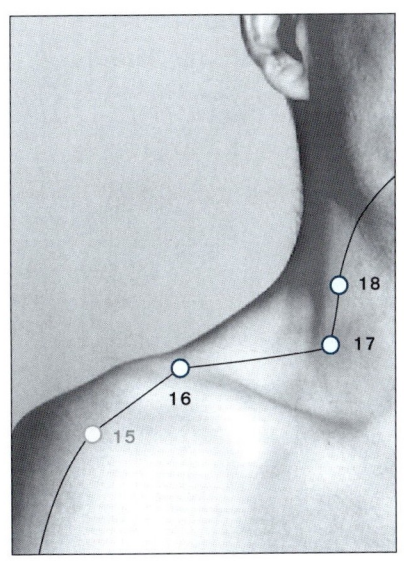

Dickdarm 17 »Tiang Ding«
(»Himmels-Dreifuß«)

Lokalisation: 1 Cun kaudal des Punktes Di 18 am Hinterrand des M. sternocleidomastoideus in der Mitte der Verbindungslinie Di 18 und Ma 12.

Stichtiefe: senkrecht 0,5 Cun.

Indikationen: entzündliche Erkrankungen von Rachen und Kehlkopf.

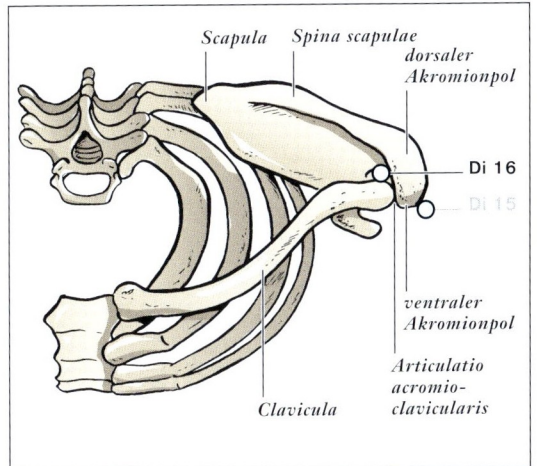

Dickdarm 18 »Fu Tu«
(»Eine Vierfingerbreite neben dem Vorsprung«)

Lokalisation: auf der Höhe des Schildknorpels zwischen dem sternalen und dem klavikulären Kopf des M. sternocleidomastoideus.

Stichtiefe: senkrecht 0,5 Cun.

Indikationen: entzündliche Erkrankungen von Rachen und Kehlkopf, Funktionsstörungen des Kehlkopfes (Heiserkeit, Aphonie).

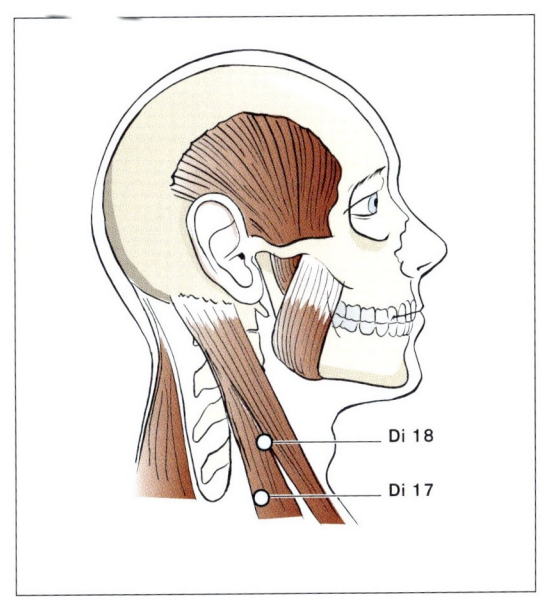

Dickdarm 19 »Kou He Liao« (»Getreide-Knochenloch des Mundes«)

Lokalisation: unterhalb der lateralen Begrenzung des Naseneingangs, 0,5 Cun lateral LG 26 (LG 26: Übergang nasales $^1/_3$ – orales $^2/_3$ des Philtrums).

Stichtiefe: senkrecht 2 bis 4 mm.

> **HINWEIS:** *Die bei Di 20 beschriebenen Gefahren bei Nadelung in infizierte Gebiete gelten hier ebenso.*

Indikationen: Erkrankungen der Nase und Nasennebenhöhlen, Fazialisparese.

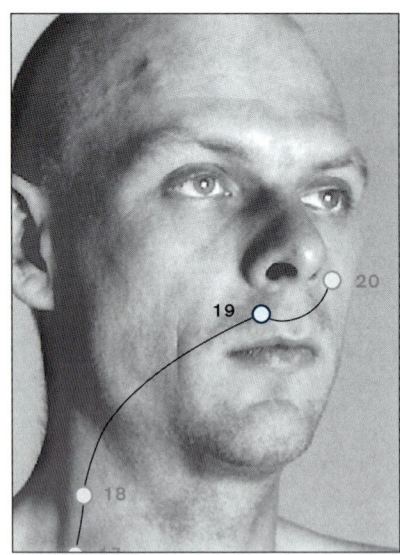

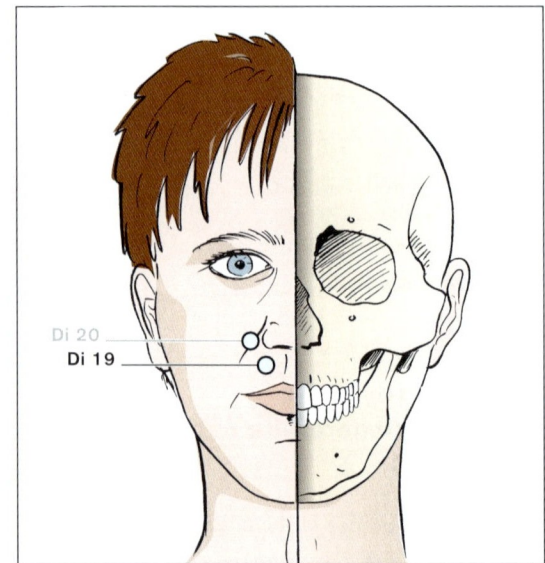

Di Lu

Die wichtigsten Punkte des Dickdarmmeridians

	Di 4	Di 10	Di 11	Di 20
Steuerungs-punkt	Yuan-Punkt		Tonisierungs-punkt	
Krankheits-bilder	akut und chronisch	öfter chronisch	akut und chronisch	akut und chronisch
Hauptsymptome	Fieber, Unruhe, Entzündungen, Allergien **Schmerzen:** Gesicht, Kopf, Hals, obere Extremität, ganzer Körper	**Schmerzen:** obere Extremität, besonders Ellenbogen	Fieber, Unruhe, Entzündungen, Allergien **Schmerzen:** Schulter, Ellenbogen	Rhinitis, Sinusitis, Fazialisparese
Hauptfunktion in der TCM	stillt Schmerz, beseitigt äußeren Wind, fördert die Qi-Verteilung der Lunge	beseitigt Obstruktionen	beseitigt äußeren Wind und Hitze, kühlt Blut, unterstützt Sehnen	beseitigt äußeren Wind
		gemeinsame Wirkung: Schmerzreduktion		

Di 4 · Di 10 · Di 11 · Di 20

Der Magenmeridian (Fuß Yang Ming)

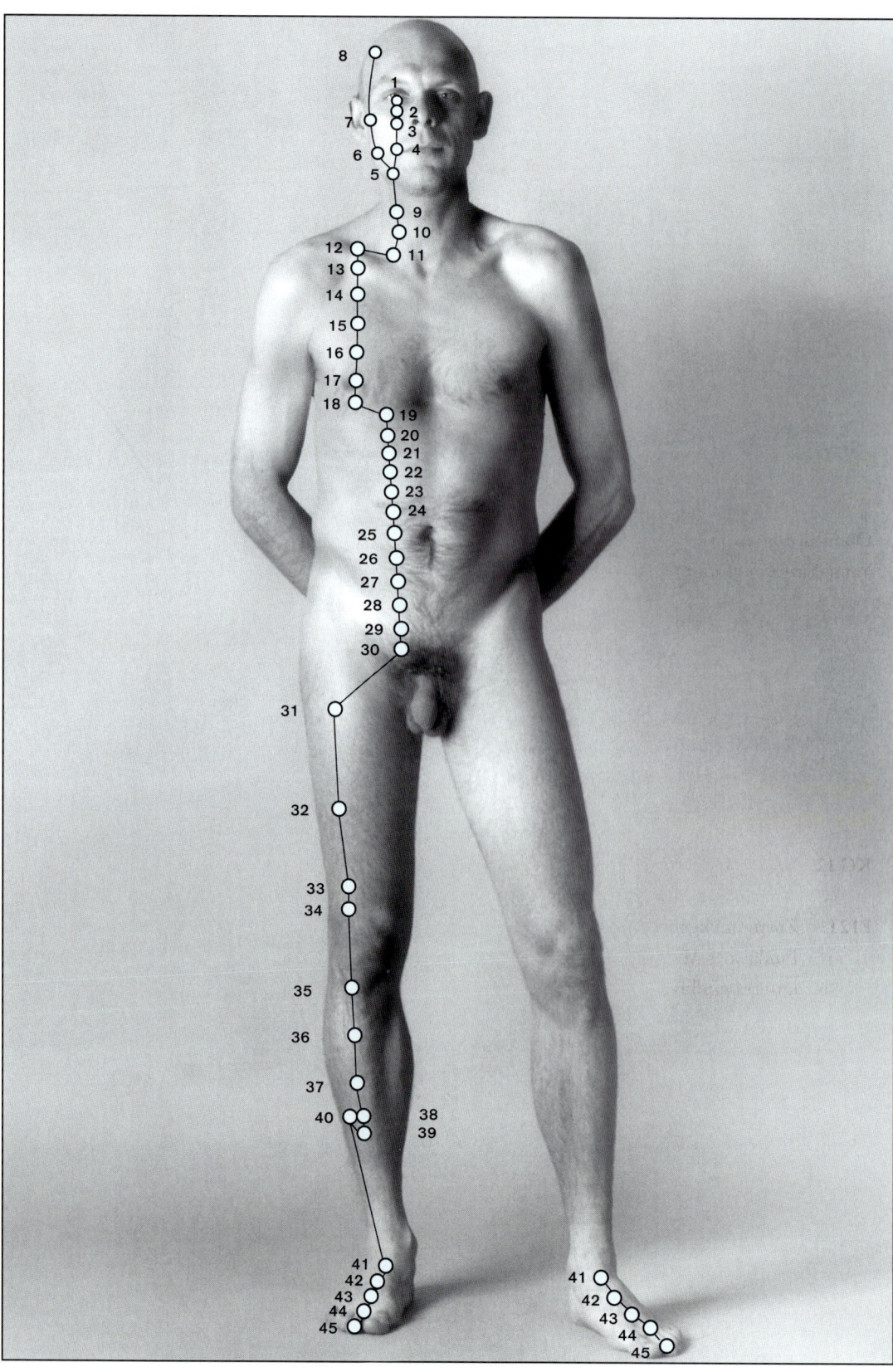

Wichtige Punkte des Magenmeridians

Ma 2: lokaler Punkt.

Ma 6: lokaler Punkt.

Ma 7: lokaler Punkt.

Ma 8: lokaler Punkt.

Ma 25: Alarmpunkt (Mu-Punkt) des Dickdarms.

Ma 34: Xi-Punkt.

Ma 35: lokaler Punkt.

Ma 36: unterer einflussreicher Punkt (UEP) des Magens = unterer He-Punkt des Magens.

Ma 38: lokaler Punkt mit Fernwirkung auf die Schulter.

Ma 40: Passagepunkt (Luo-Punkt).

Ma 41: Tonisierungspunkt.

Ma 42: Quellpunkt (Yuan-Punkt).

Ma 44: peripherer Schmerzpunkt.

Kopplungsverhältnisse des Magenmeridians

Oben-unten-Kopplung: Di – Ma

Yang-Yin-Kopplung: Ma – Mi

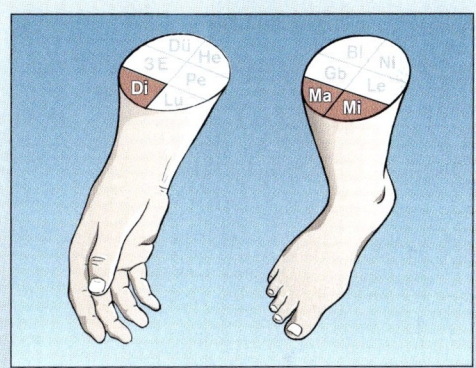

Zugeordnete Punkte des Magenmeridians

KG 12: Alarmpunkt (Mu-Punkt) des Magens.

Bl 21: Zustimmungspunkt (Rücken-Shu-Punkt) des Magens.

Ma 36: unterer einflussreicher Punkt (UEP) des Magens = unterer He-Punkt des Magens.

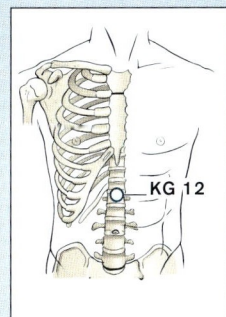

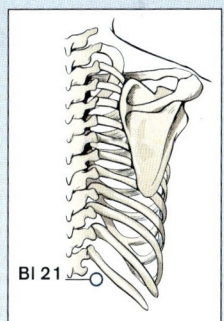

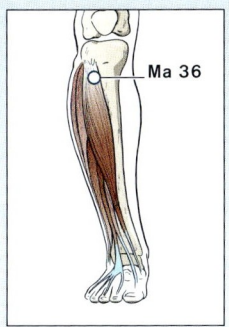

Magen 2 »Si Bai«
(»Klar in alle vier Richtungen«)

Lokalisation: über dem Foramen infraorbitale
unter der Pupille beim Blick geradeaus.

> **BEACHTE** *Das Foramen infraorbitale liegt*
> *meist leicht medial einer senkrechten Linie durch*
> *die Pupillenmitte, beim Blick geradeaus etwa in*
> *der Mitte der Gesamtlänge der Nase.*

Stichtiefe: senkrecht 0,3 bis 0,5 Cun.
Hinweis: Auf Gefahren, die durch Nadelung in
infizierte Gebiete im Abflußbereich der V. angularis resultieren, wurde bei Di 20 hingewiesen.

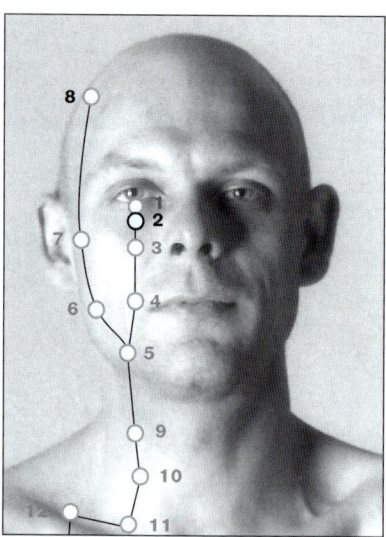

Hauptindikationsbereiche:
- Erkrankungen von Nase und Nasen-
  nebenhöhlen
- Erkrankungen des Auges.

Funktion in der TCM:
- zerstreut äußeren Wind
- befreit die Nase
- kühlt Wind-Hitze im Yang Ming.

Erläuterung zur TCM:
Wenn die Abwehrkraft (Wei-Qi) geschwächt ist,
tritt der pathogene Faktor Wind-Hitze häufig
über Nase oder Mund in den Körper ein, meist im
Frühjahr oder Winter.

Symptome: Fieber, Schwitzen, Hitzeaversion,
Durst, bei übermäßiger Hitze können die Körperflüssigkeiten (Jin-Ye) geschädigt werden.

Repetitorium Magen 2

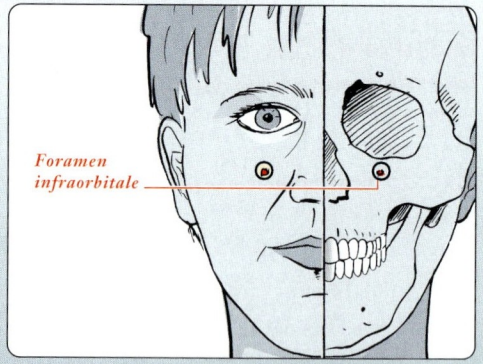

Foramen
infraorbitale

- **Anatomische Leitstruktur:** Foramen
  infraorbitale.

- **Lokalisation:** über dem Foramen
  infraorbitale unter der Pupille beim Blick
  geradeaus.

- **Hauptindikationsbereiche:**
  - Erkrankungen von Nase und
    Nasennebenhöhlen
  - Erkrankungen des Auges.

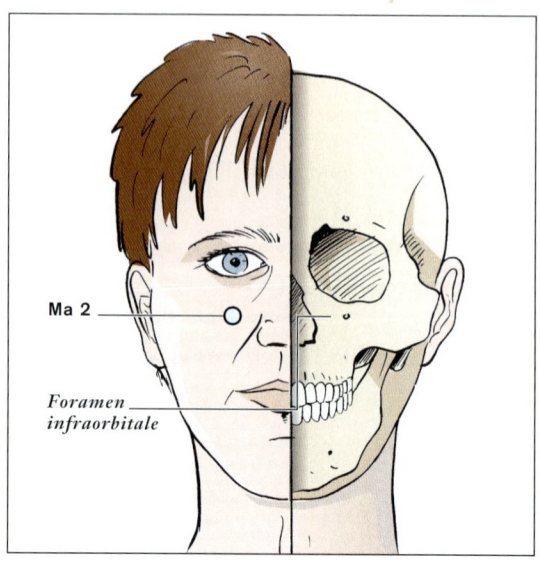

Ma 2

Foramen
infraorbitale

Therapie: Hitze klären.

Weitere wichtige Akupunkturpunkte:
Di 4, Di 11, Ma 44.

Magen 6 »Jia Che« (»Kiefer-Achse«)

Lokalisation: vom Kieferwinkel ausgehend liegt Ma 6 eine Mittelfingerbreite kranial und ventral. Beim Zubeißen lässt sich hier der M. masseter palpieren.

> **BEACHTE** *Ma 6 entspricht von der Lokalisation einem häufigen Triggerpunkt im Ansatz des M. masseter.*

Stichtiefe: senkrecht 0,3 Cun.

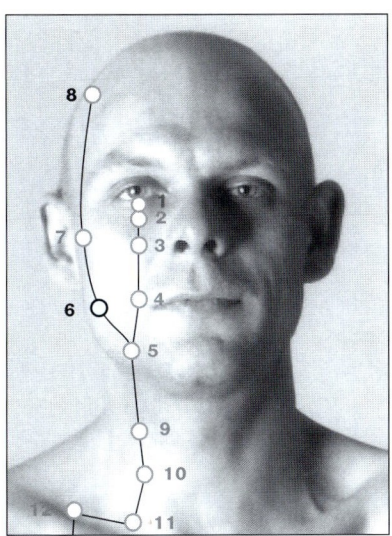

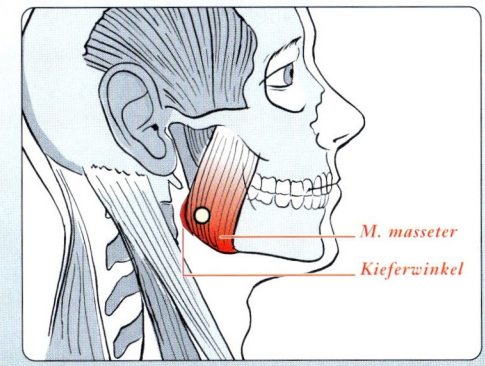

Repetitorium Magen 6

M. masseter
Kieferwinkel

■ **Anatomische Leitstruktur:** M. masseter, Kieferwinkel.

■ **Lokalisation:** Vom Kieferwinkel ausgehend liegt Ma 6 eine Mittelfingerbreite kranial und ventral.

■ **Hauptindikationsbereiche:**
- myofasziales Schmerzsyndrom des Gesichtes
- schmerzhafte Funktionsstörungen des Kiefergelenks.

Hauptindikationsbereiche:
- myofasziales Schmerzsyndrom des Gesichtes
- schmerzhafte Funktionsstörungen des Kiefergelenks.

Weitere Indikationen: Fazialisparese, Trigeminusneuralgie, Entzündungen der Mundhöhle. *J. Bischko*: perorale Hauteffloreszenzen.

Funktion in der TCM:
- vertreibt Wind
- beseitigt Obstruktionen im Meridianverlauf
- öffnet den Kiefer.

Punktkombinationen:
- **Ma 6 + Ma 4:** Fazialisparese (Nadelung subkutan gegeneinander).
- **Ma 6 + Di 4:** Zahnschmerzen im Unterkiefer, Masseterspasmen.

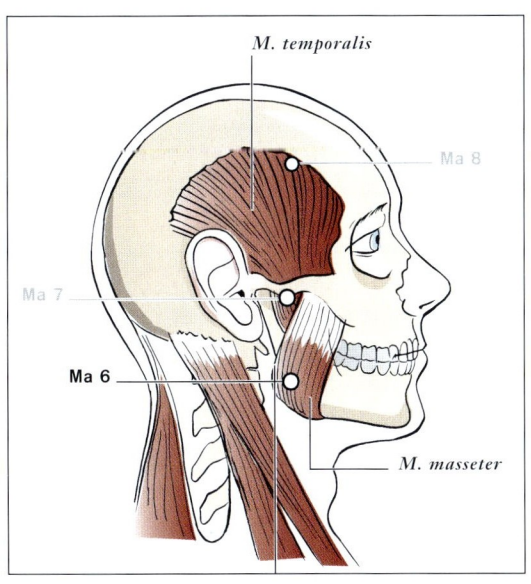

M. temporalis
Ma 8
Ma 7
Ma 6
M. masseter

Mi Ma

Magen 7 »Xia Guan« (»Unter dem Angelpunkt«)

Lokalisation: in der Mitte der Mulde unterhalb des Jochbeinbogens, d. h. in der Incisura mandibulae zwischen dem Processus coronoideus und dem Processus condylaris der Mandibula.
Der Processus condylaris der Mandibula ist vor dem Tragus gut tastbar (er gleitet bei Mundöffnung nach vorn). Unmittelbar davor liegt in einer Vertiefung Ma 7. Dieser Punkt wird bei geschlossenem Mund aufgesucht und genadelt.

> **BEACHTE** *Bei tiefer Nadelung wird der M. pterygoideus lateralis erreicht. Der Punkt Ma 7 entspricht häufig in seiner Lokalisation einem Triggerpunkt im M. masseter bzw. M. pterygoideus lateralis.*

Stichtiefe: senkrecht 0,3 bis 0,5 Cun.

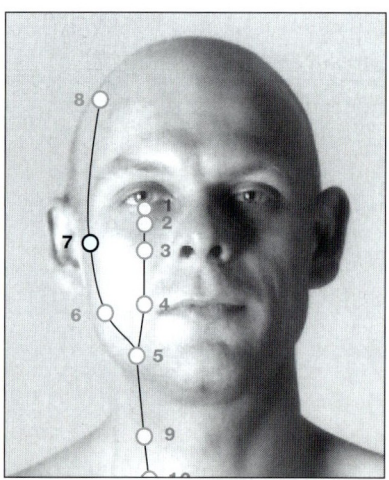

Hauptindikationsbereiche:
- myofasziales Schmerzsyndrom des Gesichts
- schmerzhafte Funktionsstörungen des Kiefergelenks.

Weitere Indikationen: Fazialisparese, Trigeminusneuralgie, Erkrankungen des Ohres (Tinnitus, Ohrenschmerzen).

Funktion in der TCM:
- beseitigt Obstruktionen im Meridianverlauf
- unterstützt das Ohr.

Punktkombination:
- **Ma 7 + Ma 44:** Zahnschmerzen im Oberkiefer.

Repetitorium Magen 7

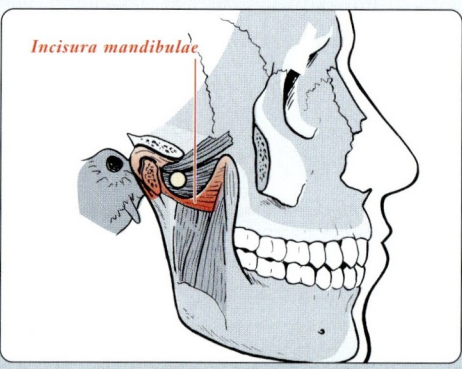

Incisura mandibulae

- **Anatomische Leitstruktur:** Incisura mandibulae.

- **Lokalisation:** in der Incisura mandibulae zwischen dem Processus coronoideus und dem Processus condylaris der Mandibula.

- **Hauptindikationsbereiche:**
  - myofasziales Schmerzsyndrom des Gesichts
  - schmerzhafte Funktionsstörungen des Kiefergelenks.

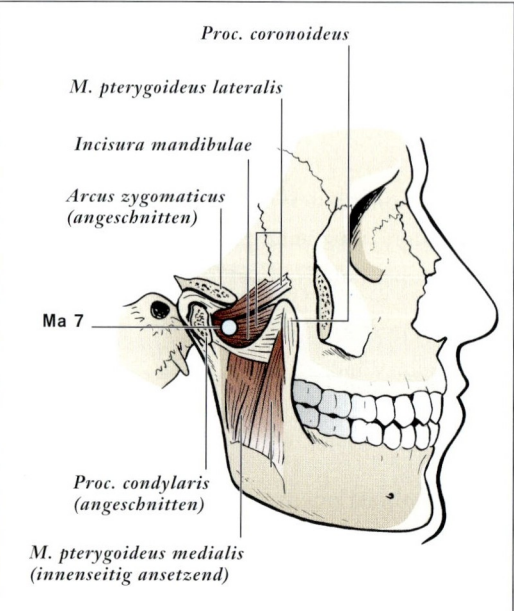

Proc. coronoideus
M. pterygoideus lateralis
Incisura mandibulae
Arcus zygomaticus (angeschnitten)
Ma 7
Proc. condylaris (angeschnitten)
M. pterygoideus medialis (innenseitig ansetzend)

Magen 8 »Tou Wei«
(»Geheimratsecke«)

Lokalisation: 0,5 Cun haareinwärts des Schläfenwinkels, der durch die Stirnhaargrenze und die Schläfenhaargrenze gebildet wird. Dieser Punkt liegt im Ansatz des M. masseter, 4,5 Cun lateral LG 24.

> **BEACHTE** *Die Punkte Ma 6, 7 und 8 liegen etwa auf einer senkrechten Linie. Läßt sich die ursprüngliche Stirnhaargrenze bei Haarverlust nicht mehr feststellen, gelingt dies durch Stirnrunzeln und Identifikation der Stirnfaltengrenze.*

Stichtiefe: 2 bis 4 mm subkutan nach dorsal.

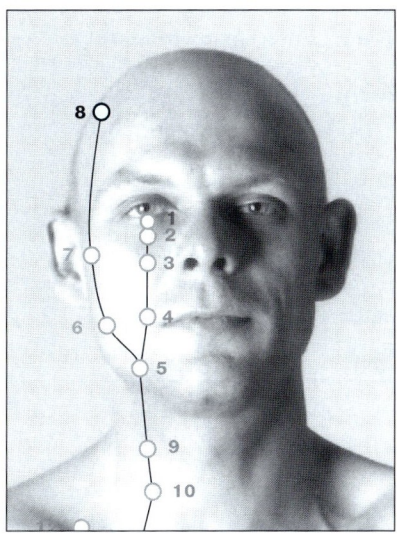

Hauptindikationsbereiche:
* Kopfschmerzen insbesondere frontal
* myofasziales Schmerzsyndrom des Gesichts.

Weitere Indikationen: Schwindelgefühl, Migräne, Zephlgien.

Funktion in der TCM:
* vertreibt äußeren Wind
* beseitigt Hitze
* beseitigt Stagnationen im Dickdarm
* transformiert Feuchtigkeit.

Repetitorium Magen 8

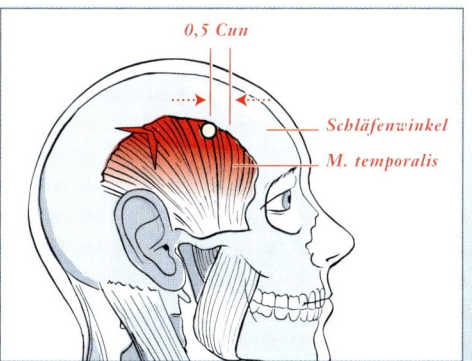

* **Anatomische Leitstruktur:** Schläfenwinkel, M. temporalis.

* **Lokalisation:** 0,5 Cun haareinwärts des Schläfenwinkels, der durch die Stirnhaargrenze und die Schläfenhaargrenze gebildet wird, im Ansatz des M. masseter.

* **Hauptindikationsbereiche:**
  * Kopfschmerzen besonders frontal
  * myofasziales Schmerzsyndrom des Gesichts.

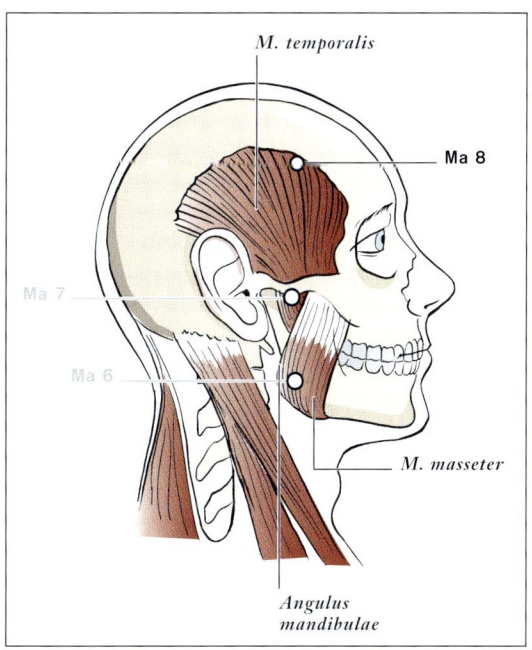

Mi Ma

Magen 25 »Tian Shu« (»Türangel des Himmels«)
Alarmpunkt des Dickdarms (Mu-Punkt)

Lokalisation: 2 Cun lateral des Bauchnabels.

Stichtiefe: senkrecht 0,5 bis 1,5 Cun.

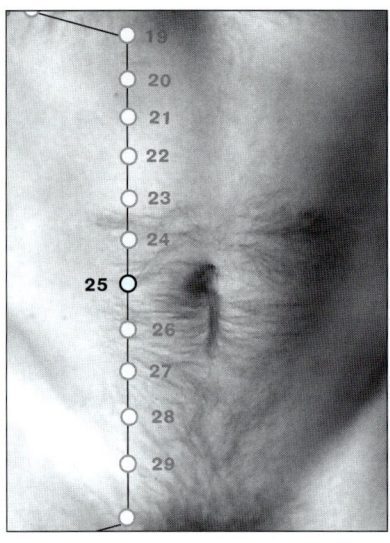

Hauptindikationsbereich:
- Funktionsstörungen des Darmtraktes (meist akut).

Weitere Indikationen: Dysmenorrhöe, prämenstruelles Syndrom mit Unterleibsspannung.

Funktion in der TCM:
- fördert die Qi-Zirkulation
- kühlt Hitze
- beseitigt Stagnationen im Dickdarm
- transformiert Feuchtigkeit.

Erläuterung zur TCM:
...transformiert Feuchtigkeit: Dieser Punkt fördert die Diurese.

Weitere wichtige Akupunkturpunkte: Mi 9, KG 9.

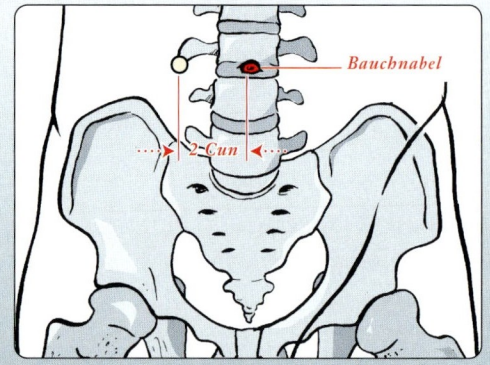

Repetitorium Magen 25

- **Alarmpunkt (Mu-Punkt) des Dickdarms.**
- **Anatomische Leitstruktur:** Bauchnabel.
- **Lokalisation:** 2 Cun lateral des Bauchnabels.
- **Hauptindikationsbereich:**
  - Funktionsstörungen des Darmtraktes (meist akut).

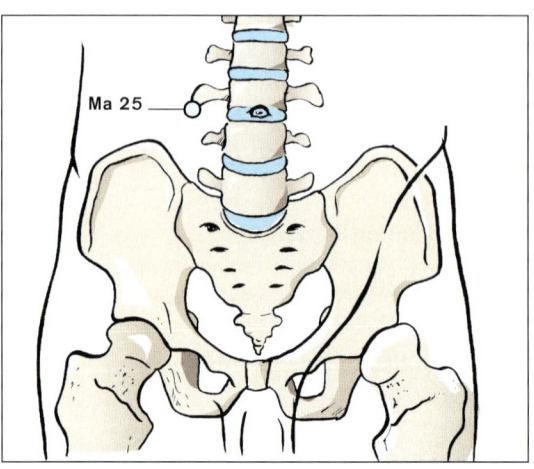

Magen 34 »Liang Qiu«
(»Hügel am balkenförmigen [Knochen]«)
Xi-Punkt

Lokalisation: bei leicht gebeugtem Knie 2 Cun oberhalb des lateralen Patellaoberrandes, in einer Mulde im M. vastus lateralis. Der Punkt befindet sich auf einer Verbindungslinie zwischen Spina iliaca anterior superior und lateralem oberen Patellapol.

> **BEACHTE** *Alle Punkte der Kniegegend werden bei leicht gebeugtem Knie (Unterpolsterung zur besseren Lagerung des Patienten) aufgesucht und genadelt.*

Stichtiefe: senkrecht 1 bis 2 Cun.

Hauptindikationsbereiche:
- schmerzhafte Funktionsstörungen im Bereich des Kniegelenks
- akute, schmerzhafte Funktionsstörungen des Magens.

Funktion in der TCM:
- beseitigt Leitbahnobstruktionen
- senkt rebellierendes Qi
- vertreibt Wind, Nässe und Kälte.

Erläuterung zur TCM:
...senkt rebellierendes Qi: Die natürliche Bewegungsrichtung und Aufgabe des Magens ist es das Qi abzusenken. Beim rebellierenden Qi (auch gegenläufiges Qi genannt) ist der Verlauf pathologisch.

Symptome: Übelkeit, Völlegefühl, Aufstoßen, Erbrechen.

Therapie: Qi-Fluss harmonisieren, Qi absenken, milde bis stark sedierende Nadelstimulation in Abhängigkeit der Symptome.

Repetitorium Magen 34

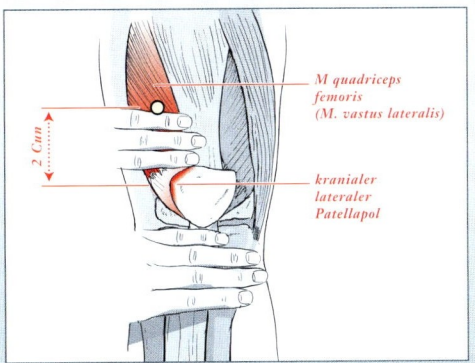

M quadriceps femoris (M. vastus lateralis)

2 Cun

kranialer lateraler Patellapol

- **Xi-Punkt.**

- **Anatomische Leitstruktur:** M. quadriceps femoris (M. vastus lateralis), kranialer lateraler Patellapol.

- **Lokalisation:** bei leicht gebeugtem Knie 2 Cun oberhalb des lateralen Patellaoberrandes.

- **Hauptindikationsbereiche:**
  - schmerzhafte Funktionsstörungen im Bereich des Kniegelenks
  - akute, schmerzhafte Funktionsstörungen des Magens.

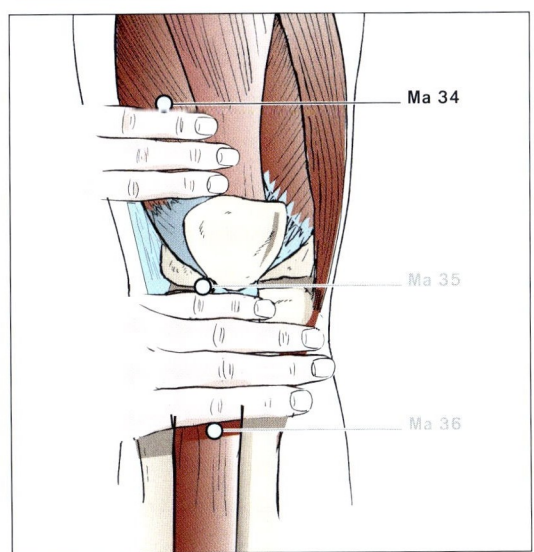

Ma 34

Ma 35

Ma 36

Magen 35 »Du Bi« (»Kalbsnase«)

Lokalisation: bei leicht gebeugtem Knie unterhalb der Kniescheibe und lateral der Patellarsehne, laterales Knieauge (als Knieaugen bezeichnet man die Punkte unterhalb, medial und lateral der Patella).
Das laterale Knieauge entspricht also dem Punkt Ma 35, das mediale Knieauge entspricht dem Extrapunkt Xi Yan (Ex-BF 5, Ex-LE 5).

> **BEACHTE** *Nicht zu tief nadeln, Gefahr der intra-artikulären Nadellage. Das laterale Knieauge entspricht ungefähr der Lokalisation des arthroskopischen Zugangs zum Kniegelenk.*

Stichtiefe: 3 bis 6 mm etwas schräg nach medial.

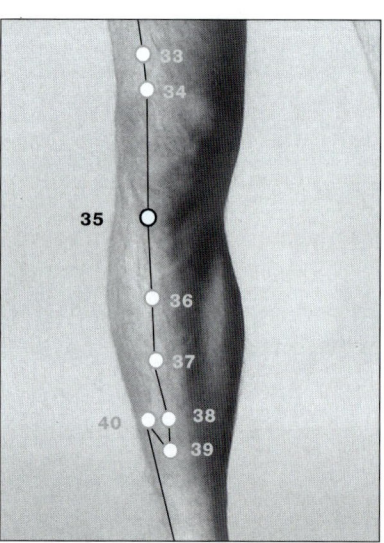

Hauptindikationsbereich:
• schmerzhafte Funktionsstörungen des Kniegelenks.

Funktion in der TCM:
• beseitigt Leitbahn-Obstruktionen
• vermindert Schwellungen und Schmerzen
• vertreibt Wind, Nässe und Kälte.

Repetitorium Magen 35

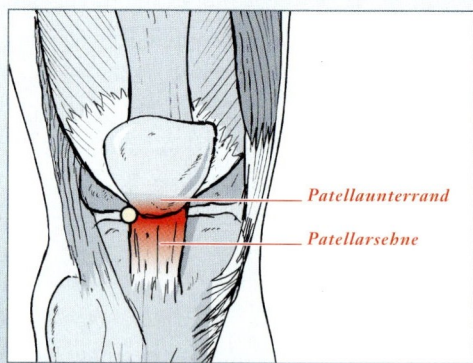

Patellaunterrand
Patellarsehne

■ **Anatomische Leitstruktur:** Patellaunterrand, Patellarsehne.

■ **Lokalisation:** bei leicht gebeugtem Knie unterhalb der Kniescheibe und lateral der Patellarsehne.

■ **Hauptindikationsbereich:**
• schmerzhafte Funktionsstörungen des Kniegelenks.

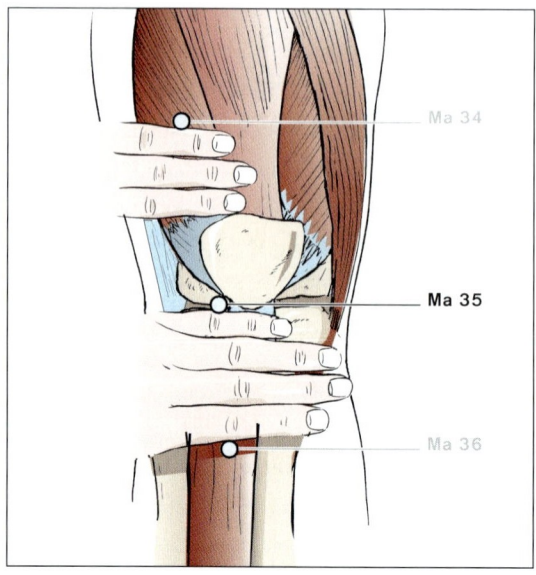

Ma 34
Ma 35
Ma 36

Magen 36 »Zu San Li«
(»Drei Längen zum Fuß«)
Unterer einflussreicher Punkt (UEP) des Magens = unterer He-Punkt des Magens)

Lokalisation: bei leicht gebeugtem Knie 3 Cun unterhalb Ma 35 etwa in Höhe der untersten Begrenzung der Tuberositas tibiae sowie etwa eine Mittelfingerbreite lateral der Tibiakante im M. tibialis anterior.

> **BEACHTE** *Bei Ma 36 ist bei dynamischer Palpation ein deutliches Grübchen tastbar. In der deutschsprachigen Literatur wird oft die Entfernung von 1 Cun lateral der Tibiakante angegeben – die chinesische Literatur gibt jedoch durchgängig die etwas geringere Breite von einem Mittelfinger an.*

Stichtiefe: senkrecht 0,5 bis 1,5 Cun.

Hauptindikationsbereiche:
- Funktionsstörungen des Magen-Darmtrakts
- chronische Krankheitsbilder mit Müdigkeit und Leistungsschwäche (herausragender Punkt mit allgemeiner tonisierender Wirkung, z. B. Moxa)
- psychosomatische Erkrankungen
- schmerzhafte Funktionsstörungen von Knie und unterer Extremität.

Weitere Indikationen:
Allergien (immunmodulierende Wirkung), allgemein psychisch harmonisierende Wirkung.

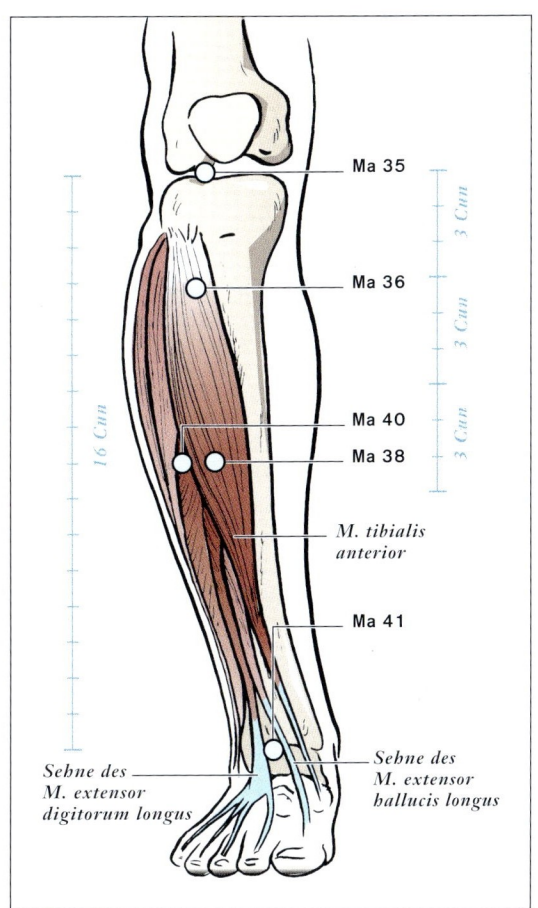

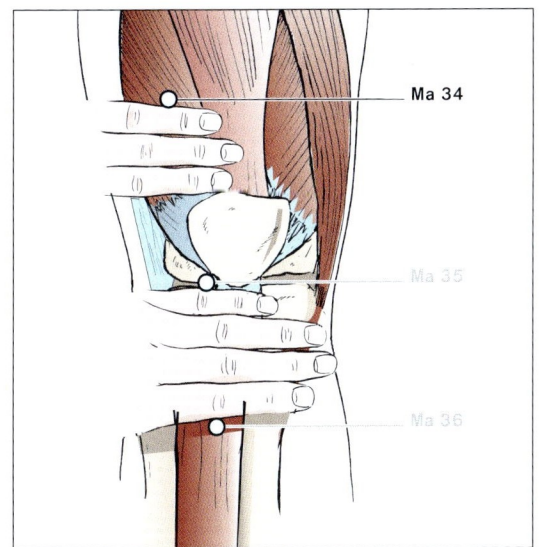

Mi Ma

Funktion in der TCM:

- stärkt Milz und Magen
- tonisiert Qi und Blut
- reguliert die Qi- und Blutzirkulation
- stärkt das Nähr-Qi (Gui-Qi) und Abwehr-Qi (Wei-Qi)
- beseitigt Feuchtigkeit
- vertreibt äußere pathogene Kälte
- reguliert das aufsteigende reine Qi und absteigende trübe Qi
- senkt rebellierendes Qi
- reguliert den Darm
- stabilisiert den Geist (Shen) und Emotionen.

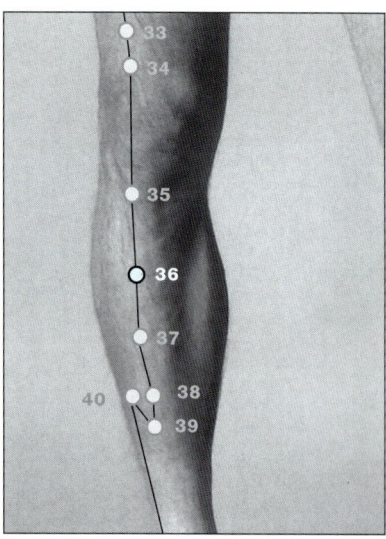

Punktkombinationen:

- **Ma 36 + Lu 9:** Qi-Mangel bei chronischen Krankheitsbildern.
- **Ma 36 + KG 6:** Steigerung der Abwehrkraft und Leistungsfähigkeit bei chronischen Krankheiten (Moxibustion bei Kälte).
- **Ma 36 + KG 6 + LG 20:** Prolapszustände.

Repetitorium Magen 36

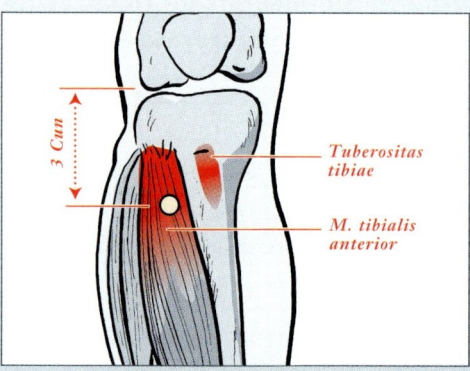

- **Unterer einflussreicher Punkt (UEP).**

- **Anatomische Leitstruktur:** Tuberositas tibiae, M. tibialis anterior.

- **Lokalisation:** bei leicht gebeugtem Knie 3 Cun unterhalb Ma 35.

- **Hauptindikationsbereiche:**
  - Funktionsstörungen des Magen-Darm-trakts
  - chronische Krankheitsbilder mit Müdigkeit und Leistungsschwäche (herausragender Punkt mit allgemeiner tonisierender Wirkung, z. B. Moxa)
  - psychosomatische Erkrankungen
  - schmerzhafte Funktionsstörungen von Knie und unterer Extremität.

- **Funktion in der TCM:**
  - stärkt Milz und Magen
  - reguliert die Qi- und Blutzirkulation
  - reguliert das aufsteigende reine Qi und absteigende trübe Qi
  - stabilisiert den Geist (Shen) und Emotionen.

Magen 38 »Tiao Kou« (»Streifenförmige Mulde«)

Lokalisation: Mitte der Verbindungslinie der Punkte Ma 35 und Ma 41, eine Mittelfingerbreite lateral der Tibiakante oder 2 Cun kaudal Ma 37.

> **BEACHTE** *Die Mitte zwischen den zwei Punkten bestimmt man am besten (nach König/Wancura) mit der Handspanntechnik. Hierzu legt man die beiden Kleinfinger auf die Punkte Ma 35 und Ma 41 und bestimmt mit den beiden Daumen den Mittelpunkt.*

Stichtiefe: senkrecht 1 bis 2 Cun.

Hauptindikationsbereich:
- schmerzhafte Funktionsstörungen der Schulterregion.

Weitere Indikationen: schmerzhafte Funktionsstörungen am Unterschenkel.

Funktion in der TCM:
- beseitigt Leitbahn-Obstruktionen
- entspannt die Sehnen, vertreibt Kälte.

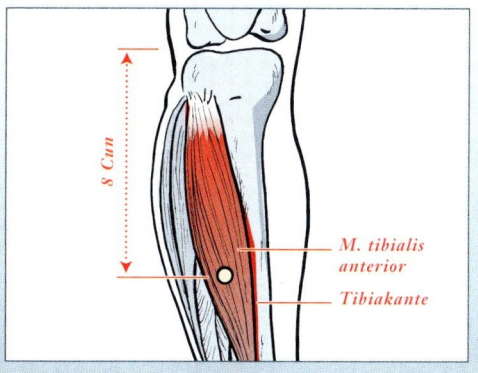

Repetitorium Magen 38

M. tibialis anterior
Tibiakante
8 Cun

■ **Anatomische Leitstruktur:** M. tibialis anterior, Tibiakante.

■ **Lokalisation:** Mitte der Verbindungslinie der Punkte Ma 35 und Ma 41, eine Mittelfingerbreite lateral der Tibiakante.

■ **Hauptindikationsbereich:**
- schmerzhafte Funktionsstörungen der Schulterregion.

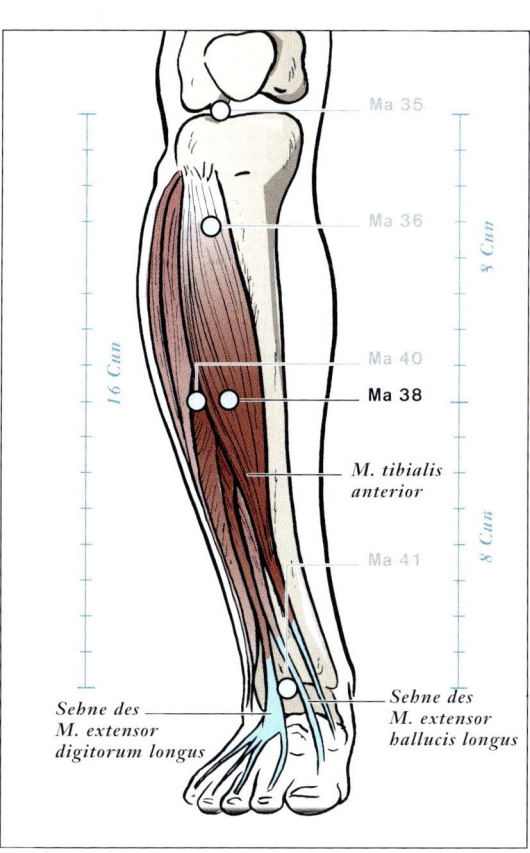

Ma 35
Ma 36
Ma 40
Ma 38
M. tibialis anterior
Ma 41
16 Cun
8 Cun
8 Cun
Sehne des M. extensor digitorum longus
Sehne des M. extensor hallucis longus

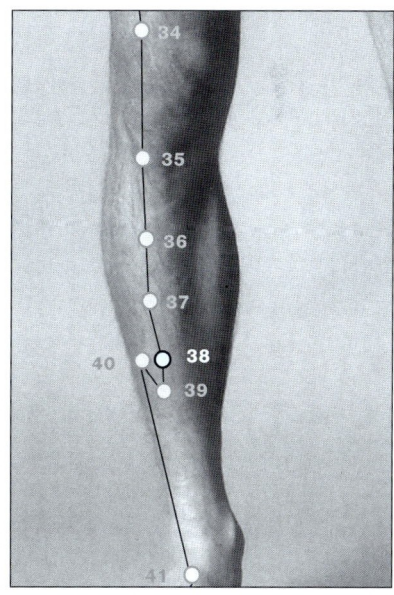

34
35
36
37
40   38
39
41

Magen 40 »Feng Long«
(»Üppige Vorwölbung«)
Passagepunkt (Luo-Punkt)

Lokalisation: eine Mittelfingerbreite lateral Punkt Ma 38.

Stichtiefe: schräg nach medial 1 bis 2 Cun.

Hauptindikationsbereich:
- Erkrankungen, die mit vermehrter Schleimproduktion (im Sinne der TCM) einhergehen.

Weitere Indikationen: psychosomatische Krankheiten mit Sorge und Grübeln – insbesondere Funktionsstörungen des Magens (psychisches Korrelat zu Milz/Magen: Sorge, Grübeln, Nachdenklichkeit), Schmerzen der Thoraxregion.

Funktion in der TCM:
- transformiert Schleim und eliminiert Nässe
- senkt das trübe Qi
- klärt den Geist (Shen)
- reguliert die Zirkulation des Milz- und Magen-Qi
- öffnet den Thorax und beruhigt bei Asthma.

Erläuterung zur TCM:
...Schleim: In der TCM werden Feuchtigkeit und Schleim als wichtige und häufige pathologische Faktoren bei der Behandlung vieler Krankheiten betrachtet.
In der westlichen Medizin hauptsächlich: Verstopfung der Nase und Nasennebenhöhlen, Sinusitis frontalis, Sinusitis maxillaris, sowie die Verschleimung des Bronchialsystems.

In der TCM sind dies nur Teilaspekte, und die chinesische Vorstellung von Schleimerkrankungen geht weit über den substanzhaften Schleim hinaus: Schleim kann sich in allen Körperteilen manifestieren, denn er verlangsamt den Qi-Fluss und verstopft gewissermaßen die Leitbahnen, mit Symptomen wie Taubheit, dumpfer »benebelter« Kopfschmerz, Trägheit und Konzentrationsschwäche. Typisches Feuchtigkeitssymptom im Kopf ist der sogenannte »Katerkopfschmerz« durch ein Übermaß an Alkohol.

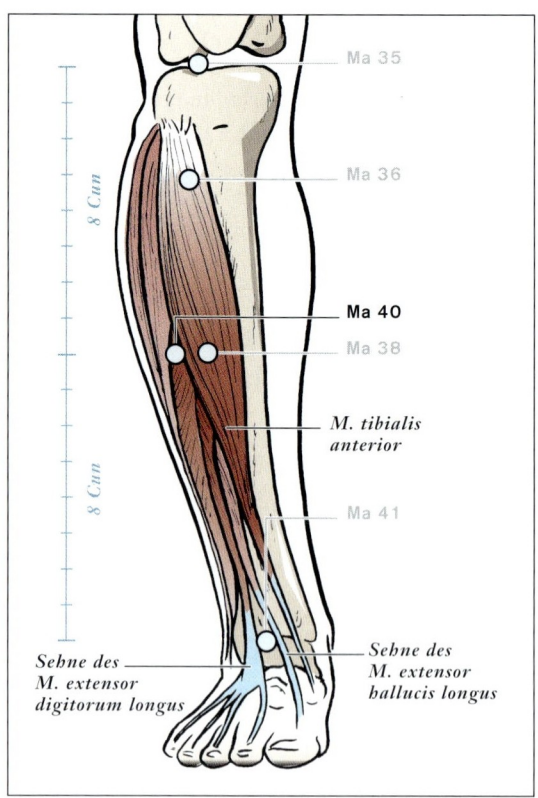

Differenzierung des Schleims:
- Substanzhafter Schleim: manifestiert sich als Sputum bei Erkrankungen des Respirationstraktes, z. B. bei Rhinitis, Sinusitis, Bronchitis oder Pneumonie
- Substanzloser »unsichtbarer« Schleim: sammelt sich in den Leitbahnen des Körpers und blockiert dadurch den Qi-Fluss. Er kann sich subkutan ansammeln und als Hautknötchen zeigen: Lipome, Adenome, Überbeine oder in Form einer Struma. In verhärteter Form bildet er Gallenblasen- oder Nierensteine. Schleim in den Gelenken wiederum bewirkt Knochendeformation oder chronische rheumatische Arthritis. Auch das in der TCM als »Pflaumenkern-Syndrom« bekannte Krankheitsbild ist nichts anderes als ein Erscheinungsbild von Schleim, der sich im Rahmen einer Leber-Qi-Stagnation, überwiegend durch emotionale Ursachen ausgelöst, in Form von Schluckbeschwerden, Globus hystericus oder beengendem Gefühl in Thorax und Zwerchfell manifestieren kann.

Symtome:

- Erkrankungen, die lange bestehen und trotz intensiver Behandlung nicht besser werden
- schmerzlose Massen unter der Haut, die weder heiß noch rot und frei beweglich zu verschieben sind (Lipome)
- allgemeines Schwere- und Taubheitsgefühl, Trägheit, chronische Müdigkeit, Konzentrationsstörungen, insbesondere dumpfer Kopfschmerz und rezidivierender Schwindel (Morbus Ménière)
- häufige Infektanfälligkeit bei Kindern mit verstopfter Nase, schleimiger und eitriger Bronchitis, Vereiterung der Neben- und Kieferhöhlen.

Differenzierung nach der Form der Schleimerkrankungen und Symptomatik:

- Wind und Schleim: Schwindelgefühl, Taubheitsempfinden in den Extremitäten
- Hitze-Schleim: gelbes, zähes Sputum, trockener Mund und Lippen, Bronchitis, Pneumonie, Apathie
- Kälte-Schleim: überwiegend wässriges, weißes Sputum, Kälte in den Extremitäten und im Rücken, Übelkeit
- Nässe-Schleim: weißes zähes Sputum, Appetitlosigkeit, Beklemmungsgefühl im Thorax und Epigastrium, Befall der Lunge
- Substanzloser Schleim: verstopft die Leitbahnen, z. B. Windschlaganfälle und Taubheitsgefühl überwiegend bei älteren Menschen.

Therapie

- Stärkung der Milz
- Transformation von Feuchtigkeit und Schleim
- Stärkung der Lungen und Nieren.

Weitere wichtige Akupunkturpunkte:
Ma 40, Ren (KG) 12, Pe 6, Mi 3, Bl 20, Bl 21

Bei chronischen Beschwerden:
Ni 3, Ni 7, Bl 23, Lu 9, Bl 13

Repetitorium Magen 40

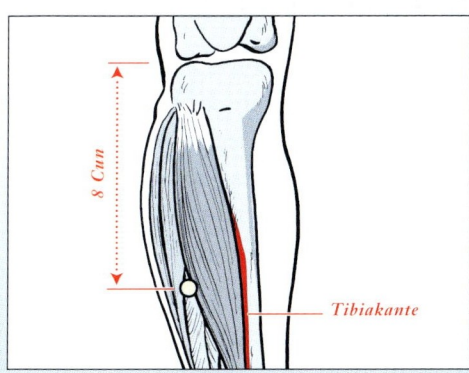

8 Cun

Tibiakante

- **Passagepunkt (Luo-Punkt).**

- **Anatomische Leitstruktur:** Tibiakante.

- **Lokalisation:** zwei Mittelfingerbreiten lateral der Tibiakante, Mitte der Strecke zwischen Ma 35 und Ma 41.

- **Hauptindikationsbereich:**
  - Erkrankungen, die mit vermehrter Schleimproduktion (im Sinne der TCM) einhergehen.

- **Funktion in der TCM:**
  - transformiert Schleim und eliminiert Nässe.

Diätetik-Tipp

zu vermeiden: Milchprodukte, Bananen, stark fettige und ölige Speisen, Junk-Food, Übermaß an süßem Geschmack, zuckerhaltige Getränke, Rohkost, Salate und Obstsorten mit kühlem und kaltem Temperaturverhalten.

Zu empfehlen:

- Hitze-Schleim: Chicorée, Löwenzahn, Sojamilch, Mungbohnen, Rettich, Birnen, Weintrauben, Karpfen, Salz, Rotalgen, Algen, Tang.

- Kälte-Schleim: in Maßen frischer Ingwer, chinesischer Lauch, Knoblauch, Kardamom, Kirschen.

Mi Ma

Magen 41 »Jie Xi«
(»Schluchtenbach, dort, wo man die Schuhbänder löst«)
Tonisierungspunkt

Lokalisation: in der Mitte der Verbindungslinie des lateralen und medialen Malleolus, zwischen den Sehnen des M. extensor hallucis longus und des M. extensor digitorum longus über dem oberen Sprunggelenk.

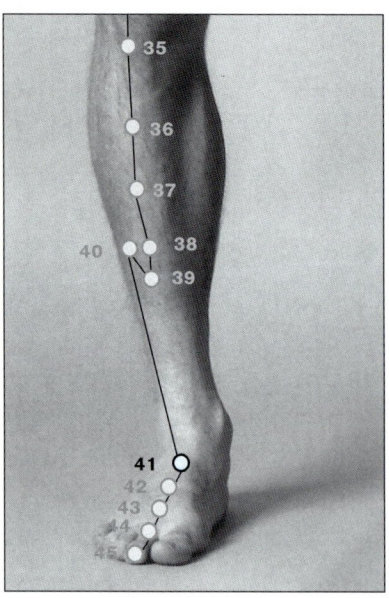

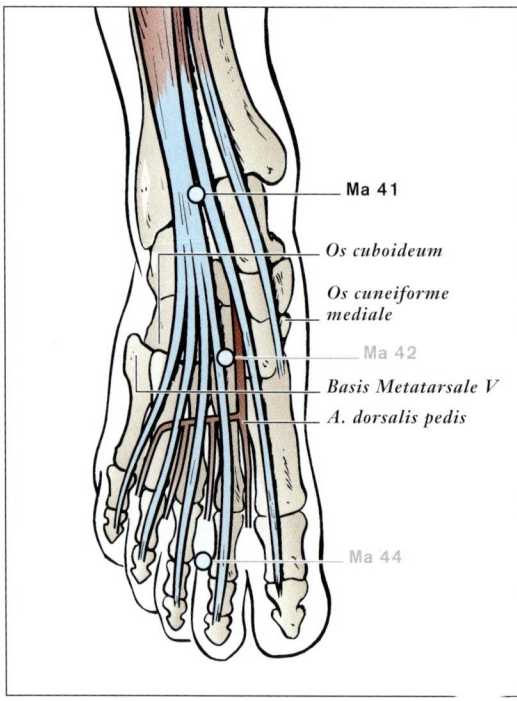

Ma 41
Os cuboideum
Os cuneiforme mediale
Ma 42
Basis Metatarsale V
A. dorsalis pedis
Ma 44

Repetitorium Magen 41

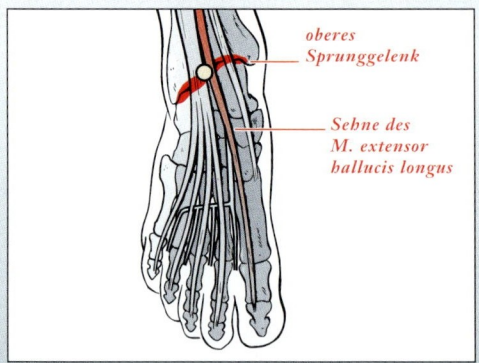

oberes Sprunggelenk

Sehne des M. extensor hallucis longus

■ **Tonisierungspunkt.**

■ **Anatomische Leitstruktur:** Sehne des M. extensor hallucis longus, oberes Sprunggelenk.

■ **Lokalisation:** in der Mitte der Verbindungslinie des lateralen und medialen Malleolus, zwischen den Sehnen des M. extensor hallucis longus und des M. extensor digitorum longus über dem oberen Sprunggelenk.

■ **Hauptindikationsbereiche:**
• Kopfschmerzen frontal
• schmerzhafte Funktionsstörungen des Sprunggelenks.

BEACHTE *Die Sehne des M. extensor hallucis longus ist durch Anheben der Großzehe zu erkennen – lateral befindet sich der Punkt Ma 41.*

Stichtiefe: senkrecht 0,5 bis 1 Cun.

Hauptindikationsbereiche:
• Kopfschmerzen frontal
• schmerzhafte Funktionsstörungen des Sprunggelenks.

Weitere Indikationen: Pharyngitis, Unruhezustände.

Funktion in der TCM:
• beruhigt den Geist
• stärkt die Milz.

Magen 42 »Chong Yang« (»Heranstürmendes Yang«) Quellpunkt (Yuan-Punkt)

Lokalisation: höchster Punkt des Fußrückens zwischen den Sehnen des M. extensor hallucis longus und M. extensor digitorum longus unmittelbar lateral der A. dorsalis pedis. Der Punkt liegt proximal der Mittelfußknochenreihe und distal der Ossa cuneiformia. Er befindet sich 5 Cun proximal Ma 44 und 3 Cun proximal Ma 43.

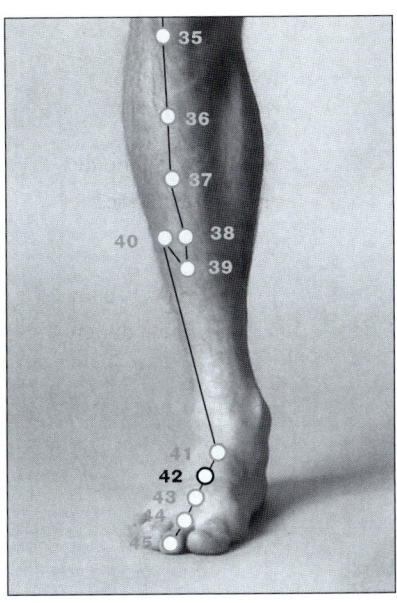

BEACHTE *Am lateralen Fußrand ist die Basis des Metatarsale V am Übergang zum Os cuboideum deutlich tastbar. Ebenfalls gut zu tasten ist die Basis des Metatarsale I am Übergang zum Os cuneiforme mediale. In der Mitte dieser beiden Orientierungspunkte lateral der A. dorsalis pedis liegt der Punkt Ma 42.*

Stichtiefe: senkrecht 3 bis 6 mm.

Hauptindikationsbereich:
• Funktionsstörungen des Magens.

Weitere Indikationen: schmerzhafte Funktionsstörungen des Vorfußes.

Funktion in der TCM:
• stärkt Magen und Milz
• beseitigt Leitbahn-Obstruktionen.

Repetitorium Magen 42

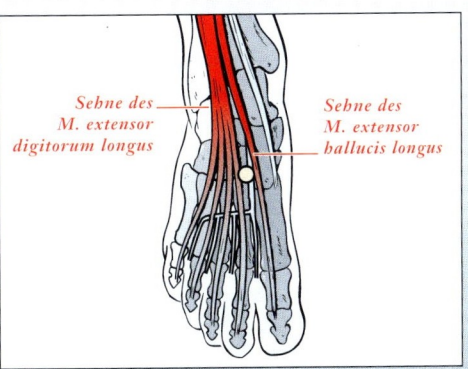

Sehne des M. extensor digitorum longus

Sehne des M. extensor hallucis longus

▮ **Anatomische Leitstruktur:** Sehnen von M. extensor hallucis longus und M. extensor digitorum longus.

▮ **Lokalisation:** zwischen den Sehnen von M. extensor hallucis longus und M. extensor digitorum longus auf dem höchsten Punkt des Fußrückens direkt lateral der A. dorsalis pedis.

▮ **Hauptindikationsbereich:**
• Funktionsstörungen des Magens.

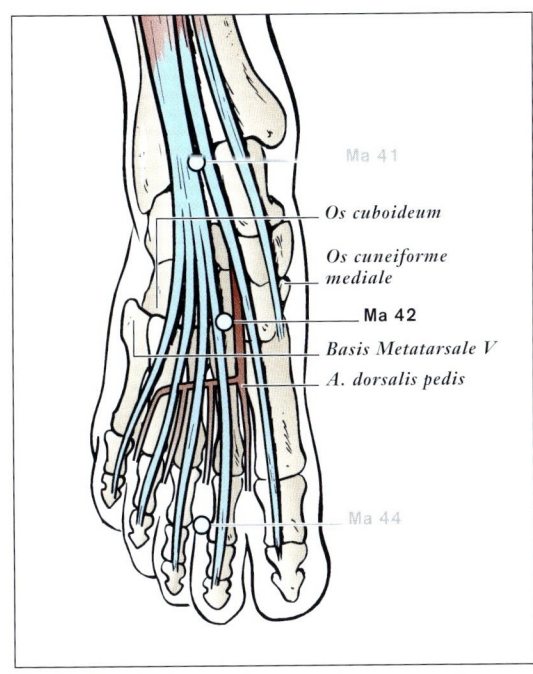

Ma 41

Os cuboideum

Os cuneiforme mediale

Ma 42

Basis Metatarsale V

A. dorsalis pedis

Ma 44

Magen 44 »Nei Ting« (»Innerer Hof«)

Lokalisation: am Ende der Interdigtalfalte zwischen der 2. und 3. Zehe an der Grenze zwischen »rotem und weißem Fleisch«.

Stichtiefe: senkrecht 0,3 Cun bzw. schräg nach kranial bis 1 Cun.

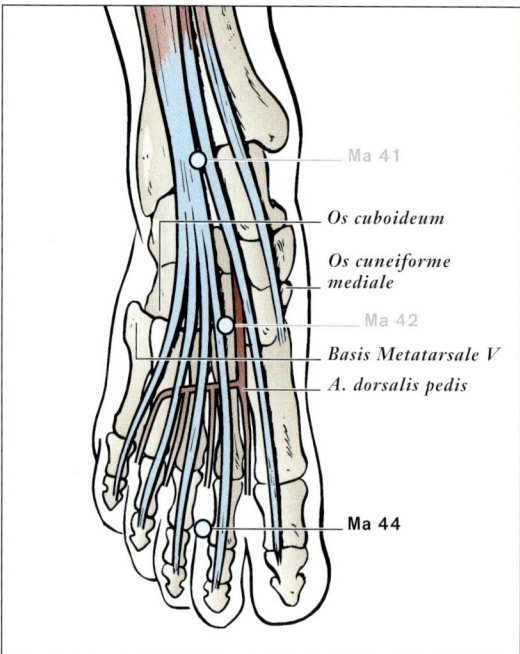

Hauptindikationsbereich:
- schmerzhafte Erkrankungen im frontalen Gesichtsbereich.

Weitere Indikationen: akute Funktionsstörungen des Magen-Darmtraktes (Gastroe-Enteritis), Tonsillitis, Fazialisparese, Trigeminusneuralgie.
H. Schmidt: gegen den verdorbenen Magen.

Funktion in der TCM:
- kühlt Magen-Feuer und Hitze
- stillt Schmerzen entlang des Magenmeridians
- vertreibt Wind aus dem Gesicht
- senkt das trübe Qi
- reguliert aufsteigendes Qi
- harmonisiert den Qi-Fluss von Magen und Darm.

Repetitorium Magen 44

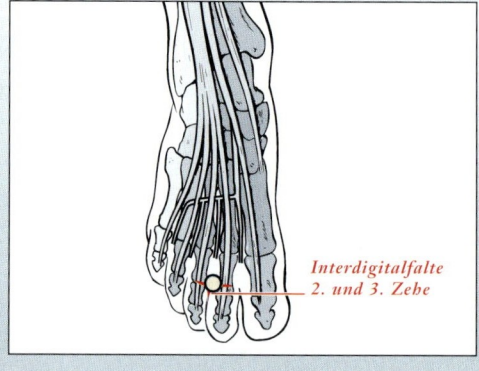

- **Anatomische Leitstruktur:** Interdigitalfalte, 2. und 3. Zehe.

- **Lokalisation:** am Ende der Interdigitalfalte zwischen der 2. und 3. Zehe.

- **Hauptindikationsbereich:**
  - schmerzhafte Erkrankungen von Stirn und Gesicht.

Erläuterung zur TCM:
...kühlt Magen-Hitze: wichtiger Punkt bei Magen-Hitze.
westlich: akute Gastritis, Ulcera ventriculi, Ulcera duodeni.

Symptome: Brennen und Schmerzen im Epigastrium, saurer Reflux, Verlangen nach kühlenden Getränken.

Therapie: Hitze ausleiten, sedierende Naldeltechnik.

Diätetik-Tipp:
Nahrungsmittel wählen: die Hitze kühlen: grüner Tee, schwarzer Tee, Kamillentee, Weizen, Gerste, Tomaten, Gurken, Apfel, Wassermelone, Mungbohnensprosse, Löwenzahn, Weizenkeimlinge, Joghurt.

Punktkombination:
- **Ma 44 + Di 4:** vertreibt äußeren und inneren Wind (Kopfschmerzen, Gesichtsschmerzen, Fazialisparese, Trigeminusneuralgie).

Weitere Punkte
des Magenmeridians

Magen 1 »Cheng Qi«
(»Die Tränen aufhalten«)

Lokalisation: Orbitaunterrand auf einer senkrechten Linie durch die Pupillenmitte beim Blick geradeaus.

Stichtiefe: 2 bis 4 mm.

Indikationen: Erkrankungen des Auges. Anmerkung: Dieser Punkt besitzt im Prinzip ein breites Indikationsfeld für die verschiedensten Augenerkrankungen (z. B.: Konjunktivitis, Myopie, Astigmatismus, Strabismus, Glaukom, Katarakt), da er jedoch am Rand der Orbitahöhle gelegen ist, gilt er als einer der gefährlichen Punkte (Schädigung des Auges bei Nadelung) und wird meist durch Ma 2 ersetzt.

Magen 3 »Ju Liao«
(»Riesiges Knochenloch«)

Lokalisation: auf einer senkrechten Linie durch die Pupillenmitte beim Blick geradeaus in Höhe des Nasenflügelunterrandes.

Stichtiefe: senkrecht 0,3 bis 0,5 Cun.

Indikationen: Erkrankungen des Auges (ähnlich Ma 2), Fazialisparese, Trigeminusneuralgie, Funktionsstörungen der Nase und Nasennebenhöhle. Beachte die Nähe zur V. angularis, siehe Di 20.

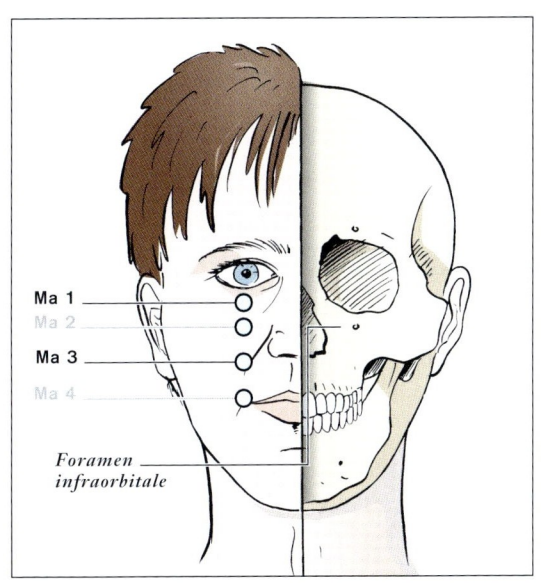

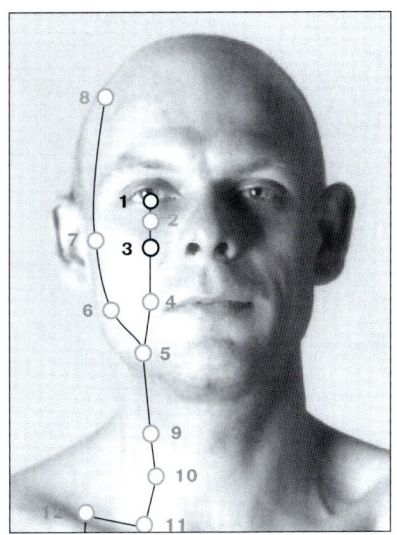

Magen 4 »Di Cang« (»Kornspeicher des Bodens«)

Lokalisation: unter Ma 3, 0,4 Cun lateral des Mundwinkels direkt unter der Pupille beim Blick geradeaus.

Stichtiefe: 0,3 Cun senkrecht oder bis 1 Cun subkutan in Richtung Ma 6.

Indikationen: Fazialisparese, Trigeminusneuralgie, myofasziales Schmerzsyndrom des Gesichtes (entspannt Gesichtsmuskulatur), Hypersalivation. Beachte die Nähe zur V. angularis (siehe auch Di 20 und Ma 1–3).

Punktkombination:

- **Ma 4 + Ma 6:** Fazialisparese (Nadelung subkutan gegeneinander).

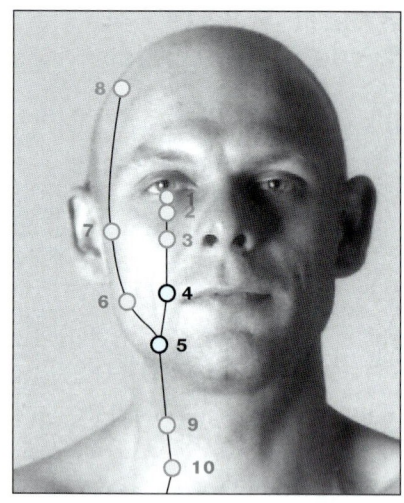

Magen 5 »Da Ying« (»Großes Empfangen«)

Lokalisation: nasalwärts des Angulus mandibulae an der vorderen Grenze des M. masseter. Hier ist die Pulsation der A. facialis tastbar.

> **BEACHTE** *Lokalisationshilfe nach* Wancura/König: *Beim Wangenaufblasen entsteht eine bogenförmige Begrenzung der aufgeblasenen Wangen zum Unterkiefer. Auf dieser Linie liegt der Punkt Ma 5 am Vorderrand des M. masseter (bei Kaubewegungen läßt sich der Rand des M. masseter gut palpieren).*

Stichtiefe: senkrecht 0,2 bis 0,5 Cun.

Indikationen: myofasziales Schmerzsyndrom des Gesichts, Zahnschmerzen im Bereich des Unterkiefers, Fazialisparese.

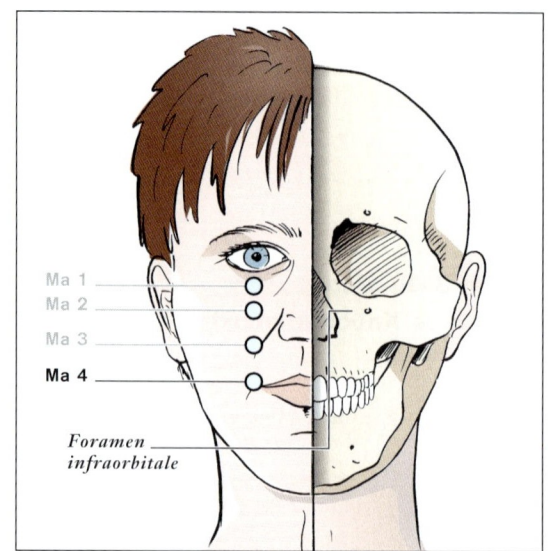

Ma 1
Ma 2
Ma 3
Ma 4

Foramen infraorbitale

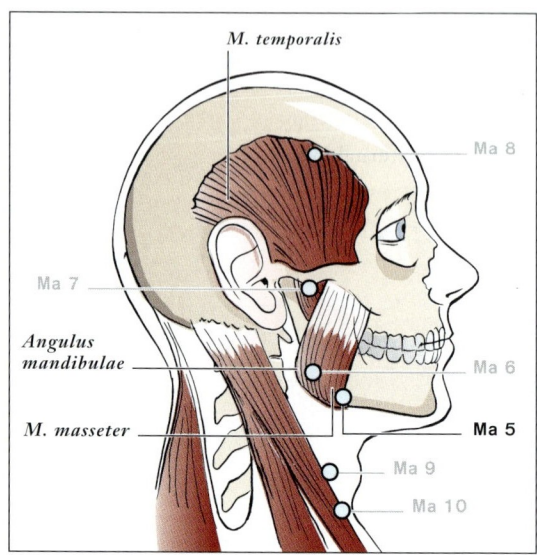

M. temporalis

Ma 8

Ma 7

Angulus mandibulae

Ma 6

M. masseter

Ma 5

Ma 9

Ma 10

Magen 9 »Ren Ying«
(»Die Mitte [den Menschen] empfangen«)

Lokalisation: in Höhe des Schildknorpels, unmittelbar vor dem M. sternocleidomastoideus. Hier ist die Pulsation der A. carotis tastbar.

Stichtiefe: senkrecht 0,5 bis 1 Cun.

Indikationen: entzündliche Erkrankungen im Rachen und Kehlkopf (Laryngitis, Pharyngitis, Tosillitis), plötzliche funktionelle Heiserkeit, Globusgefühl, Schluckauf, Aufstoßen.
J. Bischko: wichtiger Punkt bei Stimmermüdung.

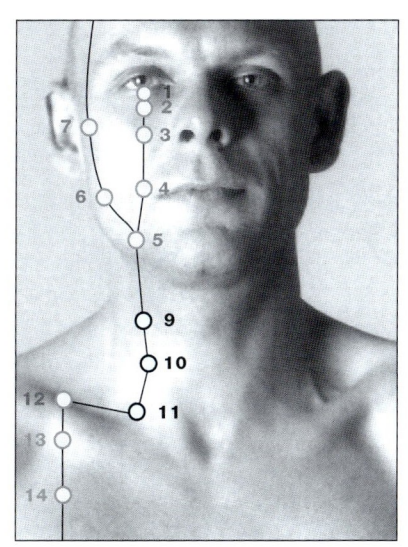

Magen 10 »Shui Tu«
(»Wasser-Vorsprung«)

Lokalisation: Vorderrand des M. sternocleidomastoideus, Mitte der Verbindungslinie Ma 9 – Ma 11.

> **BEACHTE** *Die Punkte Ma 9, 10 und 11 liegen untereinander auf einer Linie.*

Stichtiefe: senkrecht 0,5 bis 1 Cun.

Indikationen: entzündliche Erkrankungen im Rachen und Kehlkopf, funktionelle Störungen des Kehlkopfes (Heiserkeit, Stimmverlust).

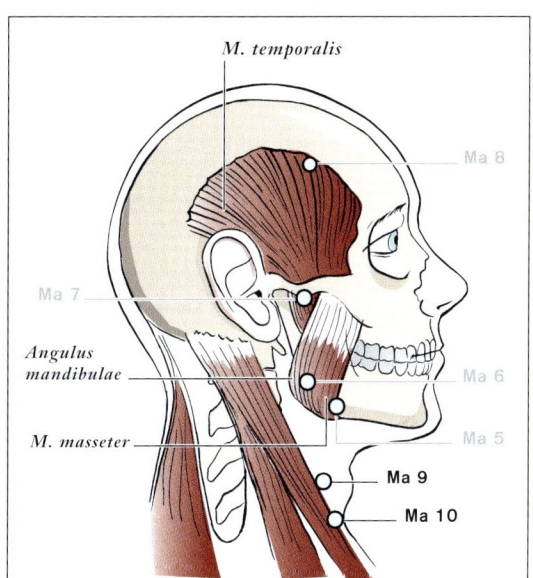

Magen 11 »Qi She«
(»Herberge des Qi«)

Lokalisation: am Oberrand der Clavicula, zwischen dem sternalen und klavikularen Ansatz des M. sternocleidomastoideus, am Übergang Schaft – mediales Köpfchen der Clavicula (über dem Punkt Ni 27).

Stichtiefe: 3 bis 5 mm.

Cave: Pneumothorax.

Indikationen: entzündliche Erkrankungen von Rachen, Kehlkopf und Bronchien.

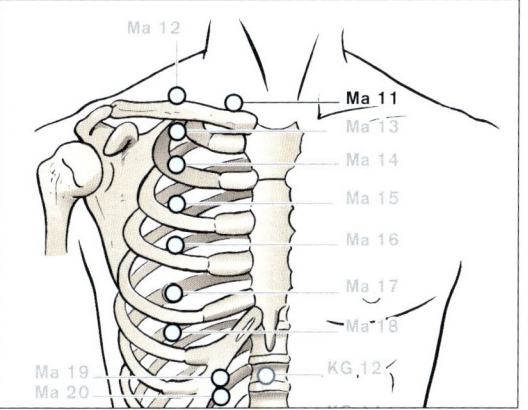

Magen 12 »Que Pen«
(»Leeres Becken«)

Lokalisation: Mitte der Fossa supraclavicularis, 4 Cun lateral der Medianlinie sowie lateral der Pars clavicularis des M. sternocleidomastoideus.

Stichtiefe: senkrecht 3 bis 6 mm.

Cave: Pneumothorax.

Indikationen: Erkrankungen von Lunge und unteren Atemwegen mit Husten und Atemnot schmerzhafte Funktionsstörungen der Schulter-Halsregion, thorakales Beklemmungsgefühl.

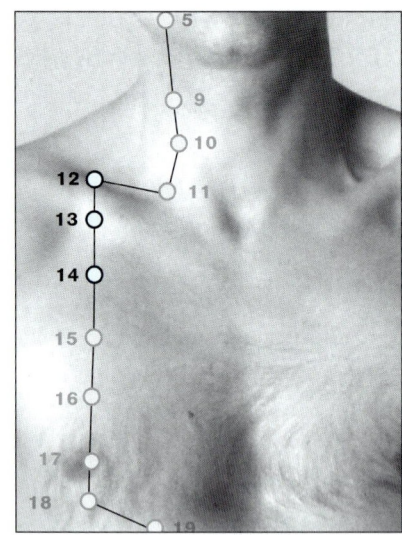

Magen 13 »Qi Hu«
(»Türflügel des Qi«)

Lokalisation: am Unterrand der Clavicula, 4 Cun lateral der vorderen Medianlinie.

> **BEACHTE** *Der Abstand zwischen den beiden Mamillen beträgt 8 Cun.*

Stichtiefe: 3 bis 5 mm.

Cave: Pneumothorax.

Indikationen: Lokalpunkt bei Erkrankungen der Lunge und unteren Atemwege, des Thorax (Schmerzen, thorakales Beklemmungsgefühl) und der Mamma (Mastopathie, Mastitis).

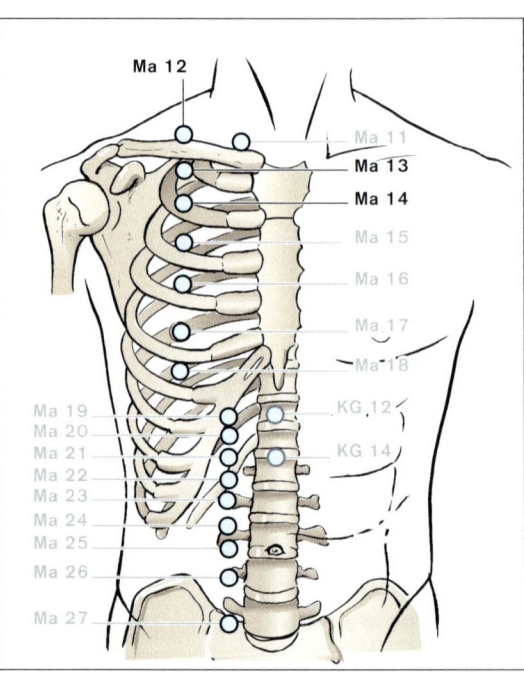

Magen 14 »Ku Fang«
(»Lagerraum«)

Lokalisation: im 1. ICR in der Mamillarlinie, 4 Cun lateral der vorderen Medianlinie.

Stichtiefe: 3 bis 5 mm.

Cave: Pneumothorax.

Indikationen: Lokalpunkt (siehe Ma 13).

Mi Ma

Magen 15 »Wu Yi« (»Hausbedeckung«)

Lokalisation: im 2. ICR in der Mamillarlinie, 4 Cun lateral der vorderen Medianlinie.

Stichtiefe: 3 bis 5 mm.

Cave: Pneumothorax.

Indikationen: Lokalpunkt (siehe Ma 13).

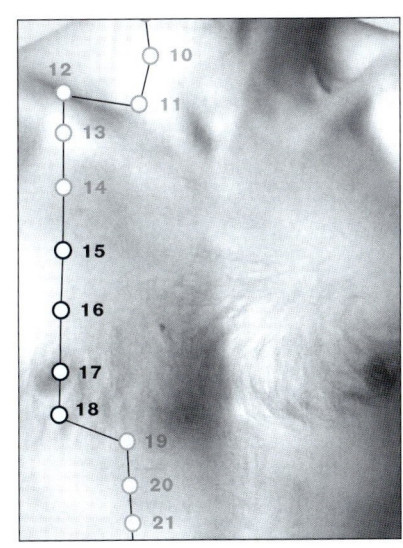

Magen 16 »Ying Chuang« (»Fenster zur Brust«)

Lokalisation: im 3. ICR in der Mamillarlinie, 4 Cun lateral der vorderen Medianlinie.

Stichtiefe: 3 bis 5 mm.

Cave: Pneumothorax.

Indikationen: Lokalpunkt (siehe Ma 13).

Ma 17 »Ru Zhong« (»Mitte der Mamma«)

Lokalisation: Mamille im 4. ICR, 4 Cun lateral der Mittellinie.

Indikationen: verbotener Punkt, darf nicht genadelt und gemoxt werden. Dieser Punkt dient ausschließlich der Lokalisationshilfe.

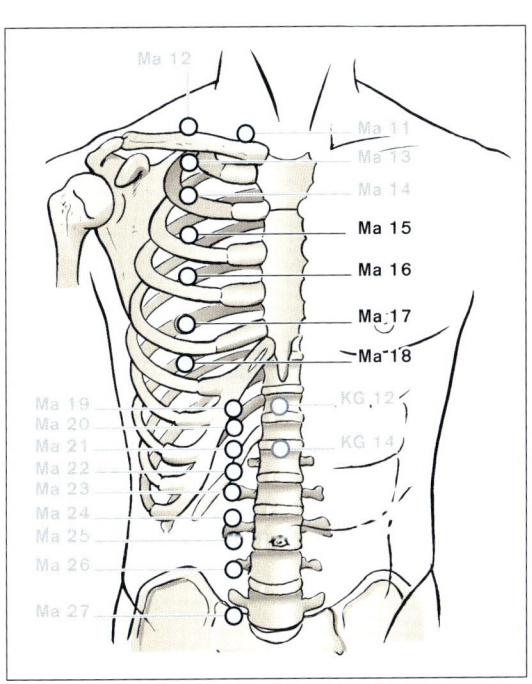

Magen 18 »Ru Gen« (»Wurzel der Mamma«)

Lokalisation: im 5. ICR in der Mamillarlinie, 4 Cun lateral der vorderen Medianlinie.

Stichtiefe: 3 bis 5 mm.

Cave: Pneumothorax.

Indikationen: Erkrankungen der Mamma (Mastopathie, Mastitis, mangelnde Milchproduktion postpartal, prämenstruelle Brustschwellung), Lokalpunkt bei Erkrankungen der Lunge.

Magen 19 »Bu Rong«
(»Nicht mehr fassen«)

Lokalisation: 6 Cun oberhalb des Nabels, 2 Cun seitlich des Punktes KG 14.

> **BEACHTE** *Die Entfernung Xiphoidbasis (gedachter Schnittpunkt des rechten und linken Rippenbogens) – Nabel beträgt 8 Cun.*

Stichtiefe: 3 bis 5 mm.

Indikationen: schmerzhafte Funktionsstörungen der Oberbauchregion mit Übelkeit und Erbrechen, Schmerzen im Epigastrium.

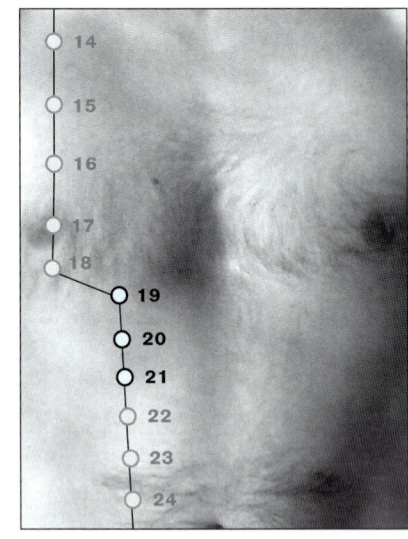

Ma 20 »Cheng Man«
(»Genügend aufgenommen haben«)

Lokalisation: 1 Cun unterhalb des Punktes Ma 19.

Stichtiefe: senkrecht 0,5 bis 1 Cun.

Indikationen: schmerzhafte Funktionsstörungen der Oberbauchregion mit Übelkeit und Erbrechen, Schmerzen im Epigastrium.

Magen 21 »Liang Men«
(»Pforte der Speisen«)

Lokalisation: Mitte der Verbindungslinie der Strecke Nabel – Xiphoidbasis, 2 Cun lateral der Medianlinie, lateral KG 12.

Stichtiefe: senkrecht 0,5 bis 1 Cun.

Indikationen: schmerzhafte Funktionsstörungen der Oberbauchregion mit Übelkeit und Erbrechen, Schmerzen im Epigastrium.

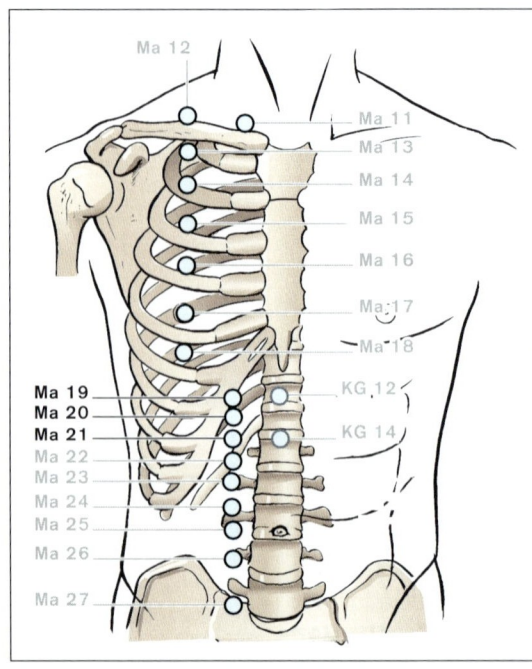

Magen 22 »Ghuan Men«
(»Pforte am Engpaß«)

Lokalisation: 2 Cun lateral der Medianlinie, 3 Cun oberhalb des Nabels.

Stichtiefe: senkrecht 0,5 bis 1 Cun.

Indikationen: schmerzhafte Funktionsstörungen des Magen-Darmtraktes (z. B. Gastritis, Gastro-enteritis).

Magen 23 »Tai Yi«
(»Das große Eine«)

Lokalisation: 2 Cun lateral der Medianlinie, 2 Cun oberhalb des Nabels.

Stichtiefe: senkrecht 0,5 bis 1 Cun.

Indikationen: schmerzhafte Funktionsstörungen des Magen-Darmtraktes.

Magen 24 »Hua Rou«
(»Pforte des schlüpfrigen Fleisches«)

Lokalisation: 2 Cun lateral der Medianlinie, 1 Cun oberhalb des Nabels.

Stichtiefe: senkrecht 0,5 bis 1 Cun.

Indikationen: schmerzhafte Funktionsstörungen des Magen-Darmtraktes.

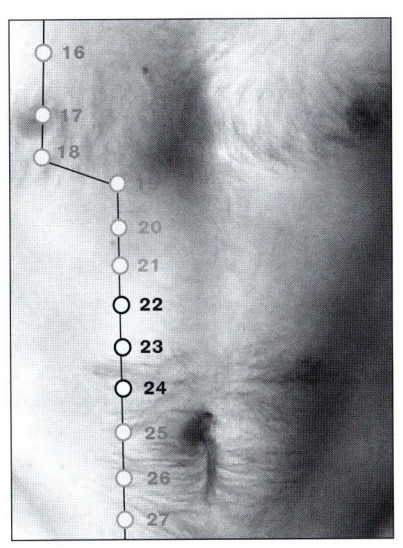

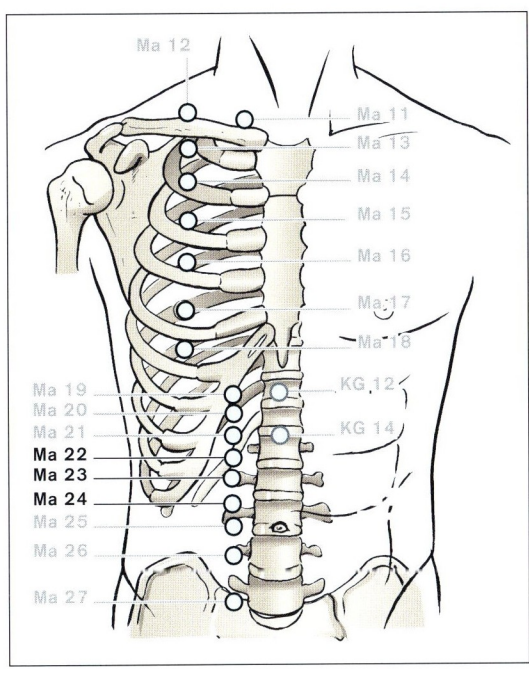

Mi   Ma

Magen 26 »Wai Ling«
(»Außen am Hügel«)

Lokalisation: 1 Cun unterhalb des Nabels, 2 Cun lateral der vorderen Medianlinie.

> **BEACHTE** *Die Entfernung Oberrand Symphysenmitte – Nabel mißt 5 Cun.*

Stichtiefe: senkrecht 0,5 bis 1 Cun.

> **BEACHTE** *In der Schwangerschaft empfiehlt es sich, die Punkte des Unterleibs nicht zu nadeln – insbesondere nicht zu sedieren (gilt für alle Punkte des Unterleibs).*

Indikationen: schmerzhafte Funktionsstörungen des Magen-Darmtraktes, Dysmenorrhöe, mangelnde Plazentalösung.

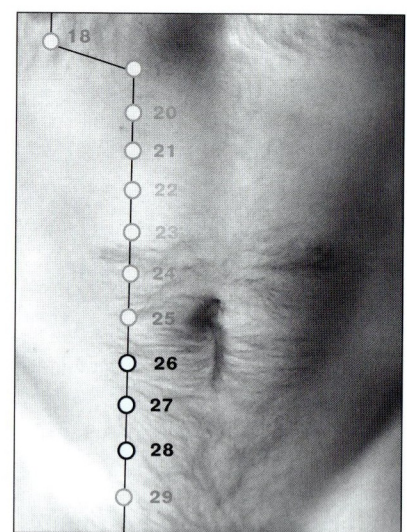

Magen 27 »Da Ju«
(»Groß und riesig«)

Lokalisation: 2 Cun unterhalb des Nabels, 2 Cun lateral der vorderen Medianlinie.

Stichtiefe: senkrecht 0,5 bis 1 Cun.

Indikationen: schmerzhafte Funktionsstörungen des Magen-Darmtraktes, Dysmenorrhöe.

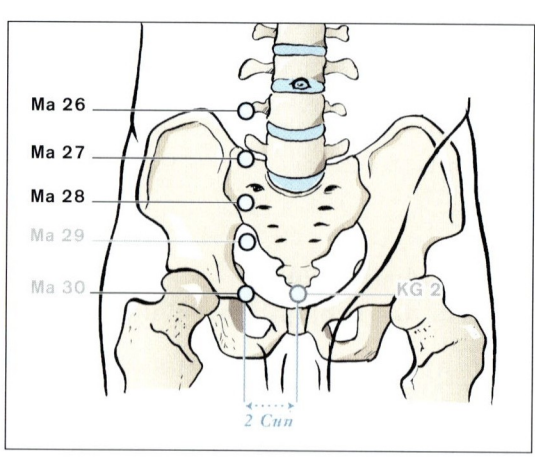

Magen 28 »Shui Dao«
(»Wasserwege«)

Lokalisation: 3 Cun unterhalb des Nabels, 2 Cun lateral der vorderen Medianlinie.

Stichtiefe: 1 bis 2 Cun.

Indikationen: Störungen der Harnentleerung, Dysmenorrhöe.

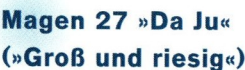

Magen 29 »Gui Lai« (»Rückkehr«)

Lokalisation: 1 Cun oberhalb der Symphyse, 2 Cun lateral der vorderen Medianlinie.

Stichtiefe: senkrecht 0,5 bis 1,5 Cun.

Indikationen: Dysmenorrhöe, unregelmäßige Blutungen.

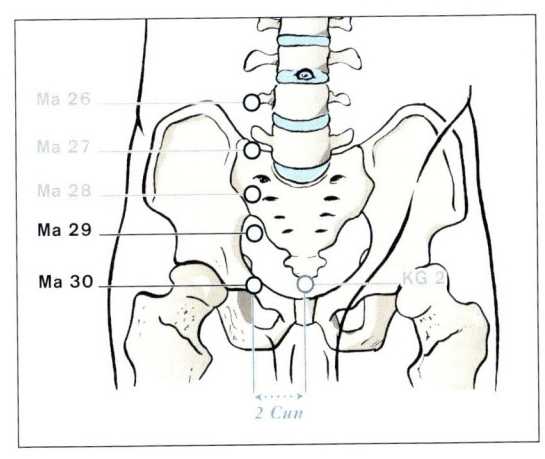

Magen 30 »Qi Chong« (»Heranstürmendes Qi«)

Lokalisation: 2 Cun lateral der ventralen Mittellinie am Oberrand der Symphyse (KG 2).

Stichtiefe: senkrecht 1 bis 2 Cun.

Indikationen: schmerzhafte Funktionsstörungen des Unterleibs (Urogenitaltrakt und Darmbereich), Impotenz, Fertilitätsstörungen.

Magen 31 »Bi Guan« (»Schenkel-Angelpunkt«)

Lokalisation: bei Hüftbeugung in einer Mulde lateral des M. sartorius auf dem Schnittpunkt der Verbindungslinie Spina iliaca anterior superior – lateraler kranialer Patellapol mit einer Horizontallinie durch die untere Begrenzung der Symphyse.

Stichtiefe: senkrecht 1 bis 2,5 Cun.

Indikationen: schmerzhafte Funktionsstörungen des Oberschenkels, Parästhesien des Oberschenkels, Paresen.

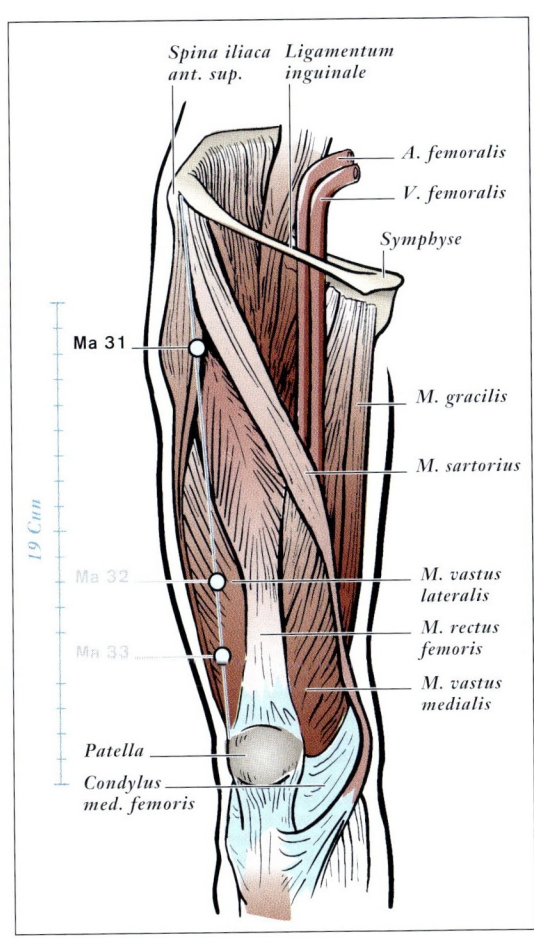

Magen 32 »Fu Tu« (»Kauernder Hase«)

Lokalisation: 6 Cun oberhalb des oberen lateralen Patellarandes, auf der Verbindungslinie zur Spina iliaca anterior superior – kranialer lateraler Patellapol.

Stichtiefe: senkrecht 1 bis 2,5 Cun.

Indikationen: schmerzhafte Funktionsstörungen des Oberschenkels, Parästhesien des Oberschenkels.

Magen 33 »Yin Shi« (»Marktplatz des Yin«)

Lokalisation: 3 Cun oberhalb des oberen lateralen Patellaoberrandes auf der Verbindungslinie Spina iliaca anterior superior – kranialer lateraler Patellapol.

Stichtiefe: senkrecht 1 bis 2,5 Cun.

Indikationen: schmerzhafte Funktionsstörungen des Oberschenkels und der Knieregion.

Magen 37 »Shang Ju Xu« (»Obere riesige Leere«)
Unterer einflussreicher Punkt (UEP) des Dickdarms = unterer He-Punkt des Dickdarms

Lokalisation: 3 Cun distal Ma 36 und eine Mittelfingerbreite lateral der Tibiakante im M. tibialis anterior.

Stichtiefe: senkrecht 1 bis 2 Cun.

Indikationen: schmerzhafte Funktionsstörungen des Unterschenkels und der Knieregion, funktionelle Störungen des Dickdarms.

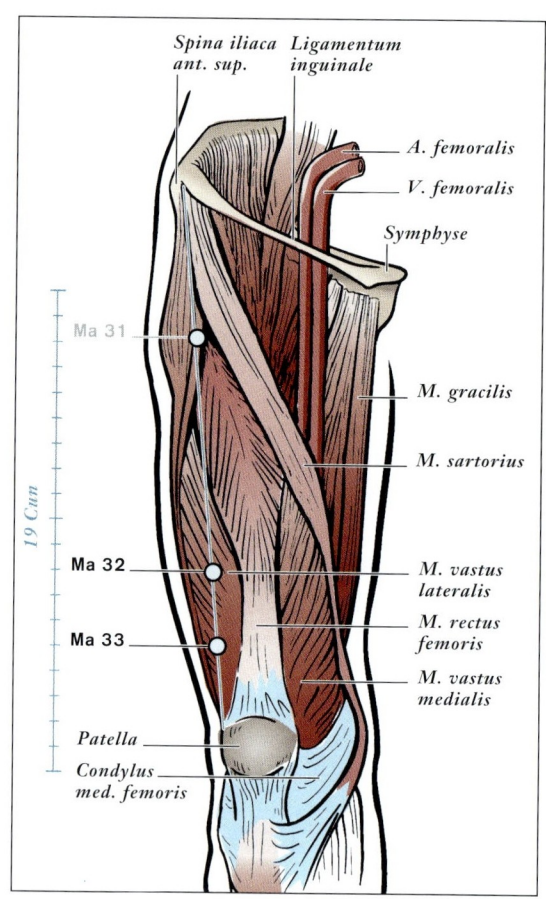

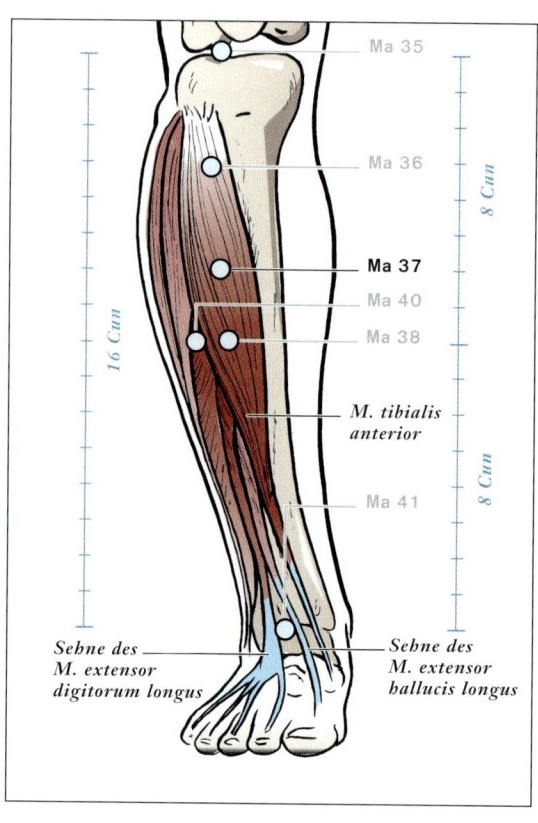

Magen 39 »Xia Ju Xu«
(»Untere riesige Leere«)
Unterer einflussreicher Punkt (UEP) des Dünndarms = unterer He-Punkt des Dünndarms

Lokalisation: 1 Cun unterhalb Ma 38 und eine Mittelfingerbreite lateral der Tibiakante.

Stichtiefe: senkrecht 1 bis 2 Cun.

Indikationen: schmerzhafte Funktionsstörungen der unteren Extremität, funktionelle Störungen im Magen-Darmbereich.

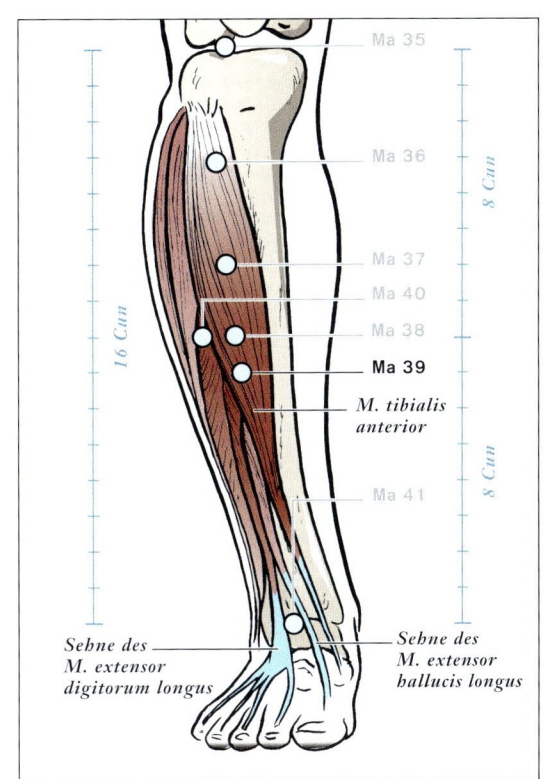

Magen 43 »Xian Gu«
(»Eingesunkenes Tal«)

Lokalisation: zwischen Metatarsale II und III 2 Cun proximal Ma 44 und 3 Cun distal Ma 42 im Annäherungsbereich Corpus – Caput von Os metatarsale II und III.

Stichtiefe: senkrecht 0,3 bis 1 Cun.

Indikationen: schmerzhafte Funktionsstörungen des Fußes (auch Metatarsalgie), schmerzhafte Funktionsstörungen des Magens.

Magen 45 »Li Dui«
(»Heftige Öffnung«)

Lokalisation: lateraler Nagelfalz 2. Zeh, Lokalisation siehe auch Lu 11.

Stichtiefe: senkrecht 1 bis 2 mm, evtl. bluten lassen.

Indikationen: akute Erkrankungen im Nasen-, Mund- und Rachenbereich (Zahnschmerzen, Rhinitis, Laryngitis, Pharyngitis).
H. Schmidt: akute Tonsillitis (bluten lassen).

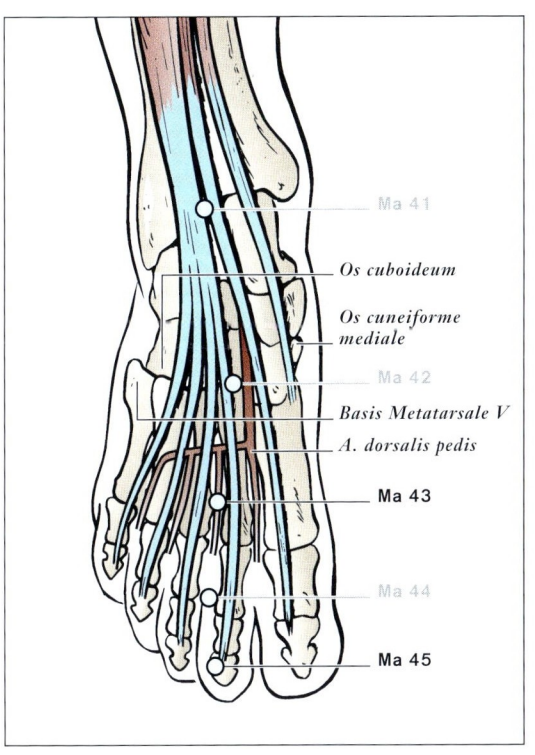

Mi Ma

Die wichtigsten Punkte des Magenmeridians

	Ma 25	Ma 34	Ma 36	Ma 40	Ma 44
Steuerungs-punkt	Mu-Punkt des Dickdarms	Xi-Punkt	unterer einflussreicher Punkt (UEP) des Magens	Luo-Punkt	
Krankheits-bilder	eher akut	akut	besonders chronisch, auch akut	akut und chronisch	akut
Hauptsymptome	Meteorismus, Diarrhöe, Obstipation **Schmerzen:** Unterbauch	Übelkeit, Erbrechen, Aufstoßen **Schmerzen:** Epigastrium	Schwäche, Müdigkeit, Übelkeit, Appetitstörung **Schmerzen:** gesamter Bauch	Schleim, Sorge, Grübeln **Schmerzen:** Unterschenkel	**Schmerzen:** Gesicht, Stirn, Magen
Hauptfunktion in der TCM	beseitigt Stagnation im Dickdarm, beseitigt Hitze	unterdrückt rebellierendes Magen-Qi, beseitigt Stagnation der Leitbahn	stärkt Milz und Magen, stärkt Qi und stabilisiert den Geist	transformiert Schleim	kühlt Magen-Feuer und Hitze

gemeinsame Wirkung: Funktionsstörungen des Magen-Darmtrakts

Der Milzmeridian (Fuß Tai Yin)

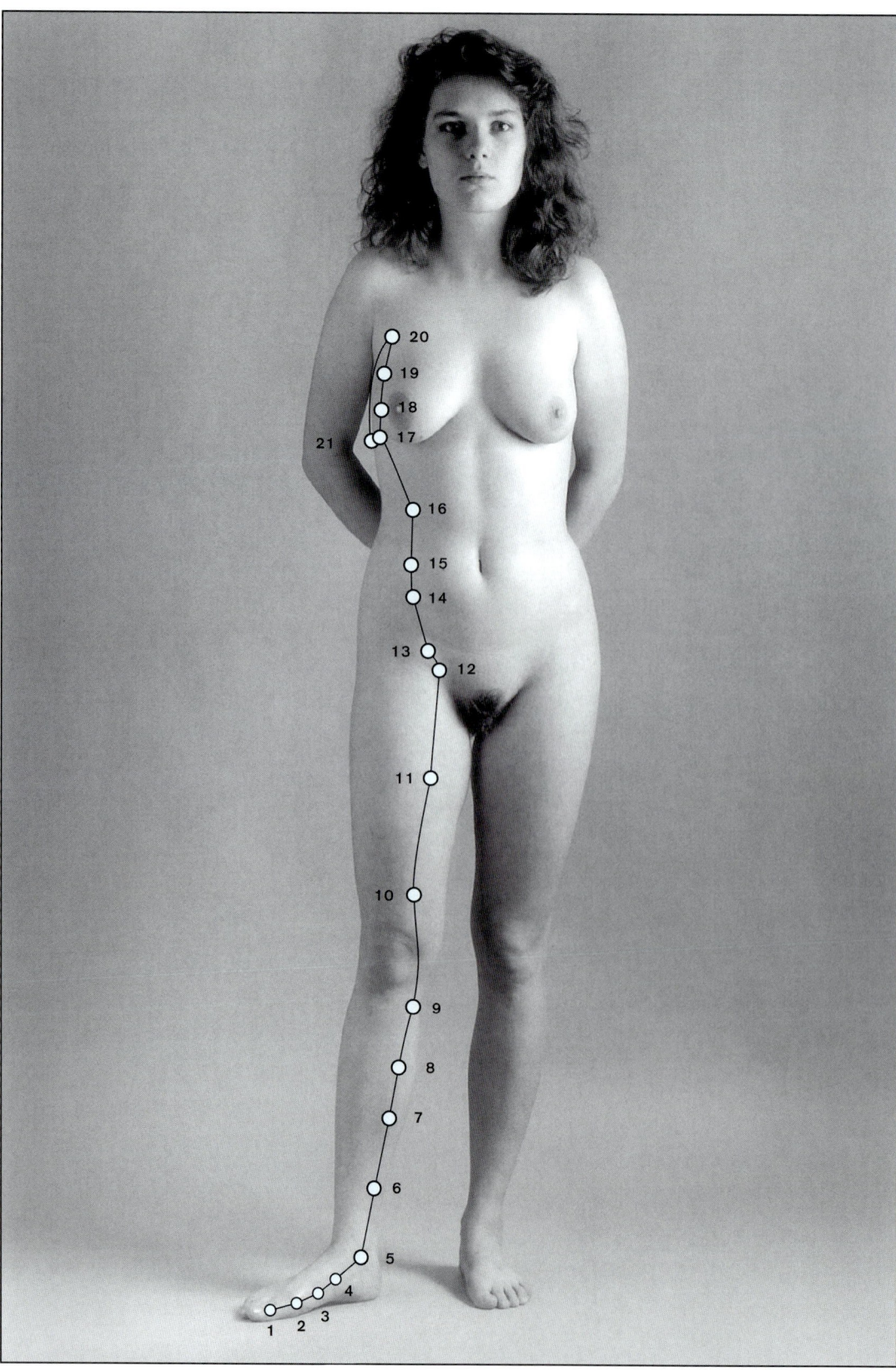

Wichtige Punkte
des Milzmeridians

Mi 3:   Quellpunkt (Yuan-Punkt).

Mi 4:   Passagepunkt (Luo-Punkt).
            Einschaltpunkt für den außeror-
            dentlichen Meridian Chong Mai.

Mi 6:   Kreuzungspunkt der drei Fuß-Yin-
            Meridiane.

Mi 9:   lokaler Punkt mit Fernwirkung.

Mi 10: lokaler Punkt mit Fernwirkung.

Kopplungsverhältnisse
des Milzmeridians

Oben-unten-Kopplung: Lu – Mi

Yin-Yang-Kopplung: Mi – Ma

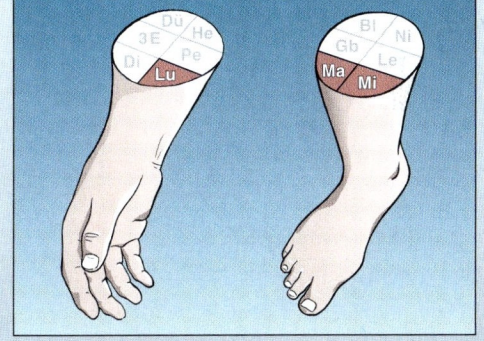

Zugeordnete Punkte
des Milzmeridians

Le 13:   Alarmpunkt (Mu-Punkt) der Milz.

Bl 20:   Zustimmungspunkt (Rücken-Shu-
             Punkt) der Milz.

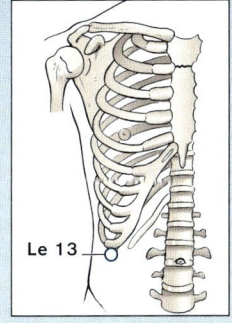

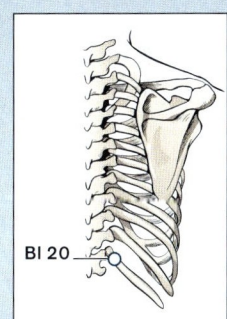

Milz 3 »Tai Bai«
(»Große Weiße [Venus]«)
Quellpunkt (Yuan-Punkt)

Lokalisation: fußinnenseitig proximal des Köpfchens des Metatarsale I, an der Grenze Corpus – Caput metatarsale I, am Übergang »vom roten zum weißen Fleisch«.

Stichtiefe: senkrecht 3 bis 6 mm.

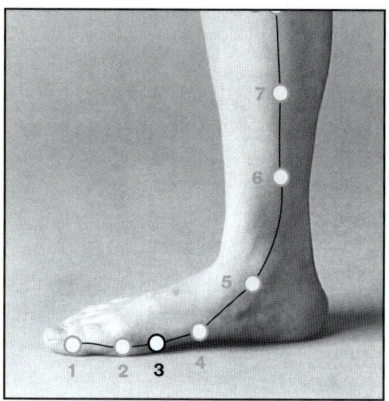

Hauptindikationsbereiche:
- funktionelle Störungen des Magen-Darmtrakts
- Feuchtigkeitserkrankungen, Schleimbildung
- schmerzhafte Funktionsstörungen der Großzehe.

Weitere Indikationen: thorakales Beklemmungsgefühl, allgemeine Müdigkeit und Abgeschlagenheit.

Funktion in der TCM:
- wichtiger Punkt zur Stärkung des Milz-Funktionskreises
- bei Milz-Mangelsyndromen
- harmonisiert den Qi-Fluss im mittleren 3E
- wichtiger Punkt bei Feuchtigkeits- und Schleimerkrankungen
- bei Bi-Syndromen mit Kälte, Hitze und Feuchtigkeit
- transformiert Feuchtigkeit, feuchte Hitze und Schleim.

Punktkombinationen:
- ❖ **Mi 3 + Ma 36:** wichtige Kombination zur Stärkung von Milz und Qi.
- ❖ **Mi 3 + Ma 40:** eliminiert Feuchtigkeit und Schleim.

Repetitorium Milz 3

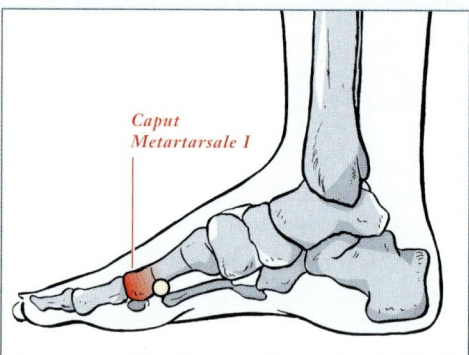

Caput Metartarsale I

- ■ Quellpunkt (Yuan-Punkt).

- ■ **Anatomische Leitstruktur:** Caput Metatarsale I.

- ■ **Lokalisation:** fußinnenseitig proximal des Köpfchens des Metatarsale I am Übergang »vom roten zum weißen Fleisch«.

- ■ **Hauptindikationsbereiche:**
  - funktionelle Störungen des Magen-Darmtrakts
  - Feuchtigkeitserkrankungen, Schleimbildung
  - schmerzhafte Funktionsstörungen der Großzehe.

- ■ **Funktion in der TCM:**
  - wichtiger Punkt zur Stärkung des Milz-Funktionskreises
  - beseitigt Feuchtigkeit und Schleim.

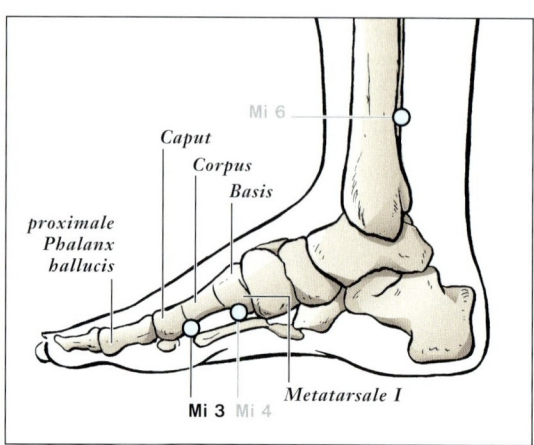

Mi 6

Caput
Corpus
Basis

proximale Phalanx hallucis

Metatarsale I

Mi 3 Mi 4

Milz 4 »Gong Sun« (»Gelber Fürst« [oder: »Großvater-Enkel«])

Passagepunkt (Luo-Punkt)
Einschaltpunkt für den außerordentlichen Meridian Chong Mai

Lokalisation: Mulde am Übergang Corpus – Basis des Metatarsale I, Grenze zwischen »rotem und weißem Fleisch«.

Stichtiefe: senkrecht 0,5 bis 1 Cun.

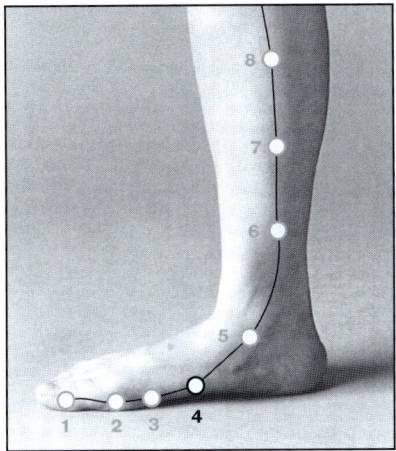

Repetitorium Milz 4

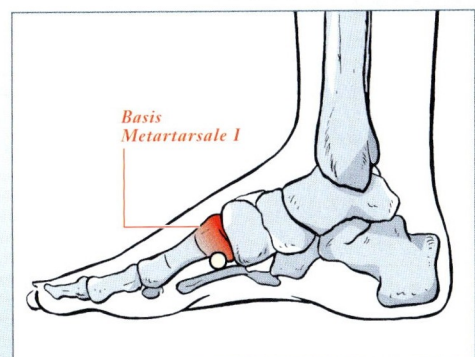

Basis Metartarsale I

- **Passagepunkt (Luo-Punkt).**

- **Anatomische Leitstruktur:** Basis Metatarsale I.

- **Lokalisation:** Mulde am Übergang Corpus – Basis des Metatarsale I, Grenze zwischen rotem und weißem Fleisch.

- **Hauptindikationsbereiche:**
  - funktionelle Störungen des Magen-Darmtrakts
  - funktionelle gynäkologische Störungen
  - Metatarsalgie
  - *J. Bischko:* Hauptpunkt bei Diarrhöe.

Hauptindikationsbereiche:

- funktionelle Störungen des Magen-Darmtrakts
- funktionelle gynäkologische Störungen
- Metatarsalgie
- *J. Bischko:* Hauptpunkt bei Diarrhöe.

Funktion in der TCM:

- stärkt Milz und Magen
- reguliert den Qi-Fluss im mittleren 3E
- mobilisiert Qi und Blut
- beseitigt Stagnationen
- harmonisiert den Chong Mai
- bewegt Qi und Blut, insbesondere im unteren 3E
- beruhigt rebellierendes Magen-Qi
- stillt Blutungen
- reguliert die Menstruation.

Punktkombinationen:

- **Mi 4 + Pe 6 + KG 12:** abdominale Beschwerden, Übelkeit, Erbrechen.
- **Mi 4 + Ma 36 + Mi 10:** Blutstagnationen.
- **Mi 4 + Pe 6 + KG 3:** Qi- und Blutstagnation, Dysmenorrhöe, Menstruationsstörungen.

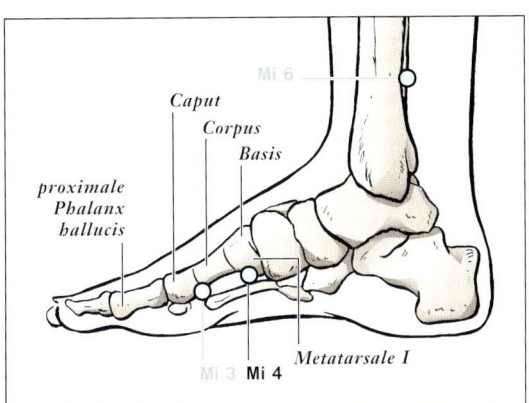

Caput
Corpus
Basis
Mi 6
proximale Phalanx hallucis
Metatarsale I
Mi 3 *Mi 4*

Milz 6 »San Yin Jiao«
(»Kreuzung der drei Yin [-Leitbahnen]«)
Kreuzungspunkt der drei
Fuß-Yin-Meridiane

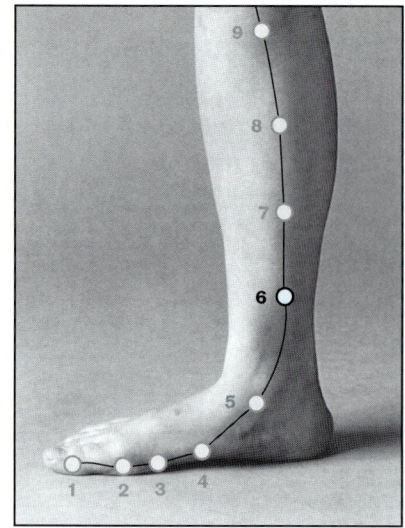

Lokalisation: 3 Cun oberhalb der größten Prominenz des Malleolus medialis am hinteren Tibiarand in einer meist (besonders bei Frauen) deutlich tastbaren Vertiefung.
Gelegentlich kann der Punkt auch etwas mehr vorn, d. h. im Tibiabereich, liegen.

Stichtiefe: senkrecht 1 bis 2 Cun.

Hauptindikationsbereiche:

- gynäkologische Funktionsstörungen
- urogenitale Erkrankungen
- chronische Funktionsstörungen des Magen-Darmtrakts
- psychosomatische Erkrankungen.

Weitere Indikationen: juckende Hauterkrankungen, schmerzhafte Funktionsstörungen im Bereich des Innenknöchels und Unterschenkels.
Nach Di 4 und Ma 36 ist Mi 6 der dritthäufigste genadelte Akupunkturpunkt.
Wancura/König: Grundgerüst bei der Behandlung psychosomatischer Erkrankungen zusammen mit dem Punkt He 7.

Cave: In der Schwangerschaft ist bei starker Stimulation Wehenauslösung möglich.

Funktion in der TCM:
- nährt besonders das Yin
- stärkt Milz und Blut
- bewegt Qi und Blut
- löst Blut-Stagnationen und lindert Schmerzen im untern 3E
- reguliert Uterus und Menstruation
- löst Leber-Stagnation
- beruhigt aufsteigendes Leber-Yang
- stärkt Leber-Yin und -Blut
- *leitet Feuchtigkeit aus*, besonders im unteren 3E
- kühlt Blut-Hitze
- tonisiert die Nieren
- beruhigt den Shen, besonders bei Blut-Hitze und Yin-Mangel.

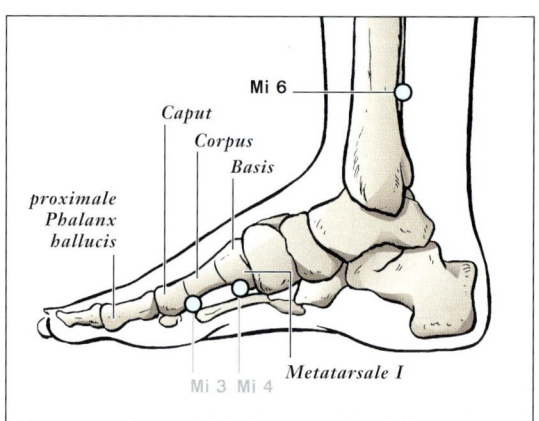

Erläuterung zur TCM:
Mi 6 ist der wichtigste Punkt auf dem Milzmeridian mit einem breiten Wirkungsspektrum. In der Region von Mi 6 kreuzen alle drei Yin-Leitbahnen der unteren Extremität, Milz, Leber und Niere. Dieser Punkt tonisiert den Milz-Funktionskreis und ist bei allen Milz-Mangel-Syndromen indiziert (Appetitlosigkeit, Müdigkeit, weicher Stuhl), geeignet in der Kombination mit Ma 36 und Moxibustion.

Er harmonisiert den Qi-Fluss im unteren Erwärmer, löst Qi-Stagnation und eignet sich zur Behandlung von Symptomen wie Dysmenorrhöe, Verstopfung und abdominelle Schmerzen.

Auf Grund dieser Wirkung eignet er sich gut als analgetischer Punkt im unteren Abdomen, unabhängig von den auslösenden Ursachen.

Mi 6 ist der Hauptpunkt bei gynäkologischen Erkrankungen. Er reguliert die Menstruation und

Mi Ma

hat einen starken Einfluss auf den Uterus und ist bei allen Formen der Dysmenorrhöe und Menorrhagie indiziert.

Weitere wichtige Akupunkturpunkte:
Di 11, Mi 10.

...leitet Feuchtigkeit aus: Feuchtigkeit im Körper entsteht wenn das Milz-Qi schwach ist, da die Milz, die aus der Nahrung gewonnen. Flüssigkeiten im Körper weiterverarbeitet und über die Lunge verteilt. Feuchtigkeit blockiert die Leitbahnen, verlangsamt den Qi-Fluss und verursacht Schwellungen und Ödeme. Im westlichen Sinne unterstützen diese Punkte die Diurese, »transformieren« aber auch die Feuchtigkeit, indem sie den Funktionskreis Milz stärken und eine weitere Feuchtigkeitsentstehung verhindern.

Punktkombinationen:

⁘ **Mi 6 + Mi 9:** beseitigt Feuchtigkeit.
⁘ **Mi 6 + KG 12:** stärkt das Verdauungssystem.

Repetitorium Milz 6

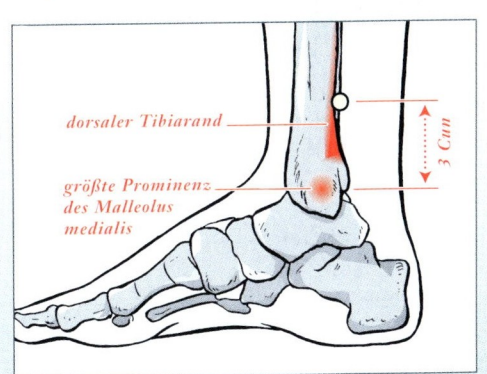

dorsaler Tibiarand

größte Prominenz des Malleolus medialis

3 Cun

■ **Anatomische Leitstruktur:** dorsaler Tibiarand, größte Prominenz des Malleolus medialis.

■ **Lokalisation:** Tibiahinterrand, 3 Cun proximal der größten Prominenz des Malleolus medialis.

■ **Hauptindikationsbereiche:**
- gynäkologische Funktionsstörungen
- urogenitale Erkrankungen
- chronische Funktionsstörungen des Magen-Darmtrakts
- psychosomatische Erkrankungen.

■ **Funktion in der TCM:**
- nährt besonders das Yin
- stärkt Milz und Blut.

Milz 9 »Yin Ling Quan« (»Quelle am Yin-Hügel«)

Lokalisation: in der Mulde distal des Condylus medialis tibiae am Übergang Condylus medialis tibiae – Corpus tibiae vor der Muskelmasse des M. gastrocnemius (in gleicher Höhe wie der Punkt Gb 34).

Stichtiefe: senkrecht 0,5 bis 1 Cun.

Hauptindikationsbereiche:

- Hauptpunkt zur Beseitigung von Feuchtigkeit und Wasseransammlungen, insbesondere in der unteren Körperhälfte
- akute und chronische Verdauungsstörungen
- gynäkologische und urogenitale Funktionsstörungen mit vermehrter Feuchtigkeit
- schmerzhafte Funktionsstörungen im Bereich des Kniegelenks.

Weitere Indikationen: Funktionsstörungen des Wasserlassens, Schwellungen (Feuchtigkeit) der Knieregion, Ödembildungen.
H. Schmidt: Bettnässen (Moxa).

Funktion in der TCM:

- eliminiert Feuchte-Hitze und Feuchte-Kälte
- reguliert die Wasserwege und fördert die Miktion
- unterstützt den unteren 3E
- beseitigt Obstruktionen im Leitbahnverlauf.

Funktion in der TCM:

...beseitigt Feuchtigkeit und Nässe:
Feuchtigkeit und Nässe entsteht bei einer Schwäche des Funktionskreises Milz, da er für die Verarbeitung der Nahrung und Flüssigkeit verantwortlich ist. Die aus der Nahrung gewonnenen Flüssigkeiten werden von der Milz weitergeleitet, damit sie über den Lungenfunktionskreis verteilt werden können. Bei Milz-Mangel-Syndromen ist diese Verarbeitungs- und Transportfunktion gestört, Feuchtigkeit sammelt sich im Körper an.

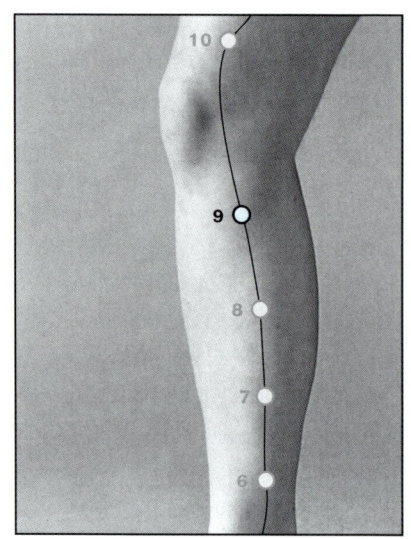

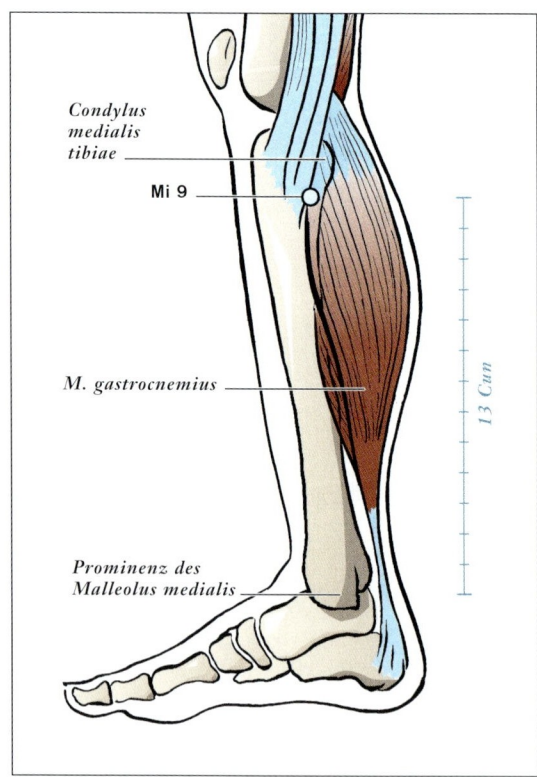

Condylus medialis tibiae

Mi 9

M. gastrocnemius

Prominenz des Malleolus medialis

13 Cun

Indikation: Ödeme im Bein- oder Abdominalbereich, Knieschwellungen, Fluor vaginalis, erschwerte Miktion.

Punktkombinationen:

∴ **Mi 9 + Ma 40:** Feuchtigkeit und Schleim.

∴ **Mi 9 + Pe 6:** Feuchte-Hitze im unteren 3E, Fluor vaginalis, Cystitis.

Mi Ma

Repetitorium Milz 9

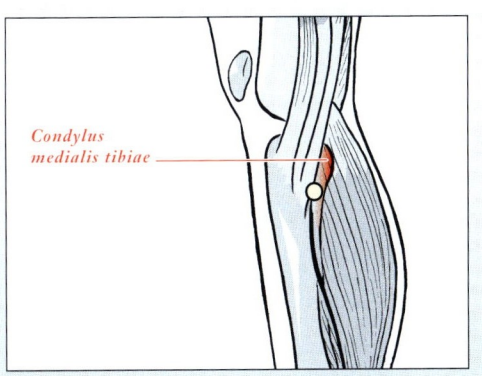

Condylus medialis tibiae

▪ **Anatomische Leitstruktur:** Condylus medialis tibiae.

▪ **Lokalisation:** in der Mulde distal des Condylus medialis tibiae.

▪ **Hauptindikationsbereiche:**
- Hauptpunkt zur Beseitigung von Feuchtigkeit und Wasseransammlungen, insbesondere in der unteren Körperhälfte
- akute und chronische Verdauungsstörungen
- gynäkologische und urogenitale Funktionsstörungen mit vermehrter Feuchtigkeit
- schmerzhafte Funktionsstörungen im Bereich des Kniegelenks.

▪ **Funktion in der TCM:**
- eliminiert Feuchte-Hitze und Feuchte-Kälte.

Milz 10 »Xue Hai« (»Meer des Blutes«)

Lokalisation: bei gebeugtem Knie 2 Cun proximal des medialen kranialen Patellapols auf dem M. vastus medialis in einem oft gut tastbaren Grübchen.
Weitere Lokalisationsmöglichkeit: Beim Auflegen des Handtellers auf die Kniescheibe liegt Mi 10 bei leicht abgespreiztem Daumen vor der Daumenkuppe.

Stichtiefe: senkrecht 1 bis 2 Cun.

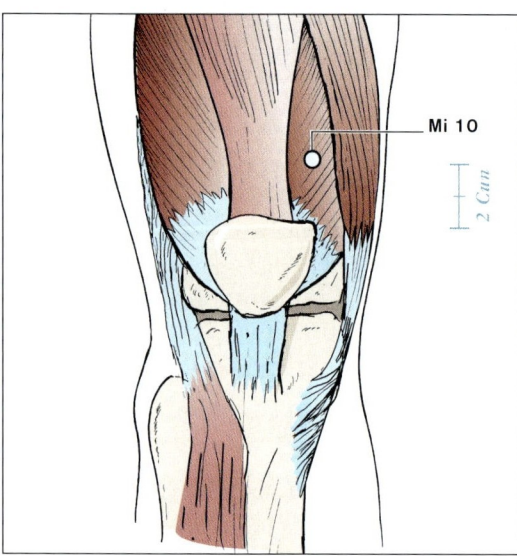

Hauptindikationsbereiche:

* gynäkologische Funktionsstörungen
* immunmodulierende Wirkung
* schmerzhafte Funktionsstörungen im Bereich des Kniegelenks.

Weitere Indikationen: Hauterkrankungen.

Funktion in der TCM:

* wichtiger Punkt zur Blutregulierung
* kühlt, stärkt und bewegt das Blut
* beseitigt Stagnationen
* reguliert die Menstruation.

Erläuterung zur TCM:

...kühlt das Blut: Blut (Xue) kann durch pathogene äußere oder innere Faktoren aus seinem Yin-Yang-Gleichgewicht geraten, z. B. Hitze; Som-

Repetitorium Milz 10

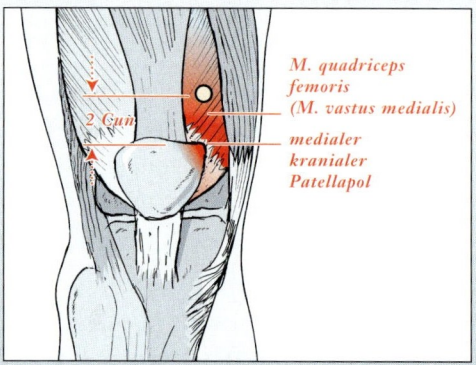

M. quadriceps femoris (M. vastus medialis)
medialer kranialer Patellapol

- **Anatomische Leitstruktur:** M. quadriceps femoris (M. vastus medialis), medialer kranialer Patellapol.

- **Lokalisation:** bei gebeugtem Knie 2 Cun proximal des medialen kranialen Patellapols.

- **Hauptindikationsbereiche:**
  * gynäkologische Funktionsstörungen
  * immunmodulierende Wirkung.
  * schmerzhafte Funktionsstörungen im Bereich des Kniegelenks.

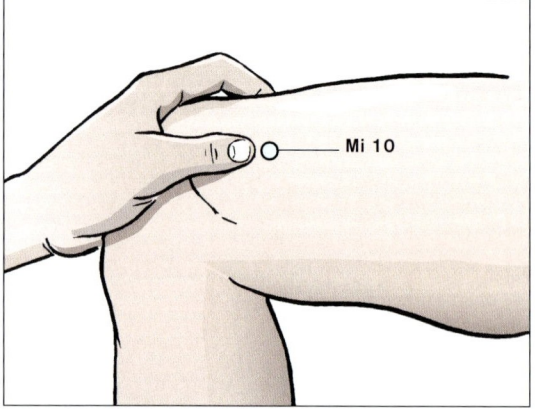

merhitze, Übermaß an thermisch heißer Nahrung (scharfe Gewürze) oder innere Hitze durch Stress bringen das Blut in einen Yang-Fülle-Zustand. Westliche Medizin: Allergien, Infektionen. Um das Gleichgewicht wiederherzustellen, muss das Blut gekühlt werden.

Weitere Punkte des Milzmeridians

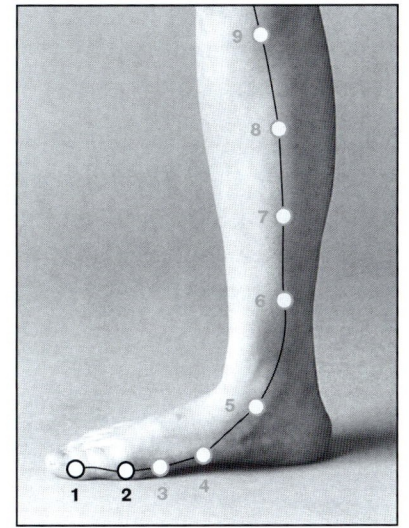

Milz 1 »Yin Bai« (»Verborgene Weiße«)

Lokalisation: medialer Nagelwinkel 1. Zeh (genaue Lokalisation der Anfangs- und Endpunkte siehe auch bei Punkt Lu 11).

Stichtiefe: senkrecht 1 bis 2 mm, evtl. bluten lassen.

Indikationen: Schmerzen Fuß innenseitig, Blutungen verschiedenster Lokalisation.

Milz 2 »Da Du« (»Großer Zusammenfluss«)
Tonisierungspunkt

Lokalisation: fußinnenseitig, medial und distal des Großzehengrundgelenks, am Übergang Corpus – Basis der proximalen Phalanx hallucis. Die Punkte Mi 2 – 5 liegen im Bereich des Überganges Dorsolvolarseite des Fußes. Klassisch chinesisch wird dieser Bereich als Übergang vom »roten zum weißen Fleisch« bezeichnet.

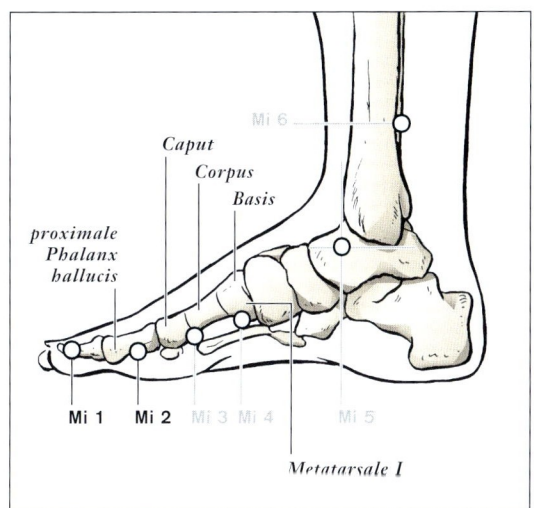

> **BEACHTE** *Auffinden des Großzehengrundgelenkspaltes durch leichte Traktion der proximalen Phalanx: hierdurch stellt sich der Gelenkspalt deutlich dar.*

Stichtiefe: senkrecht 2 bis 6 mm.

Indikationen: Schmerzen Fuß innenseitig, Funktionsstörungen des Gastrointestinaltraktes.

Mi Ma

Milz 5 »Shang Qiu«
(»Hügel der Wandlungsphase Metall«)
Sedierungspunkt

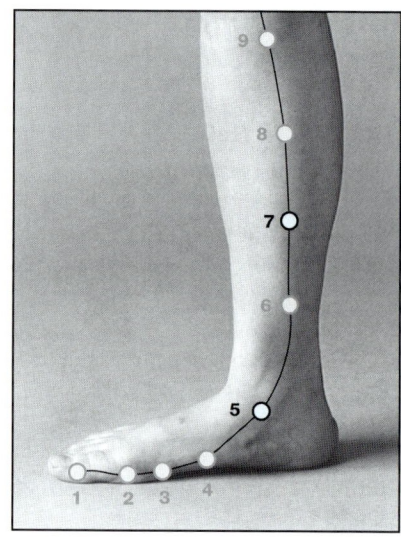

Lokalisation: gedachte Linien unter und vor dem Malleolus medialis.
Weitere Lokalisationsmöglichkeit: Mitte zwischen der größten Prominenz des Malleolus medialis und der Tuberositas ossis navicularis in einer Vertiefung.

> **BEACHTE** *Lokalisation der Tuberositas ossis navicularis am besten bei Fußpronation und -abduktion, wo die Tuberositas etwa 2 Cun kaudal-distal der höchsten Prominenz des Malleolus medialis in einem Winkel von 45° zum Malleolus deutlich hervortritt.*

Stichtiefe: senkrecht 3 bis 6 mm

Indikationen: schmerzhafte Funktionsstörungen der Knöchel- und Sprunggelenksregion sowie des Kniegelenks medial, chronische Gastroenteritis. *J. Bischko:* Meisterpunkt für »Bindegewebsschwäche«

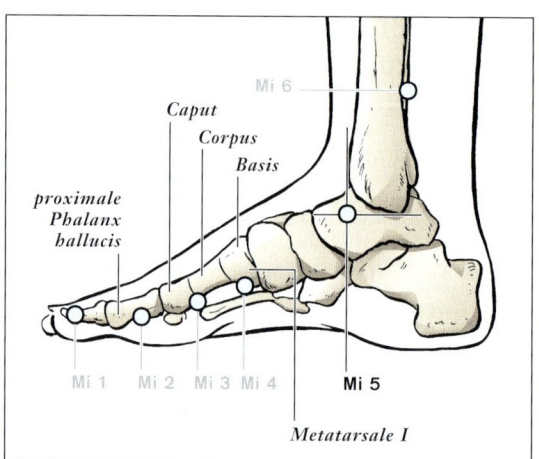

Milz 7 »Lou Gu«
(»Sickertal«)

Lokalisation: 3 Cun oberhalb Mi 6, d. h. 6 Cun oberhalb der höchsten Prominenz des Malleolus medialis.

Stichtiefe: senkrecht 1 bis 2 Cun.

Indikationen: schmerzhafte Funktionsstörungen des Unterschenkels.

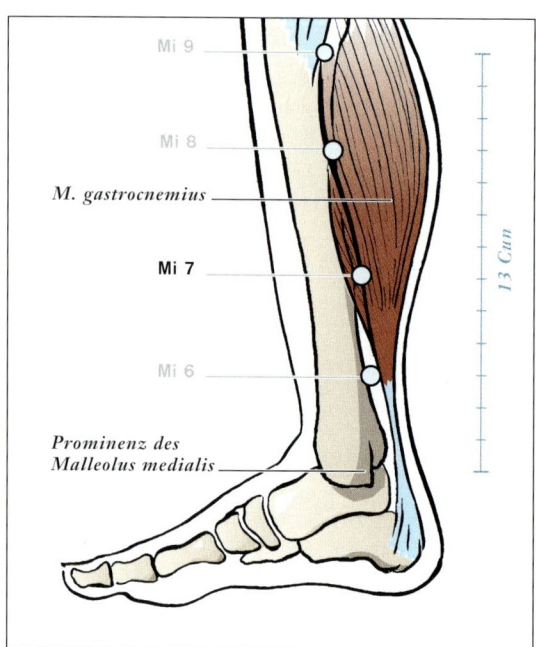

Milz 8 »Di Ji«
(»Pol des Bodens«)
Xi-Punkt

Lokalisation: 3 Cun distal Mi 9 auf einer Verbindungslinie zwischen Mi 9 und der höchsten Prominenz des Malleolus medialis.

Stichtiefe: senkrecht 1 bis 2 Cun.

Indikationen: Dysmenorrhöe, gynäkologische Funktionsstörungen, insbesondere akut; schmerzhafte Funktionsstörungen der Unterschenkel.

Milz 11 »Ji Men«
(»Pforte der Wortschaufel«)

Lokalisation: 6 Cun oberhalb des Punktes Mi 10, lateral des M. sartorius in einer Vertiefung zwischen diesem und dem M. vastus medialis auf der Verbindungslinie Mi 10 – Mi 12.

Stichtiefe: senkrecht 1 bis 2 Cun.

Indikationen: schmerzhafte Funktionsstörungen des Oberschenkels (Innenseite), Störungen der Harnentleerung, Zystitis.

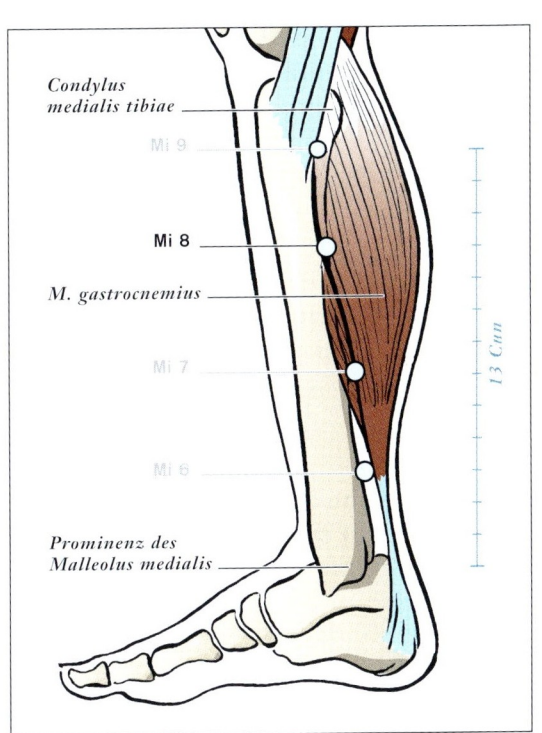

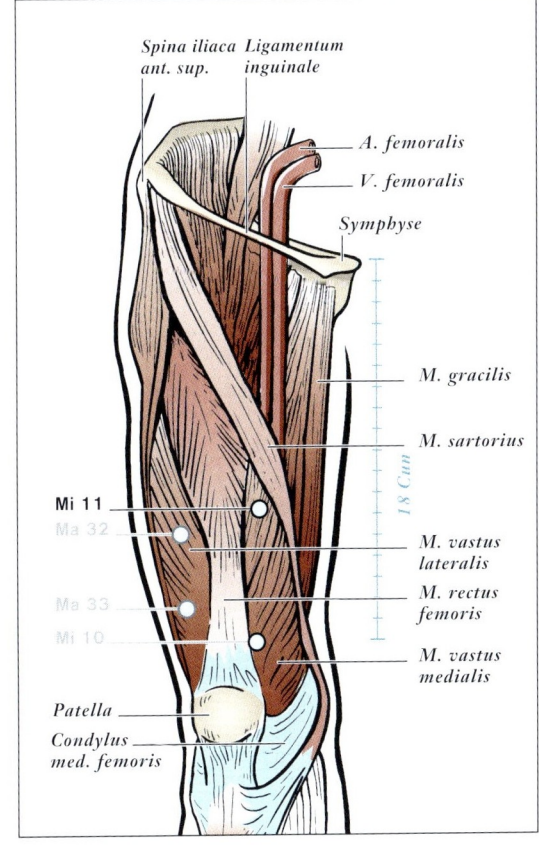

Milz 12 »Chong Men«
(»Pforte des heranstürmenden [Qi]«)

Lokalisation: in Höhe der Symphysenoberkante, 3,5 Cun lateral der Mittellinie sowie lateral der Pulsationsstelle der A. femoralis.

Stichtiefe: senkrecht 0,5 bis 1 Cun.

Indikationen: schmerzhafte Funktionsstörungen des Hüftgelenks (ventral) und der Leistenregion, Störungen der Harnentleerung, Zystitis.

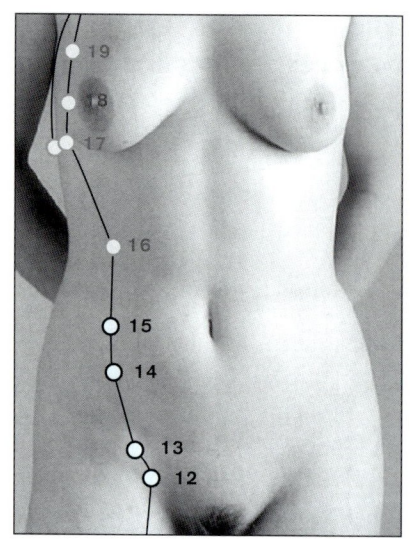

Milz 13 »Fu She«
(»Herberge der Palast-Organe«)

Lokalisation: ca. 0,7 Cun kranial-lateral von Mi 12, 4 Cun lateral der vorderen Medianlinie.

Stichtiefe: senkrecht 1 bis 2 Cun.

Indikationen: Lokalpunkt bei abdominellen Störungen.

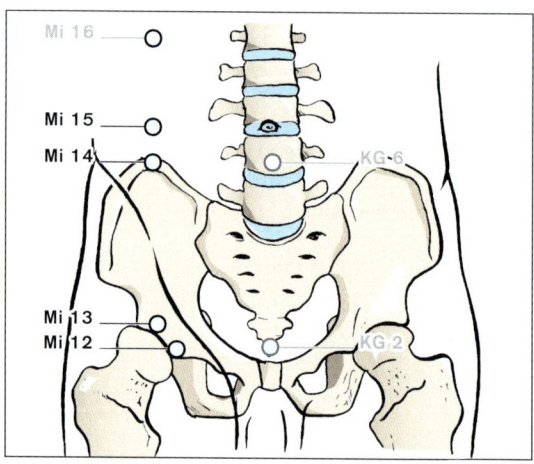

Milz 14 »Fu Jie«
(»Bauch-Knoten«)

Lokalisation: 1,3 Cun unter Mi 15 und 4 Cun lateral KG 6 (Qi Hai).

Stichtiefe: senkrecht 0,5 bis 1,5 Cun.

Indikationen: Lokalpunkt bei abdominellen Störungen.

Milz 15 »Da Heng«
(»Großer Querverlauf«)

Lokalisation: 4 Cun lateral des Nabels.

Stichtiefe: senkrecht 1 bis 2 Cun.

Indikationen: chronische Funktionsstörungen der Abdominalregion (chronische Obstipation, chronische schleimige Diarrhöe).

Punktkombination:

- **Mi 15 + Bl 25:** stuhlfördernde Wirkung, »entschlackende« Wirkung.

Milz 16 »Fu Ai«
(»Bauch-Leiden«)

Lokalisation: 3 Cun über Mi 15.

Stichtiefe: senkrecht 1 bis 2 Cun.

Cave: Pneumothorax.

Indikationen: schmerzhafte Funktionsstörungen der Abdominalorgane (Diarrhöe, Obstipation).

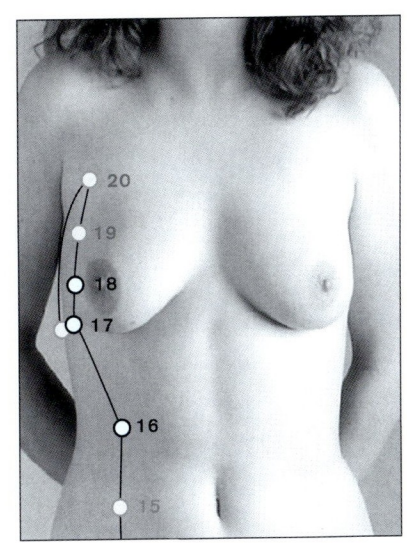

Milz 17 »Shi Dou«
(»Höhle der Speisen«)

Lokalisation: 2 Cun seitlich der Mamillarlinie im 5. ICR (beachte den ansteigenden Interkostalraumverlauf!).

> **BEACHTE** *Der 5. ICR liegt in der Regel in einer leicht ansteigenden Horizontallinie, 1,5 Cun kranial der Xiphoidspitze.*
> *Hilfe beim Auffinden des ICR: Der Übergang Manubrium sterni – Corpus sterni, d. h. der Angulus sternalis ist stets deutlich tastbar. Lateral davon liegt die 2. Rippe. Darunter liegt der 2. ICR (dunkel markiert in Abbildung).*

Stichtiefe: schräg 0,5 Cun.

Cave: Pneumothorax.

Indikationen: Lokalpunkt bei intrathorakalen und thorakalen Schmerzen (Refluxösophagitis, Interkostalneuralgie).

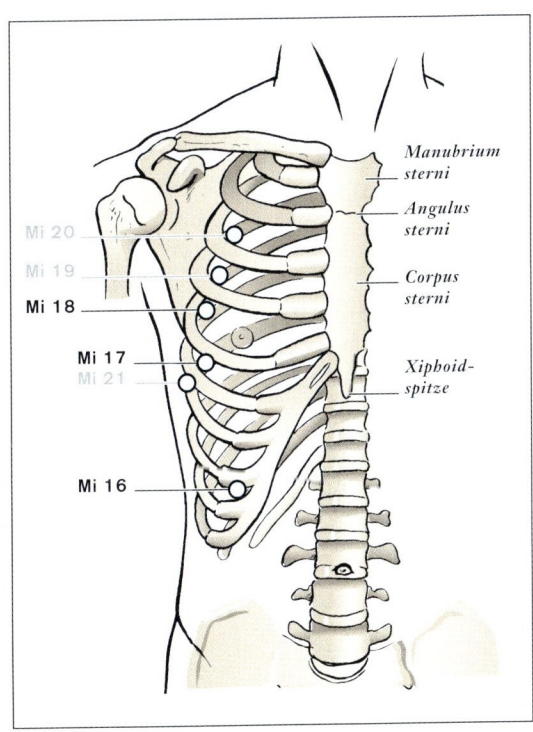

Milz 18 »Tian Xi«
(»Schluchtenbach des Himmels«)

Lokalisation: 2 Cun lateral und etwas kranial der Mamille im 4. ICR (beachte den ansteigenden Interkostalraumverlauf).

Stichtiefe: schräg 0,5 Cun.

Cave: Pneumothorax.

Indikationen: Lokalpunkt bei intrathorakalen und thorakalen Schmerzen (auch Mastitis, Mastopathie, mangelnde Milchproduktion nach der Geburt, Interkostalneuralgie).

Mi Ma

Milz 19 »Xiong Xiang« (»Heimatdorf des Brustkorbs«)

Lokalisation: 2 Cun lateral der Mamillarlinie im 3. ICR.

Stichtiefe: schräg 0,5 Cun.

Cave: Pneumothoraxgefahr.

Indikationen: Lokalpunkt bei intrathorakalen und thorakalen Schmerzen (auch Mastitis, Mastopathie, mangelnde Milchproduktion nach der Geburt, Interkostalneuralgie).

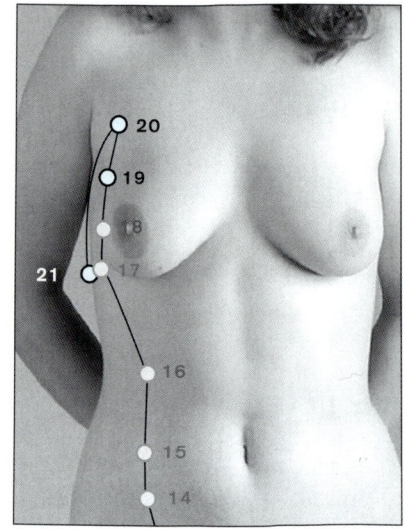

Milz 20 »Zhou Rong« (»Allseitiges Gedeihen«)

Lokalisation: 2 Cun lateral der nach kranial verlängerten Mamillarlinie im 2. ICR.

Stichtiefe: schräg 0,5 Cun.

Cave: Pneumothoraxgefahr.

Indikationen: Lokalpunkt bei intrathorakalen und thorakalen Schmerzen (Interkostalneuralgie, Bronchitis, Pneumonie)

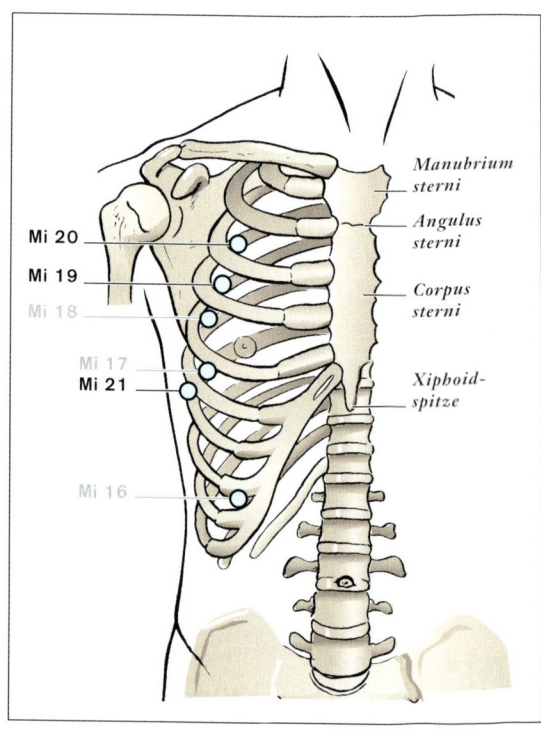

Milz 21 »Da Bao« (»Die große Hülle«)

Lokalisation: mittlere Axillarlinie im 6. ICR.

Stichtiefe: schräg 3 bis 6 mm.

Cave: Pneumothoraxgefahr.

Indikationen: Lokalpunkt bei thorakalen und intrathorakalen Schmerzen.

BEACHTE *Cave: gefährlicher Punkt, nur intrakutane Nadelung!*

Die wichtigsten Punkte des Milzmeridians

	Mi 3	Mi 4	Mi 6	Mi 9	Mi 10
Steuerungspunkt	Yuan-Punkt	Luo-Punkt, Einschaltpunkt für Chong Mai	Kreuzungspunkt der drei Fuß-Yin-Meridiane		
Krankheitsbilder	eher chronisch als akut	eher akut als chronisch	eher chronisch als akut	akut und chronisch	akut und chronisch
Hauptsymptome	Müdigkeit, Blässe, Diarrhöe, Schleim, Sorge, Grübeln	Übelkeit, Erbrechen, Aufstoßen, Diarrhöe, Störungen der Menstruation: Dysmenorrhöe, starke Blutungen	Müdigkeit, weiche Stühle, Dysurie, psychisch: Unruhe, Schmerzen: Bauch, Unterleib (Dysmenorrhöe)	Diarrhöe, Dysurie, trüber Harn, Ödeme	Störungen der Menstruation: Dysmenorrhöe, Hypermenorrhöe, Urtikaria, Ekzeme
Hauptfunktion in der TCM	stärkt Milz, beseitigt Feuchtigkeit und Schleim	beruhigt Magen, harmonisiert Chong Mai, stärkt Milz und Magen	stärkt Milz und Blut, beseitigt Feuchtigkeit, bewegt Qi und Blut	beseitigt Feuchtigkeit	bewegt Blut, stärkt Blut, kühlt Blut

gemeinsame Wirkung: gynäkologische Funktionsstörungen (außer Mi 3) und Funktionsstörungen des Gastrointestinaltraktes (außer Mi 10)

Mi Ma

Der Herzmeridian (Hand Tai Yin)

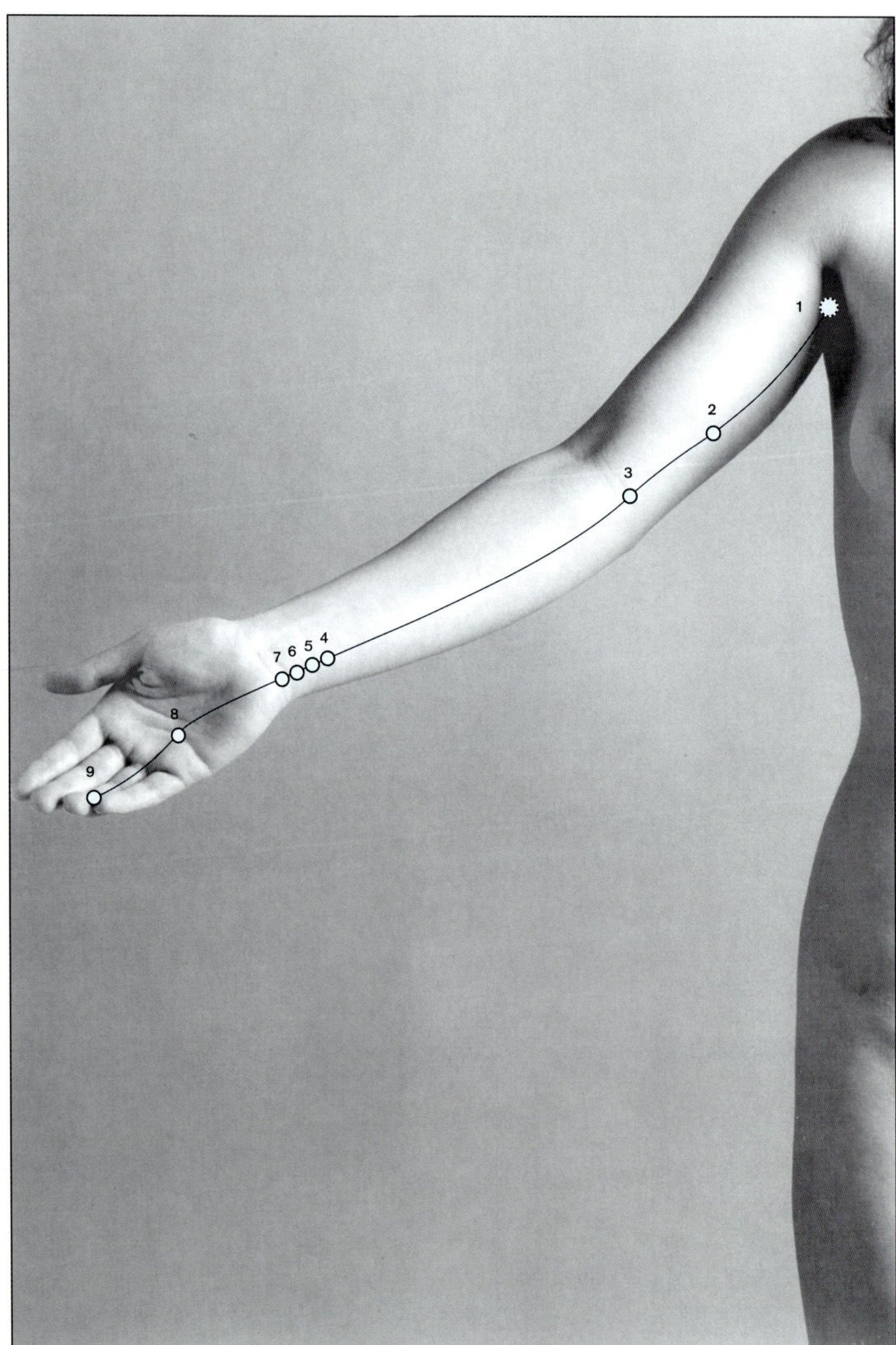

Wichtige Punkte
des Herzmeridians

He 3: lokaler Punkt
mit Allgemeinwirkung.

He 5: Passagepunkt (Luo-Punkt).

He 7: Quellpunkt (Yuan-Punkt).
Sedierungspunkt.

Kopplungsverhältnisse
des Herzmeridians

Oben-unten-Kopplung: He – Ni

Yin-Yang-Kopplung: He – Dü

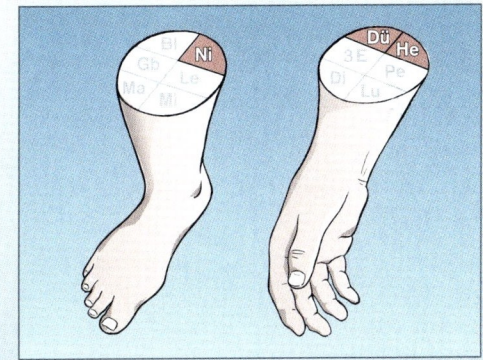

Zugeordnete Punkte
des Herzmeridians

KG 14: Alarmpunkt (Mu-Punkt)
des Herzens.

Bl 15: Zustimmungspunkt
(Rücken-Shu-Punkt)
des Herzens.

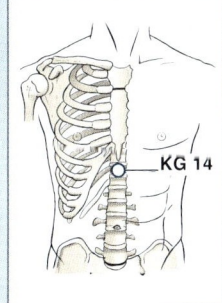

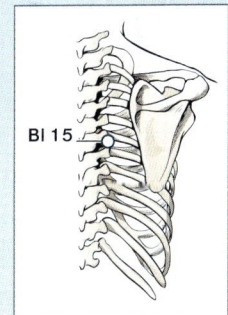

Dü He

Herz 3 »Shao Hai«
(»Meer der Shao [-Yin-Leitbahn]«)

Lokalisation: Lage bei gebeugtem Ellenbogen: zwischen ulnarem Ende der Ellenbeugefalte und dem Epicondylus medialis humeri.

Stichtiefe: senkrecht 0,5 bis 1 Cun.

Hauptindikationsbereiche:
- schmerzhafte Funktionsstörungen des Ellenbogens ulnar – jedoch auch radial wirksam
- depressive Verstimmungen
- funktionelle Herzbeschwerden
- *J. Bischko:* »die Lebensfreude«.

Weitere Indikationen: Schlafstörungen, Schwindel, Tremor der Hände.

Funktion in der TCM:
- beseitigt Hitze aus Herz und Perikard (Fülle- oder Leere-Feuer)
- klärt und beruhigt den Shen, beseitigt Leitbahn-Obstruktionen.

Erläuterung zur TCM:
...*Herz-Feuer:* Der Funktionskreis Herz wird dem Feuerelement zugeordnet, und ist daher gegenüber allen Yang-Fülle-Zuständen besonders empfindlich. Diese entstehen z. B. durch äußere pathogene Hitze (Sommerhitze), aber auch durch andauernden emotionalen Stress oder Nahrungsmittel mit heißem thermischen Temperaturverhalten wie Knoblauch, Ingwer, Kaffee. Wenn Yang-Fülle-Zustände mit extremer Hitze auftreten, spricht man von Feuer. Insbesondere der Geist (Shen, Ausdruck des Funktionskreis Herz) wird durch starke Hitze/Feuer attackiert. Langanhaltende emotionale Probleme wie Angst, Sorgen und Depressionen führen zu einer Qi-Stagnation, die Hitze-Symptome erzeugen und sich plötzlich zu einer Feuer-Erkrankung wandeln können.

Symptome: Rastlosigkeit, Hitzegefühl, Verwirrtheit, Schlafstörungen, Mund- und Zungengeschwüre.

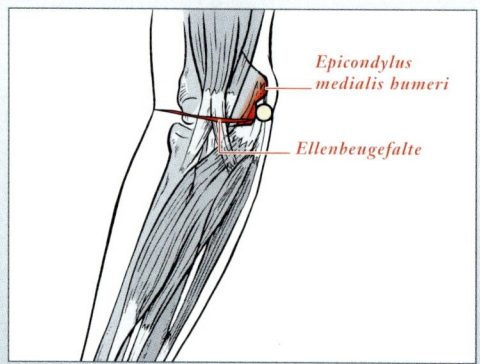

Repetitorium Herz 3

Epicondylus medialis humeri

Ellenbeugefalte

- ■ **Anatomische Leitstruktur:** Ellenbeugefalte und Epicondylus medialis humeri.

- ■ **Lokalisation:** Lage bei gebeugtem Ellenbogen: zwischen ulnarem Ende der Ellenbeugefalte und dem Epicondylus medialis humeri.

- ■ **Hauptindikationsbereiche:**
  - schmerzhafte Funktionsstörungen des Ellenbogens ulnar – jedoch auch radial wirksam
  - depressive Verstimmungen
  - funktionelle Herzbeschwerden
  - *J. Bischko:* »die Lebensfreude«.

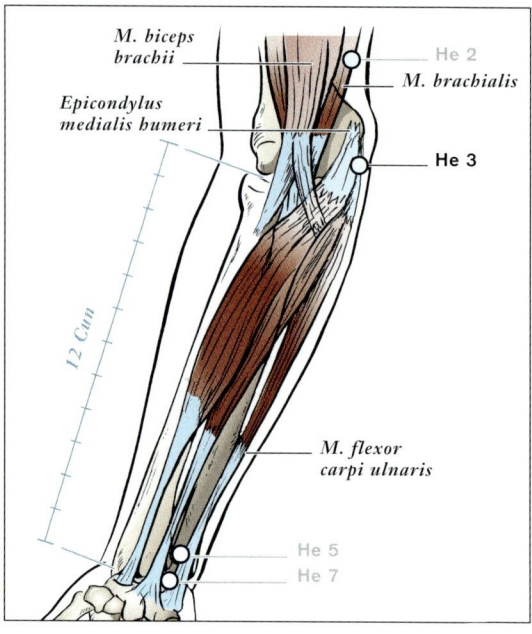

M. biceps brachii

He 2

M. brachialis

Epicondylus medialis humeri

He 3

12 Cun

M. flexor carpi ulnaris

He 5
He 7

Herz 5 »Tong Li«
(»Verbindung mit dem heimatlichen Ursprung«)
Passagepunkt (Luo-Punkt)

Lokalisation: 1 Cun proximal von He 7, radial der Sehne des M. flexor carpi ulnaris.

Stichtiefe: senkrecht bis 0,5 Cun.

Hauptindikationsbereiche:
- funktionelle Herzbeschwerden
- Sprachstörungen (plötzliche Aphonie)
- Affektionen im Handgelenksbereich.

Weitere Indikationen: Angst und Unruhezustände, psychovegetative Fehlregulation, Schlafstörungen, Schwitzen, depressive Verstimmungen.

Funktion in der TCM:
- Hauptpunkt zur Stärkung der Regulation des Herz-Qi
- kühlt Herz-Hitze
- öffnet sich in der Zunge
- reguliert die Zunge und die Kommunikation
- beruhigt den Shen.

Erläuterung zur TCM:
...*Regulation des Herz-Qi;* Wenn Qi und Blut nicht gleichmäßig fließen entstehen Schmerzen. Ein Yang-Mangel des Herzens kann den Fluss des Herz-Qi verlangsamen oder blockieren.

Symptome: Schmerzen in der Herzgegend, Druckgefühl im Thorax, Engegefühl im Thorax.

Weitere wichtige Akupunkturpunkte
KG 17, Bl 14, Mi 10.

Repetitorium Herz 5

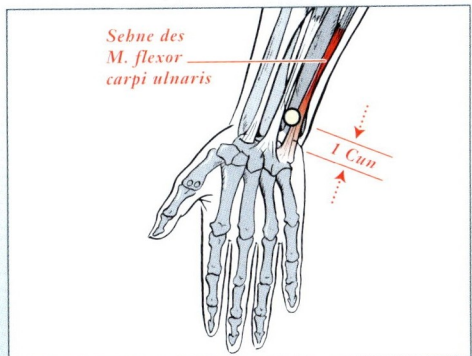

- **Passagepunkt (Luo-Punkt)**
- **Anatomische Leitstruktur:** Sehne des M. flexor carpi ulnaris.
- **Lokalisation:** 1 Cun proximal von He 7, radial der Sehne des M. flexor carpi ulnaris.
- **Hauptindikationsbereiche:**
  - funktionelle Herzbeschwerden
  - Sprachstörungen (plötzliche Aphonie)
  - Affektionen im Handgelenksbereich.
- **Funktion in der TCM:**
  - Hauptpunkt zur Stärkung der Regulation des Herz-Qi.

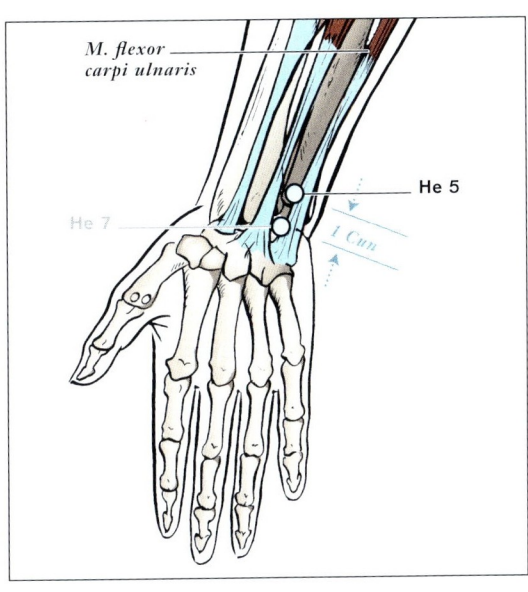

Herz 7 »Shen Men«
(»Pforte der Geisteskraft«)
Quellpunkt (Yuan-Punkt)
Sedierungspunkt

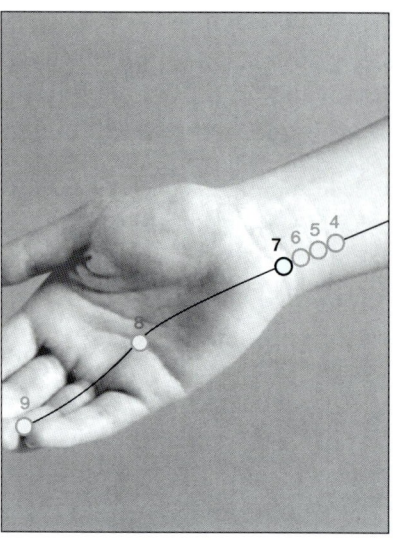

Lokalisation: Beugefalte des Handgelenks, radial der Sehne des M. flexor carpi ulnaris.

> **BEACHTE** *Die bei der Lokalisation benötigte Beugefalte befindet sich zwischen Radius und Ulna einerseits und den Handwurzelknochen (Ossa carpi) andererseits. Dieser Bereich lässt sich ulnar durch das Os pisiforme deutlich markieren. Es wird somit die Handgelenksbeugefalte genommen, die proximal des Os pisiforme liegt.*

Eine zweite Möglichkeit der Nadelung besteht nach Angaben vieler deutschsprachiger Autoren von seitlich ulnar. Dabei ist die Stichrichtung parallel zur Handgelenksbeugefalte, d. h. in einem Winkel von 90° zur ersten beschriebenen Nadeltechnik. Die Nadelspitze befindet sich dann dorsal der Sehne des M. flexor carpi ulnaris. He 7 liegt in der Tiefe dort, wo sich die Nadelspitzen bei Einstich von volar und ulnar treffen würden. Diese Stichrichtung ist jedoch in der chinesischen Literatur unbekannt.

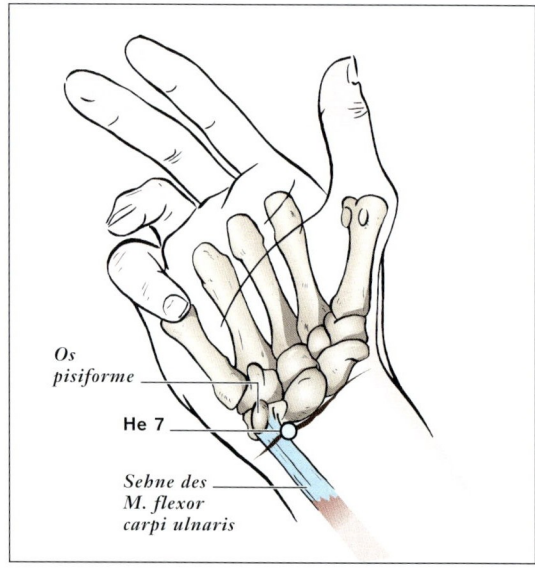

Os pisiforme

He 7

Sehne des M. flexor carpi ulnaris

Stichtiefe: senkrecht 0,3 bis 0,5 Cun von volar oder ulnar.

Hauptindikationsbereiche:
- funktionelle Herzbeschwerden
- psychosomatische Erkrankungen
- Angstzustände, z. B. Prüfungsangst
- Affektionen im Handgelenksbereich.

Weitere Indikationen: Kreislaufdysregulation, Entzugserscheinungen in der Suchttherapie, Schlafstörungen, Hyperaktivitäten.
Wancura/König: Grundgerüst bei der Behandlung psychosomatischer Erkrankungen zusammen mit dem Punkt Mi 6.

Funktion in der TCM:

- **sedierend:** kühlt Herz-Feuer und Herz-Hitze, löst Stagnation von Qi, Blut oder Schleim im Herzmeridian, beruhigt den Shen.
- **tonisierend:** nährt Herz-Blut, Qi und Yin.

> **BEACHTE** *Stimulationstechnik berücksichtigen, He 7 nur bei sicheren Fülle-Syndromen sedieren, rote Zungenspitze beachten (z. B. Herz-Hitze)!*

Erläuterung zur TCM

...nährt das Herz-Blut: Blut (Xue) und Qi stehen in einer engen Verbindung, wobei das Blut eine dichte und materielle Form des Qi darstellt. Blut entsteht aus der Essenz der Nahrungsflüssigkeiten, die von Milz und Magen extrahiert werden. Bei nährstoffarmer Ernährung (zu wenig Blut produzierende Nahrungsmittel) durch Überbeanspruchung oder bei einem Milz-Qi-Mangel, kann ein Blut-Mangel entstehen. Für die Produktion des Blutes ist hauptsächlich der Milzfunktionskreis verantwortlich. Der Herzfunktionskreis sorgt für die gleichmäßige Verteilung des Blutes und für einen harmonischen Blutfluss. Stagnationen des Blut-Qi-Flusses führen zu Schmerzen im Bereich des Thorax. He 7 kann bei tonisierender Nadeltechnik den Blutaufbau in gewisser Weise untersützten. Wichtig ist eine entsprechende Nahrungsmittelauswahl.

Weitere wichtige Akupunkturpunkte:
Mi 6, Mi 10, Bl 17.

Diätetik-Tipp:

Zu empfehlen: Huhn, Rind. Leber, Hühnerei, rote Trauben, Hafer, Aprikosen.

Punktkombination:

- **He 7 + Pe 7:** nervöse Angst- und Spannungszustände.

Repetitorium Herz 7

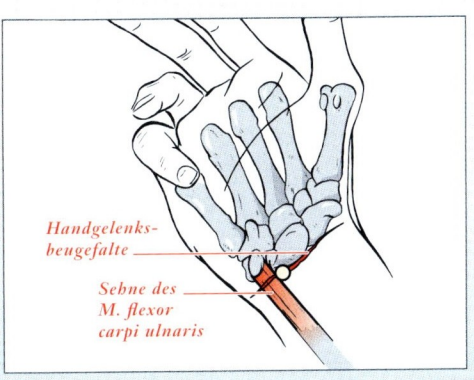

Handgelenks-beugefalte

Sehne des M. flexor carpi ulnaris

- ▪ **Quellpunkt**
  Sedierungspunkt

- ▪ **Anatomische Leitstruktur:** Beugefalte des Handgelenks, Sehne des M. flexor carpi ulnaris.

- ▪ **Lokalisation:** Beugefalte des Handgelenks, radial der Sehne des M. flexor carpi ulnaris.

- ▪ **Hauptindikationsbereiche:**
  - funktionelle Herzbeschwerden
  - psychosomatische Erkrankungen
  - Angstzustände, z. B. Prüfungsangst
  - Affektionen im Handgelenksbereich.

- ▪ **Funktion in der TCM:**
  - kühlt Herz-Feuer.

Dü He

Weitere Punkte des Herzmeridians

Herz 1 »Ji Quan« (»Pol-Quelle«)

Lokalisation: in der Mitte der Achselhöhle, zwischen der vorderen und hinteren Achselfalte medial der A. axillaris.

Stichtiefe: senkrecht 0,5 bis 1 Cun.

Indikationen: Thorakodynie mit Schmerzen und funktionellen Störungen der Herzgegend.

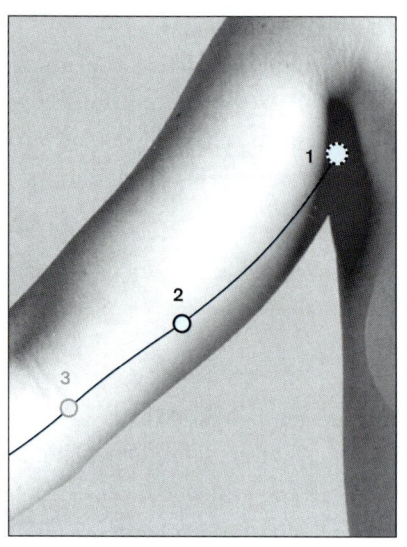

Herz 2 »Qing Ling« (»Junge Geisteskraft«)

Lokalisation: 3 Cun proximal der Ellenbeuge-falte, medialer Rand des M. biceps brachii Zur Orientierung: Die Entfernung vordere Achselfalte – Ellenbeugefalte mißt 9 Cun.

Stichtiefe: 0,5 bis 1 Cun senkrecht.

Indikationen: Oberarmschmerzen.

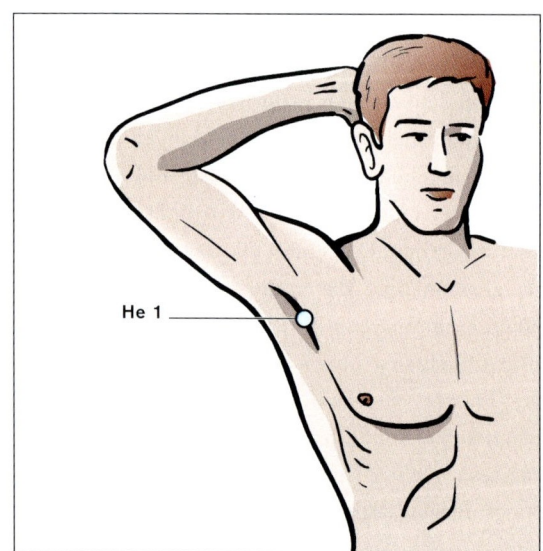

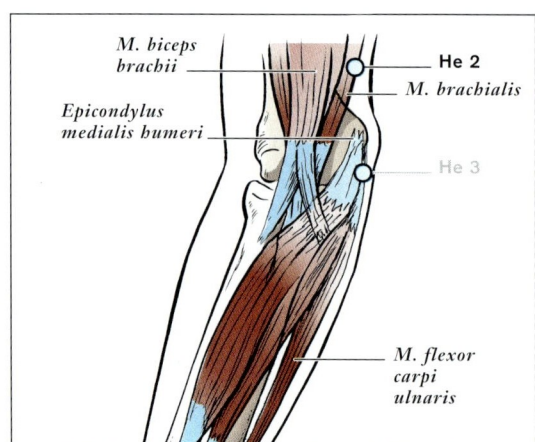

Herz 4 »Ling Dao« (»Ling Dao«)

Lokalisation: 1,5 Cun proximal von He 7, radial der Sehne des M. flexor carpi ulnaris.

Stichtiefe: 0,5 bis 1 Cun senkrecht.

Indikationen: Oberarmschmerzen, psychovegetative Unruhezustände.

Herz 6 »Yin Xi« (»Spalten [-Punkt] der Yin[-Leitbahn]«)

Lokalisation: 0,5 Cun proximal He 7, radial der Sehne des M. flexor carpi ulnaris.

Stichtiefe: 0,5 bis 1 Cun senkrecht.

Indikationen: funktionelle Herzbeschwerden.

Herz 8 »Shao Fu« (»Residenz der Shao [-Yin-Leitbahn]«)

Lokalisation: auf der Handinnenfläche zwischen dem 4. und 5. Metakarpalknochen, bei Faustschluss unter der Fingerkuppe des Kleinfingers.

Stichtiefe: senkrecht 0,5 Cun.

Indikationen: funktionelle Herzbeschwerden (Palpitationen, Schmerzen), Morbus Raynaud, Affektionen im Handbereich.

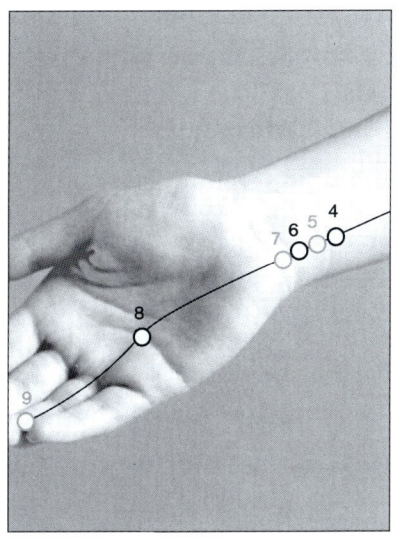

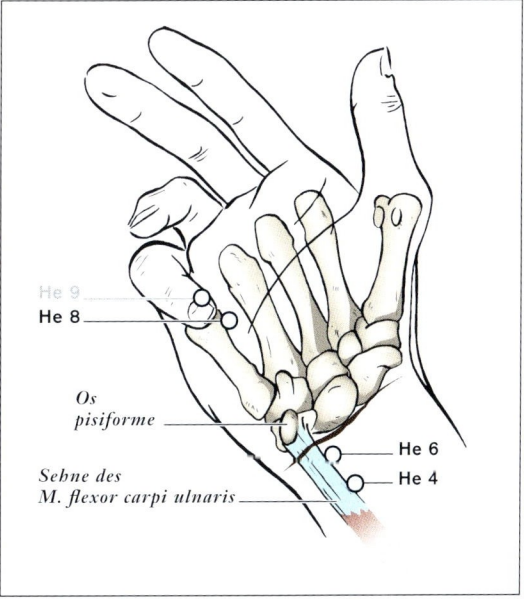

Dü He

Herz 9 »Shao Chong« (»Knotenpunkt der Shao [-Yin-Leit-bahn]«)
Tonisierungspunkt

Lokalisation: radialer Nagelwinkel des 5. Fingers.

Stichtiefe: senkrecht 1 bis 2 mm, evtl. bluten lassen.

Indikationen: funktionelle Herzbeschwerden, Notfallpunkt bei Kollaps.

Funktionen in der TCM:
- beseitigt Hitze
- beseitigt Wind
- erleichtert Völle.

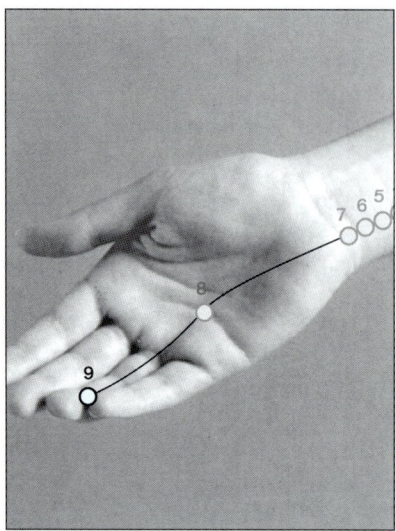

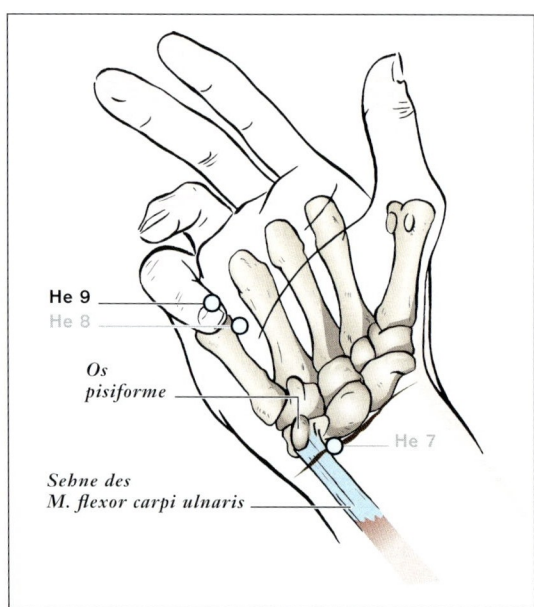

Die wichtigsten Punkte des Herzmeridians

	He 3	He 5	He 7
Steuerungspunkt		Luo-Punkt	Yuan-Punkt Sedierungspunkt
Krankheitsbilder	eher akut als chronisch	eher chronisch als akut	besonders chronisch, auch akut
Hauptsymptome	Palpitationen, Agitiertheit, depressive Verstimmung (stärkere Wirkung als He 5)	Palpitationen, plötzliche Aphonie, depressive Verstimmung	Palpitationen, Schlafstörungen, Angstzustände (z. B. Prüfungsangst)
Hauptfunktion in der TCM	beruhigt Geist, beseitigt Hitze	beruhigt Geist, stärkt Herz-Qi, öffnet sich in der Zunge	beruhigt Geist, nährt Herz-Blut, befreit die Herzöffnungen: Auge, Ohren, Mund

gemeinsame Wirkung: funktionelle Störungen von Herz-Kreislauf

Dü He

Der Dünndarmmeridian (Hand Tai Yang)

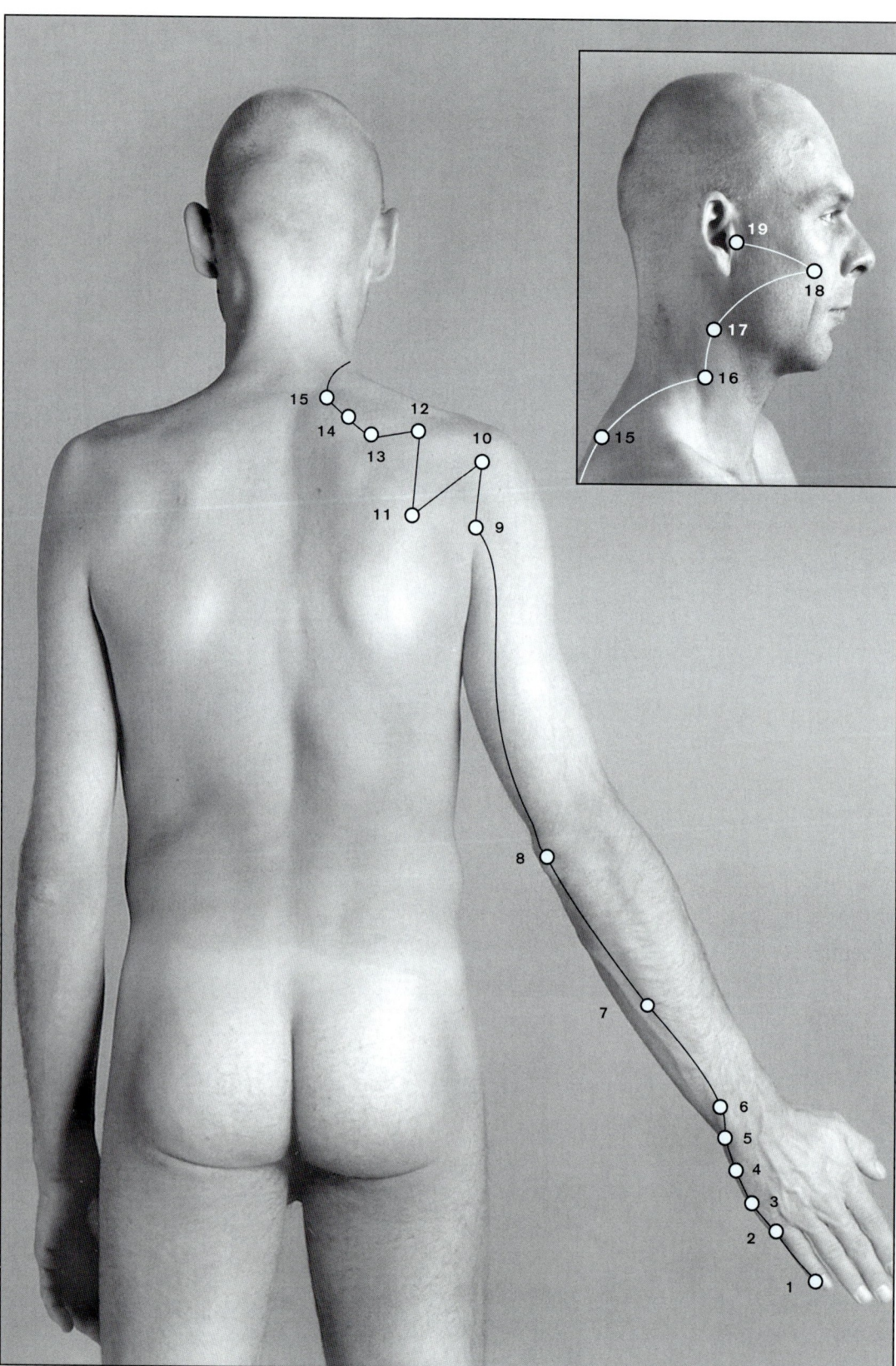

Wichtige Punkte des Dünndarmmeridians

Dü 3: Tonisierungspunkt. Einschaltpunkt für das Lenkergefäß.

Dü 6: Xi-Punkt.

Dü 8: Sedierungspunkt.

Dü 11: lokaler Punkt.

Dü 12: lokaler Punkt.

Dü 14: lokaler Punkt.

Dü 18: lokaler Punkt.

Dü 19: lokaler Punkt.

Kopplungsverhältnisse des Dünndarmmeridians

Oben-unten-Kopplung: Dü– Bl

Yang-Yin-Kopplung: Dü – H

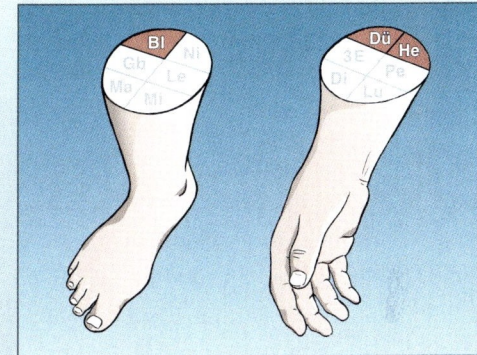

Zugeordnete Punkte des Dünndarmmeridians

KG 4: Alarmpunkt (Mu-Punkt) des Dünndarms.

Bl 27: Zustimmungspunkt (Rücken-Shu-Punkt) des Dünndarms.

Ma 39: unterer einflussreicher Punkt (UEP) des Dünndarms = unterer He-Punkt des Dünndarms.

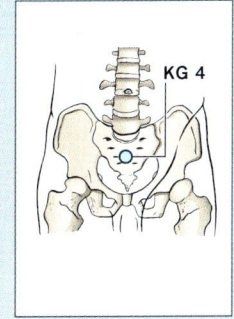

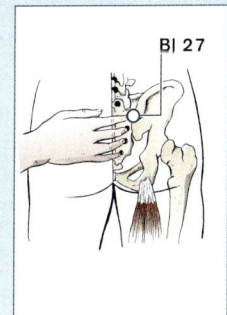

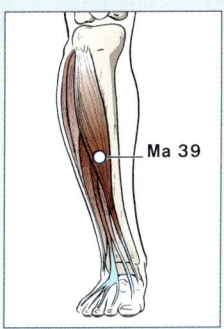

Dü He

Dünndarm 3 »Hou Xi«
(»Hinterer Schluchtenbach«)
Einschaltpunkt für das
Lenkergefäß (Du Mai)
Tonisierungspunkt

Lokalisation: ulnare Handkante, bei leichtem Faustschluss proximal dorsal einer Hautfalte am ulnaren Ende der distalsten Handflächenbeugefalte. Der Punkt befindet sich am Übergang Corpus – Caput des Os metacarpale V (*Gleditsch, König/Wancura*).

> **BEACHTE** *Bei leichtem Faustschluss wird die distalste Handflächenbeugefalte nach ulnar verfolgt. Sie beginnt meist zwischen Zeige- und Mittelfinger. Am Ende der Beugefalte befindet sich ein kleiner Hautwulst. An der Grenze dieses Wulstes zur Umgebung befindet sich der Punkt Dü 3 etwas proximal-dorsal. Nadelführung in Richtung Mitte der Handinnenfläche.*

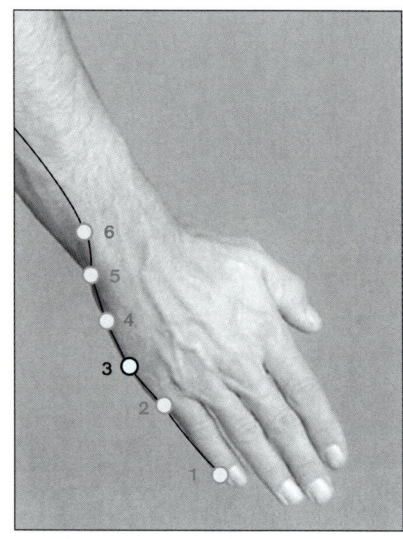

In der chinesischen Literatur wird der Punkt am distalsten Ende der beschriebenen Beugefalte lokalisiert, am Übergang »vom rotem zum weißen Fleisch«. Stichrichtung ist senkrecht. Da bei der obigen Lokalisationsangabe die Stichrichtung leicht nach distal erfolgt, treffen sich die Lokalisationen der Punkte in der Tiefe, wo das De-Qi-Gefühl entsteht. Unserer Erfahrung nach hat sich die Lokalisationsangabe nach *Gleditsch*, die auch bei *König/Wancura* genannt wird, als diagnostisch und therapeutisch effektiver erwiesen.

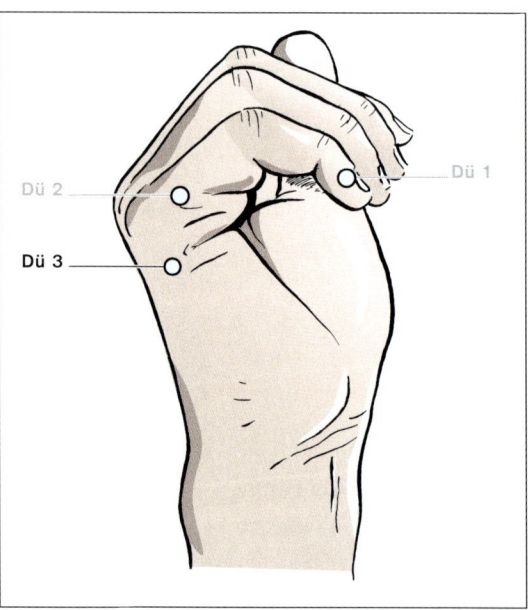

Stichtiefe: 0,5 bis 1 Cun Richtung Mitte der Handinnenfläche.

Hauptindikationsbereiche:

* schmerzhafte Funktionsstörungen der Nackenregion
* schmerzhafte Funktionsstörungen der Schulterregion
* Kopfschmerzen dorsal
* schmerzhafte Funktionsstörungen der Lumbalregion und der gesamten Wirbelsäule
* Schmerzen von Hand und Handgelenk.

Weitere Indikationen: Tinnitus, Paresen der oberen Extremität, Schwindel, Kopfschmerz dorsal. *J. Bischko:* Hauptindikation des Punktes ist die Spasmolyse.

Funktion in der TCM:

- öffnet das Lenkergefäß (Du Mai)
- vertreibt äußere pathogene Faktoren
- insbesondere Wind und Hitze
- eliminiert inneren Wind aus dem Lenkergefäß
- macht Meridian und Nebengefäße durchgängig
- entspannt Muskeln und Sehnen
- klärt und beruhigt den Shen.

Erläuterungen zur TCM:

...öffnet das Lenkergefäß (Du Mai): Dü 3 ist der Eröffnungspunkt des Lenkergefäßes. Dieser Meridian gilt auch als das »Meer der Yang-Meridiane«, da er alle Yang-Leitbahnen im Körper beeinflusst und zur Unterstützung des gesamten Yang im Körper herangezogen werden kann. Er stärkt die Wirbelsäule und das Yang der Nieren. Sein Einflussgebiet ist der Rücken, die Hals-, Brust- und Lendenwirbelsäule sowie der okzipitale Kopfbereich.

Dü 3 vertreibt äußeren Wind den er als pathogenen Faktor effektiv aus der Tai-Yang-Schicht (äußere Abwehrschicht) eliminiert.

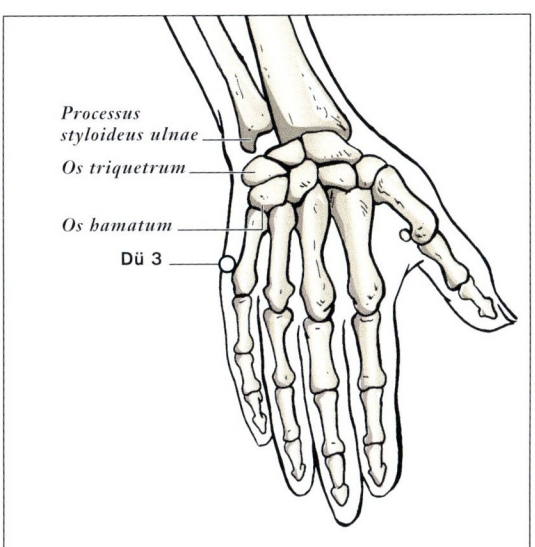

Processus styloideus ulnae
Os triquetrum
Os hamatum
Dü 3

Repetitorium Dünndarm 3

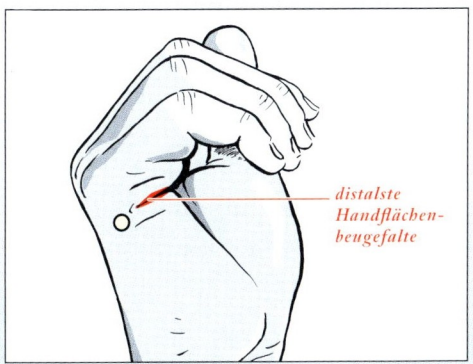

distalste Handflächenbeugefalte

- **Einschaltpunkt für das Lenkergefäß.**

- **Anatomische Leitstruktur:** distalste Handflächenbeugefalte.

- **Lokalisation:** ulnare Handkante, bei leichtem Faustschluss proximal dorsal einer Hautfalte am ulnaren Ende der distalsten Handflächenbeugefalte.

- **Hauptindikationsbereiche:**
  - schmerzhafte Funktionsstörungen der Nackenregion
  - schmerzhafte Funktionsstörungen der Schulterregion
  - Kopfschmerzen dorsal
  - schmerzhafte Funktionsstörungen der Lumbalregion und der gesamten Wirbelsäule
  - Schmerzen von Hand und Handgelenk.

Dü He

Dünndarm 6 »Yang Lao«
(»Pflege im Alter«)
Xi-Punkt

Lokalisation: in einer Mulde, die bei leichter Supination der Hand (Hand befindet sich in Mittelstellung) proximal und radial des Processus styloideus ulnae entsteht.

Lage: etwa 0,5 bis 0,7 Cun proximal und radial vom ulnarsten, distalsten Punkt des Processus styloideus ulnae.

Stichtiefe: in Richtung Pe 6 schräg volar-proximal 0,5 bis 1 Cun.

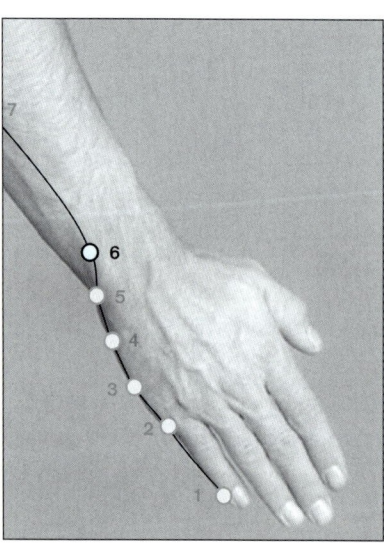

BEACHTE *Bei Schmerzen der Schulter-Nackenregion wählt man oft zwischen Dü 3 und Dü 6. Dü 3 ist von der Lokalisation leichter zu finden, Dü 6 ist bei der Nadelung weniger schmerzhaft.*

Hauptindikationsbereich:
- schmerzhafte Funktionsstörungen der Schulter-Nackenregion.

Funktion in der TCM:
- unterstützt die Sehnen
- beseitigt Leitbahnobstruktion.

Repetitorium Dünndarm 6

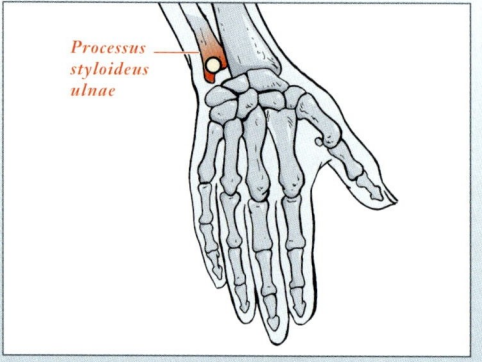

Processus styloideus ulnae

■ **Xi-Punkt.**

■ **Anatomische Leitstruktur:** Processus styloideus ulnae.

■ **Lokalisation:** bei leichter Supination etwa 0,5 bis 0,7 Cun proximal und radial des Prozessus styloideus ulnae.

■ **Hauptindikationsbereich:**
- schmerzhafte Funktionsstörungen der Schulter-Nackenregion.

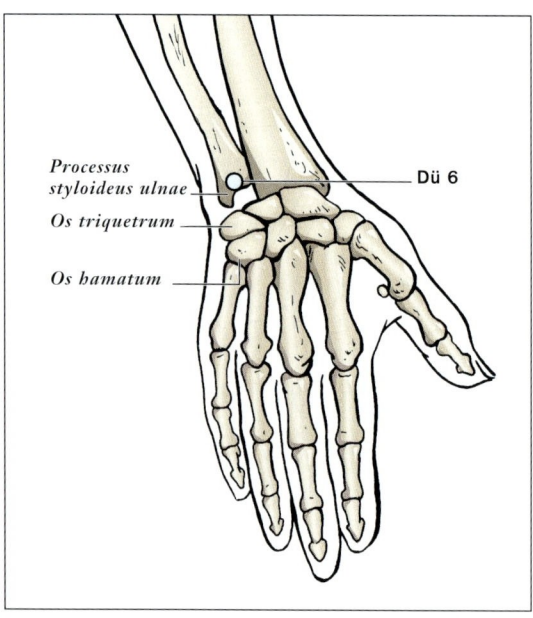

Processus styloideus ulnae

Os triquetrum

Os hamatum

Dü 6

Dünndarm 8 »Xiao Hai«
(»Meer der Dünn-[darm-] Leitbahn«)
Sedierungspunkt

Lokalisation: im Sulcus ulnae, zwischen Olecranon und Epicondylus medialis humeri bei gebeugtem Arm.

Stichtiefe: senkrecht 4 bis 8 mm.

Hinweis: Unmittelbar in Nähe von Dü 8 verläuft der N. ulnaris, der bei Nadelung versehentlich punktiert werden könnte – Nadel dann sofort zurückziehen, nicht vollständig entfernen.

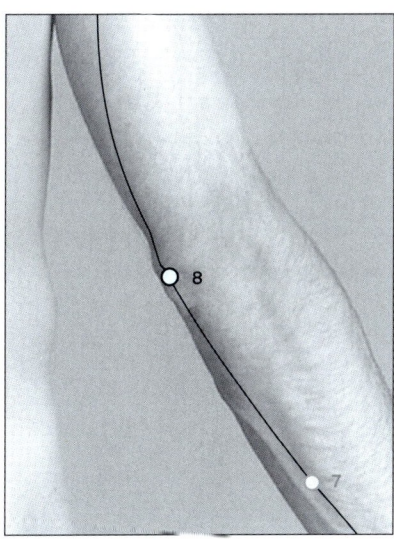

Repetitorium Dünndarm 8

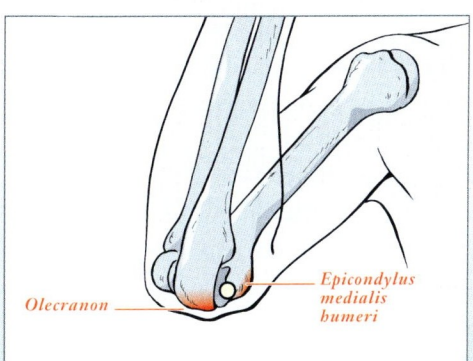

Olecranon

Epicondylus medialis humeri

■ **Sedierungspunkt.**

■ **Anatomische Leitstruktur:** Olecranon, Epicondylus medialis humeri.

■ **Lokalisation:** im Sulcus ulnae, zwischen Olecranon und Epicondylus medialis humeri.

■ **Hauptindikationsbereiche:**
- schmerzhafte Funktionsstörungen des Ellenbogens ulnar
- schmerzhafte Funktionsstörungen der Schulter-Nackenregion.

Hauptindikationsbereiche:
- schmerzhafte Funktionsstörungen des Ellenbogens ulnar
- schmerzhafte Funktionsstörungen der Schulter-Nackenregion.

Funktion in der TCM:
- beseitigt Obstruktionen der Leitbahn
- vertreibt Nässe und Hitze.

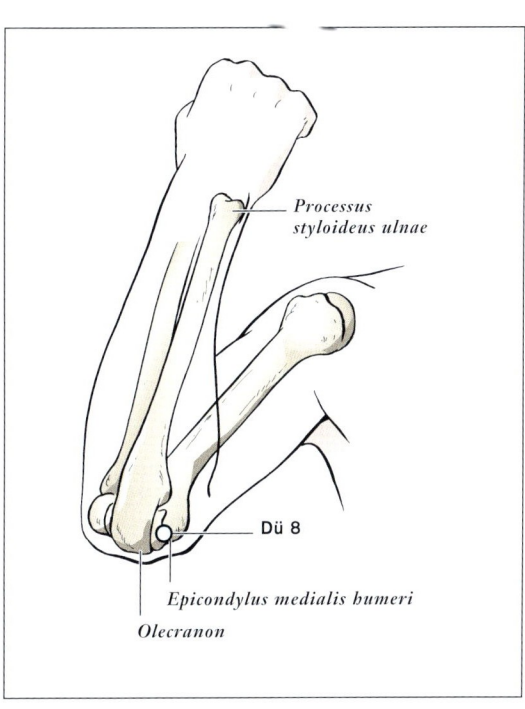

Processus styloideus ulnae

Dü 8

Epicondylus medialis humeri

Olecranon

Dü He

Dünndarm 11 »Tian Zong«
(»Zong [-Qi] des Himmels«)

Lokalisation: in der Mitte des M. infraspinatus auf einer Verbindungslinie zwischen der Mitte der gut palpablen Spina scapulae und dem Angulus inferior scapulae.
Auf dieser Linie liegt Dü 11 am Übergang des kranialen Drittels zu den übrigen beiden Dritteln. Er liegt direkt unter Dü 12 in Höhe der Dornfortsatzunterkante von Th 4 und bildet mit Dü 9 und Dü 10 ein Dreieck.
Häufiger Triggerpunkt im M. infraspinatus.

Stichtiefe: senkrecht 0,5 bis 1 Cun.

Hauptindikationsbereiche:
- schmerzhafte Funktionsstörungen der Schulter-Nackenregion.

Weitere Indikationen: schmerzhafte Funktionsstörungen der Oberarmaußenseite, Laktationsstörungen (*H. Schmidt:* Spezialpunkt bei mangelnder Milchsekretion).

> **BEACHTE** *Die Punkte Dü 9 bis Dü 15 besitzen von der Lage her enge Korrelation zu Triggerpunkten bestimmter Schultermuskeln.*
> - *Dü 9:*   *M. teres major*
> - *Dü 10:* *M. infraspinatus*
>   *M. deltoideus*
> - *Dü 11:* *M. infraspinatus*
> - *Dü 12:* *M. supraspinatus*
> - *Dü 13:* *M. supraspinatus*
> - *Dü 14:* *M. levator scapulae*
> - *Dü 15:* *M. levator scapulae.*

Funktion in der TCM:
- beseitigt Obstruktionen der Leitbahn
- vertreibt äußere pathogene Faktoren aus den Tai-Yang-Meridianen (Dü – Bl).

Punktkombination:
- **Dü 11 + Dü 1 + Ma 18:** Laktationsstörungen und Mastitis.

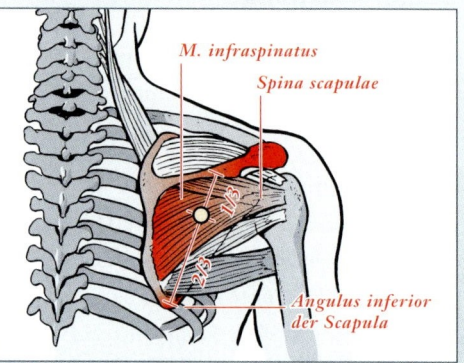

Repetitorium Dünndarm 11

M. infraspinatus
Spina scapulae
Angulus inferior der Scapula

- ■ **Triggerpunkt im M. infraspinatus.**

- ■ **Anatomische Leitstruktur:** M. infraspinatus, Spina scapulae, Angulus inferior der Scapula.

- ■ **Lokalisation:** in der Mitte des M. infraspinatus auf einer Verbindungslinie zwischen der Mitte der gut palpablen Spina scapulae und dem Angulus inferior scapulae.

- ■ **Hauptindikationsbereich:**
  - schmerzhafte Funktionsstörungen der Schulter-Nackenregion.

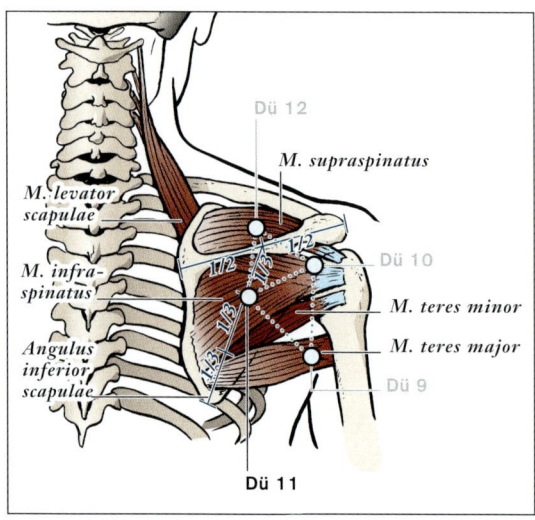

Dü 12
M. supraspinatus
M. levator scapulae
M. infraspinatus
Angulus inferior scapulae
Dü 10
M. teres minor
M. teres major
Dü 9
Dü 11

Dünndarm 12 »Bing Feng« (»Den Wind im Griff«)

Lokalisation: senkrecht über Dü 11, etwa 1 Cun oberhalb der Mitte der kranialen Begrenzung der Spina scapulae.
Der Punkt bildet mit Dü 10 und Dü 11 ein Dreieck. Häufiger Triggerpunkt im M. supraspinatus.

Stichtiefe: senkrecht 0,5 bis 1 Cun (Vorsicht: Pneumothoraxgefahr).

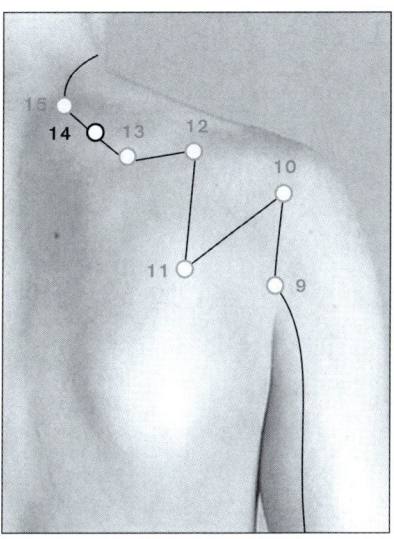

Repetitorium Dündarm 12

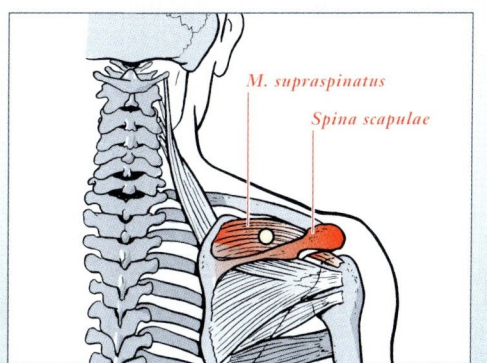

- ▮ **Triggerpunkt im M. supraspinatus.**

- ▮ **Anatomische Leitstruktur:** M. supraspinatus, Spina scapulae.

- ▮ **Lokalisation:** senkrecht über Dü 11, etwa 1 Cun oberhalb der Mitte der kranialen Begrenzung der Spina scapulae.

- ▮ **Hauptindikationsbereich:**
  - schmerzhafte Funktionsstörungen der Schulter-Nackenregion.

Hauptindikationsbereich:

- schmerzhafte Funktionsstörungen der Schulter-Nackenregion.

> **BEACHTE** *Die Punkte Dü 9 bis Dü 15 besitzen von der Lage her enge Korrelation zu Triggerpunkten bestimmter Schultermuskeln.*
> - *Dü 9:*   *M. teres major*
> - *Dü 10:*   *M. infraspinatus*
>   *M. deltoideus*
> - *Dü 11:*   *M. infraspinatus*
> - *Dü 12:*   *M. supraspinatus*
> - *Dü 13:*   *M. supraspinatus*
> - *Dü 14:*   *M. levator scapulae*
> - *Dü 15:*   *M. levator scapulae.*

Funktion in der TCM:

- beseitigt Obstruktionen der Leitbahn und Nebengefäße.

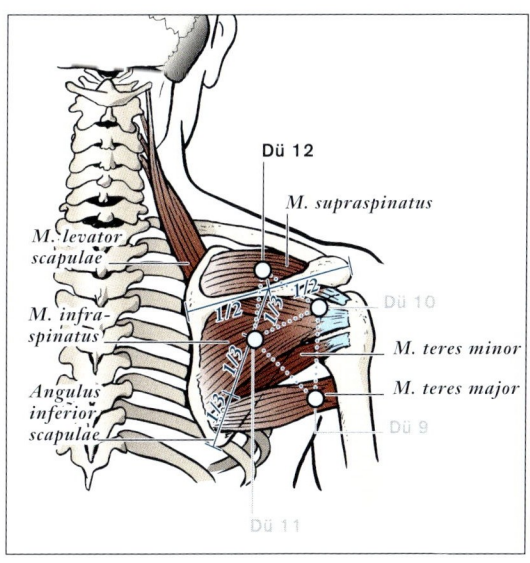

Dü He

Dünndarm 14 »Jian Wai Shu« (»Äußerer Transportpunkt der Schulter«)

Lokalisation: 3 Cun lateral des Dornfortsatzes des 1. Brustwirbels.
Häufiger Triggerpunkt im M. levator scapulae.

> **BEACHTE** *3 Cun beträgt beim Patienten mit herabhängenden Armen der Abstand der dorsalen Mittellinie durch die Processi spinosi – Ansatz der Spina scapulae am Margo medialis scapulae.*

Stichtiefe: senkrecht 0,5 bis 1 Cun.

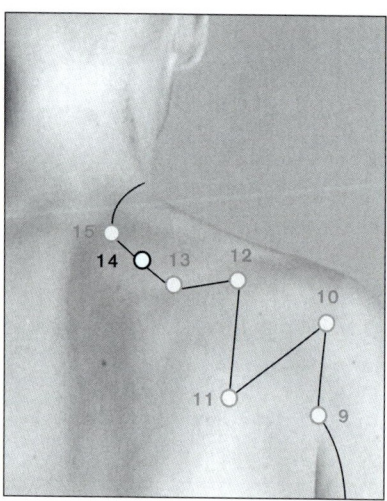

Hauptindikationsbereiche
• schmerzhafte Funktionsstörungen der Schulter-Nackenregion.

> **BEACHTE** *Die Punkte Dü 9 bis Dü 15 besitzen von der Lage her enge Korrelation zu Triggerpunkten bestimmter Schultermuskeln.*
> • *Dü 9:* *M. teres major*
> • *Dü 10:* *M. infraspinatus*
> *M. deltoideus*
> • *Dü 11:* *M. infraspinatus*
> • *Dü 12:* *M. supraspinatus*
> • *Dü 13:* *M. supraspinatus*
> • *Dü 14:* *M. levator scapulae*
> • *Dü 15:* *M. levator scapulae.*

Funktion in der TCM:
• beseitigt Obstruktionen der Leitbahn
• vertreibt Wind und Kälte.

Repetitorium Dünndarm 14

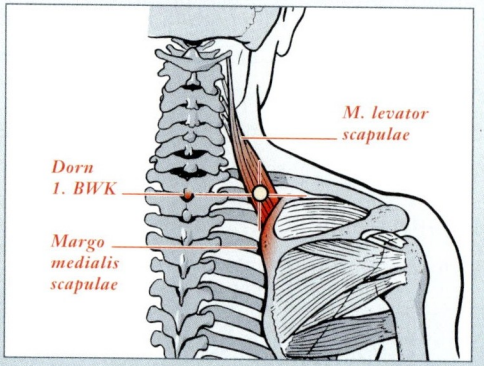

■ **Triggerpunkt im M. levator scapulae.**

■ **Anatomische Leitstruktur:** M. levator scapulae, Dorn des 1. Brustwirbelkörpers, Margo medialis scapulae.

■ **Lokalisation:** 3 Cun lateral des Dornfortsatzes des 1. Brustwirbels.

■ **Hauptindikationsbereich:**
• schmerzhafte Funktionsstörungen der Schulter-Nackenregion.

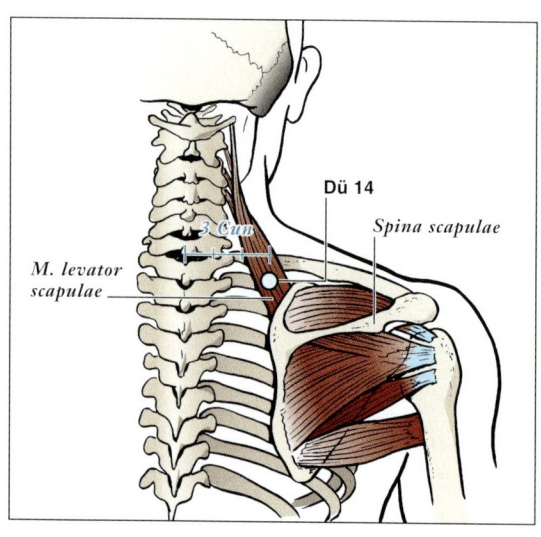

Dünndarm 18 »Quan Liao« (Knochenloch der Wange«)

Lokalisation: am unteren Rand des Arcus zygomaticus senkrecht unterhalb des äußeren Augenwinkels, am Vorderrand des M. masseter.

BEACHTE *Der Vorderrand des M. masseter ist bei Kaubewegungen deutlich palpabel.*

Stichtiefe: senkrecht 0,3 bis 0,5 Cun.

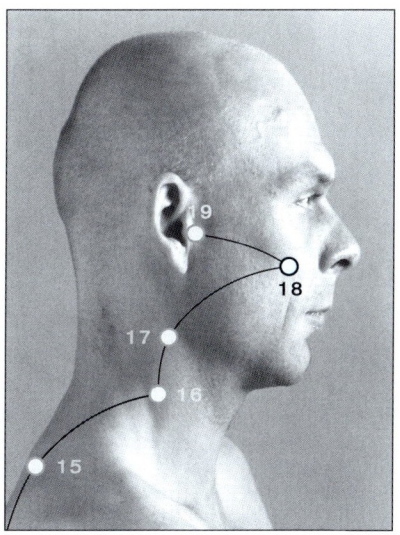

Hauptindikationsbereiche:
- myofasziales Schmerzsyndrom des Gesichtes
- Fazialisparese
- Trigeminusneuralgie.

Weitere Indikationen: Zahnschmerzen, Tic, Sinusitis maxillaris, gnathologische Probleme.

Funktion in der TCM:
- wichtiger Punkt bei Wind-Kälte und Wind-Hitze-Störungen im Gesichtsbereich
- lindert Schmerzen.

Repetitorium Dünndarm 18

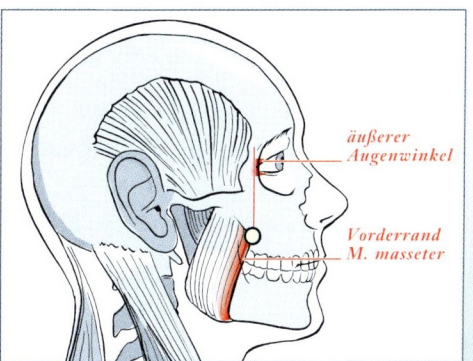

äußerer Augenwinkel

Vorderrand M. masseter

- **Anatomische Leitstruktur:** äußerer Augenwinkel, Vorderrand des M. masseter.

- **Lokalisation:** am unteren Rand des Arcus zygomaticus senkrecht unterhalb des äußeren Augenwinkels, am Vorderrand des M. masseter.

- **Hauptindikationsbereiche:**
  - myofasziales Schmerzsyndrom des Gesichtes
  - Fazialisparese
  - Trigeminusneuralgie.

Dü He

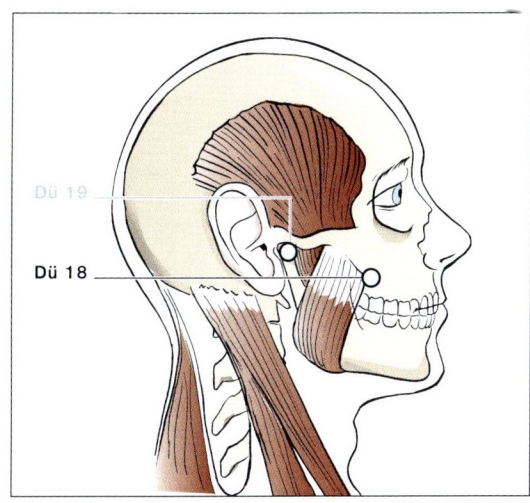

Dü 19

Dü 18

Dünndarm 19 »Ting Gong« (»Palast des Hörens«)

Lokalisation: in der Mulde vor dem Tragus, dorsal des Processus condylaris mandibulae.

> **BEACHTE** *Lokalisation erfolgt bei leicht geöffnetem Mund, so bewegt sich der Processus condylaris mandibulae des Kiefergelenkes nasalwärts, und es besteht keine Gefahr der Nadelung in das Kiefergelenk. Nach Nadelung wird der Mund wieder geschlossen.*
> *Hinweis: In unmittelbarer Nähe von Dü 19 verläuft die A. temporalis superficialis. Durch Pulspalpation vor der Nadelung lässt sich dieses Gefäß umgehen.*

Stichtiefe: senkrecht 0,3 bis 0,5 Cun.

Hauptindikationsbereiche:
- Erkrankungen des Ohres
- Kiefergelenksdysfunktionen
- Trigeminusneuralgie.

Weitere Indikationen: Fazialisparese, Tinnitus, myofaziales Schmerzsyndrom.

Funktion in der TCM:
- öffnet und unterstützt das Ohr.

Repetitorium Dünndarm 19

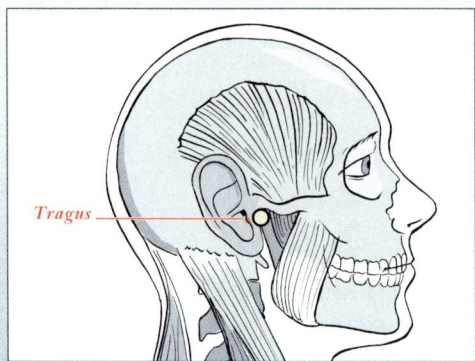

Tragus

- ■ **Anatomische Leitstruktur:** Tragus.

- ■ **Lokalisation:** in der Mulde vor dem Tragus, dorsal der Mandibula.

- ■ **Hauptindikationsbereiche:**
  - Erkrankungen des Ohres
  - Kiefergelenksdysfunktionen
  - Trigeminusneuralgie.

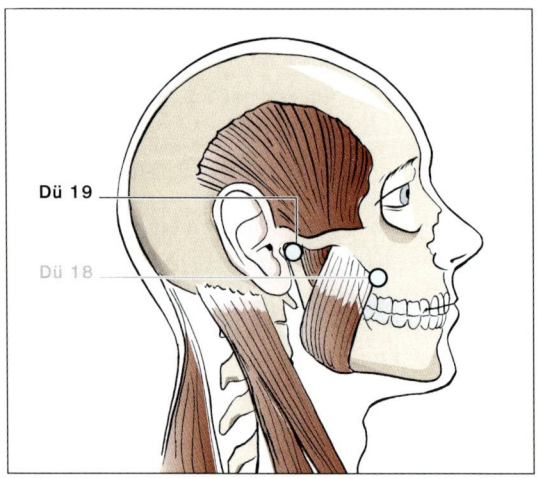

Dü 19
Dü 18

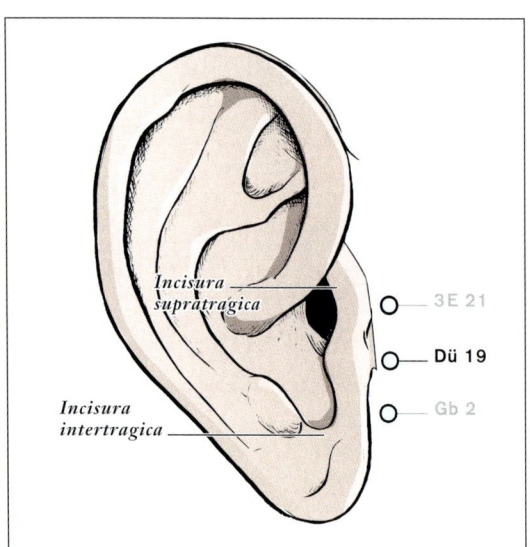

Incisura supratragica
Incisura intertragica

3E 21
Dü 19
Gb 2

Weitere Punkte des Dünndarmmeridians

Dünndarm 1 »Shao Ze« (»[Von der] Shao [-Yin-Leitbahn zur] Feuchte«)

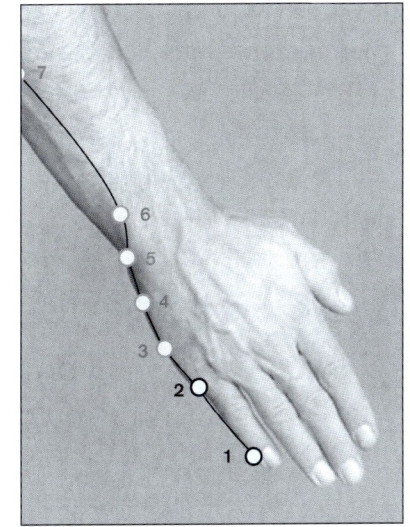

Lokalisation: ulnarer Nagelwinkel des 5. Fingers (Lokalisation siehe auch Lu 11)

Stichtiefe: senkrecht 1 bis 2 mm, evtl. bluten lassen.

Indikationen: Laktationsschwäche, Mastitis. *Bischko:* Unterstützungspunkt bei Schleimhautgeschehen.

Dünndarm 2 »Qian Gu« (»Vorderes Tal«)

Lokalisation: distal des Metacarpophalangealgelenkes V in einer Vertiefung, die bei leicht geballter Faust zwischen Corpus – Basis der proximalen Phalanx des Kleinfingers entsteht.

> **BEACHTE** *Auffinden des Metacarpophalangealgelenkes V: Durch leichten Zug der proximalen Phalanx des 5. Fingers wird der Gelenkspalt sichtbar.*

Stichtiefe: senkrecht 3 bis 6 mm.

Indikationen: Schmerzen im Bereich des Kleinfingers.

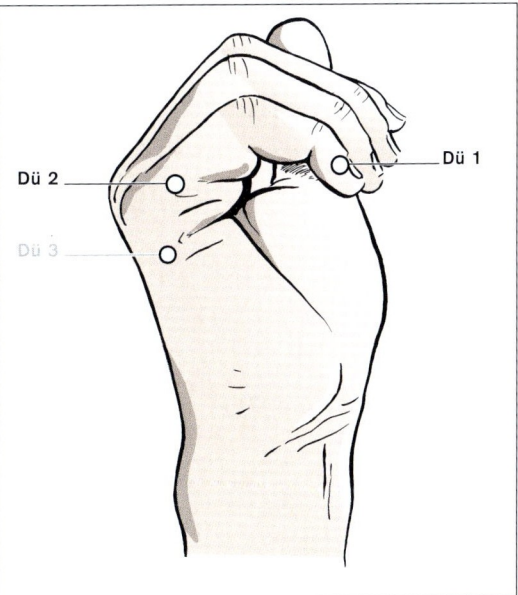

Dü He

Dünndarm 4 »Wan Gu«
(»Handgelenksknochen«)
Quellpunkt (Yuan-Punkt)

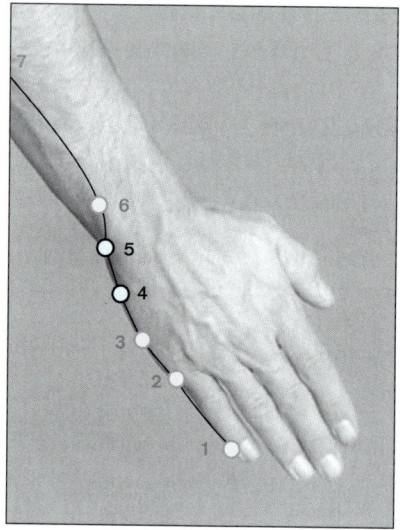

Lokalisation: An der ulnaren Handkante zwischen der Basis des Os metacarpale V und des Os hamatum in einer Mulde. Der Punkt wird in der chinesischen Literatur zwischem »rotem und weißem Fleisch« angegeben.

> **BEACHTE** *Lokalisation des Os hamatum:*
> *Proximal des Os hamatum tritt das Os triquetrum deutlich tastbar hervor. Von dem distalen Ende des Os triquetrum befindet sich weitere 4 bis 5 mm distal der Gelenkspalt zwischen Os metacarpale V und Os hamatum.*

Stichtiefe: senkrecht 3 bis 6 mm.

Indikationen: Schmerzen im Bereich des Handgelenks, Funktionsstörungen der Gallensekretion mit Ikterus.
H. Schmidt: Tränenfluss (besonders bei kaltem Wind).
J. Bischko: bei Kopfschmerzen in Zusammenhang mit der Menses.

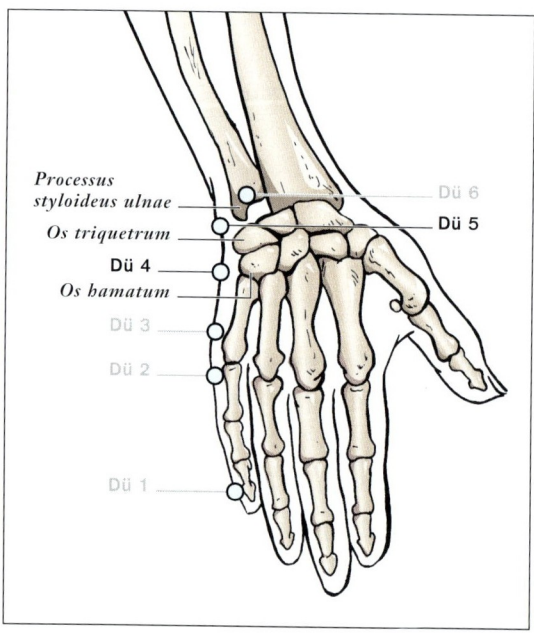

Dünndarm 5 »Yang Gu«
(»Yang-Tal«)

Lokalisation: ulnare Begrenzung des Handgelenks, in einer Vertiefung distal des Processus styloideus ulnae im Bereich des Gelenkspaltes zwischen Ulna und Os triquetrum zwischem »rotem und weißem Fleisch«.

Stichtiefe: senkrecht 3 bis 6 mm.

Indikationen: Handgelenksaffektionen, Kopfschmerzen bei Erkältungskrankheiten.
H. Schmidt: Mund- und Zahnfleischentzündungen.

Dünndarm 7 »Zhi Zheng«
(»Zweig der Hauptleitbahn«)
Passagepunkt (Luo-Punkt)

Lokalisation: 1 Cun distal der Mitte der Verbindungslinie der Punkte Dü 5 und Dü 8.

Stichtiefe: senkrecht 0,5 Cun.

Indikationen: schmerzhafte Funktionsstörungen des Unterarms.

Dünndarm 9 »Jian Zhen«
(»Mitte der Schulter«)

Lokalisation: 1 Cun oberhalb des Endes der Achselfalte bei herabhängendem Arm.

Stichtiefe: senkrecht 1 bis 2 Cun.

Indikationen: Schulter-Arm-Syndrom.

> **BEACHTE** *Die Punkte Dü 9 bis Dü 15 besitzen von der Lage her enge Korrelation zu Trigger-punkten bestimmter Schultermuskeln.*
>
> - *Dü 9:*   *M. teres major*
> - *Dü 10:*   *M. infraspinatus*
>   *M. deltoideus*
> - *Dü 11:*   *M. infraspinatus*
> - *Dü 12:*   *M. supraspinatus*
> - *Dü 13:*   *M. supraspinatus*
> - *Dü 14:*   *M. levator scapulae*
> - *Dü 15:*   *M. levator scapulae.*

Dünndarm 10 »Nao Yu«
(»Transportpunkt der Schulter-Muskulatur«)

Lokalisation: gerade über dem Punkt Dü 9 unterhalb der gut tastbaren Spina scapulae.

Stichtiefe: senkrecht 1 bis 2 Cun.

Indikationen: Schulter-Arm-Syndrom.
H. Schmidt: Spezialpunkt im Rahmen der Hyper-tonusbehandlung.

Funktion in der TCM: beseitigt Obstruktionen der Leitbahn und Nebengefäße.

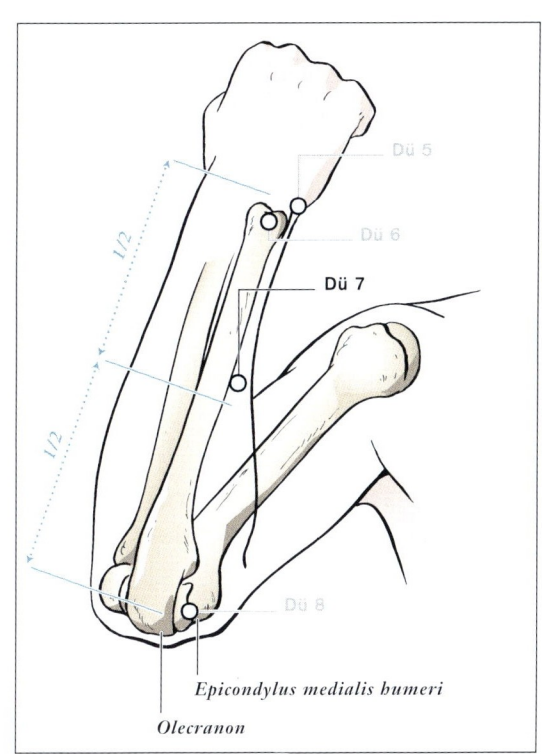

Epicondylus medialis humeri

Olecranon

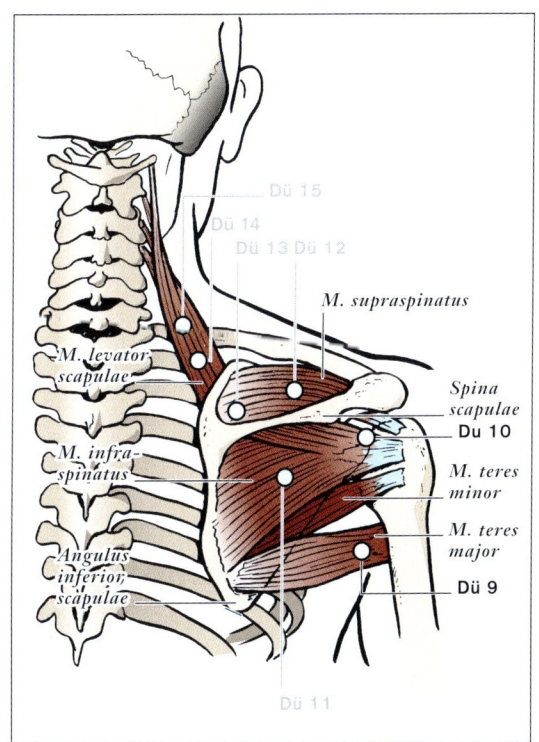

Dü He

Dünndarm 13 »Qu Yuan« (»Gekrümmtes Mäuerchen«)

Lokalisation: Mitte der Verbindungslinie der Punkte Dü 10 und des Processus spinosus (unterer Pol) des 2. Brustwirbels, genau oberhalb der Spina scapulae.

Stichtiefe: senkrecht 0,5 bis 1 Cun.

Indikationen: schmerzhafte Funktionsstörungen der Schulter-Nackenregion sowie des Oberarms.

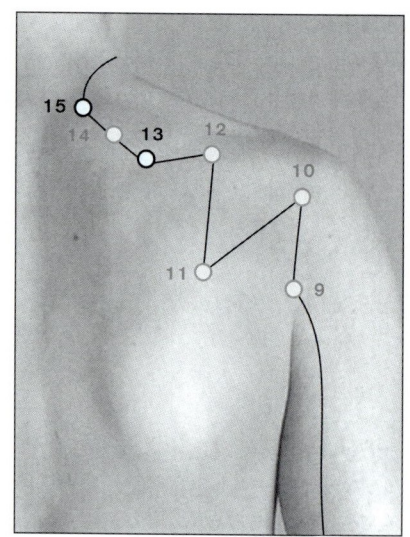

Dünndarm 15 »Jian Zhong Yu« (»Mittlerer Transportpunkt der Schulter«)

Lokalisation: 2 Cun lateral der Unterkante des Dornfortsatzes des 7. Halswirbels.

Stichtiefe: senkrecht 0,3 bis 0,5 Cun.

Indikationen: schmerzhafte Funktionsstörungen der Schulter-Nackenregion sowie des Oberarms.

Dünndarm 16 »Tian Chuang« (»Himmelsfenster«)

Lokalisation: am hinteren Rand des M. sternocleidomastoideus in Höhe der Prominentia laryngea.

Stichtiefe: senkrecht ca. 0,5 Cun.

Indikationen: schmerzhafte Funktionsstörungen der Schulter-Nackenregion sowie des Oberarms.

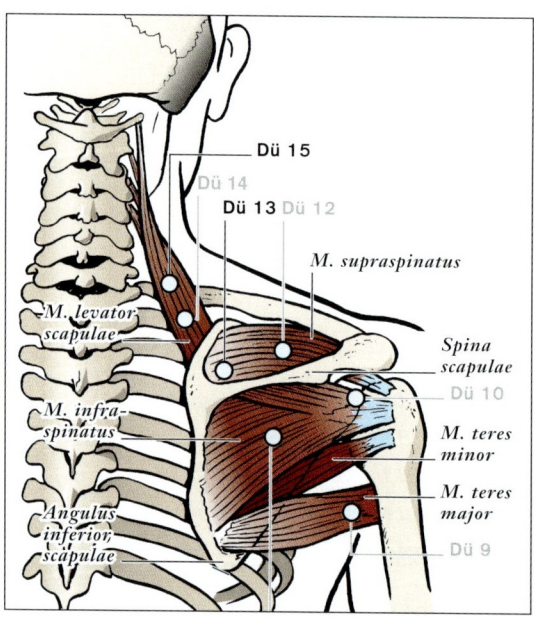

Dünndarm 17 »Tian Rong« (»Himmelsantlitz«)

Lokalisation: unterhalb des Ohrläppchens vor dem M. sternocleidomastoideus auf Höhe des Unterrandes der Mandibula.

Stichtiefe: senkrecht 0,5 bis 1 Cun.

Indikationen: Laryngopharyngitis, Tinnitus.

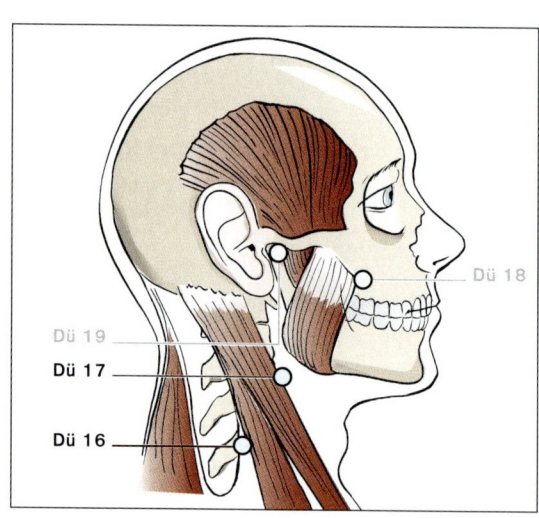

Die wichtigsten Punkte des Dünndarmmeridians

	Dü 3	Dü 6	Dü 11	Dü 18
Steuerungspunkt	Einschaltpunkt des Du Mai, Tonisierungspunkt	Xi-Punkt		
Krankheitsbilder	akut und chronisch	akut und chronisch	eher chronisch (Triggerpunkt)	akut und chronisch
Hauptsymptome	**Schmerzen:** Kopf dorsal, Schulter-Nackenregion, Lendenwirbelsäule	**Schmerzen:** Schulter-Nacken	**Schmerzen:** Schulter-Nacken	**Schmerzen:** Gesicht Fazialisparese
Hauptfunktion in der TCM	beeinflusst Du Mai, vertreibt Wind, eliminiert inneren Wind aus Du Mai, unterstützt Sehnen	unterstützt Sehnen, beseitigt Leitbahnobstruktionen	unterstützt Sehnen, beseitigt Leitbahnobstruktionen	stillt Schmerz lokal

gemeinsame Wirkung: beseitigt Schmerzen (Leitbahnobstruktionen)

Dü He

Der Blasenmeridian (Fuß Tai Yang)

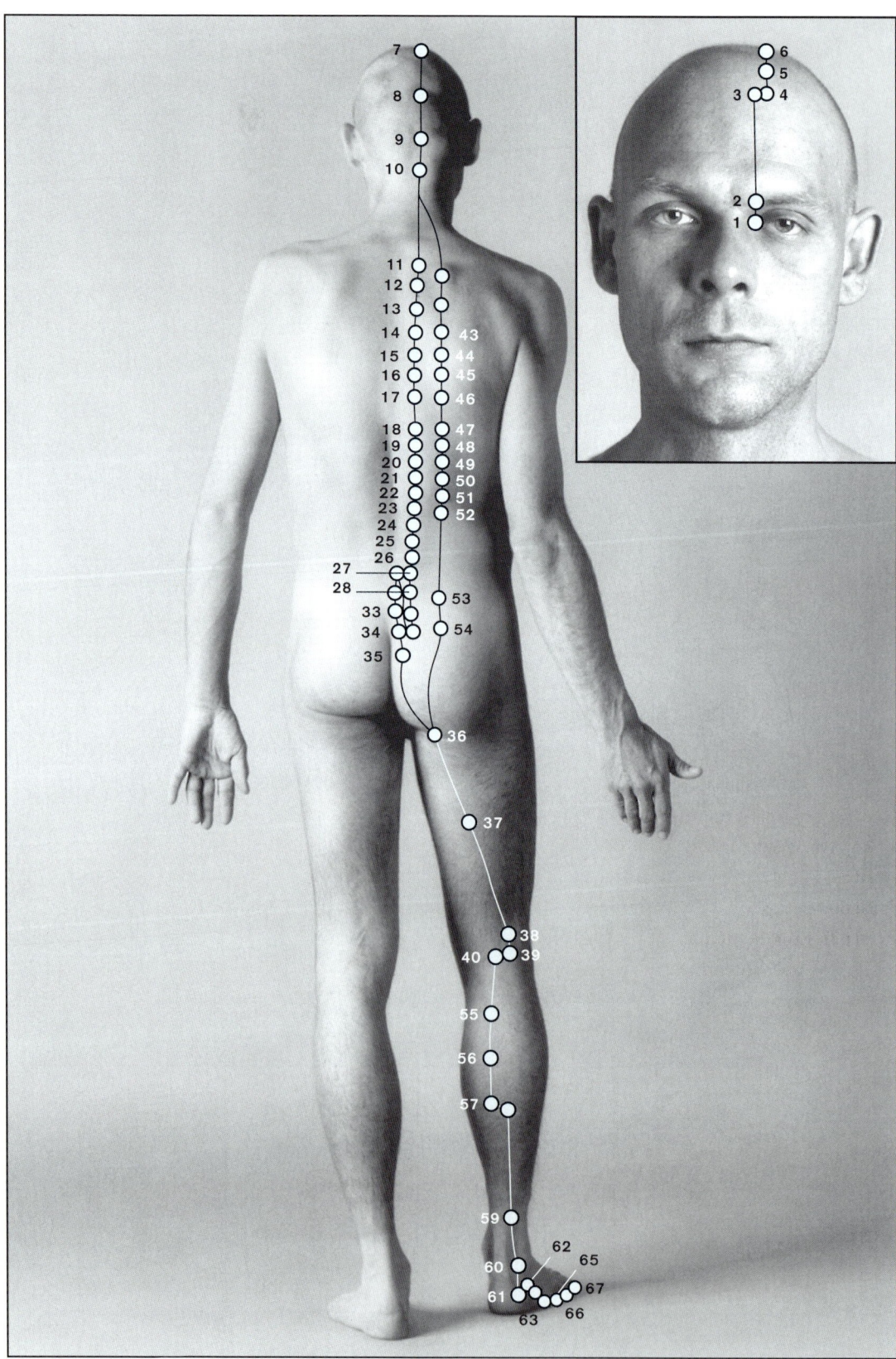

Ni Bl

Wichtige Punkte des Blasenmeridians

Bl 2: lokaler Punkt.

Bl 10: lokaler Punkt, breites Wirkungs-spektrum.

Bl 11: »Meisterpunkt der Knochen«.

Bl 13: Rücken-Shu-Punkt der Lunge.

Bl 14: Rücken-Shu-Punkt des Perikards.

Bl 15: Rücken-Shu-Punkt des Herzens.

Bl 17: Rücken-Shu-Punkt des Zwerchfells. »Meisterpunkt des Blutes«

Bl 18: Rücken-Shu-Punkt der Leber.

Bl 19: Rücken-Shu-Punkt der Gallenblase.

Bl 20: Rücken-Shu-Punkt der Milz.

Bl 21: Rücken-Shu-Punkt des Magens.

Bl 23: Rücken-Shu-Punkt der Nieren.

Bl 25: Rücken-Shu-Punkt des Dickdarms.

Bl 27: Rücken-Shu-Punkt des Dünndarms.

Bl 28: Rücken-Shu-Punkt der Blase.

Bl 36: Lokaler Punkt.

Bl 40: unterer einflussreicher Punkt (UEP) der Blase = unterer He-Punkt der Blase, lokaler Punkt.

Bl 43: lokaler Punkt, breites Wirkungs-spektrum.

Bl 54: lokaler Punkt.

Bl 57: lokaler Punkt.

Bl 60: peripherer Schmerzpunkt.

Bl 62: Einschaltpunkt für den außerordentlichen Meridian Yang Qiao Mai.

Bl 67: Tonisierungspunkt.

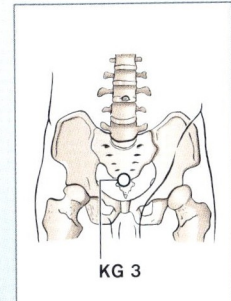

KG 3

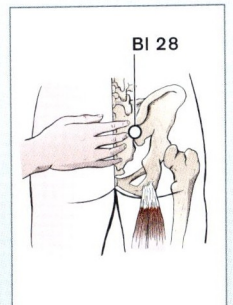

Bl 28

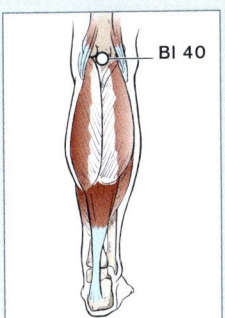

Bl 40

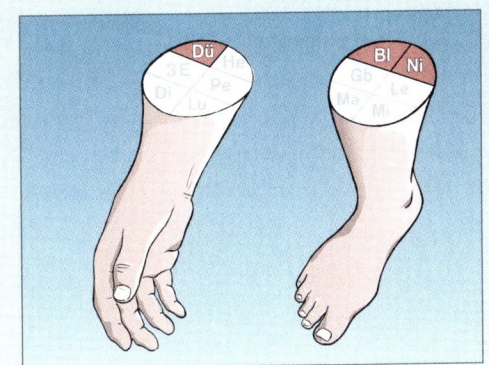

Kopplungsverhältnisse des Blasenmeridians

Oben-unten-Kopplung: Dü – Bla

Yang-Yin-Kopplung: Bl – Ni

Blase 2 »Zan Zhu«
(»Bambus sammeln«)

Lokalisation: am medialen Ende der Augenbraue über dem medialen Augenwinkel. Der Punkt befindet sich über der meist tastbaren Incisura frontalis medial am Orbitarand.

Stichtiefe: ca. 0,3 Cun subkutan in Richtung Nasenwurzel oder nach kaudal in Richtung Bl 1.

> **BEACHTE** *Bei der Incisura frontalis handelt es sich um die Austrittsstelle von A. supratrochlearis und N. supraorbitalis ramus medialis. Es handelt sich nicht um das Foramen supraorbitale. Dieses liegt deutlich weiter lateral und stellt die Austrittstelle der A. supraorbitalis sowie des N. supraorbitalis ramus lateralis dar. Beide Austrittsstellen weisen Variabilitätsmöglichkeiten in Form und Lage auf. Die Incisura frontalis kommt selten als Foramen frontale vor; das Foramen supraorbitale erscheint selten als Incisura supraorbitalis.*

Hinweis: In der chinesischen Literatur wird von einer »supraorbitalen Kerbe« gesprochen. Hierdurch verläuft der N. supraorbitalis ramus medialis. Bei dieser Kerbe handelt es sich nicht um das Foramen supraorbitale.

Hauptindikationsbereiche:

- Funktionsstörungen der Augenregion
- Kopfschmerzen (frontal, retroorbital, dorsal)
- Affektionen im Stirnbereich (z. B. Sinusitis, Fazialisparese, Trigeminusneuralgie).

J. Bischko: Die beiden Punkte (Bl 2, rechts und links) bilden zusammen mit dem Punkt Extrapunkt Yin Tang (Ex-KH 3) das »vordere magische Dreieck«. Diese Punkte zusammen haben eine sehr starke Wirkung auf den Nasenrachenraum (siehe hierzu auch Ex-KH 3).

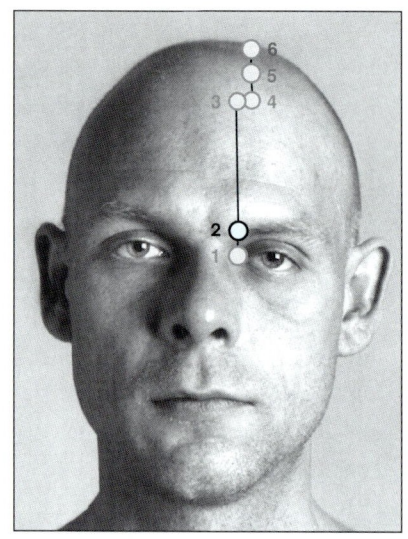

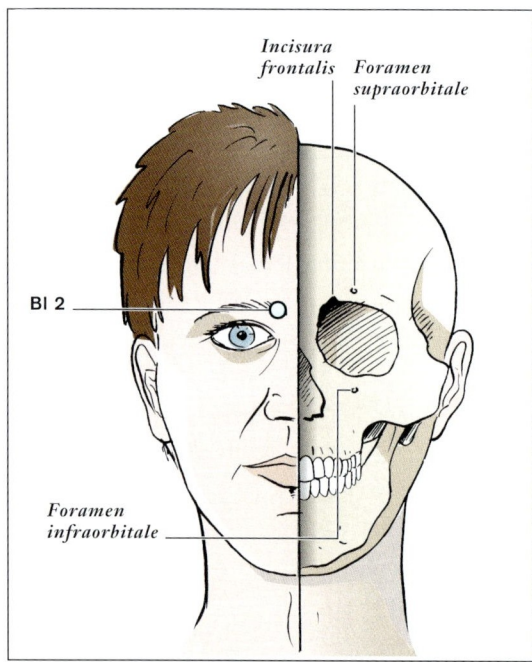

Incisura frontalis

Foramen supraorbitale

Bl 2

Foramen infraorbitale

Funktion in der TCM:

- vertreibt äußere pathogene Faktoren, insbesondere Wind und Hitze
- klärt und stärkt die Augen
- beruhigt die Leber und nährt das Holzelement
- reguliert die Tränensekretion
- beseitigt Obstruktionen in der Leitbahn.

Erläuterung zur TCM:

...klärt und stärkt die Augen: Der Funktionskreis Leber öffnet sich im Sinnesorgan Auge. Dysfunktionen des Leberfunktionskreises können sich in Augensymptomen zeigen. Bl 2 ist ein wichtiger, lokaler Punkt für das Auge, besonders bei den äußeren pathogenen Faktoren Wind oder Wind-Hitze, die das Auge oder Gesicht attackieren. Bl 2 kann diese äußeren Faktoren eliminieren.

Symptome: Brennende, gerötete, juckende oder trockene Augen.

...beruhigt die Leber und nährt das Holzelement: Dieser Punkt kann nur in lokaler Hinsicht die Leberdisharmonien im Bereich der Augen klären.

Repetitorium Blase 2

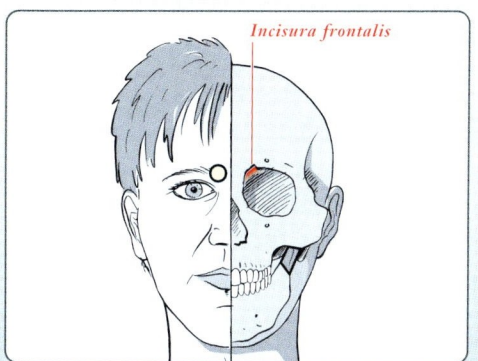

Incisura frontalis

- ■ **Anatomische Leitstruktur:** Incisura frontalis.

- ■ **Lokalisation:** am medialen Ende der Augenbraue über dem medialen Augenwinkel.

- ■ **Hauptindikationsbereiche:**
  - Funktionsstörungen der Augenregion.
  - Kopfschmerzen (frontal, retroorbital, dorsal).
  - Affektionen im Stirnbereich (z. B. Sinusitis, Fazialisparese, Trigeminusneuralgie).

- ■ **Funktion in der TCM:**
  - vertreibt äußere pathogene Faktoren, insbesondere Wind und Hitze.

Ni Bl

Blase 10 »Tian Zhu« (»Himmelssäule«)

Lokalisation: oberhalb des ersten tastbaren HWS-Dornfortsatzes in dem Muskelwulst des M. trapezius (wo dieser gerade abzufallen beginnt). Bl 10 liegt 0,5 Cun kranial des hinteren Haaransatzes lateral LG 15 in Nähe der Austrittstelle des N. occipitalis major.

Orientierung auf der Horizontalachse: oberhalb des Dornfortsatzes C 2 (Axis).

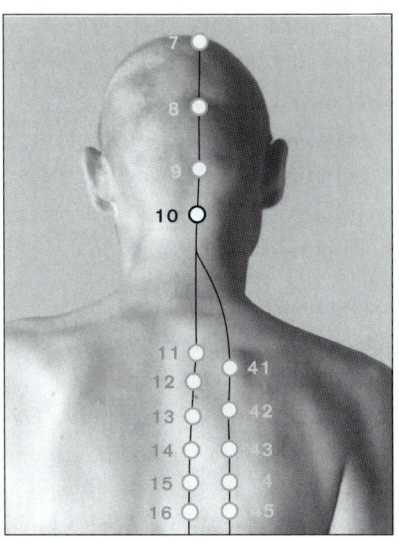

> **BEACHTE** *Bl 10 befindet sich in der Höhenlokalisation zwischen C 1 (Atlas) und C 2 (Axis). Bei der Palpation liegt diese Region kranial des ersten tastbaren Halswirbeldornfortsatzes (da der Atlas keinen tastbaren Dornfortsatz hat). Die Palpation gelingt meist besser bei leichter Retroflexion des Kopfes. Das oft sehr straffe Ligamentum nuchae wird so entspannt.*

Anmerkung: Im Verhältnis zu Gb 20 liegt Bl 10 etwas weiter medial und kaudal.

Stichtiefe: 0,5 bis 1 Cun senkrecht.

> **HINWEIS** *Um insbesondere bei kachektischen Patienten jede Möglichkeit der Nadelung in die Medulla spinalis auszuschließen, sollte in diesen Fällen eine Tiefe von 1,5 Cun nicht überschritten werden.*

Hauptindikationsbereiche:

- schmerzhafte Funktionsstörungen der Kopf-Nacken-Schulterregion
- Schwindel
- schmerzhafte Funktionsstörungen der Lumbalregion.

Weitere Indikationen: Konzentrationsstörungen, Erkrankungen von Nase und Augen.

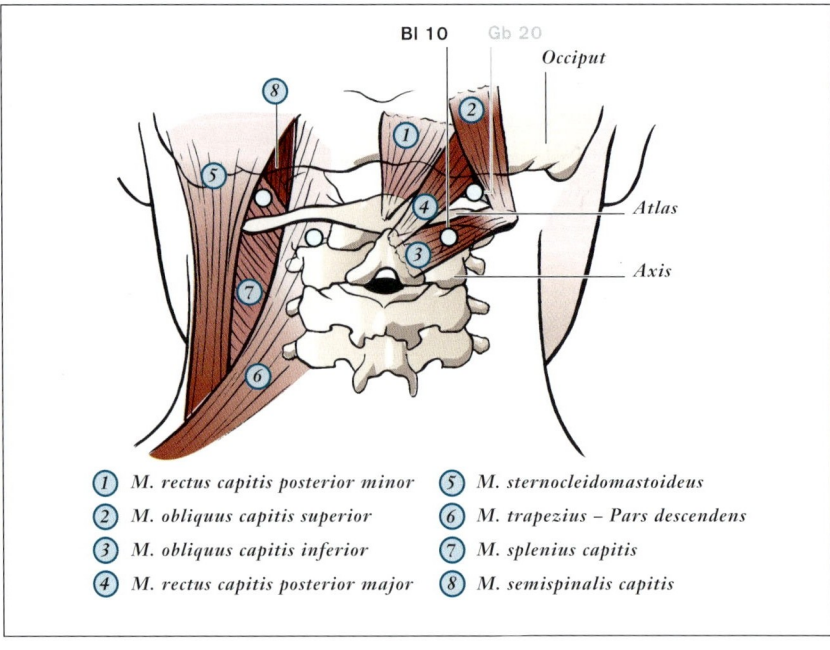

① M. rectus capitis posterior minor   ⑤ M. sternocleidomastoideus
② M. obliquus capitis superior   ⑥ M. trapezius – Pars descendens
③ M. obliquus capitis inferior   ⑦ M. splenius capitis
④ M. rectus capitis posterior major   ⑧ M. semispinalis capitis

Funktion in der TCM:

- vertreibt äußeren und inneren Wind
- zerstreut Kälte
- kühlt Hitze
- klärt Augen, Kopf und Gehirn
- entspannt Muskulatur und Sehnen
- beseitigt Obstruktionen in der Leitbahn
- entspannt Muskeln und Sehnen
- stärkt den unteren Rücken.

Erläuterungen zur TCM:

...pathogener Faktor Wind: einer der sechs klimatischen Faktoren, Yang-pathogener Faktor, häufiger Befall der oberen Körperregionen, des Funktionskreises Lunge sowie der äußeren Schichten, Muskulatur, Haut.

Symptome: plötzlicher Beginn, rasche Änderung der Symptome, Niesen, Schwindelgefühl, Nackensteifheit, Hautjucken, Urtikaria.
Häufig Träger von weiteren äußeren pathogenen Faktoren wie Kälte oder Hitze (Windkälte/Windhitze).

Differentialdiagnose innerer Wind: entsteht intern auf dem Boden einer Leberdisharmonie, häufig im Rahmen eines reduzierten Yin.

Punktkombination:

- **Bl 10 + Bl 2:** Bei Erkrankungen von Nase und Augen.

Repetitorium Blase 10

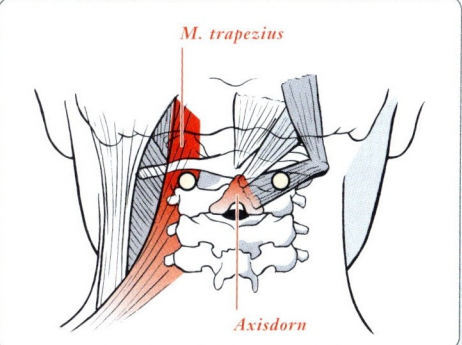

M. trapezius

Axisdorn

- **Anatomische Leitstruktur:** M. trapezius, Axisdorn.

- **Lokalisation:** oberhalb des ersten tastbaren HWS-Dornfortsatzes in dem Muskelwulst des M. trapezius (wo dieser gerade abzufallen beginnt).

- **Hauptindikationsbereiche:**
  - schmerzhafte Funktionsstörungen der Kopf- Nacken-Schulterregion
  - Schwindel
  - schmerzhafte Funktionsstörungen der Lumbalregion.

- **Funktion in der TCM:**
  - vertreibt äußeren und inneren Wind
  - zerstreut Kälte.

Ni Bl

Blase 11 »Da Shu« (»Großer Kammzacken des Weberschiffchens«)
Meisterpunkt für die Knochen

Lokalisation: 1,5 Cun lateral der Unterkante des Dornfortsatzes Th 1.

> **BEACHTE** *Der Abstand Medianlinie – Margo medialis scapulae (in Höhe des gut palpablen Ansatzes des Spina scapulae am Margo medialis scapulae) beträgt bei herabhängenden Armen 3 Cun.*

Stichtiefe: 0,5 Cun senkrecht oder schräg nach medial.
Hinweis: bei Stichrichtung nach schräg medial: Nadelspitze leicht nach kaudal führen.

Cave: Pneumothorax.

Hauptindikationsbereich:
- schmerzhafte Funktionsstörungen der Kopf-Nacken-Schulterregion.

Weitere Indikationen: Erkrankungen der Lunge und Atemwege (z. B.: Bronchitis, Asthma bronchiale, Sinusitis).

Funktion in der TCM:
- beseitigt Obstruktionen in der Leitbahn
- entspannt Muskulatur und Sehnen
- vertreibt die äußeren pathogenen Faktoren Wind und Hitze, tonisiert das Blut.

Punktkombination:
- **Bl 11 + LG 14:** »hinteres magisches Dreieck« (*J. Bischko*), entspannende, beruhigende Wirkung.

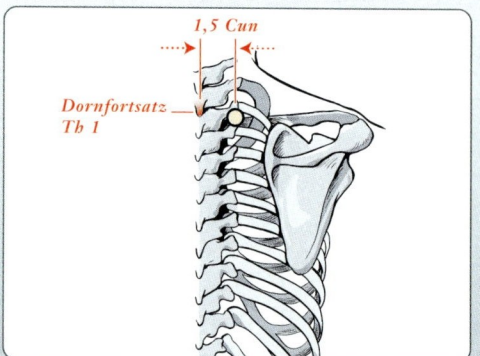

Repetitorium Blase 11

- **Meisterpunkt für die Knochen.**

- **Anatomische Leitstruktur:** Dornfortsatz Th 1.

- **Lokalisation:** 1,5 Cun lateral der Unterkante des Dornfortsatzes Th 1.

- **Hauptindikationsbereich:**
  - schmerzhafte Funktionsstörungen der Kopf-Nacken-Schulterregion.

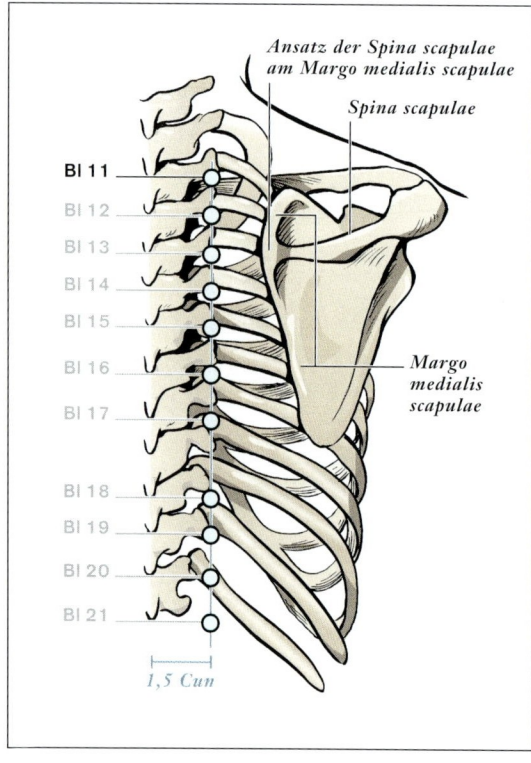

Blase 13 »Fei Shu«
(»Transportpunkt der Lunge«)
Rücken-Shu-Punkt der Lunge

Lokalisation: 1,5 Cun lateral der Unterkante des Dornfortsatzes Th 3.

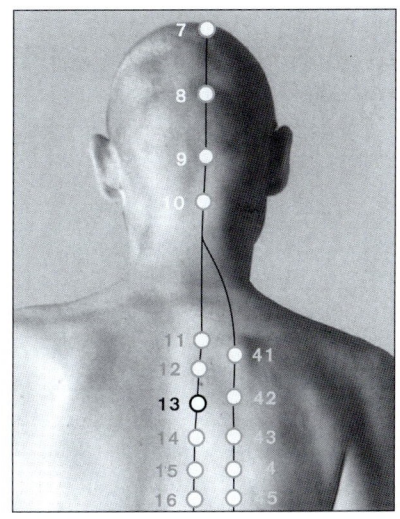

> **BEACHTE** *Die Dornfortsatzunterkante Th 3 befindet sich beim stehenden Patienten mit herabhängenden Armen meist in Höhe des Ansatzes der gut palpablen Spina scapulae am Margo medialis der Scapula.*
>
> *Zur Vereinfachung beim Lernen: Von Bl 11 bis Bl 17 stimmt die Nummerierung der Punkte des Blasenmeridians in der Endziffer mit der Nummer der Thorakalwirbel überein (z. B. Bl 11 unter Th 1; Bl 13 unter Th 3).*
>
> *Da die Zustimmungspunkte eine segmentale Zuordnung zu den Organen der Funktionskreise erkennen lassen, liegen die Zustimmungspunkte der Thorakalorgane (Lunge, Kreislauf, Herz) im Thorakalbereich, diejenigen der Verdauungsorgane (Leber, Milz, Pankreas, Magen) im Abdominalbereich und diejenigen der Urogenitalorgane (Niere, Blase) im Lumbalbereich.*

Stichtiefe: 0,5 Cun senkrecht oder schräg. Hinweis: bei Stichrichtung nach schräg medial Nadelspitze leicht nach kaudal führen, um jede Möglichkeit der Nadelung in die Medulla spinalis zu vermeiden.

Cave: Pneumothorax.

Hauptindikationsbereiche:
- lokale schmerzhafte muskuläre Störungen (Myogelosen, Triggerpunkte)
- Funktionsstörungen der Lunge
- Neigung zu Infektionskrankheiten und Allergien
- Spannungsgefühl und Beklemmungen im Thorax.

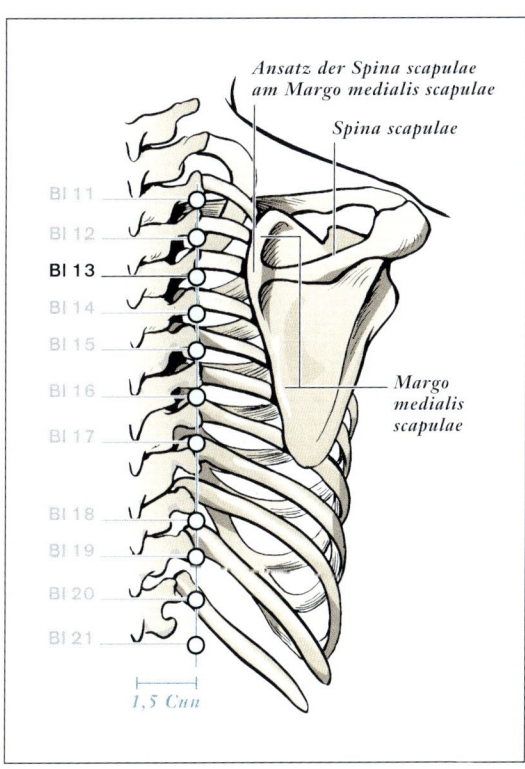

Ansatz der Spina scapulae am Margo medialis scapulae

Spina scapulae

Margo medialis scapulae

Bl 11
Bl 12
Bl 13
Bl 14
Bl 15
Bl 16
Bl 17
Bl 18
Bl 19
Bl 20
Bl 21

1,5 Cun

Ni Bl

Funktion in der TCM:

- reguliert und stärkt das Lungen-Qi
- fördert die Verteilungs- und Absenkungsfunktion der Lunge
- kühlt Hitze und Leere-Hitze (Yin-Mangel) der Lunge
- löst Qi-Stagnation
- eliminiert Schleim aus der Lunge
- stillt Husten, Kummer.

Punktkombinationen:

- **Bl 13 + LG 12:** Lungen-Qi-Leere (Belastungsdyspnoe, leise Stimme, Infektanfälligkeit).
- **Bl 13 + LG 12 + Bl 43:** Lungen-Yin-Mangel (Belastungsdyspnoe, leise Stimme, Infektanfälligkeit und Hitzezeichen: rote Zunge, schneller Puls, gerötete Wangen, heiße Handteller und Fußsohlen, nervöse Unruhe).

Repetitorium Blase 13

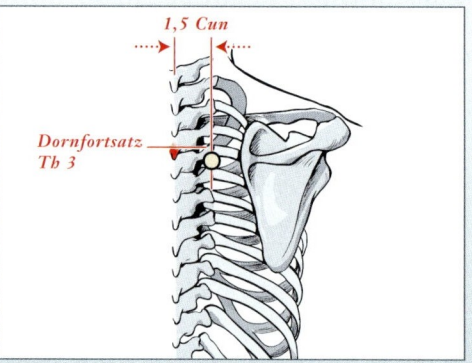

- **Rücken-Shu-Punkt der Lunge.**

- **Anatomische Leitstruktur:** Dornfortsatz Th 3.

- **Lokalisation:** 1,5 Cun lateral der Unterkante des Dornfortsatzes Th 3.

- **Hauptindikationsbereiche:**
  - lokale schmerzhafte muskuläre Störungen (Myogelosen, Triggerpunkte)
  - Funktionsstörungen der Lunge
  - Neigung zu Infektionskrankheiten und Allergien
  - Spannungsgefühl und Beklemmungen im Thorax.

- **Funktion in der TCM:**
  - reguliert und stärkt das Lungen-Qi
  - fördert die Verteilungs- und Absenkungsfunktion der Lunge.

Blase 14 »Jue Yin Shu« (»Transportpunkt des Jue-Yin [= Perikard]«)
Rücken-Shu-Punkt des Perikards (Kreislauf – Sexualität)

Lokalisation: 1,5 Cun lateral der Unterkante des Dornfortsatzes Th 4.

Stichtiefe: 0,5 Cun senkrecht oder schräg medial-kaudal (siehe Bl 11 und 13).

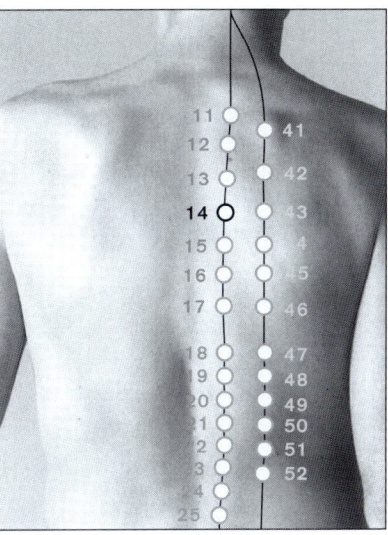

Cave: Pneumothorax.

Hauptindikationsbereiche:
- lokale schmerzhafte muskuläre Störungen (Myogelosen, Triggerpunkte)
- funktionelle Herzbeschwerden.

Weitere Indikationen: psychosomatische Erkrankungen, Erkrankungen des Respiratiostraktes, Schlafstörungen.

Funktion in der TCM:
- regulierende Wirkung auf das Herz
- entspannt den Brustkorb.

Repetitorium Blase 14

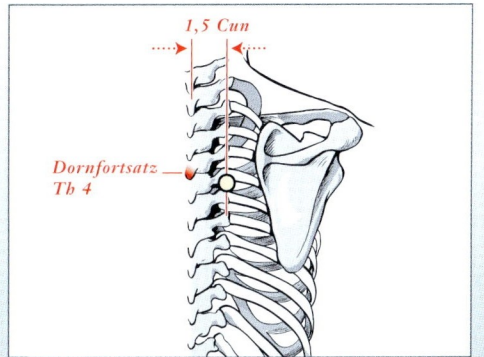

- **Rücken-Shu-Punkt des Perikards.**

- **Anatomische Leitstruktur:** Dornfortsatz Th 4.

- **Lokalisation:** 1,5 Cun lateral der Unterkante des Dornfortsatzes Th 4.

- **Hauptindikationsbereiche:**
  - lokale schmerzhafte muskuläre Störungen (Myogelosen, Triggerpunkte)
  - funktionelle Herzbeschwerden.

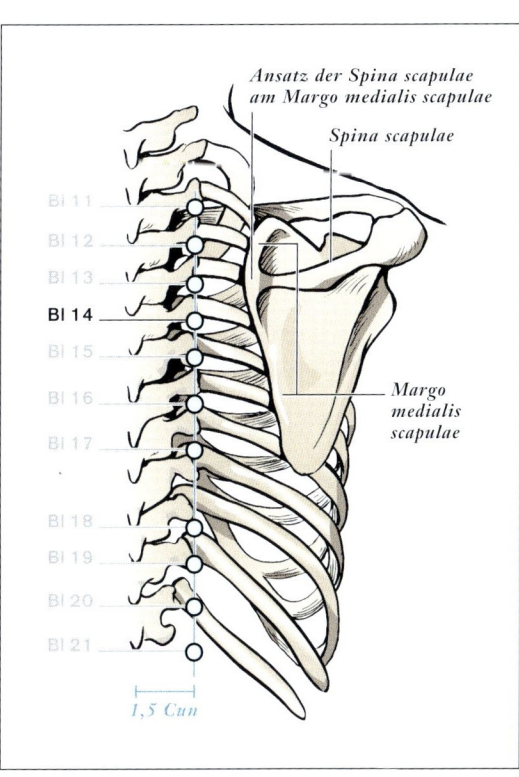

Ni BI

Blase 15 »Xin Shu«
(»Transportpunkt des Herzens«)
Rücken-Shu-Punkt des Herzens

Lokalisation: 1,5 Cun lateral der Unterkante des Dornfortsatzes Th 5.

Stichtiefe: 0,5 Cun senkrecht oder schräg medial-kaudal (siehe Bl 11 und Bl 13).
Cave: Pneumothorax.

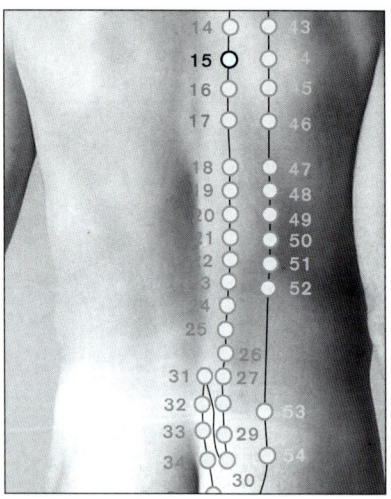

Hauptindikationsbereiche:
- lokale schmerzhafte muskuläre Störungen (Myogelosen, Triggerpunkte)
- funktionelle Herzbeschwerden
- psychosomatische Erkrankungen.

Weitere Indikationen: Erkrankungen des Respirationstraktes, Schlafstörungen, Störungen der geistigen Leistungsfähigkeit.

Funktion in der TCM:
- beseitigt Hitze, beruhigt den Geist
- stimuliert das Gehirn, nährt das Herz
- belebt das Blut.

Repetitorium Blase 15

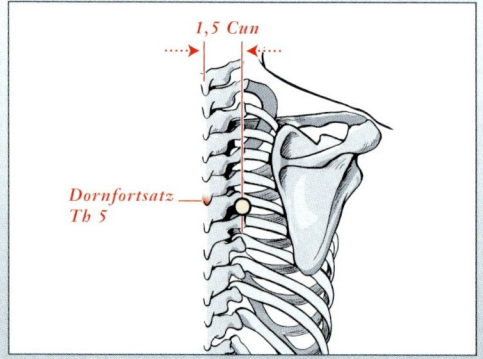

■ **Rücken-Shu-Punkt des Herzens.**

■ **Anatomische Leitstruktur:** Dornfortsatz Th 5.

■ **Lokalisation:** 1,5 Cun lateral der Unterkante des Dornfortsatzes Th 5.

■ **Hauptindikationsbereiche:**
- lokale schmerzhafte muskuläre Störungen (Myogelosen, Triggerpunkte)
- funktionelle Herzbeschwerden
- psychosomatische Erkrankungen.

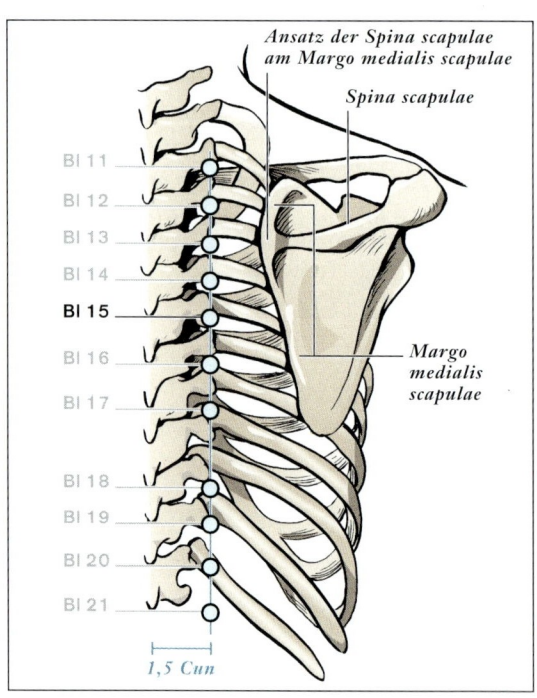

Blase 17 »Ge Shu«
(»Transportpunkt des Zwerchfells«)
Rücken-Shu-Punkt des Zwerchfells
Meisterpunkt des Blutes

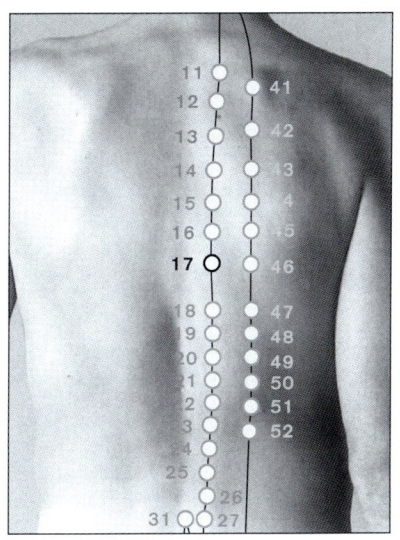

Lokalisation: 1,5 Cun lateral der Unterkante des Dornfortsatzes Th 7.

> **BEACHTE** *Die Dornfortsatzunterkante Th 7 befindet sich beim stehenden Patienten mit herabhängenden Armen meist in Höhe des Angulus inferior der Scapula.*
> *Zur Vereinfachung beim Lernen: Von Bl 11 bis Bl 17 stimmt die Numerierung der Punkte des Blasenmeridians in der Endziffer mit der Nummer der Thorakalwirbel überein (z. B. Bl 11 unter Th 1; Bl 13 unter Th 3).*

Stichtiefe: 0,5 Cun senkrecht oder schräg medialkaudal (siehe Bl 11 und Bl 13).

Cave: Pneumothorax.

Hauptindikationsbereiche:
* lokale schmerzhafte muskuläre Störungen (Myogelosen, Triggerpunkte)
* chronische Krankheitsbilder mit Anämie
* Singultus, Aufstoßen
* Funktionsstörungen der Lunge und unteren Atemwege.

Weitere Indikationen: Übelkeit, Erbrechen.

Funktion in der TCM:
* nährt und reguliert das Blut
* löst Blut-Stagnationen
* kühlt Blut-Hitze
* entspannt Thorax und Zwerchfell
* stärkt das Blut und Qi
* harmonisiert das Magen-Qi.

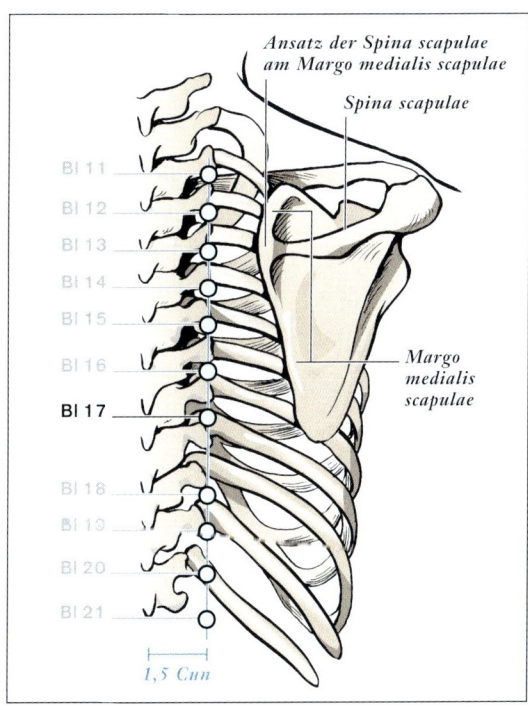

Ansatz der Spina scapulae am Margo medialis scapulae

Spina scapulae

Margo medialis scapulae

Bl 11
Bl 12
Bl 13
Bl 14
Bl 15
Bl 16
Bl 17
Bl 18
Bl 19
Bl 20
Bl 21

1,5 Cun

Ni Bl

Erläuterungen zur TCM:

...nährt und reguliert das Blut: Meisterpunkt des Blutes, wichtiger Punkt, der bei direkter Moxibustion und tonisierender Nadeltechnik aus Sicht der TCM blutaufbauend wirkt.

Indikation: bei allen Blutmangelzuständen der Organe häufig in Kombination mit Bl 20, fördert die Blutproduktion durch die Milz.

Punktkombination:

∵ **Bl 17 + Bl 18 + Bl 19:** allgemeine Qi- und Blutstärkung (Moxibustion).

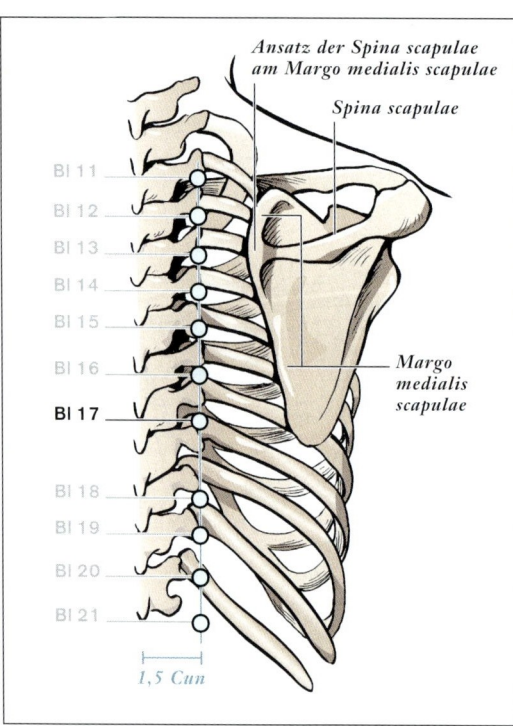

Ansatz der Spina scapulae
am Margo medialis scapulae

Spina scapulae

Margo medialis scapulae

Bl 11
Bl 12
Bl 13
Bl 14
Bl 15
Bl 16
Bl 17
Bl 18
Bl 19
Bl 20
Bl 21

1,5 Cun

Repetitorium Blase 17

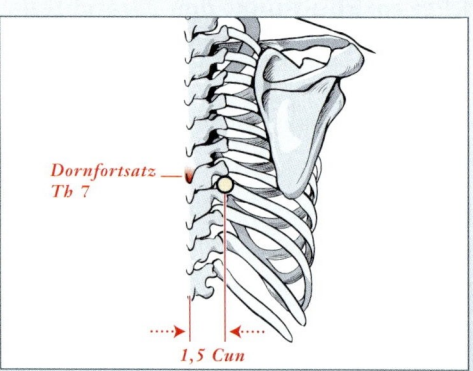

Dornfortsatz Th 7

1,5 Cun

■ **Rücken-Shu-Punkt des Zwerchfells.**

■ **Anatomische Leitstruktur:** Dornfortsatz Th 7.

■ **Lokalisation:** 1,5 Cun lateral der Unterkante des Dornfortsatzes Th 7.

■ **Hauptindikationsbereiche:**
- lokale schmerzhafte muskuläre Störungen (Myogelosen, Triggerpunkte)
- chronische Krankheitsbilder mit Anämie
- Singultus, Aufstoßen
- Funktionsstörungen der Lunge und unteren Atemwege.

■ **Funktion in der TCM:**
- nährt und reguliert das Blut
- löst Blut-Stagnationen
- kühlt Blut-Hitze.

Blase 18 »Gan Shu«
(»Transportpunkt der Leber«)
Rücken-Shu-Punkt der Leber

Lokalisation: 1,5 Cun lateral der Unterkante des Dornfortsatzes Th 9.

Zur Vereinfachung beim Lernen: Bis Bl 17 die End-
ziffern der Punkte des Blasenmeridians mit den
Nummern der Thorakalwirbel übereinstimmen
(z. B. Bl 17 unter Th 7)
Cave: Ab Bl 18 zählt man einen Wirbel dazu
(z. B. Bl 18 unter Th 9).

Stichtiefe: 0,5 Cun senkrecht oder schräg medial-kaudal (siehe Bl 11 und Bl 13).

Cave: Pneumothorax.

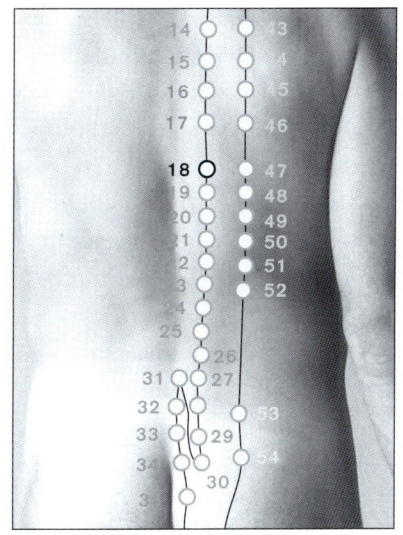

Hauptindikationsbereiche:

- lokale schmerzhafte muskuläre Störungen (Myogelosen, Triggerpunkte)
- schmerzhafte Funktionsstörungen von Leber und Gallenblase
- schmerzhafte Funktionsstörungen der Thorax-, Epigastrium-, Nabel- und Unterleibsregion mit Spannungsgefühl.

Weitere Indikationen: Amenorrhöe oder Oligo-menorrhöe, Kribbeln und Taubheit der Extremitäten und Schlafstörungen, Augenerkrankungen, psychosomatische Erkrankungen mit Zorn, Wut, Groll.

Funktion in der TCM:

- reguliert und stärkt die Leber und Gallenblase
- nährt Leber-Blut,
- löst Leber-Qi-Stagnation
- beruhigt inneren Wind
- kühlt Feuchte-Hitze in Leber und Gallenblase
- unterstützt die Augen.

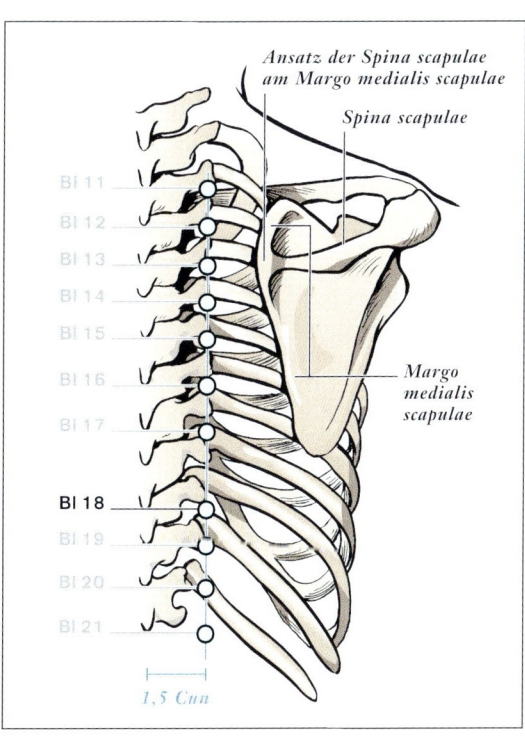

Ansatz der Spina scapulae
am Margo medialis scapulae

Spina scapulae

Margo
medialis
scapulae

Bl 11
Bl 12
Bl 13
Bl 14
Bl 15
Bl 16
Bl 17
Bl 18
Bl 19
Bl 20
Bl 21

1,5 Cun

Ni Bl

Erläuterungen zur TCM:

...nährt Leber-Blut: Die Leber speichert das Blut (Xue) und reguliert das zirkulierte Blutvolumen. Bei Ruhe, im Liegen und nachts fließt das Blut in die Leber zurück und wird dort regeneriert. Der Punkt Bl 18 unterstützt diese Funktion. Verantwortlich für die Blutproduktion ist der Funktionskreis Milz. Er extrahiert aus der Nahrung Substanzen, die für die Blutproduktion notwendig sind. Ein Blutaufbau allein durch Akupunktur ist unzureichend. Blutaufbau sollte mit entsprechenden diätetischen Maßnahmen ggf. mit der Phytotherapie unterstützt werden.

Weitere wichtige Akupunkturpunkte.
Mi 10, Bl 17, Mi 2, Mi 3, Bl 20, Bl 21.

Diätetik-Tipp:

Zu empfehlen: Huhn, Rind, Barsch, Aal, Hafer, Aprikosen, rote Weintrauben.
Zu meiden: austrocknende Nahrungsmittel mit heißem Temperaturverhalten: Übermaß an Kaffee, schwarzer und grüner Tee, scharfe Nahrungsmittel, scharfe Gewürze.

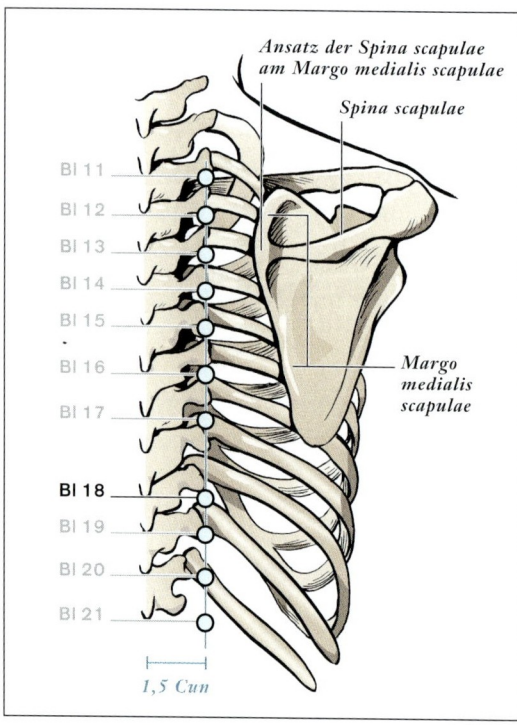

Ansatz der Spina scapulae am Margo medialis scapulae

Spina scapulae

Bl 11
Bl 12
Bl 13
Bl 14
Bl 15
Bl 16
Bl 17

Bl 18
Bl 19
Bl 20
Bl 21

Margo medialis scapulae

1,5 Cun

Repetitorium Blase 18

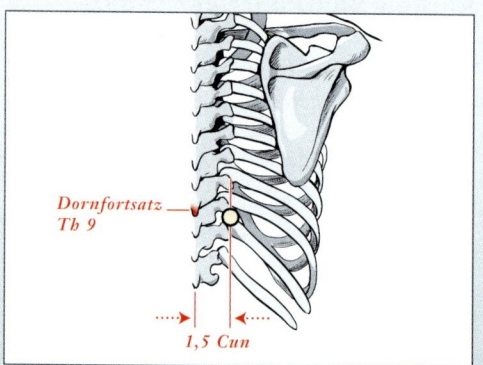

Dornfortsatz Th 9

1,5 Cun

■ **Rücken-Shu-Punkt der Leber.**

■ **Anatomische Leitstruktur:** Dornfortsatz Th 9.

■ **Lokalisation:** 1,5 Cun lateral der Unterkante des Dornfortsatzes Th 9.

■ **Hauptindikationsbereiche:**
- lokale schmerzhafte muskuläre Störungen (Myogelosen, Triggerpunkte)
- schmerzhafte Funktionsstörungen von Leber und Gallenblase
- schmerzhafte Funktionsstörungen der Thorax-, Epigastrium-, Nabel- und Unterleibsregion mit Spannungsgefühl.

■ **Funktion in der TCM:**
- reguliert und stärkt die Leber und Gallenblase
- unterstützt die Augen
- löst Leber-Qi-Stagnation.

Blase 19 »Dan Shu«
(»Transportpunkt der Gallenblase«)
Rücken-Shu-Punkt der Gallenblase

Lokalisation: 1,5 Cun lateral der Unterkante des Dornfortsatzes Th 10.

Stichtiefe: 0,5 Cun senkrecht oder schräg medial-kaudal (siehe Bl 11 und Bl 13).

Cave: Pneumothorax.

Hauptindikationsbereiche:
- lokale schmerzhafte muskuläre Störungen (Myogelosen, Triggerpunkte)
- Erkrankungen der Gallenblase.

Weitere Indikationen: Funktionsstörungen des Magens, Singultus.

Funktion in der TCM:
- reguliert Gallenblase
- unterstützt die Augen
- kühlt Feuchte-Hitze in Leber und Gallenblase
- entspannt Diaphragma und Thorax
- harmonisiert das Magen-Qi.

Erläuterungen zur TCM:
...kühlt Feuchte-Hitze in Leber und Gallenblase: Im Funktionskreis Leber/Gallenblase erzeugen »heiße« Emotionen, Wut, Zorn leicht Hitze-Symptome (Yang-Fülle). Thermisch heiße Nahrungsmittel können dies verstärken: Alkohol, scharfe Gewürze, Übermaß an wärmenden Fleischsorten.

Feuchte-Hitze-Symptome: juckende, z. T. eitrige Hauteffloreszenzen (Akne), Fluor vaginalis.

Diätetik-Tipp:
Zu empfehlen: Mungobohnen, Weizen-, Mungobohnenkeime, grüner Tee, schwarzer Tee, Löwenzahn, Chicorée.

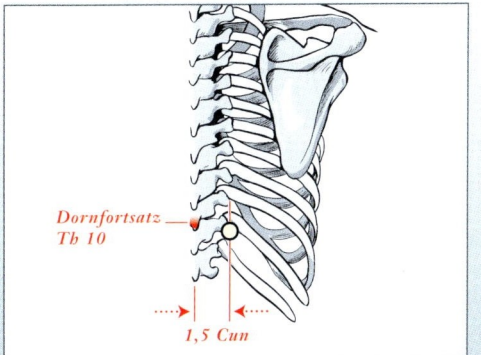

Repetitorium Blase 19

Dornfortsatz Th 10

1,5 Cun

- ■ **Rücken-Shu-Punkt der Gallenblase.**

- ■ **Anatomische Leitstruktur:** Dornfortsatz Th 10.

- ■ **Lokalisation:** 1,5 Cun lateral der Unterkante des Dornfortsatzes Th 10.

- ■ **Hauptindikationsbereiche:**
  - lokale schmerzhafte muskuläre Störungen (Myogelosen, Triggerpunkte)
  - Erkrankungen der Gallenblase.

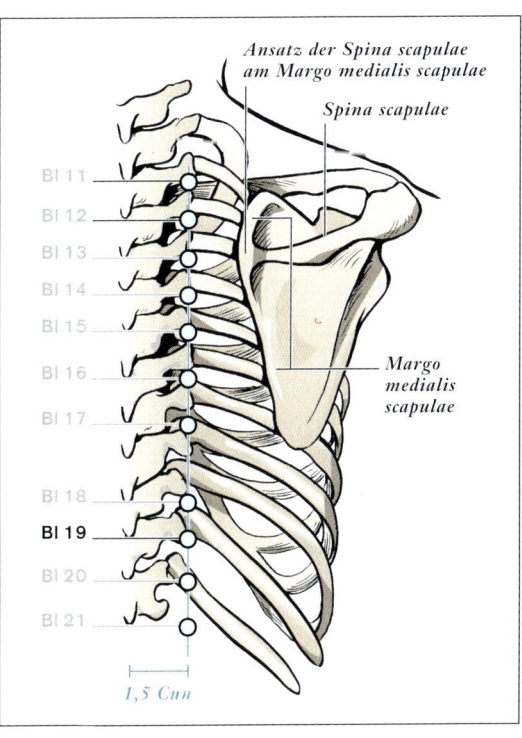

Ansatz der Spina scapulae am Margo medialis scapulae

Spina scapulae

Bl 11
Bl 12
Bl 13
Bl 14
Bl 15
Bl 16
Bl 17

Margo medialis scapulae

Bl 18
Bl 19
Bl 20
Bl 21

1,5 Cun

Ni Bl

Blase 20 »Pi Shu«
(»Transportpunkt der Milz«)
Rücken-Shu-Punkt der Milz

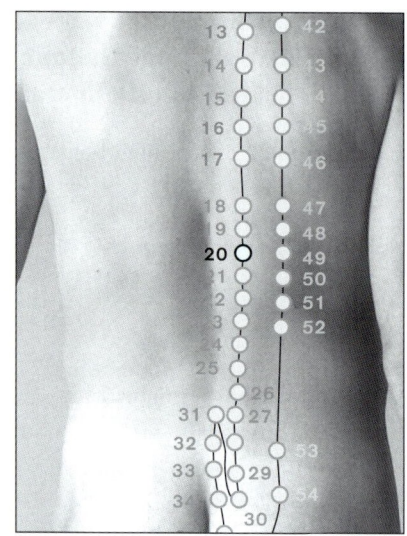

Lokalisation: 1,5 Cun lateral der Unterkante des Dornfortsatzes Th 11.

Stichtiefe: 0,5 Cun senkrecht oder schräg medial-kaudal (siehe Bl 11 und 13).

Cave: Pneumothorax.

Hauptindikationsbereiche:

- lokale schmerzhafte muskuläre Störungen (Myogelosen, Triggerpunkte)
- Funktionsstörungen des Gastrointestinaltraktes
- chronische Krankheitsbilder mit Blässe und Müdigkeit.

Weitere Indikationen: ödematöse Schwellungen; Neigung zu Sorge, Grübeln; frontale Kopfschmerzen; lokale schmerzhafte muskuläre Störungen (Myogelosen, Triggerpunkte), Rekonvaleszenz.

Funktion in der TCM:

- wichtiger Punkt bei allen Milz-Mangelsyndromen
- stärkt Milz und Magen
- nährt das Blut, beseitigt Feuchtigkeit
- transformiert Schleim.

Erläuterungen zur TCM:

....*Milz-Mangelsyndrome:* Mi-Qi- und Mi-Yang-Mangel sind häufige Syndrome in der Praxis.

Ursachen: Ernährung, Sorgen, mentale Belastung, unregelmäßige Essgewohnheiten.

Symptome: Müdigkeit, Abgeschlagenheit, Leistungsschwäche, schweres Kopfgefühl, dumpfer Kopfschmerz, Adipositas, breiiger, ungeformter Stuhlgang, kühle bis kalte Extremitäten, rezidivierende Erkältungskrankheiten, »sogenannte Schleimerkrankungen«, Sinusitis, Bronchitis.

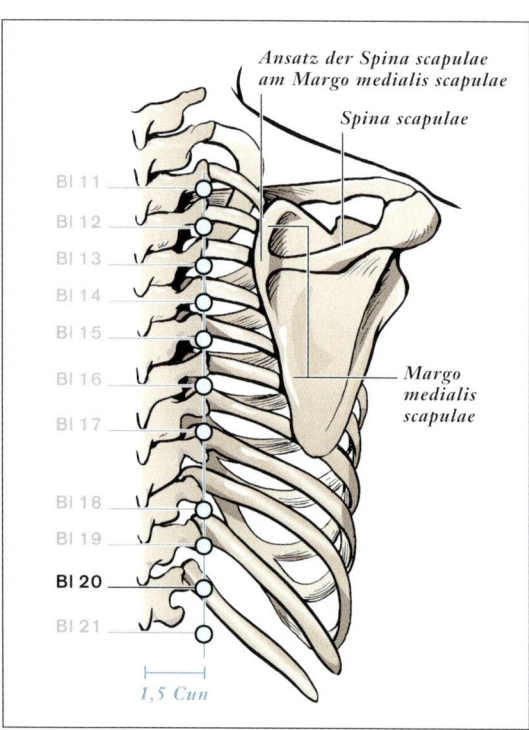

Ansatz der Spina scapulae am Margo medialis scapulae

Spina scapulae

Margo medialis scapulae

Bl 11
Bl 12
Bl 13
Bl 14
Bl 15
Bl 16
Bl 17
Bl 18
Bl 19
Bl 20
Bl 21

1,5 Cun

...transformiert Schleim: Bei Mangelzuständen des Funktionskreises Milz ist die Weiterverarbeitung der zugeführten Nahrung und Flüssigkeit gestört, und Flüssigkeiten sammeln sich im Körper an. Länger stehende Flüssigkeit bilden sich unter Hitzeeinfluss zu Schleim um. Bei sogenannten »Schleimerkrankungen« (Sinusitis, Bronchitis) lagert sich der Schleim in den Leitbahnen ab und verlangsamt den Qi-Fluss.

Symptome: Leistungsabfall, Schweregefühl in den Extremitäten, dumpfer Kopfdruck.
Typische Schleimsymptomatik: »Katergefühl« im Kopf und Körper nach Alkoholexzess.

Therapie: Die Transformation (Umwandlung und Eliminierung von Schleim und Flüssigkeiten) kann nur mit einem stabilen Milz-Funktionskreis gewährleistet werden.

Diätetik-Tipp:

Zu empfehlen: Nahrung mit neutralem und leicht wärmenden Temperaturverhalten, süßer Geschmack: Mais, Reis, Hirse, Rosinen, Fenchel, Karotten, Kartoffeln, Kirschen, Trauben, Huhn, Rind.
Zu meiden: zu stark kühlende Speisen: Übermaß an Zitrusfrüchten, Übermaß an Milchprodukten, Übermaß an Süßem.

Punktkombination:

- **Bl 20 + Bl 21:** stärken allgemein Qi und Blut.

Repetitorium Blase 20

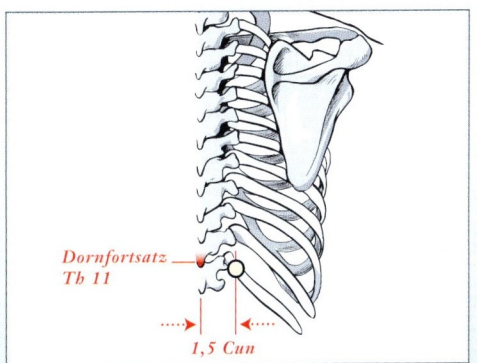

Dornfortsatz Th 11

1,5 Cun

- **Rücken-Shu-Punkt der Milz.**

- **Anatomische Leitstruktur:** Dornfortsatz Th 11.

- **Lokalisation:** 1,5 Cun lateral der Unterkante des Dornfortsatzes Th 11.

- **Hauptindikationsbereiche:**
  - lokale schmerzhafte muskuläre Störungen (Myogelosen, Triggerpunkte)
  - Funktionsstörungen des Gastrointestinaltraktes
  - chronische Krankheitsbilder mit Blässe und Müdigkeit

- **Funktion in der TCM:**
  - wichtiger Punkt bei allen Milz-Mangelsyndromen
  - stärkt Milz und Magen
  - nährt das Blut.

Blase 21 »Wei Shu«
(»Transportpunkt des Magens«)
Rücken-Shu-Punkt des Magens

Lokalisation: 1,5 Cun lateral der Unterkante des Dornfortsatzes Th 12.

Stichtiefe: 0,5 Cun senkrecht oder schräg medial-kaudal.

Cave: Pneumothorax.

Hauptindikationsbereiche:
* lokale schmerzhafte muskuläre Störungen (Myogelosen, Triggerpunkte)
* Funktionsstörungen des Magens (akut und chronisch)
* chronische Krankheitsbilder mit Blässe und Müdigkeit.

Funktion in der TCM:
* wichtiger Punkt zur Stärkung und Regulation des Magens
* harmonisiert und senkt das Magen-Qi
* beseitigt Feuchtigkeit und Nahrungsstagnationen.

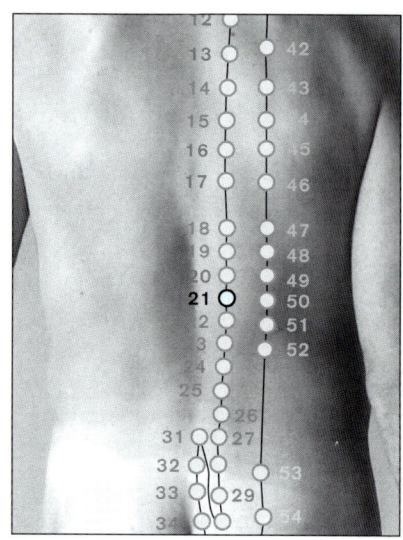

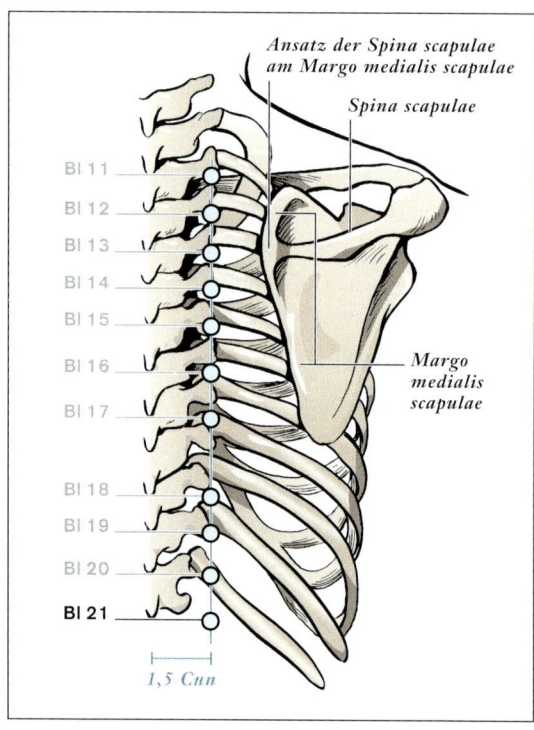

Erläuterungen zur TCM:

...senkt das Magen-Qi: Im Fu-Organ Magen werden die Nahrung und Flüssigkeiten aufgenommen und weiter verarbeitet. Der Magen trennt das »trübe Qi« vom »reinen Qi«. Das »trübe Qi« muss über Dünndarm und Dickdarm ausgeschieden werden, dabei ist die natürliche Bewegungsrichtung des Magens nach unten gerichtet. Störungen der Magenfunktion lassen das Qi aufsteigen (rebellierendes Qi).

Symptome: Übelkeit und Erbrechen.

Therapie: sedierende Nadeltechnik.

Weitere wichtige Punkte: Pe 6 und KG 12, Ma 36.

Diätetik-Tipp:

1 x täglich eine Messerspitze frisch geriebener Ingwer.

Repetitorium Blase 21

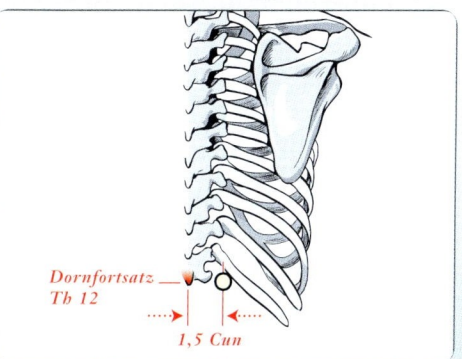

Dornfortsatz Th 12

1,5 Cun

■ **Rücken-Shu-Punkt des Magens.**

■ **Anatomische Leitstruktur:** Dornfortsatz Th 12.

■ **Lokalisation:** 1,5 Cun lateral der Unterkante des Dornfortsatzes Th 12.

■ **Hauptindikationsbereiche:**
   - lokale schmerzhafte muskuläre Störungen (Myogelosen, Triggerpunkte)
   - Funktionsstörungen des Magens (akut und chronisch)
   - chronische Krankheitsbilder mit Blässe und Müdigkeit

■ **Funktion in der TCM:**
   - wichtiger Punkt zur Stärkung und Regulation des Magens
   - harmonisiert und senkt das Magen-Qi.

Ni Bl

Blase 23 »Shen Shu« (»Transportpunkt der Nieren«)
Rücken-Shu-Punkt der Nieren

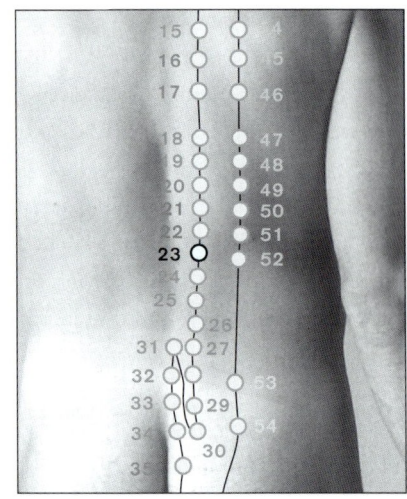

Lokalisation: 1,5 Cun lateral der Unterkante des Dornfortsatzes L 2.

> **BEACHTE** *Beim Aufsuchen des 2. LWK empfiehlt es sich, vom Beckenkamm auszugehen (4. LWK siehe Bl 25).*

Stichtiefe: 0,5 bis 1,5 Cun senkrecht.

Hauptindikationsbereiche:
- chronische schmerzhafte Funktionsstörungen der Lumbalregion
- allgemeine chronische Schwächezustände
- chronische gynäkologische und urogenitale Funktionsstörungen
- chronische Störungen der Sexualfunktion
- chronische Funktionsstörungen des Respirationstraktes (insbesondere Asthma bronchiale).

Weitere Indikationen: Osteoporose; chronische Ohrenerkrankungen: Tinnitus, Schwerhörigkeit; chronische Funktionsstörungen der Augen: trockene Augen, nachlassende Sehkraft; psychosomatische Erkrankungen (insbesondere Urogenitaltrakt).

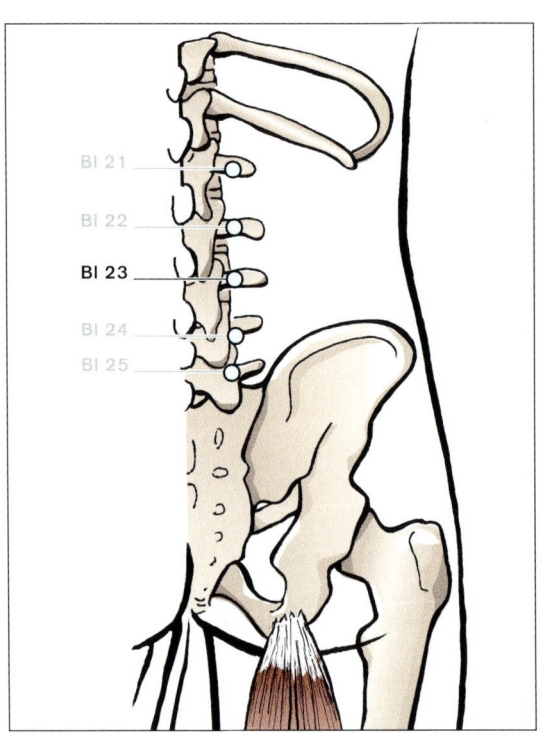

Funktion in der TCM:
- stärkt die Niere
- stärkt den unteren Rücken
- tonisiert Nieren-Yin und Nieren-Yang (überwiegend)
- unterstützt das Jing (Essenz)
- nährt das Blut
- unterstützt Knochen und Mark
- stärkt Hör- und Sehvermögen
- unterstützt die Niere das Qi zu empfangen
- beseitigt Feuchtigkeit.

Erläuterungen zur TCM:

...unterstützt das Nieren-Yin und Nieren-Yang: in Kombination mit den Punkten Ni 3 und Ni 7 einer der wichtigsten Punkte zur Tonisierung des Nierenfunktionskreises und bei allen Nieren-Mangel-Syndromen indiziert (tonisierend nadeln, besser Moxa).

Nieren-Yang-Mangel-Symptome: Das Nieren-Yang liefert die Wärme/Feuer für den gesamten Körper. Bei Mangel treten Kältesymptome (kalte Extremitäten, Kältegefühl in den Lenden) in den Vordergrund. Weiterhin Schwäche, Antriebslosigkeit, Schmerzen im Bereich der Lendenwirbelsäule, sexuelle Funktionsstörungen, Libidoverlust, Impotenz.

Diätetik-Tipp (Nieren-Yin-Mangel):

besonders Hirsch, Lamm, Rindfleisch, Tauben, Fenchel, Lauch, Lachs, Thunfisch, Esskastanien.

Nieren-Yin-Mangel-Symptome: länger bestehende und tiefer greifende Störung des Nierenfunktionskreises.
Symptom: chronische Erkrankungen, Erschöpfungsgefühl, Burn-out-Syndrom, rezidivierende LWS-Beschwerden, Schlafstörungen.

Zu beachten: Auf Grund des Yin-Mangels bildet sich eine Yang-Symptomatik (Pseudo-Yang, relative Yang-Fülle), heiße Handflachen, heiße Fußsohlen.
Gegensatz: Kältegefühl des Nieren-Yang-Mangels.

Diätetik-Tipp (Nieren-Yang-Mangel):

Austern, Weizen, Spargel, Schweinefleisch, Ente.

Punktkombination:

⁘ **Bl 23 + LG 4:** gemoxt, stärkt die Lebenskraft.

Repetitorium Blase 23

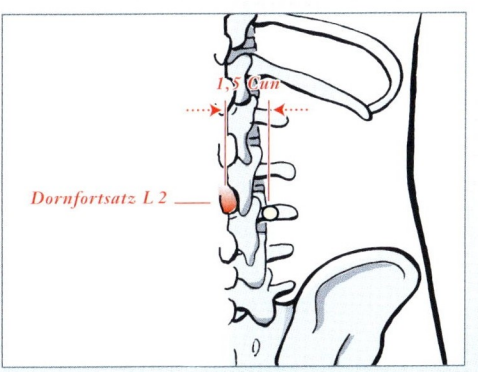

■ **Rücken-Shu-Punkt der Nieren.**

■ **Anatomische Leitstruktur:**
Dornfortsatz L 2.

■ **Lokalisation:** 1,5 Cun lateral der Unterkante des Dornfortsatzes L 2.

■ **Hauptindikationsbereiche:**
- chronische schmerzhafte Funktionsstörungen der Lumbalregion
- allgemeine chronische Schwächezustände
- chronische gynäkologische und urogenitale Funktionsstörungen
- chronische Störungen der Sexualfunktion
- chronisches Asthma bronchiale,

■ **Funktion in der TCM:**
- stärkt die Niere
- stärkt den unteren Rücken
- tonisiert Nieren-Yin und Nieren-Yang (überwiegend)
- unterstützt das Jing (Essenz).

Ni Bl

Blase 25 »Da Chang Shu«
»Transportpunkt des Dickdarms«
Rücken-Shu-Punkt des Dickdarms

Lokalisation: 1,5 Cun lateral der Unterkante des Dornfortsatzes L 4.

> **BEACHTE** *Der 4. LWK befindet sich in Beckenkammhöhe (Palpation von kaudal, um keine Hautfalten auf den Beckenkamm zu drücken). Die Unterkante des Dornfortsatzes liegt etwas tiefer.*

Stichtiefe: 0,5 bis 1,5 Cun senkrecht.

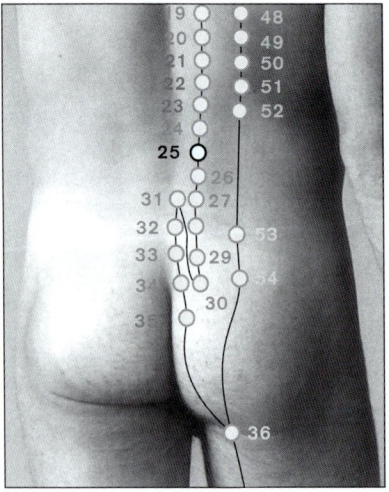

Hauptindikationsbereiche:
- schmerzhafte Funktionsstörungen der Lumbalregion
- Funktionsstörungen des Dickdarms.

Funktion in der TCM:
- beseitigt Stagnationen.

Repetitorium Blase 25

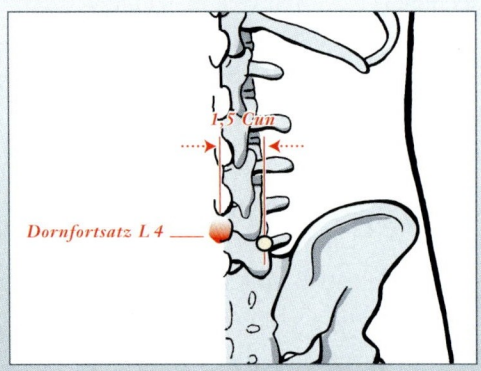

Dornfortsatz L 4

- **Rücken-Shu-Punkt des Dickdarms.**
- **Anatomische Leitstruktur:** Dornfortsatz L 4.
- **Lokalisation:** 1,5 Cun lateral der Unterkante des Dornfortsatzes L 4.
- **Hauptindikationsbereiche:**
  - schmerzhafte Funktionsstörungen der Lumbalregion
  - Funktionsstörungen des Dickdarms.

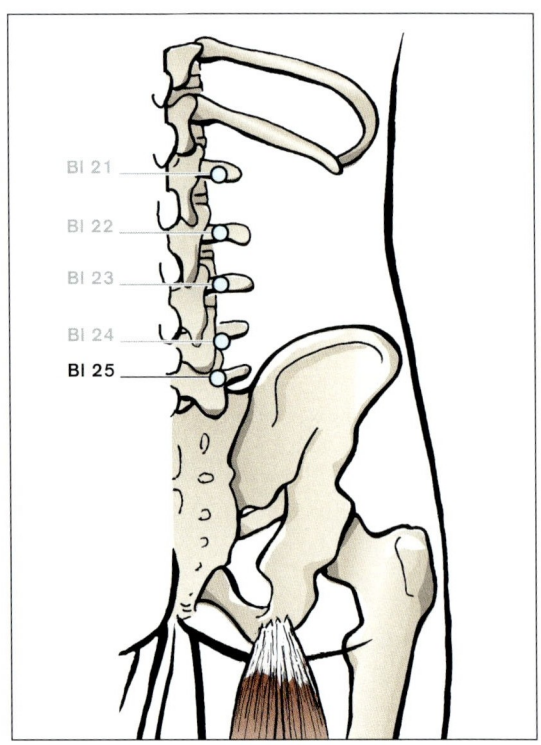

Bl 21, Bl 22, Bl 23, Bl 24, Bl 25

Blase 27 »Xiao Chang Shu« (»Transportpunkt des Dünndarms«) Rücken-Shu-Punkt des Dünndarms

Lokalisation: in Höhe des 1. Foramen sacrale, 1,5 Cun lateral der dorsalen Medianlinie in einer Vertiefung zwischen Os sacrum medial der Spina iliaca posterior superior (SIPS).

> **BEACHTE** *Bei Palpation der SIPS befindet sich Bl 27 etwa kranial und medial. Die Palpation der SIPS erfolgt stets von kaudal, da der knöcherne Pol nach kaudal gebogen verläuft.*
> *Hilfe zur Lokalisation der SIPS: Vom kranialen Ende der Rima ani etwa 3 Cun im Winkel von 45° nach laterokranial palpieren.*

Stichtiefe: 0,5 bis 1,5 Cun senkrecht, eventuell leicht schräg nach lateral in Richtung ISG (Iliosakralgelenk).

Hauptindikationsbereiche:
- schmerzhafte Funktionsstörungen der Lumbalregion
- schmerzhafte Funktionsstörungen beim Wasserlassen.

Weitere Indikationen: schmerzhafte Erkrankungen des Darmtraktes mit Durchfall.

Funktion in der TCM:
- leitet Feuchtigkeit aus
- reguliert die Wasserwege
- beseitigt Stagnationen.

Erläuterungen zur TCM:
...leitet Feuchtigkeit aus: Das Fu-Organ Blase ist für die Sammlung und Ausscheidung von Flüssigkeiten verantwortlich. Bl 27 unterstützt als Transportpunkt bei tonisierender Nadelung diese Funktion.

...reguliert die Wasserwege: beseitigt Nässe, Hitze aus dem unteren Erwärmer, unterstützt die Miktion bei Symptomen mit trüben Urin, Miktionsbeschwerden und Brennen beim Wasserlassen.

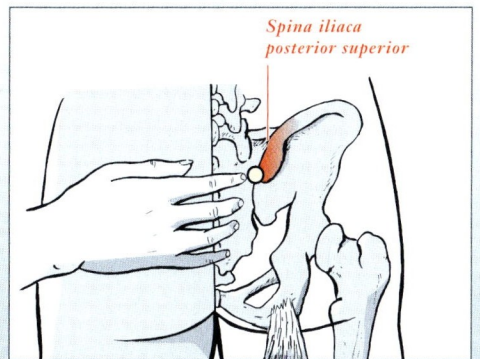

Repetitorium Blase 27

Spina iliaca posterior superior

- ■ **Rücken-Shu-Punkt des Dünndarms.**

- ■ **Anatomische Leitstruktur:** Spina iliaca posterior superior.

- ■ **Lokalisation:** in Höhe des 1. Foramen sacrale, 1,5 Cun lateral der dorsalen Medianlinie.

- ■ **Hauptindikationsbereiche:**
  - schmerzhafte Funktionsstörungen der Lumbalregion
  - schmerzhafte Funktionsstörungen beim Wasserlassen.

Ni Bl

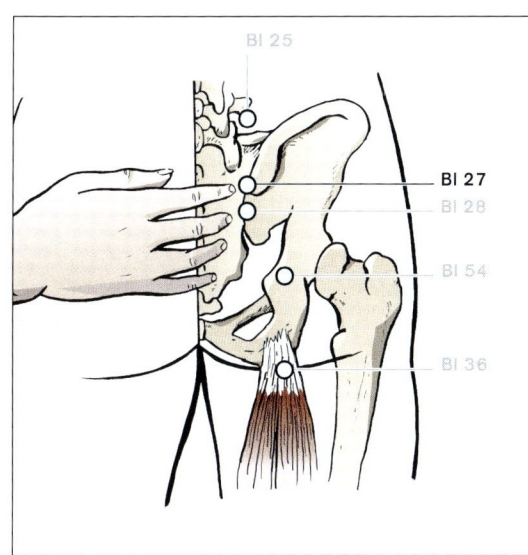

Bl 25

Bl 27

Bl 28

Bl 54

Bl 36

Blase 28 »Pang Guang Shu« (»Transportpunkt der Blase«)
Rücken-Shu-Punkt der Blase

Lokalisation: in Höhe des 2. Foramen sacrale, 1,5 Cun lateral der dorsalen Medianlinie. Bei Palpation der SIPS liegt Bl 28 etwas kaudal und medial, SIPS-Palpation siehe Bl 27.

Stichtiefe: 0,5 bis 1,5 Cun senkrecht, eventuell leicht schräg nach lateral in Richtung ISG (Iliosakralgelenk).

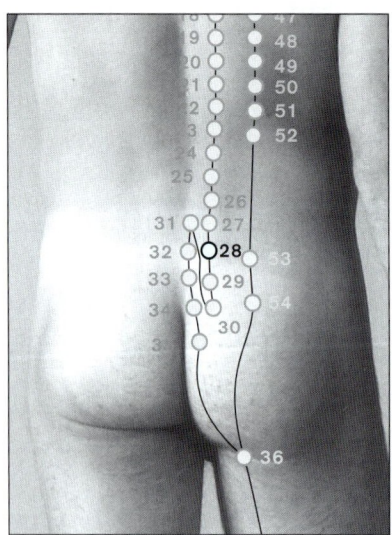

Hauptindikationsbereiche:
- schmerzhafte Funktionsstörungen der Lumbalregion
- Funktionsstörungen beim Wasserlassen.

Funktion in der TCM:
- leitet Feuchtigkeit aus
- reguliert die Wasserwege im unteren 3E
- beseitigt Stagnationen
- beseitigt Hitze.

Repetitorium Blase 28

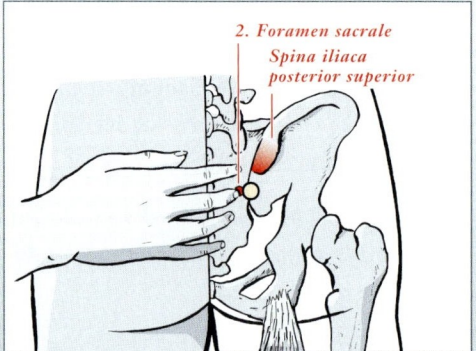

2. Foramen sacrale
Spina iliaca posterior superior

- **Rücken-Shu-Punkt der Blase.**

- **Anatomische Leitstruktur:** 2. Foramen sacrale, Spina iliaca posterior superior.

- **Lokalisation:** in Höhe des 2. Foramen sacrale, 1,5 Cun lateral der dorsalen Medianlinie. .

- **Hauptindikationsbereiche:**
  - schmerzhafte Funktionsstörungen der Lumbalregion
  - Funktionsstörungen beim Wasserlassen.

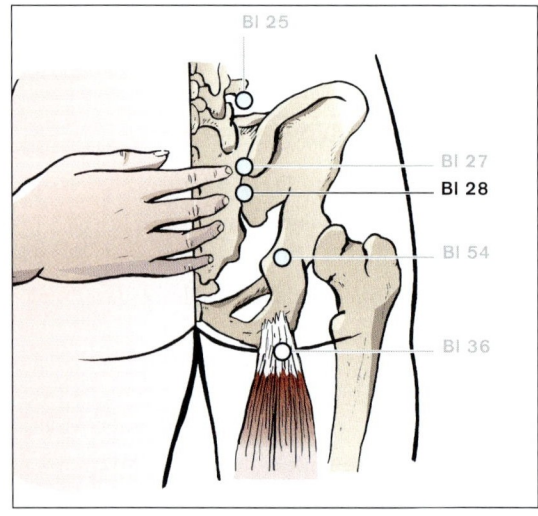

Blase 36 »Cheng Fu« (»Aufnehmen und unterstützen«)

Lokalisation: in der Mitte der Gesäßfalte (nicht des Oberschenkels).

Hinweis: Dieser Punkt liegt in unmittelbarer Nähe zum N. ischiadicus. Bei tiefer Nadelung ist Punktion möglich, die Nadellage im perineuralen Gewebe erklärt einen Teil der Akupunkturwirkung.

BEACHTE *Bl 36 liegt über dem Tuber ischiadicum. Dieser Punkt ist u. a. auch bei Insertionstendinopathien der ischiokruralen Muskulatur (M. semitendinosus, M. semimembranosus, M. biceps femoris) schmerzhaft.*

Stichtiefe: 0,5 bis 1,5 Cun senkrecht.

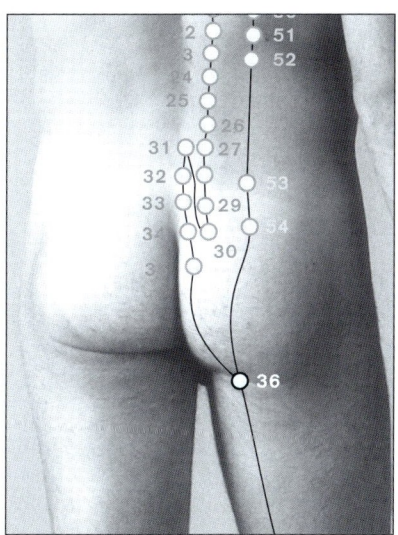

Hauptindikationsbereich:
* Schmerzen der Lumbal- und Gesäßregion mit Ausstrahlung ins Bein (Lumboischialgie).

Weitere Indikationen: Hämorrhoiden, Schmerzen des Oberschenkels und der Knieregion dorsal.

Funktion in der TCM:
* beseitigt Stagnationen.

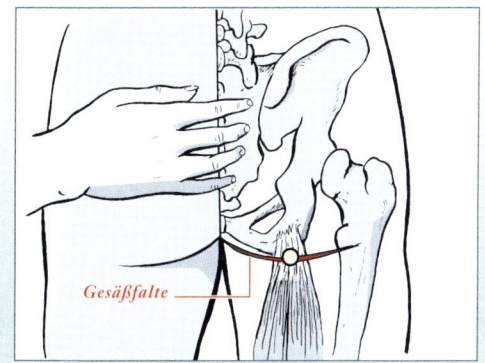

Repetitorium Blase 36

Gesäßfalte

* **Anatomische Leitstruktur:** Gesäßfalte.

* **Lokalisation:** in der Mitte der Gesäßfalte.

* **Hauptindikationsbereich:**
  * Schmerzen der Lumbal- und Gesäßregion mit Ausstrahlung ins Bein (Lumboischialgie).

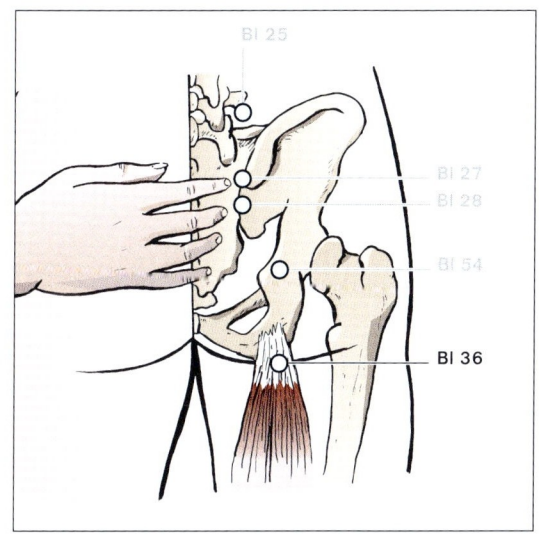

Ni Bl

Blase 40 »Wei Zhong«
(»In der Mitte der Beuge«)
Unterer einflussreicher Punkt (UEP) der Blase = unterer He-Punkt der Blase

Lokalisation: in der Mitte der Kniekehlenfalte. Dieser Punkt liegt in Nähe des N. tibialis und A. poplitea.

Stichtiefe: 0,5 bis 1 Cun senkrecht.

Hauptindikationsbereiche:
- schmerzhafte Funktionsstörungen in der Knie-region dorsal
- schmerzhafte Funktionsstörungen der Lumbal-region mit und ohne Ausstrahlung in den Oberschenkel dorsal
- akute Funktionsstörungen beim Wasserlassen.

Weitere Indikationen: Hauterkrankungen mit petechialen Blutungen, Brennen und Hitzegefühl lokal.

Funktion in der TCM:
- beseitigt Obstruktionen der Leitbahn und Nebengefäße
- entspannt die Sehnen
- stärkt den unteren Rücken und das Knie
- beseitigt Hitze
- beseitigt Feuchte-Hitze
- kühlt das Blut
- löst Blut-Stagnationen.

Hinweis: Bl 40 bei Fülle-Zuständen anwenden, Bl 60 bei Mangel-Zuständen (chronischen Beschwerden) und Kälte-Symptomatik besser geeignet.

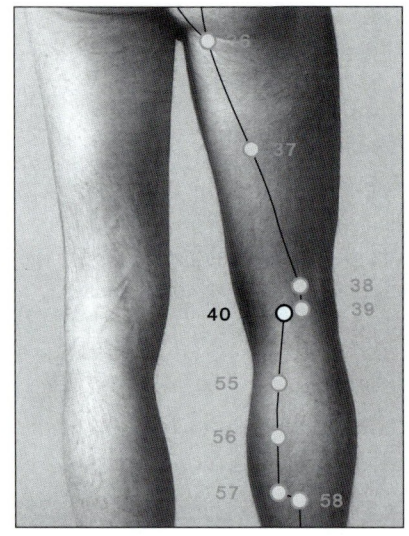

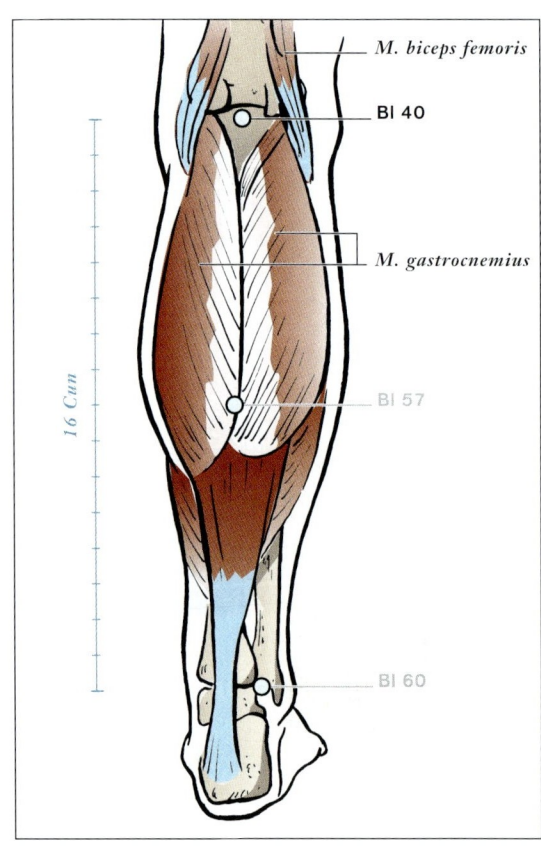

Erläuterungen zur TCM:

...kühlt das Blut: Blut (Xue) kann durch pathogene äußerere oder innere Faktoren aus seinem Yin-Yang-Gleichgewicht geraten, z.B. Hitze; Sommerhitze, Übermaß an thermisch heißer Nahrung (scharfe Gewürze) oder innere Hitze durch Stress bringen das Blut in einen Yang-Fülle-Zustand. Westliche Medizin: Allergien, Infektionen. Um das Gleichgewicht wieder herzustellen muss das Blut gekühlt werden.

Bei Yang-Fülle-Zuständen (Hitze, Blut–Hitze) die sich in der äußeren Abwehrschicht befinden (Taiyang-Schicht, Bl–Dü).

Symptome: allergische Symptome, juckende und gerötete Hauteffloreszenzen.

Therapie: sedierende Nadeltechnik (ggf. Mikroaderlass), um die pathogenen Faktoren zu eliminieren.

Zu beachten: bei akuter Lumboischialgie mit Ausstrahlung entlang des Blasenmeridians indiziert (Fülle-Zustand).

Nicht bei chronischem LWS-Syndrom (Mangel-Zustand): Hier Bl 60 bevorzugen, ggf. Moxibustion.

Repetitorium Blase 40

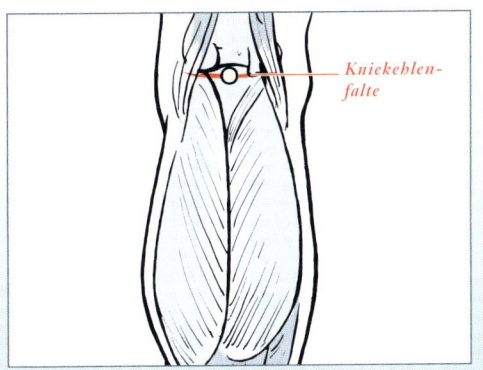

Kniekehlenfalte

■ **Unterer einflussreicher Punkt (UEP).**

■ **Anatomische Leitstruktur:** Kniekehlenfalte.

■ **Lokalisation:** in der Mitte der Kniekehlenfalte.

■ **Hauptindikationsbereiche:**
- schmerzhafte Funktionsstörungen in der Knieregion dorsal
- schmerzhafte Funktionsstörungen der Lumbalregion mit und ohne Ausstrahlung in den Oberschenkel dorsal.

Ni **Bl**

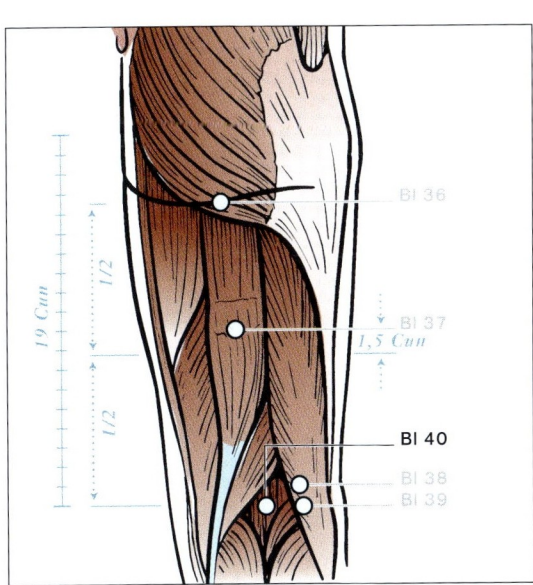

19 Cun · 1/2 · 1/2

Bl 36
Bl 37
1,5 Cun
Bl 40
Bl 38
Bl 39

Blase 43 »Gao Huang« (»Das Innerste des Inneren«)

Lokalisation: 3 Cun lateral der Unterkante des Dornfortsatzes Th 4.

> **BEACHTE** *Der Punkt Bl 43 entspricht in der Lokalisation einem sehr häufigen Triggerpunkt im M. rhomboideus major oder im M. iliocostalis thoracis. Bei tiefer Nadelung durchdringt die Nadelspitze relativ viele Muskeln (M. trapezius Pars ascendens, M. rhomboideus major, M. iliocostalis thoracis), die durch die Spinalnerven der verschiedensten Segmente (C4 – C5, Th 1 – Th 4) innerviert werden. Die Pars ascendens des M. trapezius hat sich embryologisch aus Anteilen des Kopfmesenchyms entwickelt und wird vom N. accessorius innerviert. So erklärt sich auch schulmedizinisch die segmentübergreifende, breite Wirkung des Punktes Bl 43 (siehe weitere Indikationsmöglichkeiten).*

Stichtiefe: 0,5 bis 1 Cun schräg subkutan in Richtung Bl 14 (Wirkverstärkung) bzw. senkrecht 0,5 Cun mit Zweifingerschutztechnik.

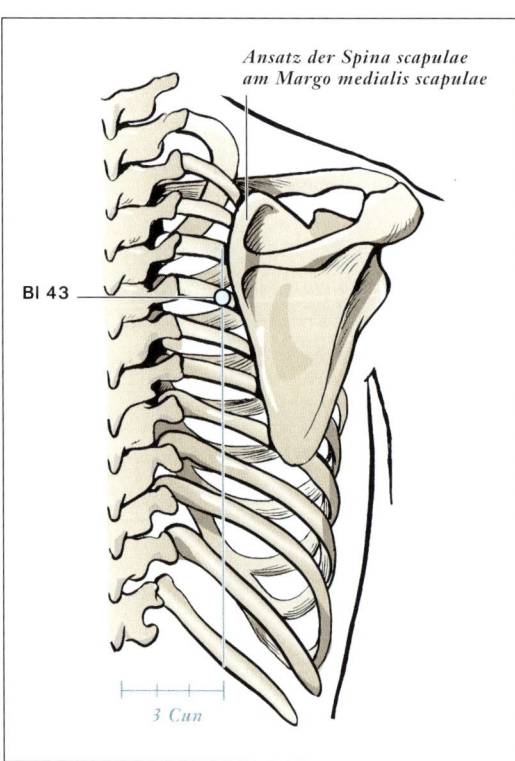

Ansatz der Spina scapulae am Margo medialis scapulae

Bl 43

3 Cun

Repetitorium Blase 43

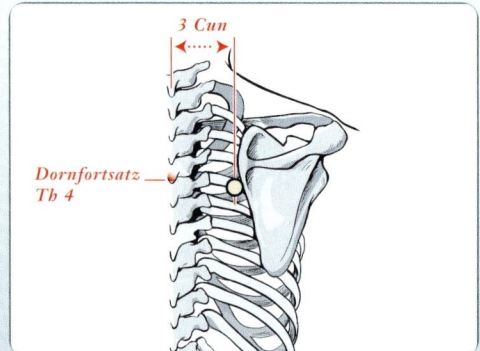

3 Cun

Dornfortsatz Th 4

- ■ **Häufiger Triggerpunkt im M. rhomboideus major.**

- ■ **Anatomische Leitstruktur:** Dornfortsatz Th 4.

- ■ **Lokalisation:** 3 Cun lateral der Unterkante des Dornfortsatzes Th 4.

- ■ **Hauptindikationsbereiche:**
  - lokale schmerzhafte muskuläre Störungen (Myogelosen, Triggerpunkte)
  - chronische Erkrankungen der Lunge
  - chronische Krankheitsbilder mit ausgeprägter Erschöpfung und Anämie.

Hauptindikationsbereiche:
- lokale schmerzhafte muskuläre Störungen (Myogelosen, Triggerpunkte)
- chronische Erkrankungen der Lunge
- chronische Krankheitsbilder mit ausgeprägter Erschöpfung und Anämie.

Funktion in der TCM:
- tonisiert das Qi
- nährt die Essenz (Jing)
- nährt Lungen-Yin, Niere und Herz
- belebt Shen.

Blase 54 »Zhi Bian«
(»Grenze dieser Folge«)

Lokalisation: 3 Cun lateral des Hiatus sacralis in Höhe des 4. Foramen sacrale.

BEACHTE *Bei Nadelung von Bl 54 wird zunächst der M. glutaeus maximus und tiefer der M. piriformis erreicht. Hier befinden sich wichtige Triggerpunkte beider Muskeln. Verspannungen beider Muskeln spielen bei Schmerz der LBH- (Lenden-Becken-Hüft-) Region eine gravierende Rolle. In der Tiefe befindet sich der N. ischiadicus. Punktionen sind somit bei tiefer Nadelung möglich.*
In ca. 20% der Fälle führt eine Verlaufsvariante des N. ischiadicus dazu, dass der Nerv durch den M. piriformis zieht. Das ist u. a. bei hoher Teilung der Fall: Hier zieht der Fibularis-Anteil durch den M. piriformis, der Tibialis-Anteil durch das Foramen infrapiriforme. Hierdurch erklären sich Irritationen und Schmerzentstehung bei Tonuserhöhung des M. piriformis, d. h. Schmerzhaftigkeit ist nicht immer allein Ursache von Triggerpunkten in dieser Region.

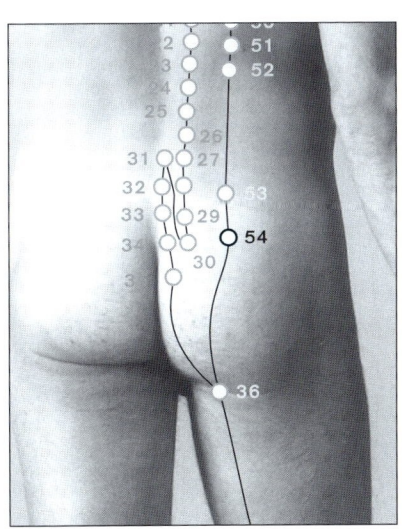

Stichtiefe: sehr tiefe Nadelung, teilweise bis zu 4 oder 5 Cun.

Hauptindikationsbereich:
- Schmerzen der Gesäßregion und des dorsalen Oberschenkels.

Repetitorium Bl 54

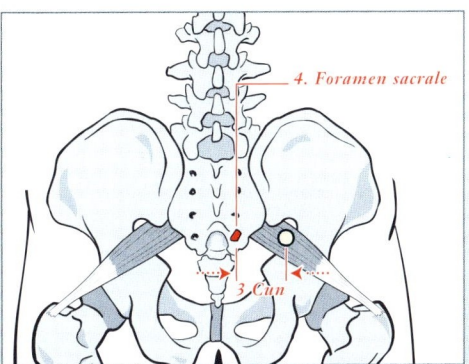

- **Häufiger Triggerpunkt im M. piriformis (bzw. M. glutaeus maximus).**

- **Anatomische Leitstruktur:** 4. Foramen sacrale.

- **Lokalisation:** 3 Cun lateral des Hiatus sacralis in Höhe des 4. Foramen sacrale.

- **Hauptindikationsbereich:**
  - Schmerzen der Gesäßregion und des dorsalen Oberschenkels.

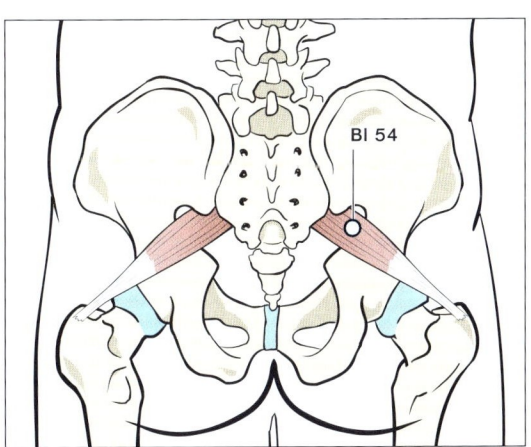

Funktion in der TCM:
- beseitigt Obstruktionen der Leitbahn und Nebengefäße
- entspannt die Sehnen
- beseitigt Feuchtigkeit und Kälte (sehr wirkungsvoll mit Moxa).

Blase 57 »Cheng Shan« (»Unterstützung der [Muskel-]Berge«)

Lokalisation: auf halber Strecke zwischen Bl 40 und Bl 60; 8 Cun kaudal von Bl 40 in einer Vertiefung zwischen den Muskelbäuchen des M. gastrocnemius.

> **BEACHTE** *Durch Zehenspitzenstand bzw. Dorsalflexion des Fußes lässt sich die Wadenmuskulatur (insbesondere des M. gastrocnemius) deutlich darstellen.*
> *Eine weitere Lokalisationsmöglichkeit besteht mittels der Handspanntechnik: Mitte zwischen Bl 40 und Bl 60. (Vergl. Ausführungen bei Ma 38.)*

Stichtiefe: 0,5 bis 1 Cun senkrecht.

Hauptindikationsbereiche:

- schmerzhafte Funktiosstörungen der Lumbalregion mit und ohne Ausstrahlung in das Bein dorsal
- Unterschenkelschmerzen, Wadenkrämpfe.

Weitere Indikationen: Hämorrhoiden, Dysmenorrhöe.

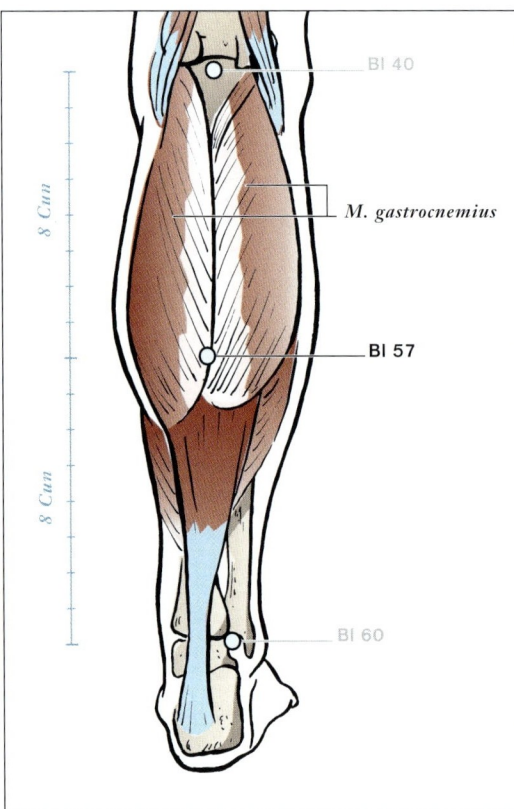

BI 40

8 Cun

M. gastrocnemius

BI 57

8 Cun

BI 60

Repetitorium Bl 57

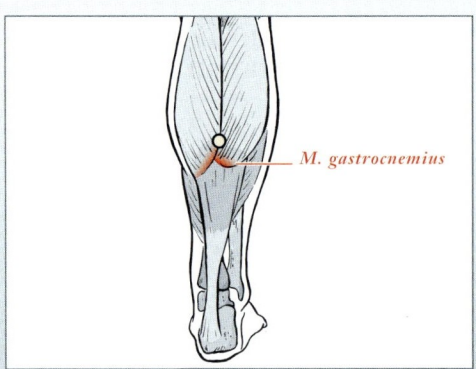

M. gastrocnemius

- **Anatomische Leitstruktur:** M. gastrocnemius.

- **Lokalisation:** auf halber Strecke zwischen Bl 40 und Bl 60; in einer Vertiefung zwischen den Muskelbäuchen des M. gastrocnemius.

- **Hauptindikationsbereiche:**
  - schmerzhafte Funktionstörungen der Lumbalregion mit und ohne Ausstrahlung in das Bein dorsal
  - Unterschenkelschmerzen, Wadenkrämpfe.

Funktion in der TCM:

- beseitigt Obstruktionen der Leitbahn und Nebengefäße
- entspannt die Sehnen
- beseitigt Feuchte-Hitze
- belebt das Blut.

Erläuterung zur TCM:

...belebt das Blut: Blutstagnationen verursachen einen lokal fixierten Schmerz, mit stechendem Charakter.

Symptome: Dysmenorrhöe, mit dunkelroten, klumpigen Blutabgängen, fixierter Schmerz im unteren Abdomen, fixierter Schmerz im Bereich des Unterschenkels und der Wade.

Therapie: Qi- und Blutstagnation beseitigen, ggf. kurz Moxa auf Bl 57 und die beteiligte Region.

Blase 60 »Kun Lun« (»Kun-Lun-Gebirge«)

Lokalisation: in der Mitte der Verbindungslinie zwischen höchster Erhebung des Malleolus lateralis und der Achillessehne (dorsale Begrenzung).

BEACHTE *Das De-Qi-Gefühl tritt oft deutlich bei Nadelführung in Richtung Calcaneus auf. In der Literatur wird Bl 60 häufig von der Lokalisation her gegenüber von Ni 3 angegeben. Da jedoch Außen- und Innenknöchel nicht auf gleicher Höhe liegen, trifft dies nicht zu.*

Stichtiefe: 0,5 bis 1 Cun senkrecht.

Hauptindikationsbereiche:
- schmerzhafte Funktionsstörungen der LBH- (Lenden-Becken-Hüft-)Region
- schmerzhafte Funktionsstörung im Sprunggelenk und Fersenbreich
- schmerzhafte Funktionsstörungen der Schulter-Nackenregion
- Kopfschmerzen dorsal.

Weitere Indikationen: Dysmenorrhöe, protrahierter Geburtsverlauf, mangelhafte Plazentalösung, Zystitis, Reizblase.

Funktion in der TCM:
- stärkt den Nierenfunktionskreis, Rücken und Knie
- entspannt Muskeln und Sehnen
- beseitigt Obstruktionen der Leitbahn und Nebengefäße
- beseitigt Hitze
- bewegt das Blut und löst Blutstagnation in der Gebärmutter
- entfernt pathogene Faktoren aus der Tai-Yang-Schicht,
- beseitigt inneren und äußeren Wind.

Cave: sedierende Nadelung in der Schwangerschaft ist kontraindiziert!

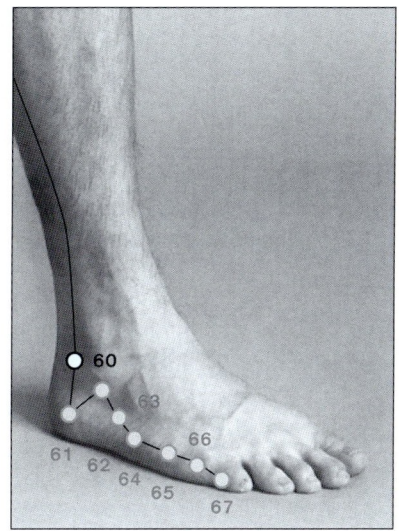

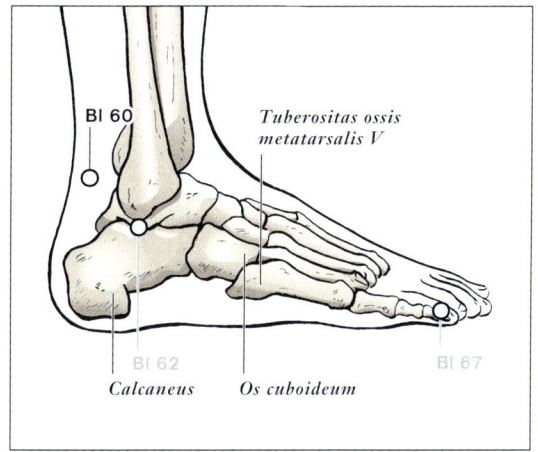

Bl 60

Tuberositas ossis metatarsalis V

Bl 62   Bl 67

Calcaneus   *Os cuboideum*

Ni Bl

Erläuterungen zur TCM:

...bewegt das Blut, löst Blutstagnationen: Blutstagnationen verursachen einen lokal fixierten Schmerz, mit stechendem Charakter.

Symptome: Dysmenorrhöe, mit dunkelroten, klumpigen Blutabgängen, fixierter Schmerz im unteren Abdomen, fixierter Schmerz im Bereich des Unterschenkels und der Wade.

Therapie: Qi- und Blutstagnation beseitigen, ggf. kurz Moxa auf Bl 60 und die beteiligte Region.

Repetitorium Blase 60

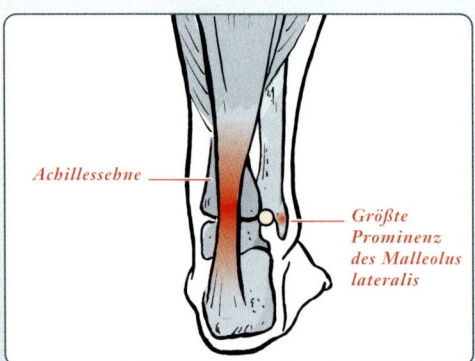

Achillessehne —

Größte Prominenz des Malleolus lateralis

■ **Anatomische Leitstruktur:** Malleolus lateralis und Achillessehne.

■ **Lokalisation:** in der Mitte der Verbindungslinie zwischen höchster Erhebung des Malleolus lateralis und der Achillessehne.

■ **Hauptindikationsbereiche:**
- schmerzhafte Funktionsstörungen der LBH-Region
- schmerzhafte Funktionsstörung im Sprunggelenk und Fersenbreich
- schmerzhafte Funktionsstörungen der Schulter-Nackenregion
- Kopfschmerzen dorsal.

■ **Funktion in der TCM:**
- stärkt den Nierenfunktionskreis, Rücken und Knie
- beseitigt Hitze
- bewegt das Blut
- beseitigt Wind.

Blase 62 »Shen Mai« (»Ausgestrecktes Gefäß«)

Einschaltpunkt für den außerordentlichen Meridian Yang Qiao Mai

Lokalisation: in einer Vertiefung direkt unter der Spitze (kaudale Begrenzung) des Malleolus lateralis über dem Gelenkspalt zwischen Talus und Calcaneus.

Stichtiefe: 3 bis 5 mm senkrecht.

Hauptindikationsbereiche:

- Schmerzen und Funktionsstörungen im Bereich des unteren Sprunggelenks
- schmerzhafte Funktionsstörungen der gesamten Wirbelsäule
- Kopfschmerzen, besonders dorsal.

Weitere Indikationen: Peronäusneuralgie und -parese.
H. Schmidt: Schmerzen am inneren Augenwinkel.

Funktion in der TCM:

- beseitigt Obstruktionen in der Leitbahn und den Nebengefäßen
- entspannt Sehnen und Muskeln
- klärt und beruhigt den Geist
- vertreibt äußere pathogene Faktoren
- öffnet den Yang Qiao Mai.

Erläuterungen zur TCM:

...öffnet den Yang Qiao Mai: Yang Qiao Mai (Yang-Fersen-Gefäß), ist einer der acht außerordentlichen Leitbahnen und verläuft lateral der Unterschenkel.

Funktion: löst Stagnationen und Blockaden in der Wirbelsäule, insbesondere nach Trauma, löst Stagnationen im Meridianverlauf.

Symptome: Schmerzen lateral der Wirbelsäule nach Trauma, Schmerzen, schmerzhafter Muskeltonus an der Außenseite der unteren Extremität.

Punktkombination:

- **Dü 3 + Bl 62:** bei Spannungskopfschmerz.

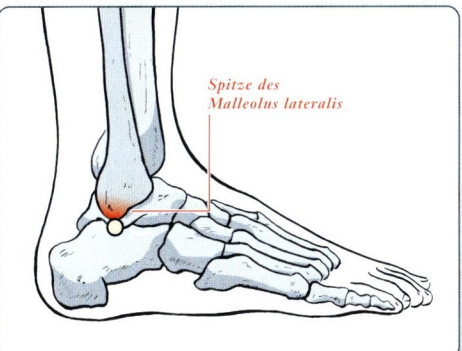

Repetitorium Blase 62

Spitze des Malleolus lateralis

- **Einschaltpunkt für den außerordentlichen Meridian Yang Qiao Mai.**

- **Anatomische Leitstruktur:** Malleolus lateralis.

- **Lokalisation:** in einer Vertiefung direkt unter der Spitze des Malleolus lateralis.

- **Hauptindikationsbereiche:**
  - Schmerzen und Funktionsstörungen im Bereich des unteren Sprunggelenks
  - schmerzhafte Funktionsstörungen der gesamten Wirbelsäule
  - Kopfschmerzen, besonders dorsal.

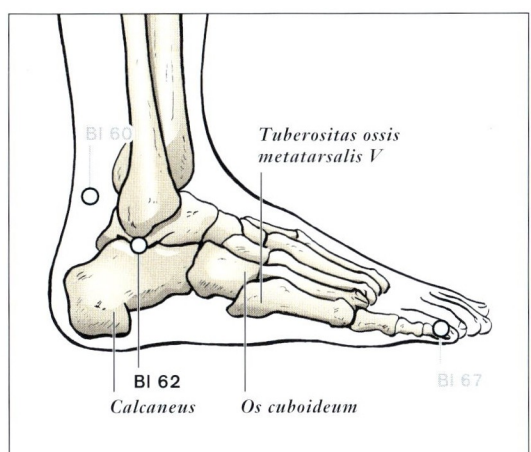

Bl 60
Tuberositas ossis metatarsalis V
Bl 62
Bl 67
Calcaneus   *Os cuboideum*

Ni Bl

Blase 67 »Zhi Yin«
(»Das Yin erreichen«)
Tonisierungspunkt

Lokalisation: lateraler Nagelwinkel der 5. Zehe.

Stichtiefe: 1 bis 2 mm senkrecht, evtl. bluten lassen.

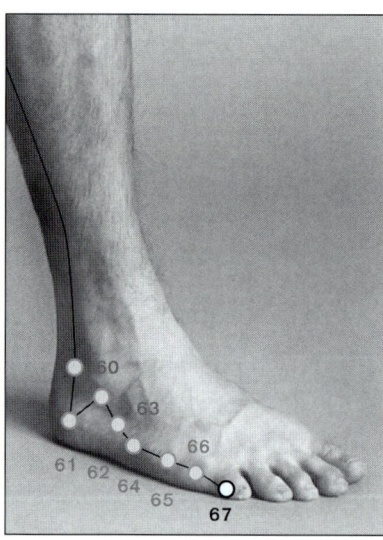

Hauptindikationsbereiche:
- Kopfschmerzen
- Kindsdrehung bei Steißlage oder Seitenlage.

Weitere Indikationen: verzögerter Geburtsverlauf bei Wehenschwäche, mangelnde Plazentalösung.

Cave: Vermeide Nadelung in der Schwangerschaft (insbesondere mit sedierender Technik).

Funktion in der TCM:
- beseitigt Obstruktionen der Leitbahn und den Nebengefäßen
- beseitigt Wind
- belebt das Blut
- klärt Augen und Shen.

Repetitorium Blase 67

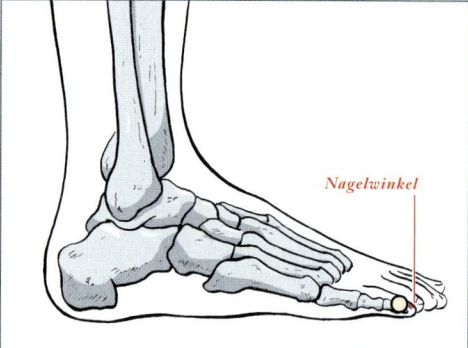

Nagelwinkel

- **Tonisierungspunkt.**

- **Anatomische Leitstruktur:** Nagelwinkel.

- **Lokalisation:** lateraler Nagelwinkel der 5. Zehe.

- **Hauptindikationsbereiche:**
  - Kopfschmerzen
  - Kindsdrehung bei Steißlage oder Seitenlage.

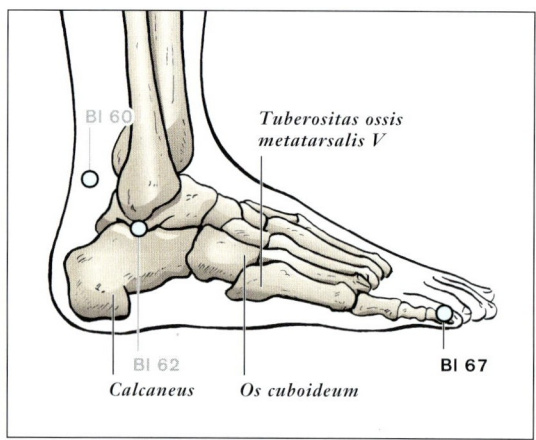

Bl 60

Tuberositas ossis metatarsalis V

Bl 62

Bl 67

Calcaneus   *Os cuboideum*

Weitere Punkte des Blasenmeridians

Blase 1 »Jing Ming« (»Glanz und Klarheit des Auges«)

Lokalisation: in einer kleinen Delle ein Fen medial und kranial vom inneren Augenwinkel.

BEACHTE *Dieser Punkt wird nach chinesischen Angaben bis 1,5 Cun tief, streng entlang der Orbitawand, d. h. in sagittaler (senkrechter) Richtung, genadelt. Die Augen sind geschlossen und der Bulbus wird nach lateral fixiert. Bl 1 darf nicht stimulierend genadelt werden. Bei Blutungen wird komprimiert. Wegen der relativ großen Blutungs- und Infektionsgefahr empfiehlt sich diese Stichführung nur für den geübten und erfahrenen Akupunkteur. Die Nadelung des Punktes Bl 1 kann jedoch fast immer durch die Nadelung des Punktes Bl 2 ersetzt werden.*

Stichtiefe: 1 bis 2 mm schräg.

Indikationen: Augenerkrankungen (auch Anregung der Tränenflüssigkeitsproduktion), Kopfschmerzen frontal oder im Verlauf des Blasemeridians.

Blase 3 »Moi Chong« (»Knotenpunkt über der Augenbraue«)

Lokalisation: oberhalb Bl 2; 0,5 Cun oberhalb der Haaransatzlinie.

Stichtiefe: 3 bis 5 mm schräg nach dorsal.

Indikationen: Kopfschmerzen im Verlauf des Blasenmeridians, Augenerkrankungen.

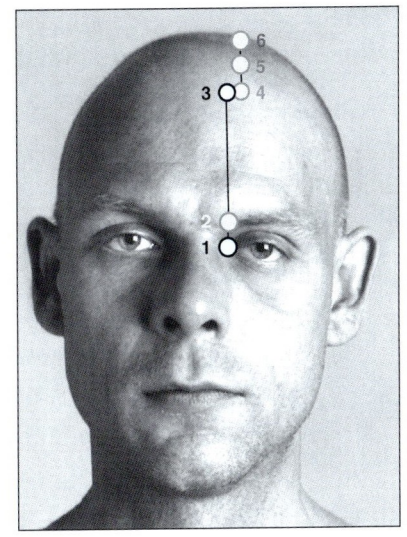

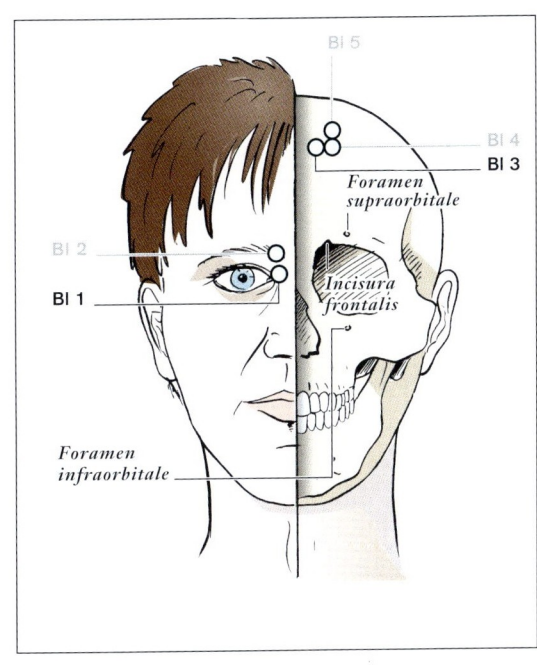

Ni Bl

Blase 4 »Qu Chai«
(»Aus der Biegung entsandt«)

Lokalisation: 1,5 Cun lateral der Medianen, 0,5 Cun oberhalb der Stirnhaaransatzlinie neben Bl 3. Bl 3 und 4 befinden sich in gleicher Höhe wie Ma 8, Bl 4 befindet sich am Übergang nasales Drittel übrige Strecke zwischen LG 26 (Mittellinie) und Ma 8.

> **BEACHTE** *Die Distanz zwischen den beiden Ma 8-Punkten rechts und links (»Stirn- und Schläfenwinkel«) mißt 9 Cun (siehe Cun-Orientierung).*

Stichtiefe: 3 bis 5 mm schräg nach dorsal.

Indikationen: Kopfschmerzen im Verlauf des Blasenmeridians, Augenerkrankungen.

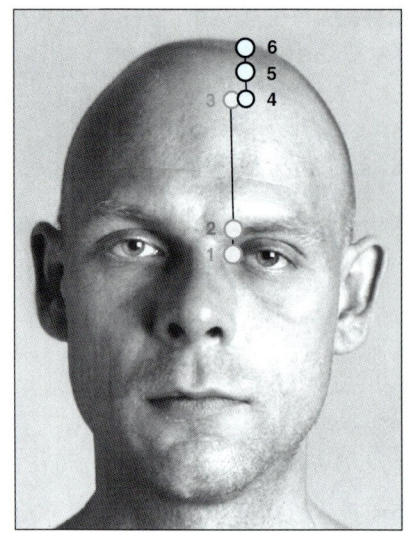

Blase 5 »Wu Chu«
(»Fünfter Platz«)

Lokalisation: 0,5 Cun oberhalb Bl 4, d. h. 1 Cun kranial der vorderen Haargrenze und 1,5 Cun lateral der Medianlinie.

Stichtiefe: 3 bis 5 mm schräg nach dorsal.

Indikationen: Kopfschmerzen im Verlauf des Blasenmeridians, Augenerkrankungen.

Blase 6 »Cheng Guang«
(»Das Licht aufnehmen«)

Lokalisation: 1,5 Cun hinter Bl 5.

Stichtiefe: 3 bis 5 mm schräg nach dorsal.

Indikationen: Kopfschmerzen im Verlauf des Blasenmeridians, Augenerkrankungen.

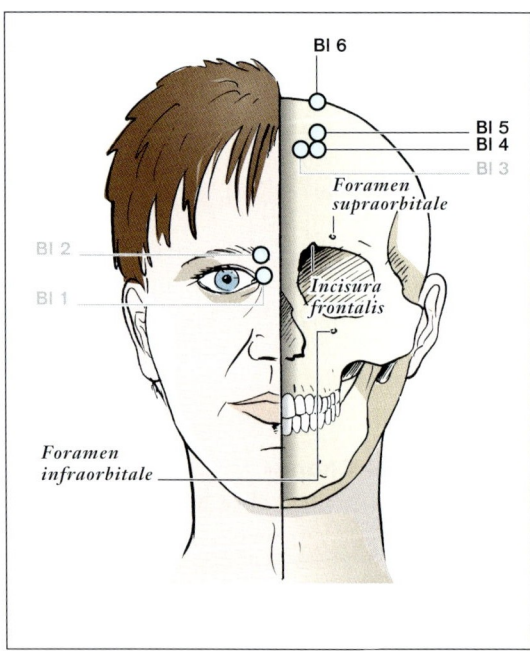

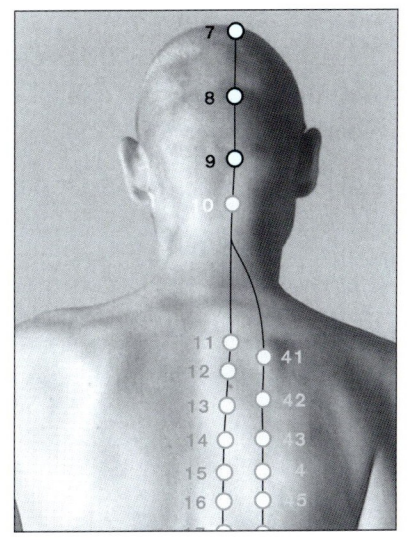

Blase 7 »Tong Tian«
(»Verbindung mit dem Himmel«)

Lokalisation: 1,5 Cun hinter Bl 6.

Stichtiefe: 3 bis 5 mm schräg nach dorsal.

Indikationen: Kopfschmerzen im Verlauf des Blasen-meridians, Schwindel.

Blase 8 »Luo Que«
(»Zurückkehrendes Netzgefäß«)

Lokalisation: 1,5 Cun unter Bl 7; 1,5 Cun lateral des Lenkergefäßes.

Stichtiefe: 3 bis 5 mm schräg nach dorsal.

Indikationen: Kopfschmerzen im Verlauf des Blasen-meridians, Schwindel.

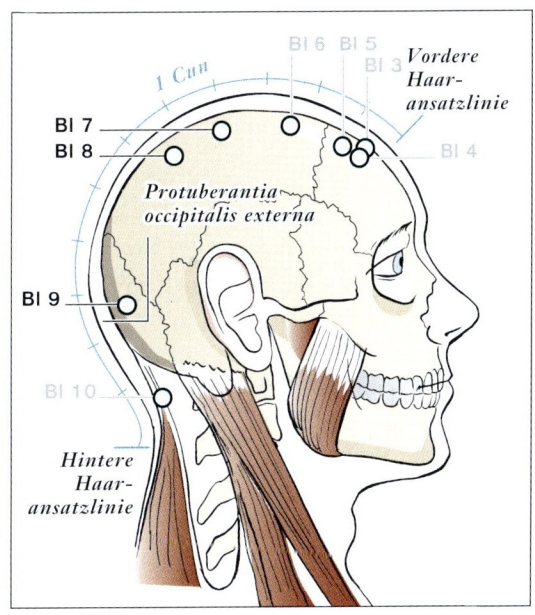

Blase 9 »Yu Zhen«
(»Jadekissen«)

Lokalisation: 1,5 Cun lateral LG 17 (in Höhe der oberen Grenze der Protuberantia occipitalis externa), 2,5 Cun kranial der hinteren Haar-ansatzlinie.

Stichtiefe: 3 bis 5 mm schräg nach kaudal.

Indikationen: Kopfschmerzen im Verlauf des Blasen-meridians, Schwindel.

Blase 12 »Feng Men«
(»Pforte des Windes«)

Lokalisation: 1,5 Cun lateral der Dornfortsatz-unterkante Th 2.

Stichtiefe: 0,5 Cun senkrecht oder schräg.

Indikationen: Erkrankungen von Lunge, oberen und unteren Atemwegen, schmerzhafte Funktionsstörun-gen der Schulter und Nackenregion, Kopfschmerzen dorsal.

Cave: Pneumothorax

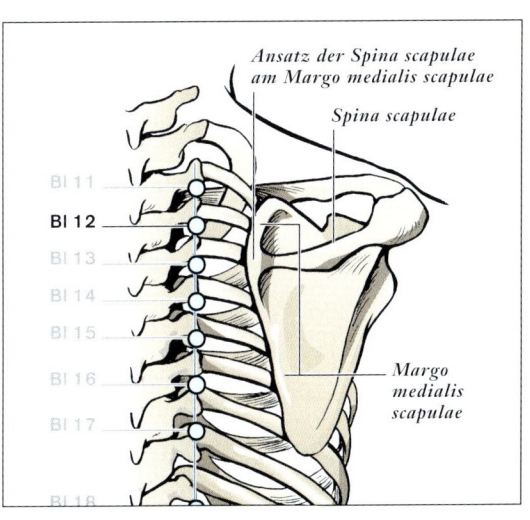

Ni Bl

Blase 16 »Du Shu«
(»Transportpunkt des Du [·Mai]«)
Zustimmungspunkt des Lenkergefäßes

Lokalisation: 1,5 Cun lateral der Dornfortsatzunterkante Th 6.

Stichtiefe: 0,5 Cun senkrecht oder schräg.

Indikationen: schmerzhafte Funktionsstörungen der Thorax- und besonders Herzgegend.

Cave: Pneumothorax

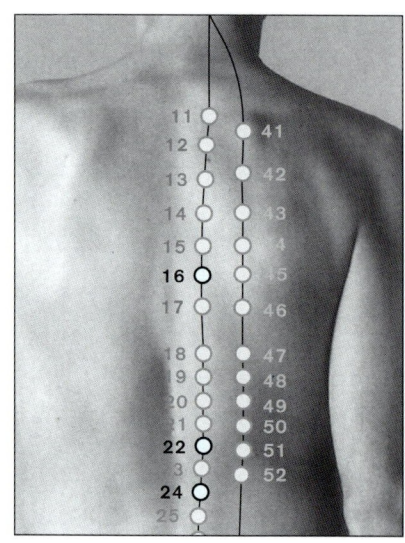

Blase 22 »San Jiao Yu«
(»Zustimmungspunkt des 3-Erwärmers«)
Zustimmungspunkt des 3-Erwärmers

Lokalisation: 1,5 Cun lateral der Dornfortsatzunterkante von L 1.

Stichtiefe: 0,5 bis 1,5 Cun senkrecht.

Indikationen: Erkrankungen des Urogenitaltraktes, abdominelle Erkrankungen, Erkrankungen des Respitationstraktes.

Blase 24 Qi Hai Shu
(»Transportpunkt des Meers des Qi [≈Ren 6]«)

Lokalisation: 1,5 Cun lateral der Dornfortsatzunterkante L 3.
Dieser Punkt wird chinesisch als Qi Hai Yu bezeichnet, also als Zustimmungspunkt des Qi Hai (KG 6).

Stichtiefe: 1 bis 1,5 Cun senkrecht.

Indikationen: schmerzhafte Funktionsstörungen der Lumbalregion, allgemeine Schwächezustände, Dysmenorrhöe.

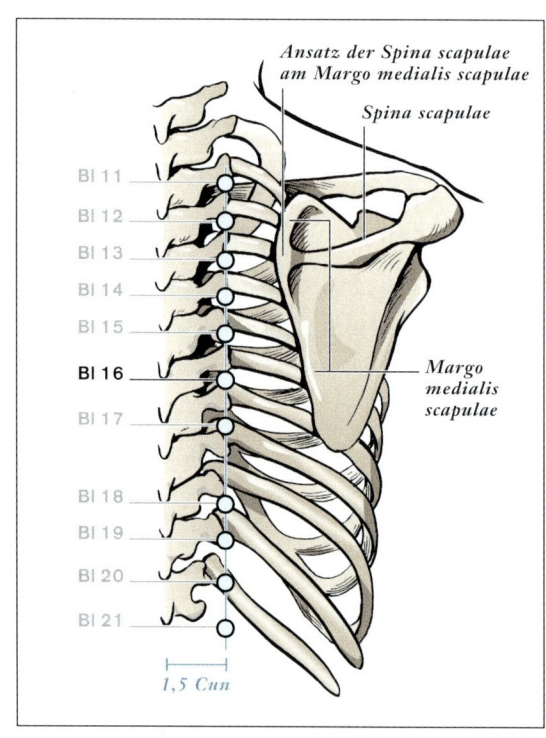

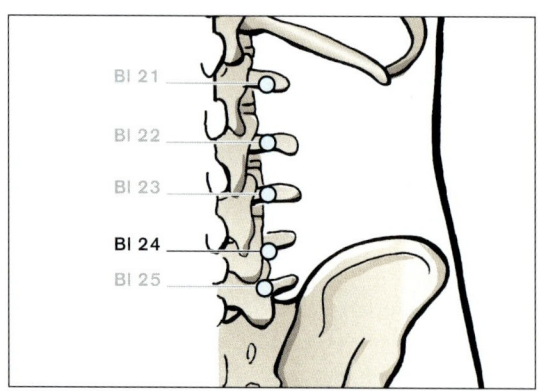

Blase 26 »Guan Yuan Shu« (»Transportpunkt des Angelpunkts aller Ursprünge [≈Ren 4]«)

Lokalisation: 1,5 Cun lateral der Dornfortsatzunterkante L 5.

Stichtiefe: 1 bis 1,5 Cun senkrecht.

Indikationen: schmerzhafte Funktionsstörungen der Lumbalregion, Störungen beim Wasserlassen.

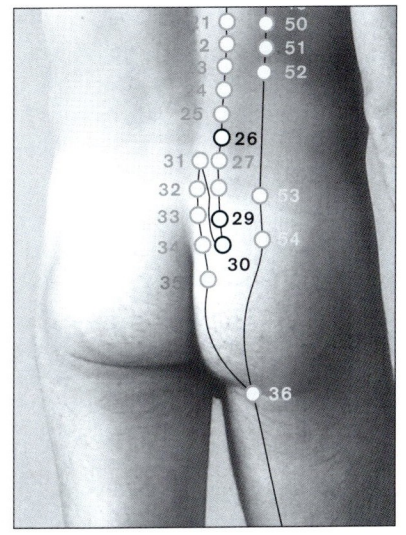

Blase 29 »Zhong Lu Shu« (»Transportpunkt mitten im Rückgrat«)

Lokalisation: 1,5 Cun lateral der Medianen, in Höhe des 3. Foramen sacrale.

Stichtiefe: 1 bis 1,5 Cun senkrecht.

Indikationen: schmerzhafte Funktionsstörungen der Lumbosakralregion.

Cave: Nadelung (besonders sedierend) in der Schwangerschaft.

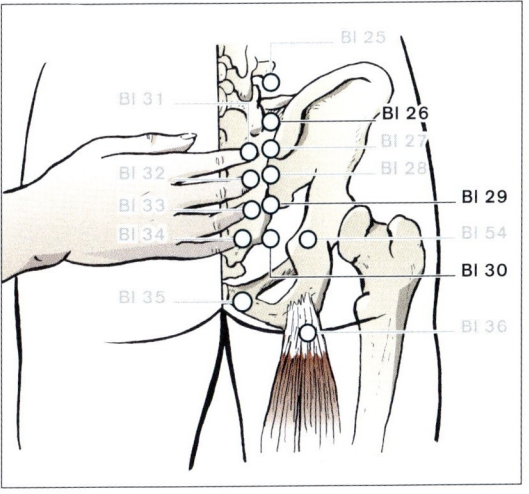

Blase 30 »Bai Huan Shu« (»Transportpunkt des weißen Ringes«)

Lokalisation: 1,5 Cun lateral der Medianen, in Höhe des 4. Foramen sacrale

Stichtiefe: 1 bis 1,5 Cun senkrecht.

Indikationen: schmerzhafte Funktionsstörungen der Lumbosakralregion, Hämorrhoiden, Analprolaps, Stuhlinkontinenz, Analspasmus.
G. Kampik: Punkt des Sphinkters.

Cave: Nadelung (besonders sedierend) in der Schwangerschaft.

Ni Bl

Blase 31 »Shang Liao« (»Oberes Knochenloch«)

Lokalisation: auf der Hälfte der Strecke Bl 27 und dem Lenkergefäß, im 1. Foramen sacrale; Bl 27 befindet sich etwas kranial medial der Spina iliaca posterior superior.

Stichtiefe: 1 bis 1,5 Cun senkrecht.

Indikationen: schmerzhafte Funktionsstörungen der Lumbosakralregion, sexuelle Störungen vom Mann.
J. Bischko: Meisterpunkt des Klimakteriums
Cave: Nadelung (insbesondere sedierend) in der Schwangerschaft.

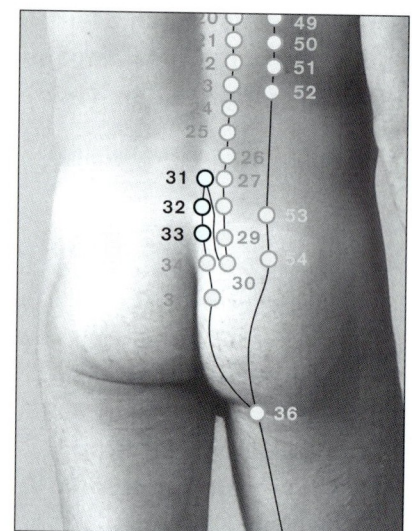

Blase 32 »Ci Liao« (»Zweites Knochenloch«)

Lokalisation: im 2. Foramen sacrale zwischen Lenkergefäß und Bl 28 (etwas kaudal und medial der Spina iliaca posterior superior).

Stichtiefe: 1 bis 1,5 Cun senkrecht.

Indikationen: schmerzhafte Funktionsstörungen der Lumbosakralregion, sexuelle Störungen von Mann und Frau, Knieschmerzen dorsal.
Cave: Nadelung (insbesondere sedierend) in der Schwangerschaft.

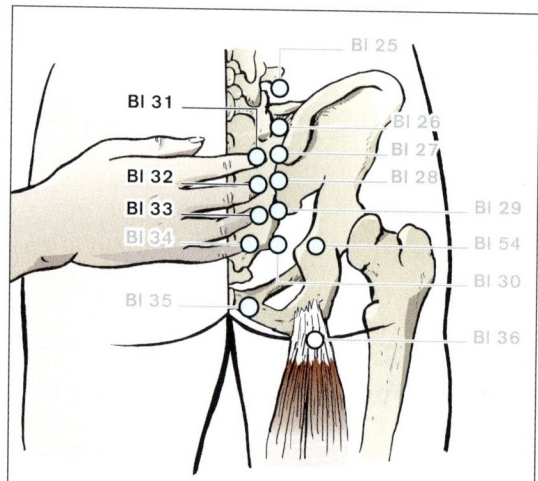

Blase 33 »Zhong Liao« (»Mittleres Knochenloch«)

Lokalisation: im 3. Foramen sacrale.

Stichtiefe: 1 bis 1,5 Cun senkrecht.

Indikationen: ähnlich wie Bl 31 und Bl 32 jedoch insgesamt seltener indiziert.

Blase 34 »Xia Liao« (»Unteres Knochenloch«)

Lokalisation: im 4. Foramen sacrale.

Stichtiefe: 1 bis 1,5 Cun senkrecht.

Indikationen: ähnlich wie Bl 31 und Bl 32, jedoch insgesamt seltener indiziert.

Blase 35 »Hui Yang« (»Zusammenkunft des Yang«)

Lokalisation: 0,5 Cun lateral der Steißbeinspitze.

Stichtiefe: 1 bis 1,5 Cun senkrecht.

Indikationen: Schmerzen der Gesäßregion, Hämorrhoiden.

Blase 37 »Yin Men« (»Pforte in der Fülle«)

Lokalisation: auf der Verbindungslinie der Punkte Bl 36 und Bl 40, 6 Cun (zwei Handbreit) unterhalb des Punktes Blase 36 oder 1,5 Cun kranial der Streckenhalbierenden zwischen Bl 36 und Bl 40.

Stichtiefe: 1 bis 2 Cun senkrecht.

Indikationen: Schmerzen des dorsalen Oberschenkels, Lumboischialgie mit dorsaler Schmerzausstrahlung (S 1, S 2)

Blase 38 »Fu Xi« (»Oberflächlicher Spalt«)

Lokalisation: 1 Cun kranial des Punktes Bl 39 (1 Cun lateral der Kniekehlenmitte, medial der Sehne des M. biceps femoris).

Stichtiefe: 1 bis 2 Cun senkrecht.

Indikationen: Schmerzen des dorsalen Oberschenkels, Lumboischialgie mit dorsaler Schmerzausstrahlung (S 1, S 2), Knieschmerzen dorsal.

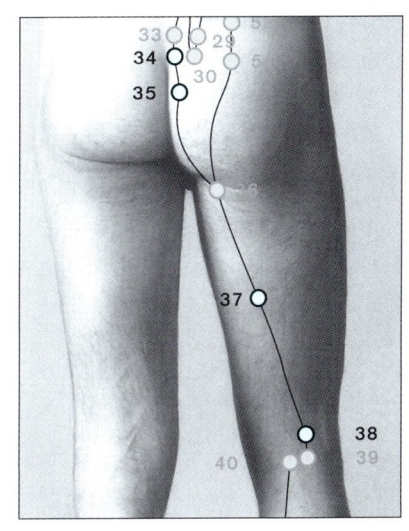

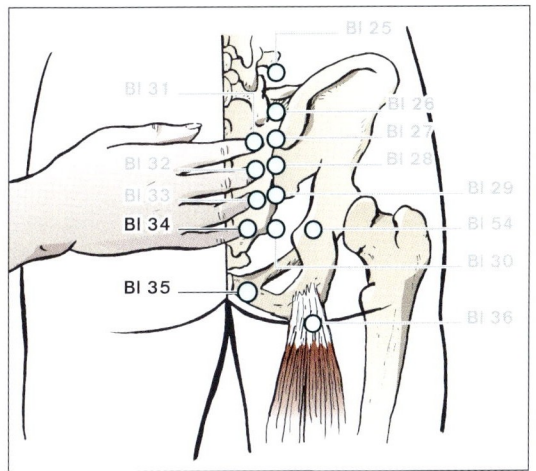

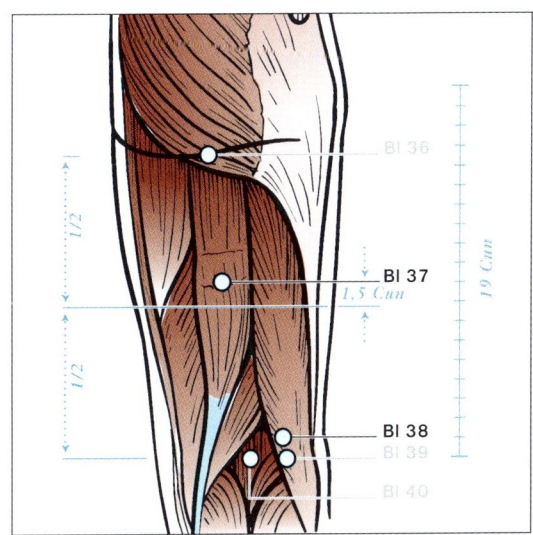

Blase 39 »Wei Yang«
(»In der Beuge zum Yang«)
Unterer einflussreicher Punkt (UEP) des 3-Erwärmermeridians = unterer He-Punkt des 3-Erwärmermeridians

Lokalisation: 1 Cun lateral der Mitte der Kniekehle, medial der Sehne des M. biceps femoris. Dieser Punkt liegt in unmittelbarer Nähe zum N. fibularis communis.

Stichtiefe: 0,5 bis 1 Cun senkrecht.

Indikationen: Knieschmerzen dorsal, Störungen beim Wasserlassen.

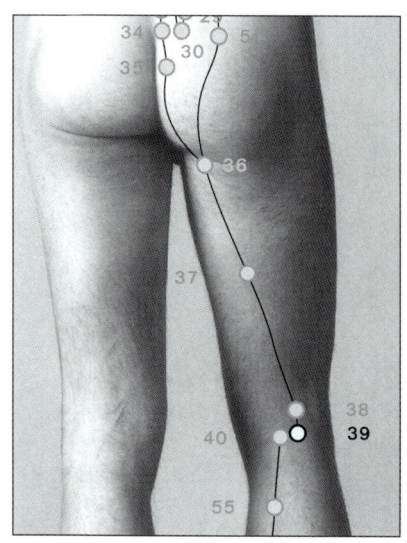

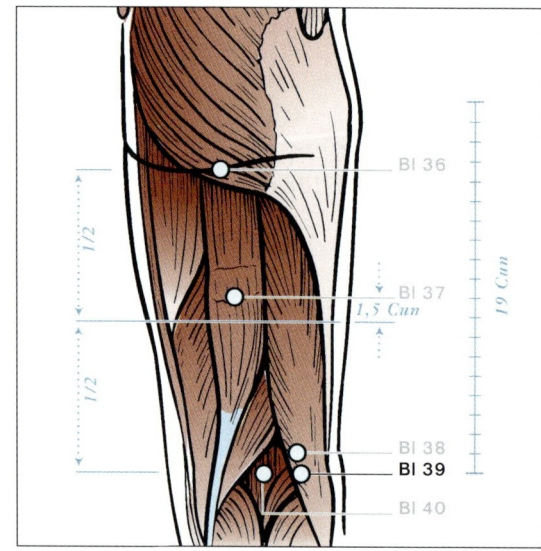

Blase 41 – Blase 54

Lokalisation: Die Punkte liegen alle auf dem late-
ralen Ast des Blasenmeridians 3 Cun lateral der
Unterkante des entsprechenden Dornfortsatzes im
Bereich des Angulus costae der jeweiligen Rippe.
3 Cun mißt der Abstand Medianlinie durch die
Processi spinosi der Wirbel – Margo medialis der
Spinae scapulae (im Ansatzbereich der Spina sca-
pulae).

Stichtiefe: siehe Beachte.

Indikationen: lokale schmerzhafte Funktionsstörungen durch Myogelosen und Blockierungen,
chronische Störmuster derjenigen Funktionskreise, die dem medial zugehörigen Shu-Punkt
assoziiert sind – insbesondere auch chronische
psychische Ursachen.

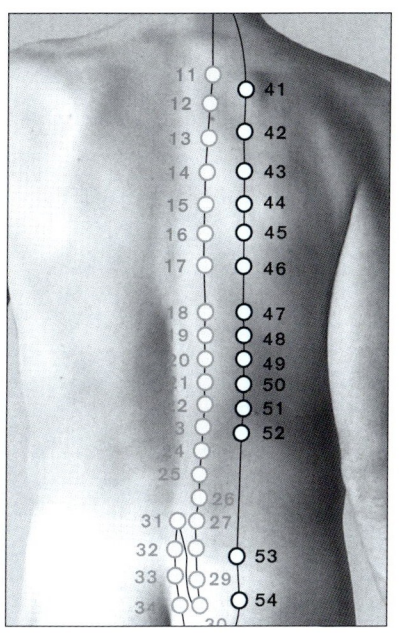

> **BEACHTE** *Allgemeine Hinweise zur Nadelfüh-*
> *rung bei Punkten des äußeren Blasenmeridians: Im*
> *Brustbereich besteht ebenso wie beim inneren Blasen-*
> *meridian bei Nadelstichtiefe über 0,5 Cun (bei nor-*
> *mal entwickelter Muskulatur) Pneumothoraxgefahr!*
> *Es empfiehlt sich auch hier die subkutane Nadelung*
> *mit Führung der Nadelspitze zum inneren Ast des*
> *Blasenmeridians (Wirkverstärkung durch Lage der*
> *Nadel in der Nähe der Punkte des inneren Blasenme-*
> *ridians).*
>
> *Wenn zur Triggerpunktnadelung (Myogelosennade-*
> *lung) tiefe Strukturen der Muskulatur erreicht wer-*
> *den sollen, empfiehlt sich unbedingt die in der Thera-*
> *pie mit Lokalanästhetika geübte 2-Fingerschutztech-*
> *nik (Eder). Durch Fixation einer Rippe zwischen*
> *Zeigefinger und Mittelfinger ist nur so die gefahrlose*
> *Nadelung möglich.*
>
> *Die Punkte des äußeren Blasenmeridians liegen tho-*
> *rakal im Bereich des Angulus costae der betroffenen*
> *Rippen. Hier inserieren: M. iliocostalis thoracis (Rip-*
> *pen VII – I) sowie M. iliocostalis lumborum (Rippen*
> *XII – IV). Ihren Ursprung haben hier M. iliocostalis*
> *thoracis (Rippen XII – VII) sowie M. iliocostalis cer-*
> *vicis (Rippen VII – III) Bei Insertionstendinopathien*
> *sind diese Regionen oft druckdolent.*
>
> *Ebenso sind diese Regionen druckdolent bei Funk-*
> *tionsstörungen (Blockierungen) der Rippen, die wie-*
> *derum in der Regel kombiniert sind mit Blockierun-*
> *gen der kleinen Wirbelgelenke (manualmedizinische*
> *Untersuchung).*

Ni BI

Blase 41 »Fu Fen« (»Angefügter Teil«)

Lokalisation: 3 Cun lateral der Dornfortsatz-unterkante des 2. BWK.

Stichtiefe: 0,5 Cun schräg subkutan nach medial.

Indikationen: schmerzhafte Funktionsstörungen der Thorax-Schulterregion.

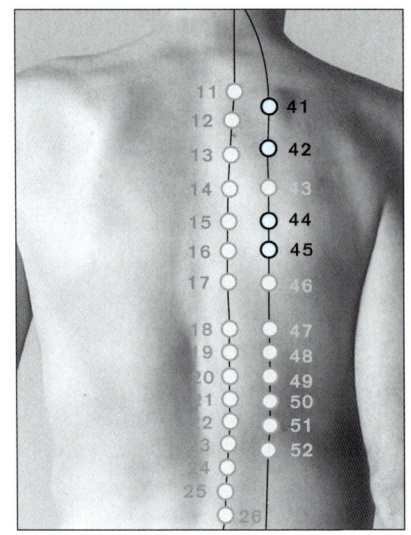

Blase 42 »Po Hu« (»Türflügel der Körperseele«)

Lokalisation: 3 Cun lateral der Dornfortsatz-unterkante des 3. BWK.

Stichtiefe: 0,5 Cun schräg subkutan nach medial.

Indikationen: Erkrankungen des Respirationstraktes, psychosomatische Funktionsstörungen des Funktionskreises Lunge (Trauer).

Cave: Pneumothorax.

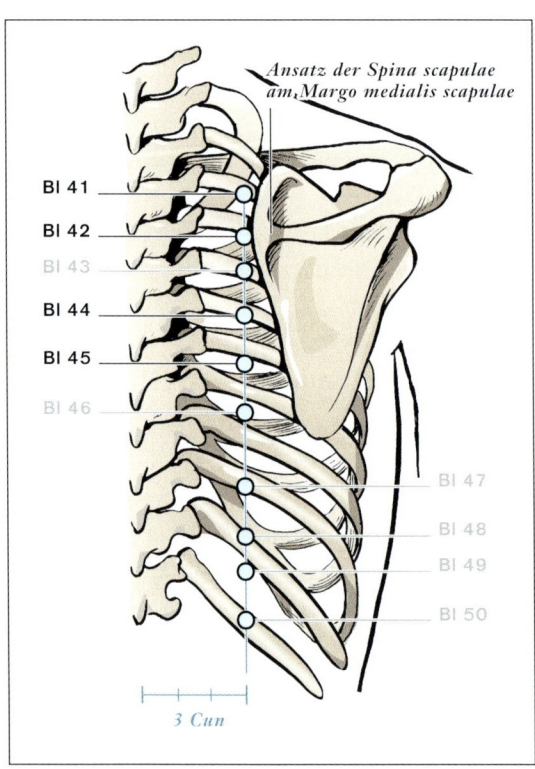

Ansatz der Spina scapulae am Margo medialis scapulae

3 Cun

Blase 44 »Shen Tang« (»Halle der Geisteskraft«)

Lokalisation: 3 Cun lateral der Dornfortsatz-unterkante des 5. BWK.

Stichtiefe: 0,5 Cun schräg subkutan nach medial.

Indikationen: funktionelle Herzerkrankungen, psychosomatische Funktionsstörungen des Funktionskreises Herz (Hektik).

Cave: Pneumothorax.

Blase 45 »Yi Xi« (»Au, ah, das tut weh!«)

Lokalisation: 3 Cun lateral der Dornfortsatz-unterkante des 6. BWK.

Stichtiefe: 0,5 Cun schräg subkutan nach medial.

Indikationen: lokale Myogelosen, Thoraxschmerzen, Erkrankungen des Respirationstraktes.

Cave: Pneumothorax.

Blase 46 »Ge Guan«
(»Paswstor des Zwerchfells«)

Lokalisation: 3 Cun lateral der Dornfortsatz-unterkante des 7. BWK.

Stichtiefe: 0,5 Cun schräg subkutan nach medial.

Indikationen: funktionelle Störungen des Magens, lokale Myogelosen, Thoraxschmerzen, Singultus.

Cave: Pneumothorax.

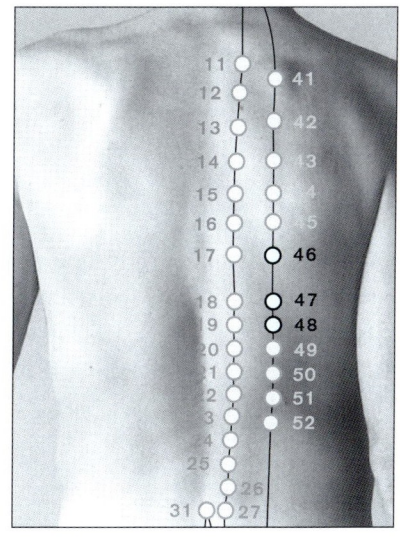

Blase 47 »Hun Men«
(»Pforte der Geistseele«)

Lokalisation: 3 Cun lateral der Dornfortsatz-unterkante des 9. BWK.

Stichtiefe: 0,5 Cun schräg subkutan nach medial.

Indikationen: funktionelle Störungen des Gastro-intestinaltraktes, bzw. gynäkologische Funktions-störungen (Dysmenorrhöe), Erkrankungen des Respirationstraktes, psychosomatische Funktions-störungen des Funktionskreises Leber (Zorn, Wut, Aggression), lokale Myogelosen.

Cave: Pneumothorax.

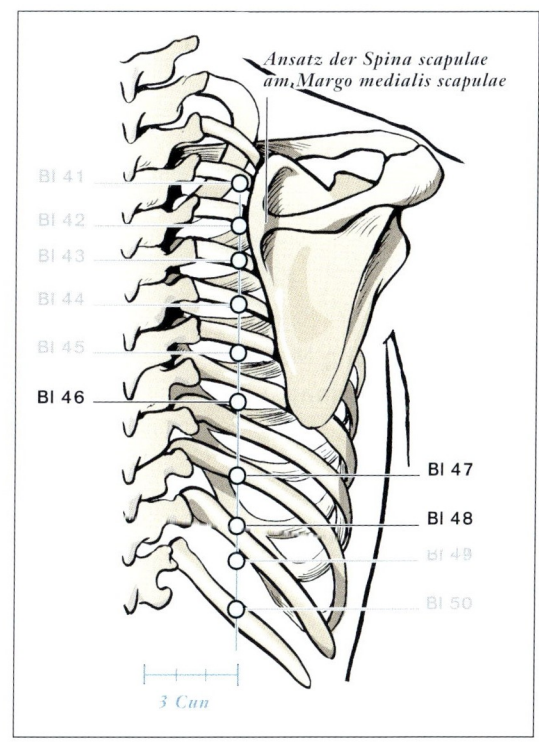

Ansatz der Spina scapulae am Margo medialis scapulae

Blase 48 »Yang Gang«
(»Leitfaden des Yang«)

Lokalisation: 3 Cun lateral der Dornfortsatz-unterkante des 10. BWK.

Stichtiefe: 0,5 Cun schräg subkutan nach medial.

Indikationen: funktionelle Störungen des Gastro-intestinaltraktes, lokale Myogelosen.

Cave: Pneumothorax.

Ni Bl

Blase 49 »Yi She« (»Herberge der Vorstellungen«)

Lokalisation: 3 Cun lateral der Dornfortsatzunterkante des 11. BWK.

Stichtiefe: 0,5 Cun schräg subkutan nach medial.

Indikationen: funktionelle Störungen des Gastrointestinaltraktes, lokale Myogelosen, psychosomatische Funktionsstörungen des Funktionskreises Milz (viel geistige Arbeit, Sorge, Grübeln).

Cave: Pneumothorax.

Blase 50 »Wei Cang« (»Kornkammer des Magens«)

Lokalisation: 3 Cun lateral der Dornfortsatzunterkante des 12. BWK, 1,5 Cun lateral Bl 21.

Stichtiefe: 0,5 Cun schräg subkutan nach medial.

Indikationen: funktionelle Störungen des Gastrointestinaltraktes, lokale Myogelosen.

Cave: Pneumothorax.

Blase 51 »Huang Men« (»Pforte zum Huang«)

Lokalisation: 3 Cun lateral der Dornfortsatzunterkante des 1. LWK.

Stichtiefe: 1 bis 1,5 Cun senkrecht.

Indikationen: funktionelle Erkrankungen der Lunge und des Herzens (obwohl lumbal gelegen), lokale Myogelosen.

Blase 52 »Zhi Shi« (»Stube des Willens«)

Lokalisation: 3 Cun lateral der Dornfortsatzunterkante des 2. LWK.

Stichtiefe: 1 bis 1,5 Cun senkrecht.

Indikationen: funktionelle Störungen des Urogenitaltraktes, lokale Myogelosen, psychosomatische Funktionsstörungen des Funktionskreises Nieren (Angst: existentiell, sexuell).

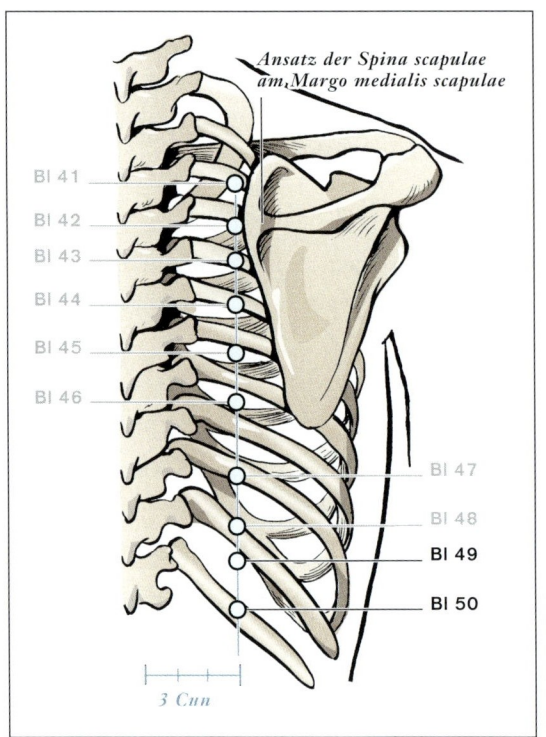

Ansatz der Spina scapulae am Margo medialis scapulae

Bl 41
Bl 42
Bl 43
Bl 44
Bl 45
Bl 46
Bl 47
Bl 48
Bl 49
Bl 50
3 Cun

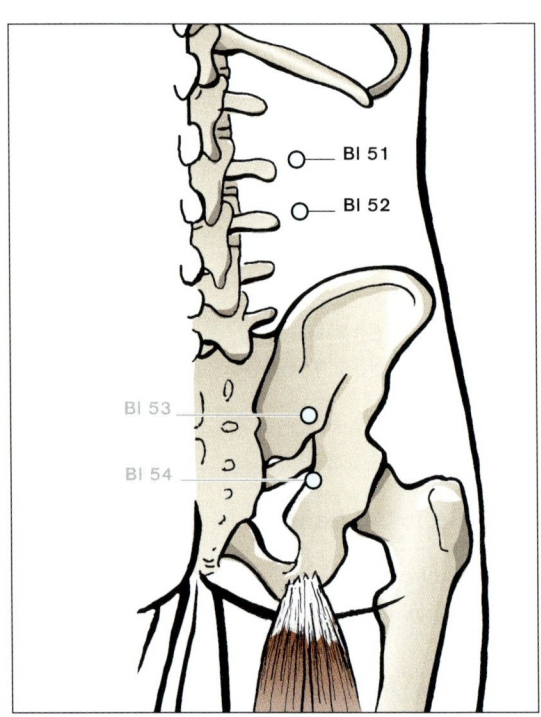

Bl 51
Bl 52
Bl 53
Bl 54

Blase 53 »Bao Huang« (»Blasen-Huang«)

Lokalisation: in Höhe des 2. Foramen sacrale, 1,5 Cun lateral Bl 28.

Stichtiefe: 1 bis 1,5 Cun senkrecht.

Indikationen: lokale Myogelosen, funktionelle Störungen des Wasserlassens, Schmerzen der Lumbosakralregion.

Blase 55 »He Yang« (»Vereinigung des Yang«)

Lokalisation: 2 Cun unterhalb des Punktes Bl 40 (Kniekehlenfalte).

Stichtiefe: 1 bis 2 Cun senkrecht.

Indikationen: Lumboischialgie dorsal (S 1, S 2), Schmerzen der Unterschenkelregion dorsal, Paresen, Wadenkrämpfe.

Blase 56 »Cheng Jin« (»Unterstützung der Sehnen«)

Lokalisation: in der Mitte der Verbindungslinie der Punkte Bl 55 und Bl 57, im Zentrum des M. gastrocnemius.

Stichtiefe: 1 bis 2 Cun senkrecht.

Indikationen: Lumboischialgie dorsal (S 1, S 2), Schmerzen der Unterschenkelregion dorsal, Paresen, Wadenkrämpfe

Blase 58 »Fei Yang« (»Aufrichtung zum Flug«) Passagepunkt (Luo-Punkt)

Lokalisation. 1 Cun distal und lateral Bl 57, 7 Cun kranial Bl 60.

Stichtiefe: 1 bis 2 Cun senkrecht.

Indikationen: Lumboischialgie dorsal (S 1, S 2), Schmerzen der Unterschenkelregion dorsal, Paresen, Wadenkrämpfe.

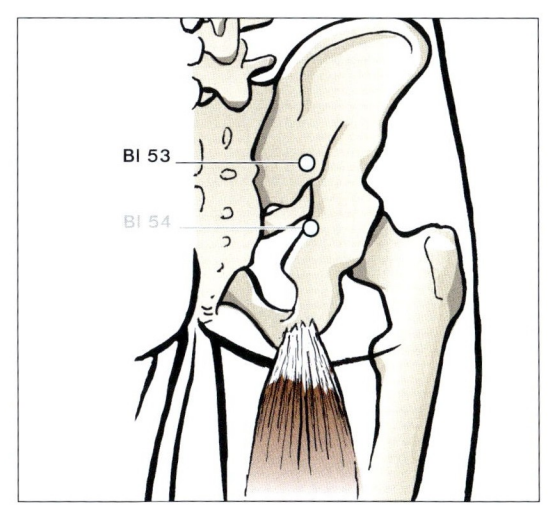

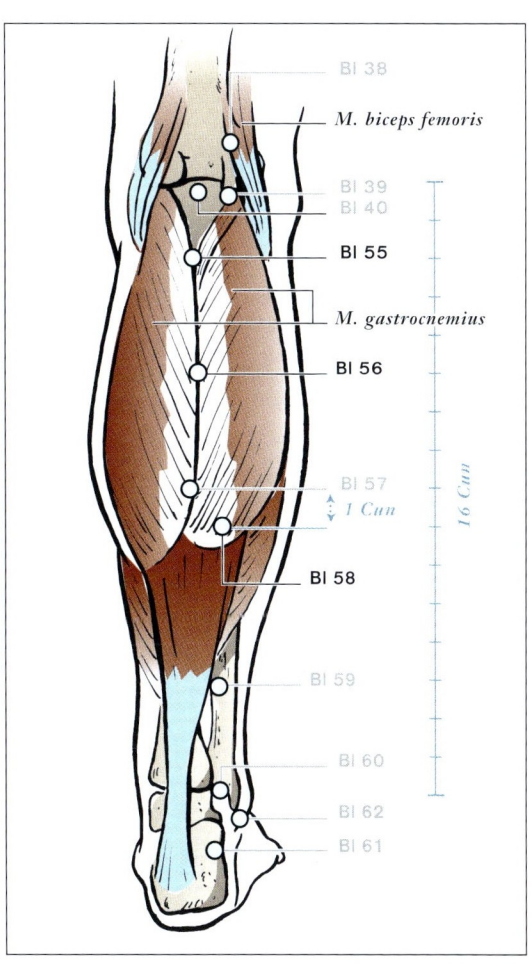

Ni Bl

Blase 59 »Fu Yang«
(»Fußrist-Yang«)

Lokalisation: 3 Cun oberhalb Bl 60.

Stichtiefe: 1 bis 2 Cun senkrecht.

Indikationen: Schmerzen der Kopf- Nacken-region dorsal, Schmerzen der Unterschenkel- und Fußgelenksregion, Paresen, Achillodynie.

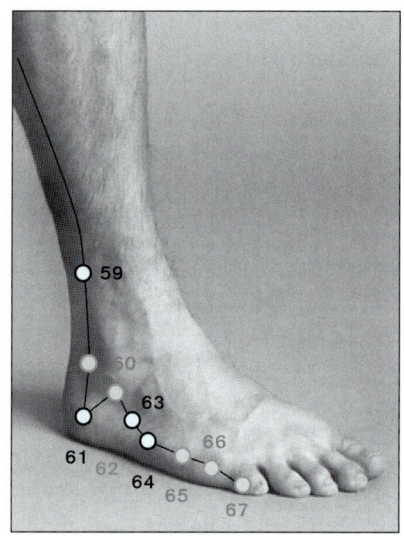

Blase 61 »Pu Can«
(»Aufwartung des Lakaien«)

Lokalisation: 1,5 Cun unterhalb des Punktes Bl 60, auf dem Calcaneus.

Stichtiefe: 3 bis 5 mm senkrecht.

Indikationen: Schmerzen im Fußbereich (speziell Ferse)

Blase 63 »Jin Men«
(»Metall-Pforte«)
Xi-Punkt

Lokalisation: direkt unter der vorderen Begrenzung des Malleolus lateralis kaudal des Os cuboideum in der Vertiefung unterhalb des Calacaneo-Kuboidgelenks.

Stichtiefe: 3 bis 5 mm senkrecht.

Indikationen: Schmerzen des lateralen Fußes, akute Schmerzen beim Wasserlassen (Zystitis).

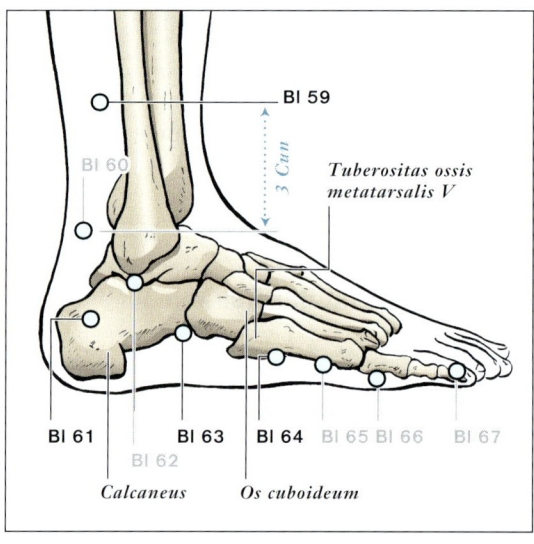

Blase 64 »Jing Gu«
(»Kapitaler Knochen«)
Quellpunkt (Yuan-Punkt)

Lokalisation: proximal des Überganges Corpus – Basis Metatarsale V am Übergang »vom roten zum weißen Fleisch«.

Stichtiefe: 3 bis 5 mm senkrecht.

Indikationen: Schmerzen des lateralen Fußes, Lumboischialgie, Reizblase.

Blase 65 »Shu Gu«
(»Schnürknochen«)
Sedierungspunkt

Lokalisation: im Übergangsbereich
Corpus – Caput des Os metatarsale V.

Stichtiefe: 3 bis 5 mm senkrecht.

Indikationen: schmerzhafte Funktionsstörungen
der Kopf-Nackenregion, Schmerzen des lateralen
Fußes, akute Schmerzen beim Wasserlassen
(Zystitis).

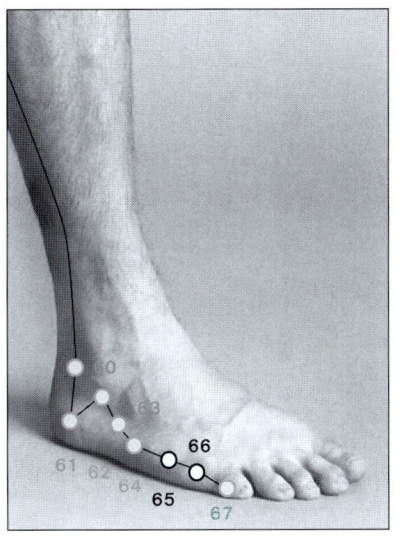

Blase 66 »Tong Gu«
(»Durchgängiges Tal am Fuß«)

Lokalisation: etwas distal des Metatarsophalan-
gealgelenk V (Übergang Corpus – Basis der proximalen Phalanx der Kleinzehe).

Stichtiefe: 2 bis 3 mm senkrecht.

Indikationen: schmerzhafte Funktionsstörungen
der Kopf-Nackenregion, lokale Schmerzen der
Vorfuß- und Zehengegend lateral.

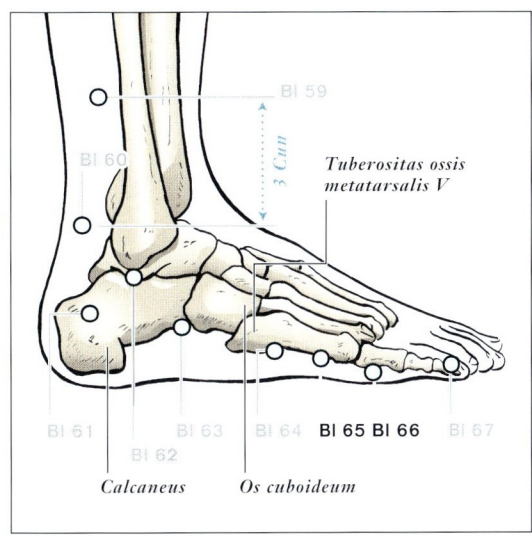

Die wichtigsten Punkte des Blasenmeridians

	Bl 2	Bl 10	Bl 40	Bl 60	Bl 62
Steuerungs-punkt			unterer einflussreicher Punkt (UEP)		Einschaltpunkt für Yang Qiao Mai
Krankheits-bilder	akut und chronisch	akut und chronisch	akut und chronisch	akut und chronisch	akut und chronisch
Hauptsymptome	Sehstörungen **Schmerzen:** Augen, Kopf, Nacken	Schwindel **Schmerzen:** Kopf, Nacken, LWS	Zystitis, Haut-erkrankungen **Schmerzen:** Lumbalregion, Oberschenkel, Knie dorsal	**Schmerzen:** Kopf, Nacken, LWS, Beine	Schwindel, Benommenheit **Schmerzen:** Kopf, Nacken, LWS, Beine
Hauptfunktion in der TCM	beseitigt Leitbahn-obstruktionen vertreibt Wind, klärt Augen	beseitigt Leitbahn-obstruktionen vertreibt Wind	beseitigt Leitbahn-obstruktionen beseitigt Hitze	beseitigt Leitbahn-obstruktionen vertreibt Wind, bewegt Blut	beseitigt Leitbahn-obstruktionen beseitigt inneren Wind, klärt Geist

gemeinsame Wirkung: Schmerzreduktion

Ni Bl

Der Nierenmeridian (Fuß Shao Yin)

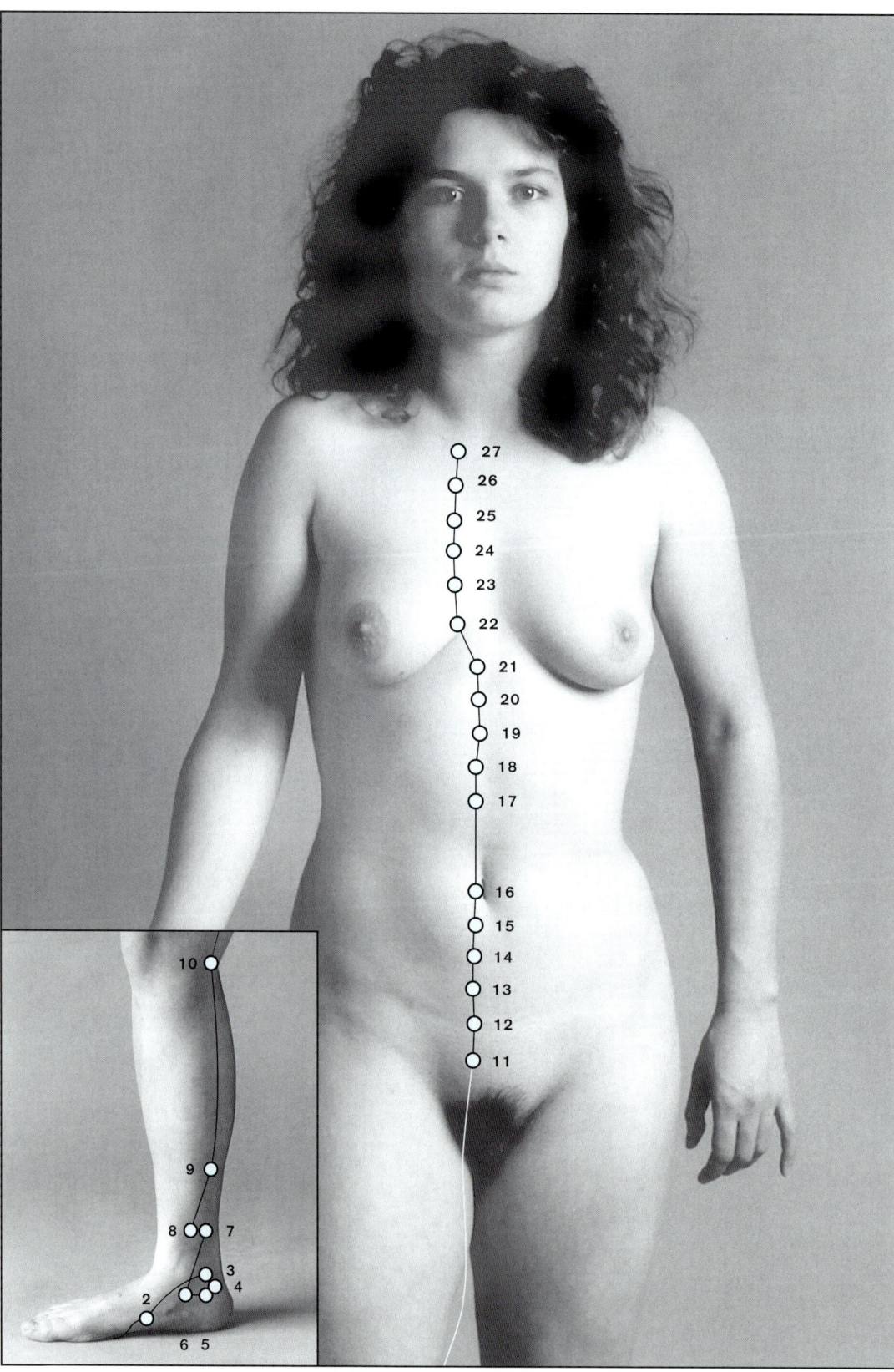

Wichtige Punkte des Nierenmeridians

Ni 3: Quellpunkt (Yuan-Punkt).

Ni 6: Einschaltpunkt für den außerordentlichen Meridian Yin Qiao Mai.

Ni 7: Tonisierungspunkt.

Ni 27: lokaler Punkt.

Kopplungsverhältnisse des Nierenmeridians

Oben-unten-Kopplung: He – Ni

Yin-Yang-Kopplung: Ni – Bl

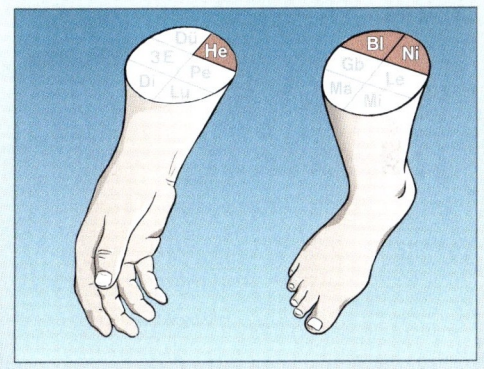

Zugeordnete Punkte des Nierenmeridians

Gb 25: Alarmpunkt (Mu-Punkt) der Nieren.

Bl 23: Zustimmungspunkt (Rücken-Shu-Punkt) der Nieren.

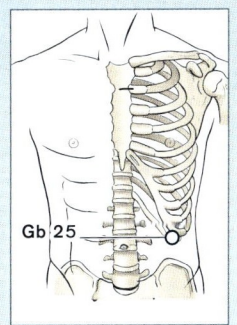
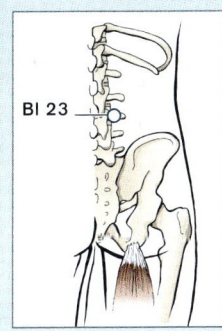

Niere 3 »Tai Xi«
(»Großer Schluchtenbach«)
Quellpunkt (Yuan-Punkt)

Lokalisation: in der Mitte der Verbindungslinie der größten Prominenz des Malleolus medialis und der Achillessehne (dorsale Begrenzung).

Stichtiefe: senkrecht 0,5 bis 1 Cun.

Hauptindikationsbereiche:

- chronische schmerzhafte Funktionsstörungen der Lumbalregion
- schmerzhafte Störungen der Sprunggelenks-region und Innenknöchelgegend
- allgemeine chronische Schwächezustände
- chronische gynäkologische und urogenitale Funktionsstörungen
- chronische Störungen der Sexualfunktion
- chronische Funktionsstörungen des Respirati-onstraktes (insbesondere Asthma bronchiale, Pharyngitis und Laryngitis)
- chronische Funktionsstörungen des Ohres
- psychosomatische Erkrankungen (Angst: exi-stentiell, sexuell).

Funktion in der TCM:

- unterstützt die Essenz (Jing), Knochen und Mark
- leitet Feuer nach unten und kühlt Mangel-Hitze (bei Yin-Mangel)
- reguliert den Uterus
- stabilisiert Emotionen und Geist
- stärkt die Nieren (Qi, Yin und Yang).

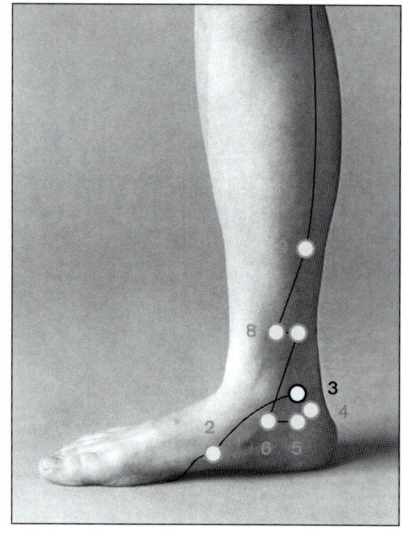

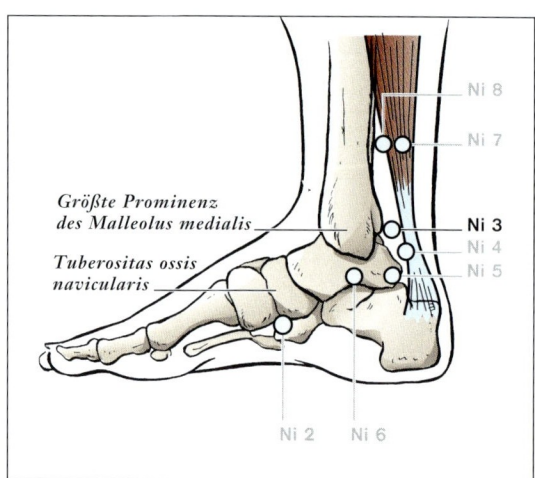

Erläuterungen zur TCM:

...leitet Feuer nach unten: Ni 3 tonisiert das Nieren-Yin und ist bei Nieren-Yin-Mangel und bei allgemeinem Yin-Mangel indiziert. Bei reduziertem Yin, kann das Yang (Hitze) leicht aufsteigen (Pseudo-Yang, relativer Yang-Fülle-Zustand).

Symptome: heiße Fußsohlen, besonders nachts, heiße Handinnenflächen, subfebrile Temperaturen am Nachmittag, Trockenheit im Mund- und Rachenbereich.

Therapie: aufsteigendes Yang beruhigen, Yin nähren.

Diätetik-Tipp:

Zu vermeiden: Nahrungsmittel mit heißem Temperaturverhalten und aufsteigender Wirkrichtung: scharfe Gewürze, hochprozentiger Alkohol, Kaffee.

Zu empfehlen: Weizen, Weizenkeime, Mungbohnen, Mungbohnenkeime, Äpfel, Birnen, Spinat, Austern.

Repetitorium Niere 3

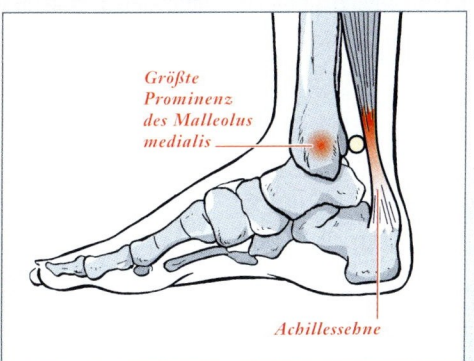

Größte Prominenz des Malleolus medialis

Achillessehne

■ **Quellpunkt**

■ **Anatomische Leitstruktur:** Malleolus medialis und Achillessehne.

■ **Lokalisation:** in der Mitte der Verbindungslinie der größten Prominenz des Malleolus medialis und der Achillessehne.

■ **Hauptindikationsbereiche:**
- chronische schmerzhafte Funktionsstörungen der Lumbalregion
- schmerzhafte Störungen der Sprunggelenksregion und Innenknöchelgegend
- allgemeine chronische Schwächezustände
- chronische gynäkologische und urogenitale Funktionsstörungen
- chronische Störungen der Sexualfunktion
- chronische Funktionsstörungen des Respirationstraktes (insbesondere Asthma bronchiale, Pharyngitis und Laryngitis)
- Chronische Funktionsstörungen des Ohres
- psychosomatische Erkrankungen (Angst: existentiell, sexuell).

■ **Funktion in der TCM:**
- unterstützt die Essenz (Jing)
- stabilisiert Emotionen und Geist
- stärkt die Nieren (Qi, Yin und Yang).

Ni Bl

Niere 6 »Zhao Hai«
(»Feuerschein-Meer«)
Einschaltpunkt für den außerordentlichen Meridian Yin Qiao Mai

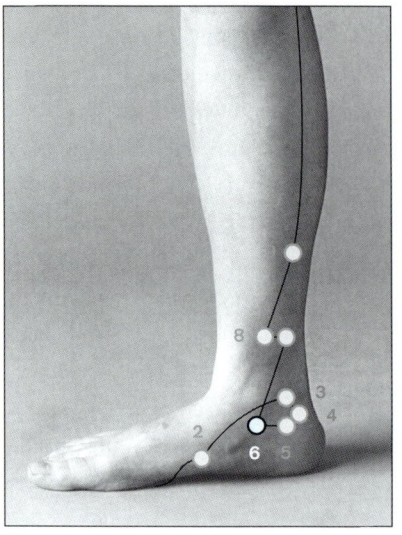

Lokalisation: 0,5 Cun kaudal der Spitze des Malleolus medialis, im Gelenkspaltbereich zwischen Talus und Calcaneus, über dem Sustentaculum tali.
Der Punkt Ni 6 liegt auf gleicher Höhe wie Bl 62.

> **BEACHTE** *Zwischen Malleolus medialis und Sustentaculum tali des Calcaneus erstreckt sich die Pars tibiocalcanea des Lig. deltoideum. Dieses Band ist zur Stabilisierung des Innenknöchels wichtig. Hier befinden sich viele Propriozeptoren in Nähe des unteren Sprunggelenkes. Nicht nur in der Manualmedizin ist die Bedeutung der Funktion der Sprunggelenke für die Gesamtheit harmonischer Bewegungsabläufe des Menschen bekannt.*

Stichtiefe: senkrecht 0,3 bis 0,5 Cun.

Hauptindikationsbereiche:

- urogenitale und gynäkologische Krankheitsbilder
- Schlafstörungen
- Funktionsstörungen des oberen und unteren Sprunggelenks
- Achillodynie.

Weitere Indikationen: Hauterkrankungen, Schmerzen der Knöchelregion medial.
J. Bischko: ein Hauptpunkt für psychische Tonisierung.

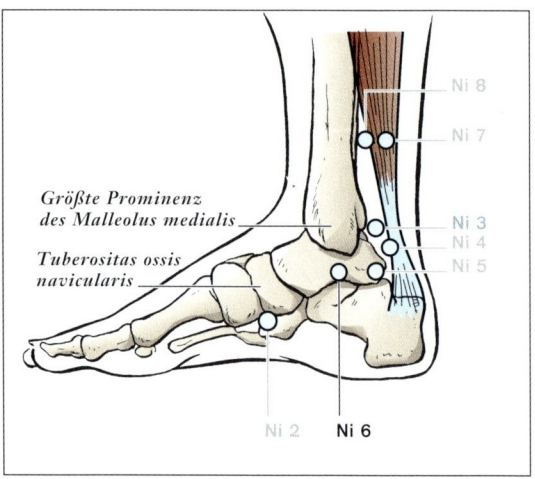

Größte Prominenz des Malleolus medialis
Tuberositas ossis navicularis

Ni 8
Ni 7
Ni 3
Ni 4
Ni 5
Ni 2 Ni 6

Funktion in der TCM:

- herausragender Punkt zur Nieren-Yin-Stärkung und zum allgemeinen Yin-Aufbau
- nährt Körperflüssigkeiten und befeuchtet Trockenheit
- unterstützt Augen und Kehle
- reguliert den Uterus
- kühlt Hitze und beruhigt den Shen.

Repetitorium Niere 6

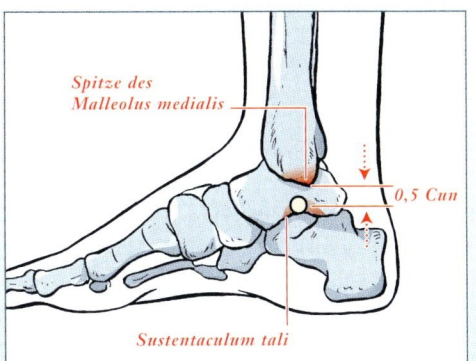

Spitze des Malleolus medialis

0,5 Cun

Sustentaculum tali

■ **Einschaltpunkt für den außerordentlichen Meridian Yin Qiao Mai.**

■ **Anatomische Leitstruktur:** Sustentaculum tali, Spitze des Malleolus medialis.

■ **Lokalisation:** 0,5 Cun kaudal der Spitze des Malleolus medialis über dem Sustentaculum tali.

■ **Hauptindikationsbereiche:**
- urogenitale und gynäkologische Krankheitsbilder
- Schlafstörungen
- Funktionsstörungen des oberen und unteren Sprunggelenks
- Achillodynie.

■ **Funktion in der TCM:**
- herausragender Punkt zur Nieren-Yin-Stärkung und zumallgemeinen Yin-Aufbau.

Ni BI

Niere 7 »Fu Liu« (»Strömungs-Rückkehr«) Tonisierungspunkt

Lokalisation: 2 Cun oberhalb Ni 3 am Vorderrand der Achillessehne.

Stichtiefe: senkrecht 0,5 bis 1 Cun.

Hauptindikationsbereiche:
- chronische gynäkologische und urogenitale Funktionsstörungen
- Ödeme der Beine
- Funktionsstörungen des oberen und unteren Sprunggelenks
- Achillodynie.

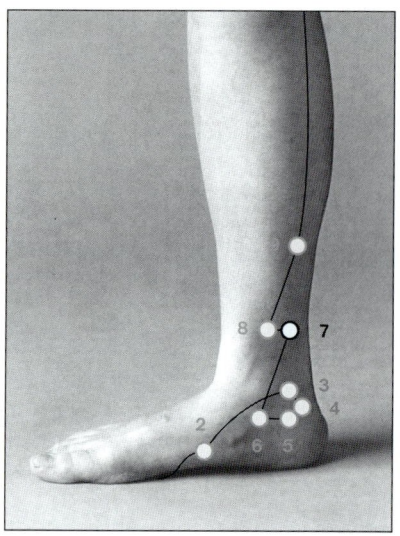

Funktion in der TCM:
- herausragender Punkt zur Nieren-Yang-Stärkung und zum allgemeinen Yang-Aufbau (stärkt und festigt das Yang)
- nährt das Yin
- reguliert das Nieren-Qi
- beseitigt Nässe
- reguliert die Schweißsekretion
- stärkt die Lumbalregion.

Erläuterung zur TCM:
Dieser Punkt kann sowohl das Yin des Nieren-Funktionskreises als auch sein Yang tonisieren. Die Yang tonisierende Wirkung überwiegt und kann durch tonisierende Nadelung und Moxibustion hervorgehoben werden.

Der Funktionskreis Nieren ist die Wurzel des Yang und Yin im Körper. Dadurch kann über Ni 3 und Ni 7 das gesamte Yin und Yang im Körper tonisiert werden.

Nieren-Yang-Mangel-Symptome:
Das Nieren-Yang liefert die Wärme/Feuer für den gesamten Körper. Bei Mangel treten Kältesymptome (kalte Extremitäten, Kältegefühl in den Lenden) in den Vordergrund. Weiterhin Schwäche, Antriebslosigkeit, Schmerzen im Bereich der Lendenwirbelsäule, sexuelle Funktionsstörungen, Libidoverlust, Impotenz.

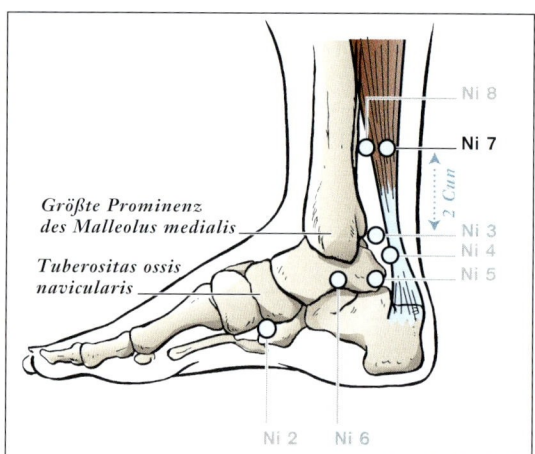

Diätetik-Tipp:

Besonders Hirsch, Lamm, Rindfleisch, Tauben, Fenchel, Lauch, Lachs, Thunfisch, Esskastanien.

Nieren-Yin-Mangel-Symptome:
Länger bestehende und tiefer greifende Störung des Nierenfunktionskreises.

Symptom: chronische Erkrankungen, Erschöpfungsgefühl, Burn-out-Syndrom, rezidivierende LWS-Beschwerden, Schlafstörungen.

Zu beachten: aufgrund des Yin-Mangels bildet sich eine Yang-Symptomatik (Pseudo-Yang, relative Yang-Fülle), heiße Handflächen, heiße Fußsohlen.
Gegensatz: Kältegefühl des Nieren-Yang-Mangels.

Diätetik-Tipp:

Austern, Weizen, Spargel, Schweinefleisch, Ente.

Punktkombinationen:

- **Ni 7 + He 6:** Nachtschweiß.
- **Ni 7 + Di 4**: Förderung der Schweißproduktion bei grippalem Infekt.

Repetitorium Niere 7

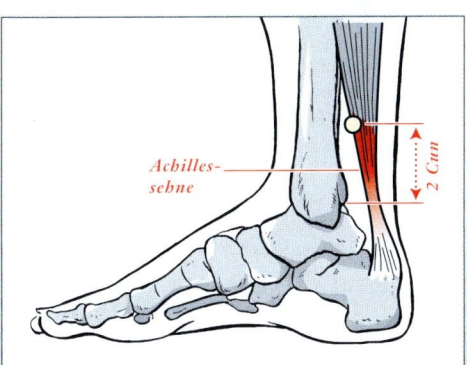

Achilles-sehne

2 Cun

■ **Tonisierungspunkt.**

■ **Anatomische Leitstruktur:** Achillessehne.

■ **Lokalisation:** 2 Cun oberhalb Ni 3 am Vorderrand der Achillessehne.

■ **Hauptindikationsbereiche:**
- chronische gynäkologische und urogenitale Funktionsstörungen
- Ödeme der Beine
- Funktionsstörungen des oberen und unteren Sprunggelenks
- Achillodynie.

■ **Funktion in der TCM:**
- herausragender Punkt zur Nieren-Yang-Stärkung und zum allgemeinen Yang-Aufbau (stärkt und festigt das Yang).

Ni Bl

Niere 27 »Shu Fu« (»Transport-Residenz«)

Lokalisation: direkt unter der Clavicula 2 Cun lateral der Medianlinie in Nähe des Sternoklavikulargelenkes.

Stichtiefe: senkrecht 2 bis 4 mm.
Hinweis: bei tiefer Nadelung Pneumothoraxgefahr!

Hauptindikationsbereich:
• Funktionsstörungen der Lunge.

Weitere Indikationen: lokale Schmerzen, thorakales Spannungsgefühl, sternosymphysale Belastungshaltung.

Funktion in der TCM:
• unterdrückt rebellierendes Qi
• reguliert das Lungen-Qi
• stärkt die Milz und harmonisiert den Magen
• lindert Husten
• unterstützt die Niere das Qi der Lunge zu empfangen.

Erläuterungen zur TCM:
...unterstützt die Niere das Qi zu empfangen:
Die Lunge verteilt das Qi im Körper und sendet es auch nach unten, dort wird es bei ausreichender Nierenenergie empfangen. Bei Störungen z. B. durch eine Nierenschwäche entstehen Fülle-Symptome im oberen Erwärmer: Husten, thorakales Druckgefühl, Asthma.
Ni 27 ist ein wichtiger Punkt zur Therapie von Nieren-Mangel-Asthma. Durch Stimulation der Nieren wird das Qi empfangen und unten gehalten.

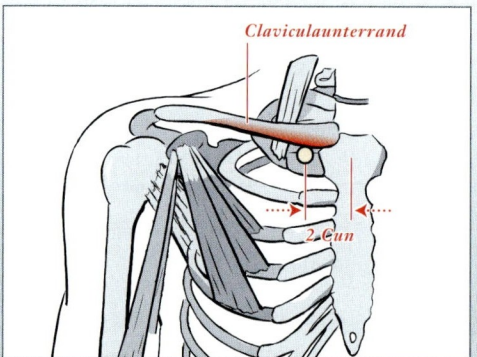

Repetitorium Niere 27

■ **Anatomische Leitstruktur:** Claviculaunterrand.

■ **Lokalisation:** direkt unter der Clavicula 2 Cun lateral der Medianlinie.

■ **Hauptindikationsbereich:**
• Funktionsstörungen der Lunge.

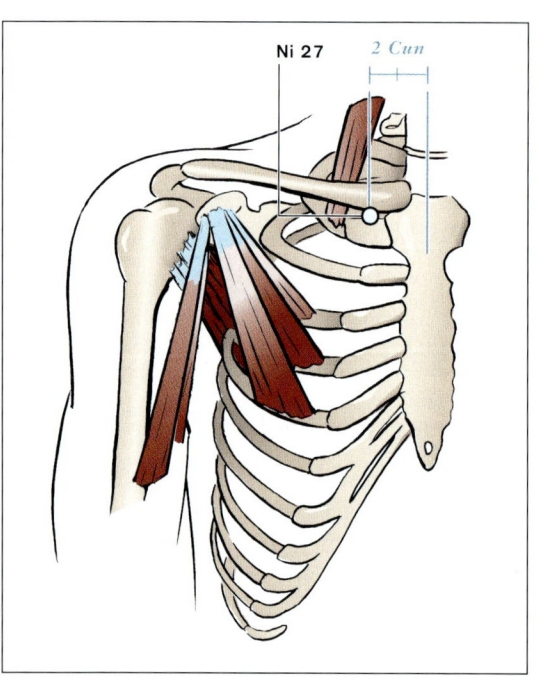

Weitere Punkte des Nierenmeridians

Niere 1 »Yong Quan« (»Sprudelnde Quelle«)
Sedierungspunkt

Lokalisation: Fußsohle, in der Mulde, die bei Abwinklung des Fußes entsteht.
Lässt man die Zehen weg, liegt dieser Punkt in der Mitte der Fußsohle am Übergang zehenwärtsgelegenes Drittel zu den übrigen Zweidritteln des Fußes.

Stichtiefe: senkrecht 0,5 Cun.

Indikationen: schmerzhafte Funktionsstörungen im Bereich des Vorfußes.

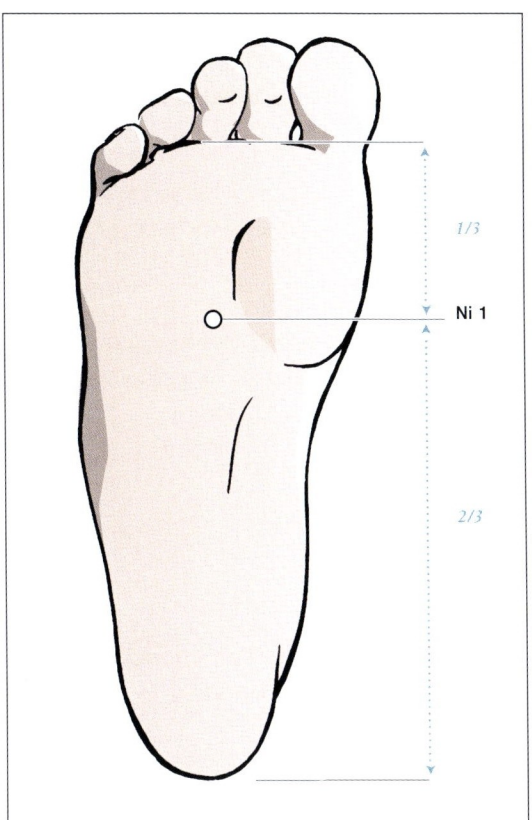

Niere 2 »Ran Gu« (»Brennendes Tal [Os naviculare]«)

Lokalisation: in einer Mulde kaudal der Tuberositas ossis navicularis zwischen Os naviculare und Os cuneiforme mediale an der Grenze zwischen »rotem und weißem Fleisch«.

> **BEACHTE** *Lokalisation der Tuberositas ossis navicularis am besten bei Fußpronation und -abduktion, wo die Tuberositas etwa 2 Cun kaudal-distal der höchsten Prominenz des Malleolus medialis in einem Winkel von 45° zum Malleolus deutlich hervortritt.*

Stichtiefe: senkrecht 0,5 bis 1 Cun.

Indikationen: schmerzhafte Störungen im Vor- und Mittelfuß, innenseitige, Störungen der Sexualfunktion.
J. Bischko: Stoffwechselpunkt (»brennend heiße Füße des Nachts«).

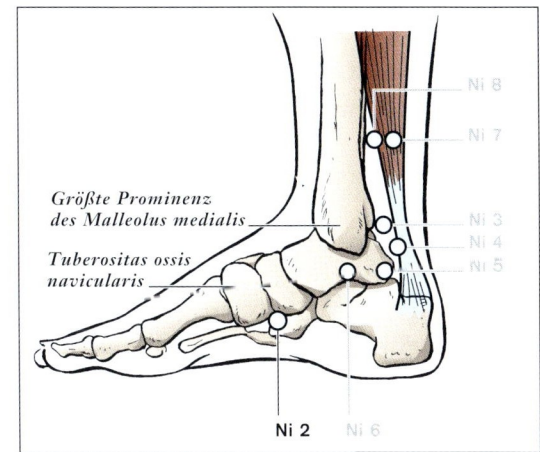

Niere 4 »Da Zhong«
(»Großer Becher«)
Passagepunkt (Luo-Punkt)

Lokalisation: in einer Mulde am Vorderrand der Achillessehne (innen), etwa 0,5 Cun kaudal und 0,5 Cun achillessehnenwärts von Ni 3 aus.

Stichtiefe: senkrecht 3 bis 6 Cun.

Indikationen: chronische Lumbago, chronische Lumboischialgie, Schmerzen im Fersenbereich innen, Achillodynie.

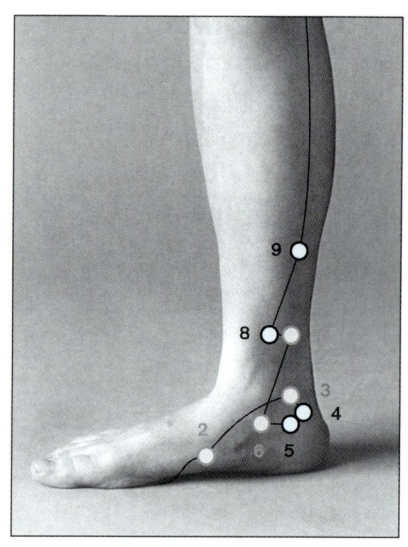

Niere 5 »Shui Quan«
(»Wasserquelle«)
Xi-Punkt

Lokalisation: 1 Cun kaudal Ni 3, im Gelenkspaltbereich zwischen Talus und Calcaneus.

Stichtiefe: senkrecht 3 bis 6 Cun.

Indikationen: Achillodynie, akute schmerzhafte Funktionsstörungen des Wasserlassens.

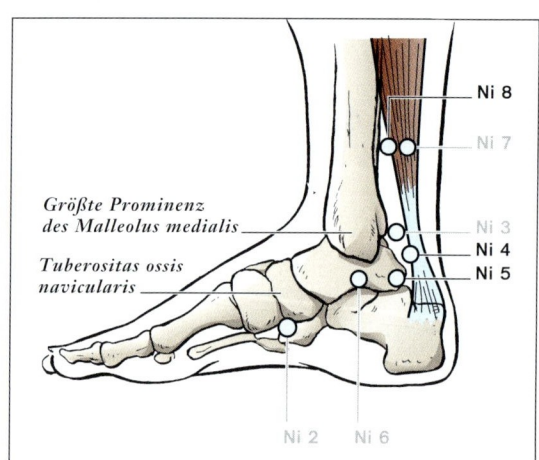

Niere 8 »Jiao Xin«
(»Kreuzung mit dem Vertrauen«)

Lokalisation: 2 Cun oberhalb Ni 3; 0,5 Cun vor dem Punkt Ni 7.

Stichtiefe: senkrecht 0,5 bis 1 Cun.

Indikationen: Schmerzen der Unterschenkelregion, gynäkologische Funktionsstörungen.

Niere 9 »Zhu Bin«
(»[Für den] Gast erbaut«)

Lokalisation: 5 Cun kranial des Punktes Ni 3 auf der Verbindungslinie der Punkte Ni 3 – Ni 10.

Stichtiefe: senkrecht 0,5 bis 1,5 Cun.

Indikationen: Schmerzen des medialen Unterschenkels.

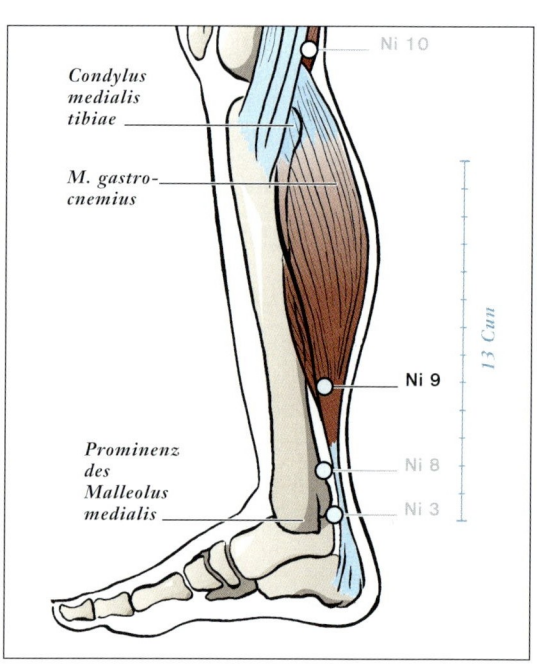

Niere 10 »Yin Gu« (»Tal des Yin«)

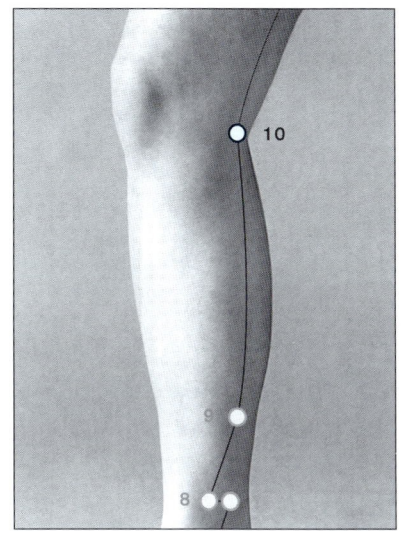

Lokalisation: bei gebeugtem Knie am medialen Ende der Kniegelenksbeugefalte hinter der Sehne des M. semitendinosus zwischen dieser und der des M. semimembranosus in gleicher Höhe wie Bl 40, also in Höhe des Kniegelenkspaltes.

BEACHTE *Ni 10 wird bei gebeugtem Knie aufgesucht. Palpatorisch ist hier gut die kräftige strangförmige, im Querschnitt runde Sehne des M. semitendinosus tastbar. Sie ist Teil des Pes anserinus. Breitflächig unter ihr läuft die Sehne des M. semimembranosus. Diese Sehne strahlt in die Kniegelenkskapsel ein und hat Verbindung zum Meniscus medialis – sie ist schlecht palpabel. Ni 10 befindet sich dorsal der gut tastbaren Sehne des M. semitendinosus. Sie liegt zwischen dieser Sehne und der Sehne des M. semimembranosus die breitbasig sowohl vor als auch hinter der Sehne des M. semitendinosus läuft. Le 8 liegt im Verhältnis zu Ni 10 1 Cun kranial-ventral, dorsal des Epicondylus medialis femoris.*

Stichtiefe: senkrecht 1 bis 2 Cun.

Indikationen: Schmerzen der Knieregion medial, Funktionsstörungen beim Wasserlassens, gynäkologische Erkrankungen.

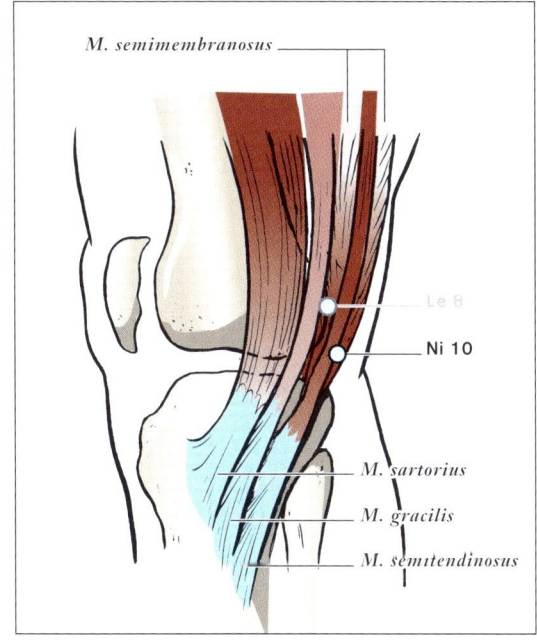

M. semimembranosus

Le 8

Ni 10

M. sartorius

M. gracilis

M. semitendinosus

Ni Bl

Niere 11 »Heng Gu«
(»Querverlaufender Knochen«)

Lokalisation: Oberrand der Symphyse, 0,5 Cun seitlich des Punktes KG 2.

Stichtiefe: senkrecht 0,5 bis 1,5 Cun.

Indikationen: Schmerzen und Funktionsstörungen der Urogenitalorgane.

Niere 12 »Da He«
(»Groß und prominent«)

Lokalisation: 1 Cun kranial von Ni 11 und 0,5 Cun lateral KG 3.

Stichtiefe: senkrecht 0,5 bis 1,5 Cun.

Indikationen: Schmerzen und Funktionsstörungen der Urogenitalorgane.

Niere 13 »Qi Xue«
(»Qi-Loch«)

Lokalisation: 2 Cun kranial des Symphysenoberrandes, 0,5 Cun lateral KG 4.

Stichtiefe: senkrecht 0,5 bis 1,5 Cun.

Indikationen: Schmerzen und Funktionsstörungen der Urogenitalorgane.

Niere 14 »Si Man«
(»Vier Völlezustände«)

Lokalisation: 2 Cun kaudal des Nabels, 0,5 Cun lateral KG 5.

Stichtiefe: senkrecht 0,5 bis 1,5 Cun.

Indikationen: Schmerzen und Funktionsstörungen der Urogenitalorgane.

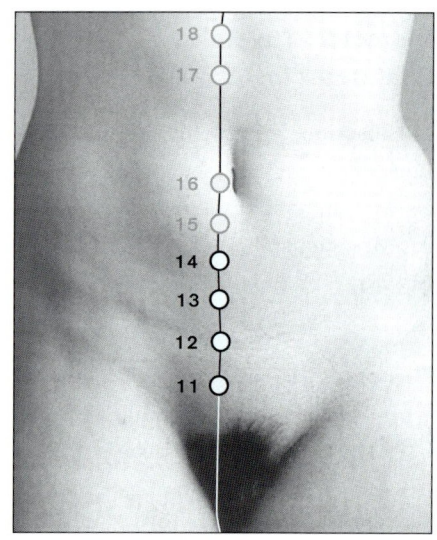

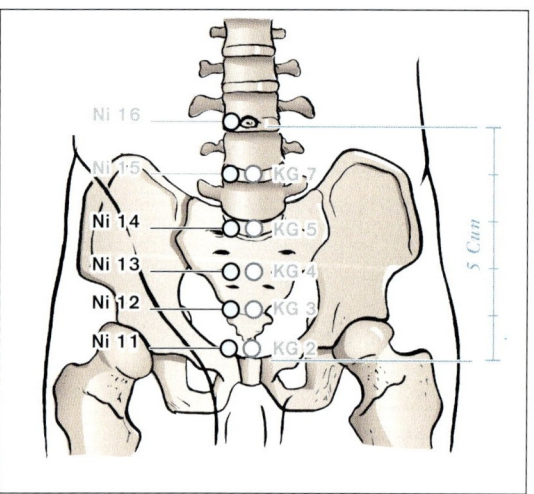

Niere 15 »Zhong Zu«
(»Mittlerer Fluss«)

Lokalisation: 1 Cun kaudal des Nabels, 0,5 Cun lateral KG 7.

Stichtiefe: senkrecht 0,5 bis 1,5 Cun.

Indikationen: Schmerzen und Funktionsstörungen der Genitalorgane.

Niere 16 »Huang Shu«
(»Transportpunkt des Huang«)

Lokalisation: 0,5 Cun lateral des Nabels.

Stichtiefe: senkrecht 0,5 bis 1,5 Cun.

Indikationen: Schmerzen und Spannungsgefühl der Abdominalregion, Obstipation, Diarrhöe.

Niere 17 »Shang Qu«
(»Gekrümmte Wandlungsphase Metall«)

Lokalisation: 2 Cun kranial des Nabels, 0,5 Cun lateral KG 10.

Stichtiefe: senkrecht 0,5 bis 1,5 Cun.

Indikationen: Schmerzen und Spannungsgefühl der Abdominalregion, Obstipation, Diarrhöe.

Niere 18 »Shi Guan«
(»Steinerner Engpass«)

Lokalisation: 3 Cun kranial des Nabels, 0,5 Cun lateral KG 11.

Stichtiefe: senkrecht 0,5 bis 1,5 Cun.

Indikationen: Schmerzen und Funktionsstörungen der Oberbauchregion.

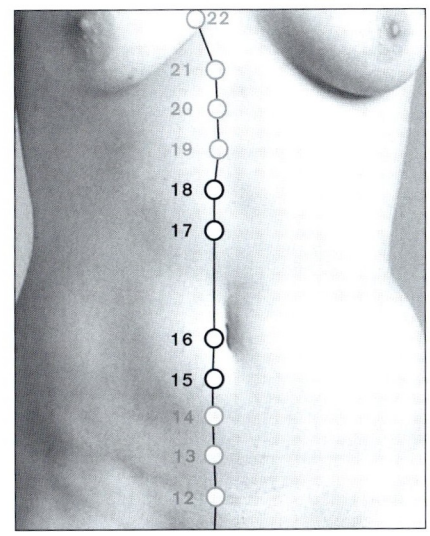

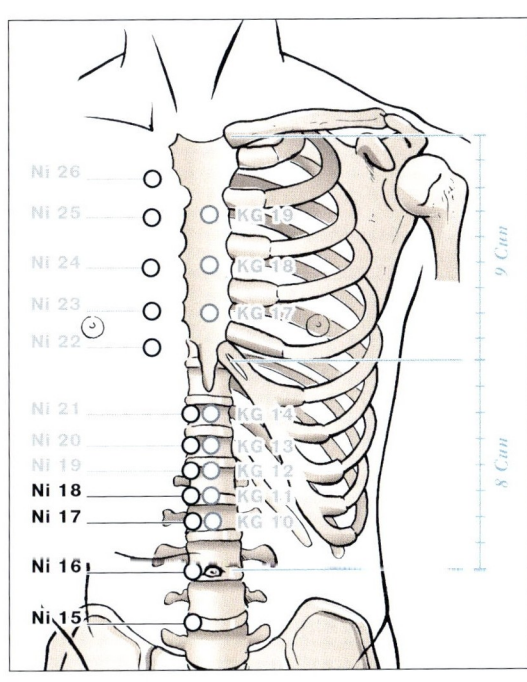

Ni BI

Niere 19 »Yin Du« (»Zusammenfluss des Yin«)

Lokalisation: 0,5 Cun lateral KG 12 (KG 12: Mitte zwischen Nabel und Xiphoidbasis).

Stichtiefe: senkrecht 0,5 bis 1,5 Cun.

Indikationen: Schmerzen und Funktionsstörungen der Oberbauchregion.

Niere 20 »Fu Tong Gu« (»Durchgängiges Tal am Bauch«)

Lokalisation: 2 Cun unterhalb der Xiphoidspitze, 0,5 Cun lateral KG 13.

Stichtiefe: senkrecht 0,5 bis 1,5 Cun.

Indikationen: Schmerzen und Funktionsstörungen der Oberbauchregion.

Niere 21 »You Men« (»Dunkle Pforte [Pylorus]«)

Lokalisation: 1 Cun kaudal der Xiphoidspitze, 0,5 Cun lateral KG 14.

Stichtiefe: senkrecht 0,5 bis 1,5 Cun.

Indikationen: Schmerzen und Funktionsstörungen der Oberbauchregion.

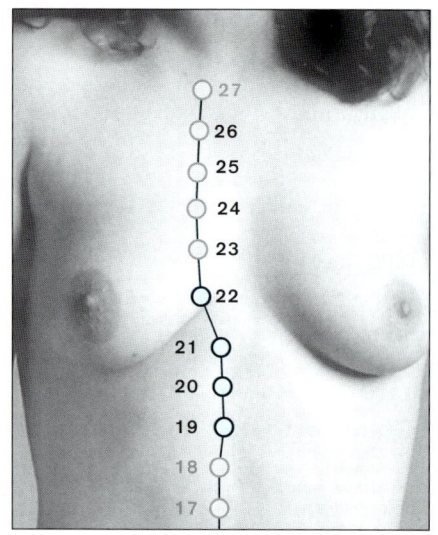

Niere 22 »Bu Lang« (»Den Korridor entlangschreiten«)

Lokalisation: im 5. ICR, 2 Cun lateral der Medianen.

> **BEACHTE** *Der Abstand vordere Medianlinie – Mamille mißt 4 Cun.*

Stichtiefe: schräg 2 bis 3 mm.

Indikationen: akute und chronische Funktionsstörungen der Lunge, Schmerzen und Beklemmungsgefühl im Thorax.

Cave: Pneumothorax.

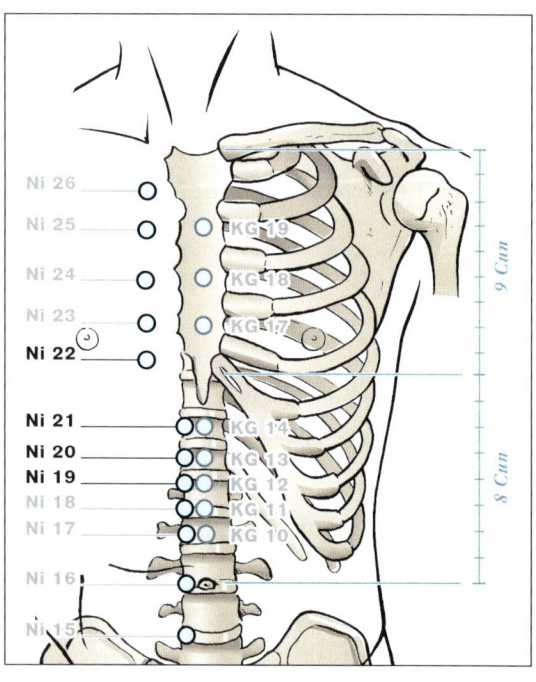

Niere 23 »Shen Feng« (»Versiegelte Geisteskraft«)

Lokalisation: im 4. ICR, 2 Cun lateral KG 17.

Stichtiefe: schräg 2 bis 3 mm.

Indikationen: akute und chronische Funktionsstörungen der Lunge und unteren Atemwege, Schmerzen und Beklemmungsgefühl im Thorax, Mastopathie.

Cave: Pneumothorax.

Niere 24 »Ling Xu« (»Hügel der Geisteskraft«)

Lokalisation: im 3. ICR, 2 Cun lateral KG 18.

Stichtiefe: schräg 2 bis 3 mm.

Indikation: akute und chronische Funktionsstörungen der Lunge und unteren Atemwege, Schmerzen und Beklemmungsgefühl im Thorax, Mastopathie.

Cave: Pneumothorax.

Niere 25 »Shen Cang« (»Speicher der Geisteskraft«)

Lokalisation: im 2. ICR, 2 Cun lateral KG 19.

Stichtiefe: schräg 2 bis 3 mm.

Indikationen: akute und chronische Funktionsstörungen der Lunge und unteren Atemwege, Schmerzen und Beklemmungsgefühl im Thorax.

Cave: Pneumothorax.

Niere 26 »Yu Zhong« (»Üppiges Zentrum«)

Lokalisation: im 1. ICR, 2 Cun lateral der Medianen.

Stichtiefe: schräg 2 bis 3 mm.

Indikation: akute und chronische Funktionsstörungen der Lunge und unteren Atemwege, Schmerzen und Beklemmungsgefühl im Thorax.

Cave: Pneumothorax.

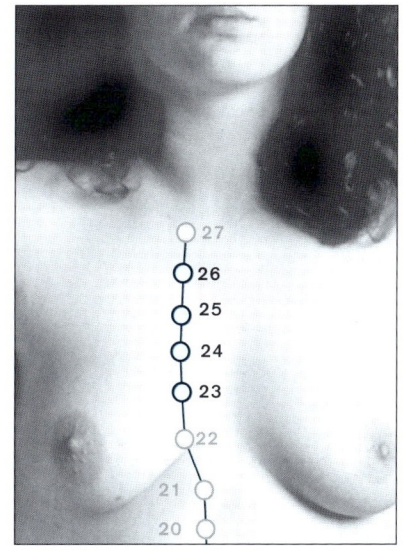

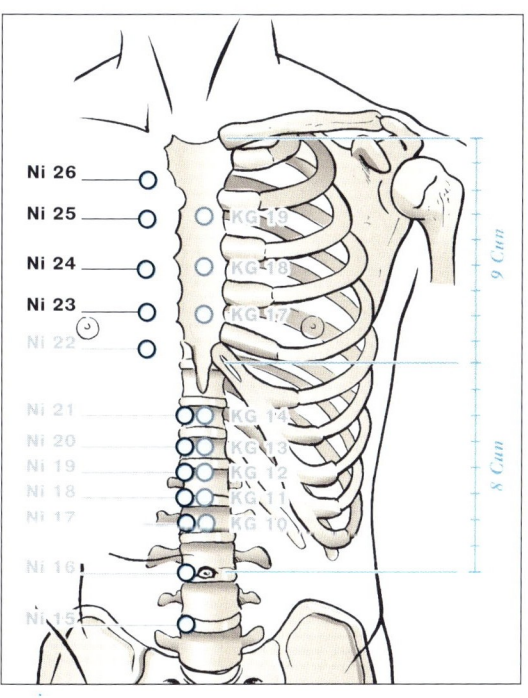

Ni Bl

Die wichtigsten Punkte des Nierenmeridians

	Ni 3	Ni 6	Ni 7	Ni 27
Steuerungs- punkt	Yuan-Punkt	Einschaltpunkt für den Yin Qiao Mai	Tonisierungspunkt	
Krankheits- bilder	chronisch	chronisch	eher chronisch	chronisch und akut
Hauptsymptome	Leistungsschwäche, Müdigkeit, Impotenz, Infertilität, Tinnitus	Schlafstörungen, Leistungsschwäche, hektische Unruhe, Hitzegefühl, Nacht- schweiß Trockenheit: Augen, Rachen	Ödeme, Störungen der Schweißsekretion, Nachtschweiß, Leis- tungsschwäche	Atemnot, Husten
	Schmerzen: lumbal, ISG, Achillessehne	**Schmerzen:** Sprung- gelenk	**Schmerzen:** lumbal, ISG, Achillessehne	**Schmerzen:** thorakal
Hauptfunktion in der TCM	unterstützt Essenz- Jing, unterstützt Nieren (Qi, Yin und Yang)	stärkt Nieren-Yin, stärkt Nieren-Qi, unterstützt Augen und Kehle	stärkt Nieren-Yang, stärkt Nieren-Yin, stärkt Essenz-Jing, beseitigt Nässe, reguliert Schweiß	unterdrückt rebellierendes Qi, stärkt Nieren, um Qi der Lunge zu empfangen

gemeinsame Wirkung: stärken Nierenfunktion im Sinne der TCM

Der Perikardmeridian (Hand Jue Yin)

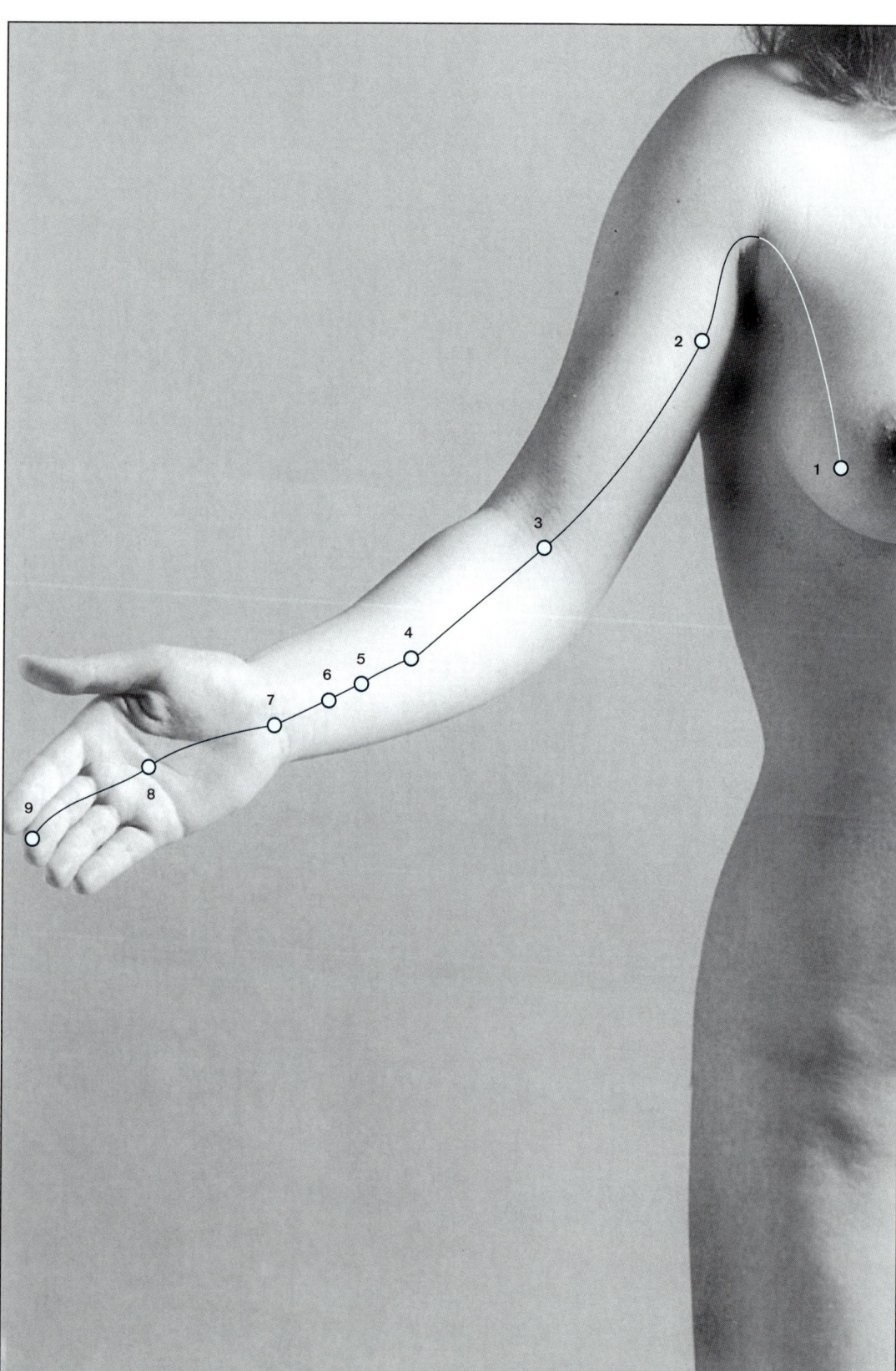

Wichtige Punkte des Perikardmeridians

Pe 3: lokaler Punkt.

Pe 6: Passagepunkt (Luo-Punkt).
Einschaltpunkt für den
außerordentlichen Meridian
Yin Wei Mai.

Pe 7: Quellpunkt (Yuan-Punkt).
Sedierungspunkt.

Kopplungsverhältnisse des Perikardmeridians

Oben-unten-Kopplung: Pe– Le
Yin-Yang-Kopplung: Pe – 3E

Zugeordnete Punkte des Perikardmeridians

KG 17: Alarmpunkt (Mu-Punkt)
des Perikards.

Bl 14: Zustimmungspunkt
(Rücken-Shu-Punkt)
des Perikards.

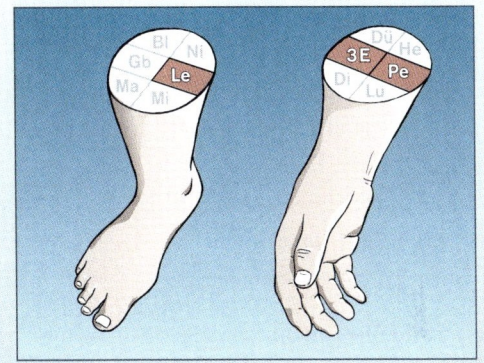

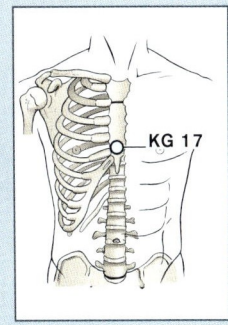

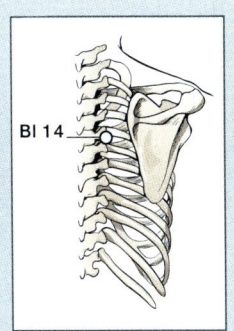

3E Pe

Perikard 3 »Qu Ze« (»Gekrümmtes Wasserreservoir«)

Lokalisation: ulnar der Bizepssehne in der Ellenbeugenfalte.

Stichtiefe: 0,5 bis 1 Cun senkrecht.

Hinweis: bei Pe 3 besteht die Möglichkeit der Nadelung der A. superficialis brachii (tritt bei ca. 25% aller Menschen auf) – Pulspalpation vor Nadelung.

Hauptindikationsbereiche:
- Schmerzen der Ellenbogenregion (radial und ulnar)
- funktionelle Herzbeschwerden
- funktionelle Erkrankungen des Magens
- depressive Verstimmungen.

Weitere Indikationen: thorakales Völlegefühl, Schmerzen der lateralen Thoraxregion, fieberhafte Erkrankungen.

Funktion in der TCM:
- beseitigt Hitze und toxische Hitze
- kühlt und bewegt das Blut
- löst Stagnationen
- besänftigt den Magen
- befreit die Herzöffnungen
- beruhigt den Shen.

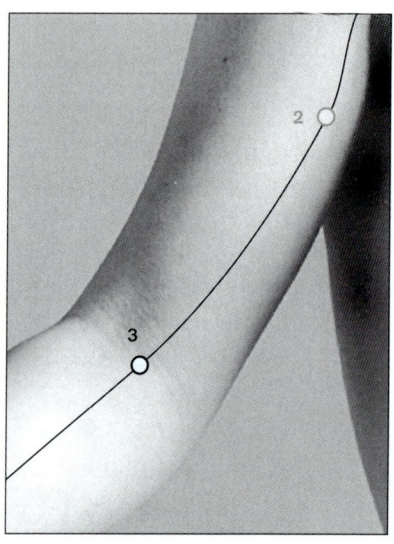

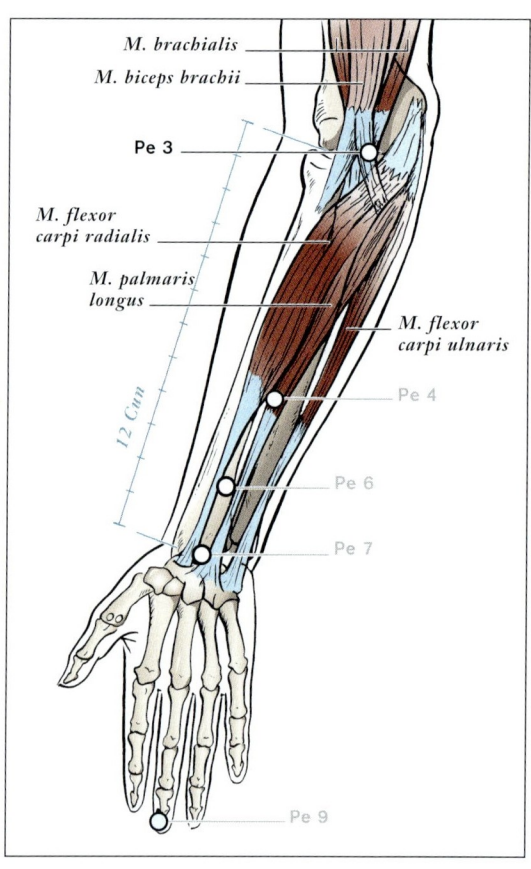

Erläuterungen zur TCM:

...beseitigt Hitze: Der äußere pathogene Faktor Hitze dringt über Nase, Mund oder Haut in den Körper ein. Hitze schädigt in den sechs Körperschichten das Qi (z. B. aufsteigendes Yang), Blut (z.B. Blut-Hitze) oder auch das Yin (Jin-Ye, Trockenheit) im Körper. Um ein Eindringen der Hitze in tiefere Körperschichten zu vermeiden, sollte sie frühzeitig eliminiert werden.

Symptome: Fieber, Schwitzen, Hitzeaversion, Durst, Rötungen, Juckreiz, Fieber.

Ein Übermaß an »innerer Hitze« kann den Geist (Shen) beeinflussen.

Symptome: psychisch, Unruhe, Nervösität, Schlafstörungen.

Therapie: Hitze beseitigen (klären).

Weitere wichtige Akupunkturpunkte:
Di 4, Di 11, Ma 44, Mi 10.

Repetitorium Perikard 3

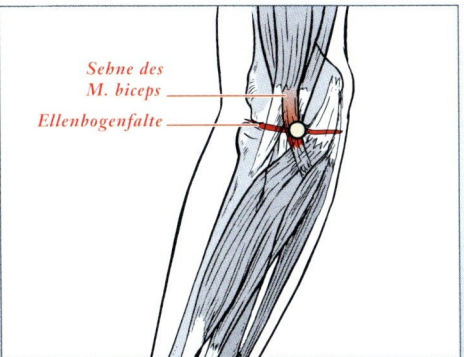

Sehne des M. biceps
Ellenbogenfalte

■ **Anatomische Leitstruktur:** Bizepssehne, Ellenbeugenfalte.

■ **Lokalisation:** ulnar der Bizepssehne in der Ellenbeugenfalte.

■ **Hauptindikationsbereiche:**
- Schmerzen der Ellenbogenregion (radial und ulnar)
- funktionelle Herzbeschwerden
- funktionelle Erkrankungen des Magens
- depressive Verstimmungen.

3E Pe

Perikard 6 »Nei Guan«
(»Passtor des Inneren«)
Passagepunkt (Luo-Punkt)
Einschaltpunkt für den außerordentlichen Meridian Yin Wei Mai

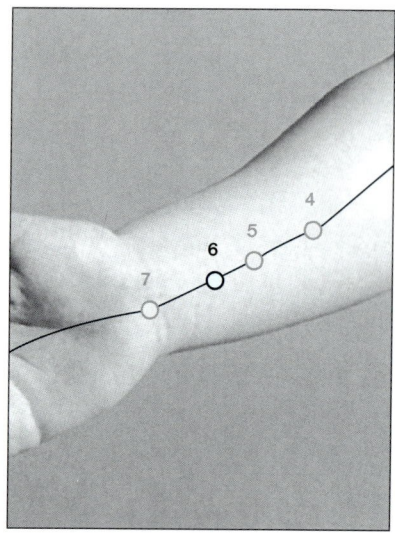

Lokalisation: 2 Cun proximal der Handgelenksbeugefalte, proximal des Os pisiforme, zwischen den Sehnen des M. palmaris longus und des M. flexor carpi radialis.

Wie bei der Lokalisation von He 7 beschrieben, ist diejenige Handgelenksbeugefalte zu nehmen, die zwischen Radius und Ulna sowie der proximalen Handwurzelreihe liegt. Da die proximale Handwurzelreihe durch das Os pisiforme markiert ist, befindet sich die in Frage kommende Falte proximal des Os pisiforme.

> **BEACHTE** *Es empfiehlt sich zur exakten Punktlokalisation die Technik der »dynamischen Palpation«, die bei 3E 5 beschrieben wird. Bei volarem Verschieben der Hautfalte zwischen M. flexor carpi radialis und M. palmaris longus nach proximal entsteht eine deutliche Faltenverdickung und »Hängenbleiben« bei Pe 6. Pe 6 liegt gegenüber 3E 5.*

Stichtiefe: 0,5 Cun senkrecht.

Hauptindikationsbereiche:
- Übelkeit, Erbrechen, Singultus
- schmerzhafte Funktionsstörungen von Unterarm und Handgelenk z. B. Karpaltunnelsyndrom
- funktionelle Herzbeschwerden
- psychosomatische Funktionsstörungen.

Weitere Indikationen: funktionelle Störungen des Magens, gynäkologische Funktionsstörungen mit schmerzhaftem Spannungsgefühl.

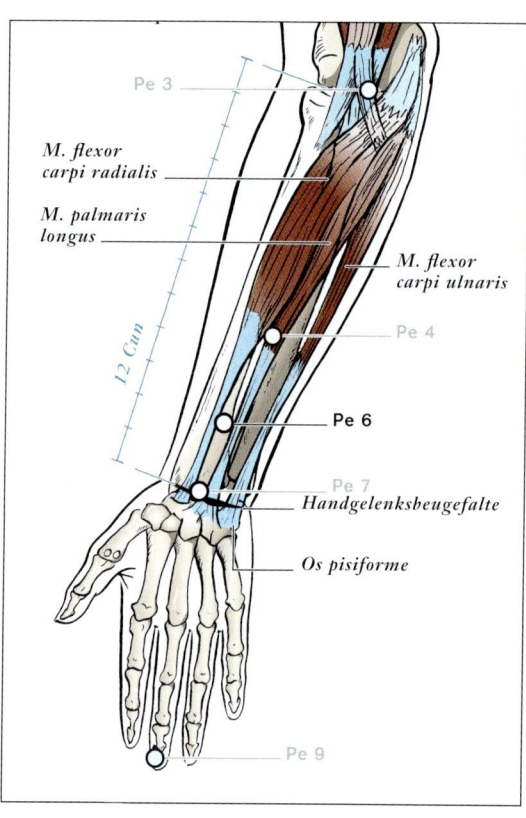

Funktion in der TCM:

- reguliert die Qi-Zirkulation
- lindert Schmerzen
- öffnet den Brustkorb
- reguliert und klärt den mittleren 3E
- senkt gegenläufiges Magen-Qi
- kühlt Hitze
- reguliert das Leber-Qi und Blut
- beruhigt das Herz und den Shen.

Erläuterungen zur TCM:

...dreifacher Erwärmer: Meist übersetzt mit dreifacher Brenner, San Jiao. Entspricht keiner spezifischen Organstruktur, sondern einer Funktion: kontrolliert und verwaltet die Wasserwege und Körperflüssigkeiten des Körpers, transportiert, transformiert, leitet aus, wichtig für die Koordination des gesamten körperlichen Stoffwechsels und Bewegung der Körperflüssigkeiten und des Qi.

...Dreiteilung des Körpers durch den dreifachen Erwärmer: oberer dreifacher Erwärmer: oberhalb des Zwerchfells.
Organe: Lunge: verteilt Flüssigkeiten in Form von Dampf über den ganzen Körper, befeuchtet.

...mittlerer dreifacher Erwärmer: zwischen Zwerchfell und Bauchnabel. Organe: Magen, Milz, verteilt die Nahrungsessenzen im gesamten Körper.

...unterer dreifacher Erwärmer: unterhalb des Bauchnabels.
Organe: Dünndarm, Dickdarm, Niere und Harnblase, zum Teil auch Leber. Trennt Klares vom Unklaren, scheidet Abfälle über Blase und Dickdarm aus, Klärwerk des Körpers.

...reguliert das Qi und klärt den mittleren dreifachen Erwärmer: herausragender Punkt zur Regulation des regelmäßigen und freien Qi-Flusses im mittleren Erwärmer. Bei Störungen: Übelkeit und Erbrechen (rebellierendes Qi). Schmerzen, Druckgefühl, unangenehme Empfindungen im Bereich des Brustkorb (Stagnation von Qi oder Blut).

Repetitorium Perikard 6

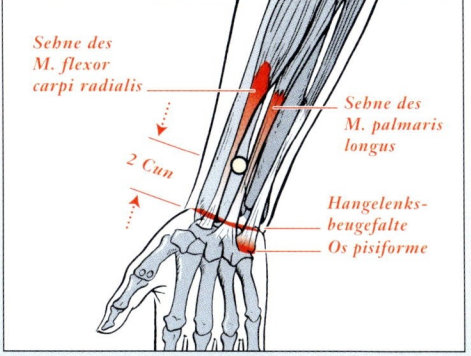

■ **Passagepunkt (Luo-Punkt).**
Einschaltpunkt für den Yin Wei Mai.

■ **Anatomische Leitstruktur:** Sehnen des M. palmaris longus und des M. flexor carpi radialis.

■ **Lokalisation:** 2 Cun proximal der Handgelenksbeugefalte, proximal des Os pisiforme, zwischen den Sehnen des M. palmaris longus und des M. flexor carpi radialis.

■ **Hauptindikationsbereiche:**
- Übelkeit, Erbrechen, Singultus
- schmerzhafte Funktionsstörungen von Unterarm und Handgelenk z. B. Karpaltunnelsyndrom
- funktionelle Herzbeschwerden
- psychosomatische Funktionsstörungen.

■ **Funktion in der TCM:**
- reguliert die Qi-Zirkulation
- lindert Schmerzen
- öffnet den Brustkorb
- senkt gegenläufiges Magen-Qi.

Diätetik-Tipp:

bei rellierendem Qi (Übelkeit, Erbrechen): frisch geriebener Ingwer ein- bis zweimal täglich eine Messerspitze, besonders bei Schwangerschaftserbrechen.

3E Pe

Perikard 7 »Da Ling«
(»Großer Erdhügel«)
Quellpunkt (Yuan-Punkt)
Sedierungspunkt

Lokalisation: in der Mitte der Handgelenksbeu-gefalte, proximal des Os pisiforme, zwischen den Sehnen des M. palmaris longus und des M. flexor carpi radialis.
(Hilfe zum Auffinden der Handgelenksbeugefalte siehe He 7).

Stichtiefe: 0,3 bis 0,5 Cun senkrecht.

Hauptindikationsbereiche:
* Schmerzen der Handgelenksregion z. B. Karpaltunnelsyndrom
* funktionelle Herzerkrankungen
* thorakales Beklemmungsgefühl
* extreme Unruhe.

Funktion in der TCM:
* beruhigt das Herz und den Shen
* kühlt Hitze, Blut, Herz-Hitze und Feuer
* beseitigt Stagnationen.

Erläuterungen zur TCM:
Unterschied Pe 7 zu He 7:
Das Perikard ist in der TCM der äußere Verteidigungsring, um das Herz (den Kaiser) zu schützen. Der Funktionskreis Herz ist gegen die pathogenen Faktoren Hitze und Feuer sehr empfindlich.

Pe 7:
schützt vor aggressiveren Hitze-Angriffen, bei ausgeprägten Unruhezuständen indiziert.

He 7:
kühlt mildere Form der Hitze, reguliert und harmonisiert den Qi-Fluss und das Blut des Herzens. Bei Unruhe und Schlaflosigkeit.

Repetitorium Perikard 7

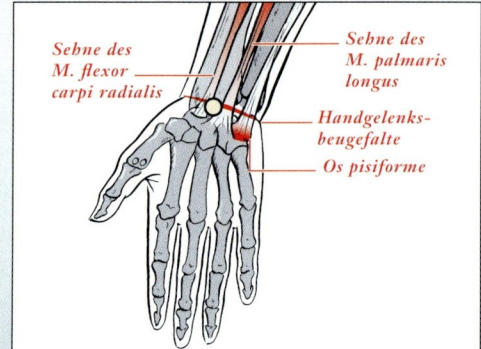

Sehne des M. flexor carpi radialis · Sehne des M. palmaris longus · Handgelenks-beugefalte · Os pisiforme

■ **Quellpunkt (Yuan-Punkt).**
Sedierungspunkt.

■ **Anatomische Leitstruktur:** Handgelenksbeugefalte, Sehne des M. flexor carpi radialis, Sehne des M. palmaris longus.

■ **Lokalisation:** in der Mitte der Handgelenksbeugefalte, proximal des Os pisiforme, zwischen den Sehnen des M. palmaris longus und des M. flexor carpi radialis.

■ **Hauptindikationsbereiche:**
* Schmerzen der Handgelenksregion z. B. Karpaltunnelsyndrom
* funktionelle Herzerkrankungen
* thorakales Beklemmungsgefühl
* extreme Unruhe.

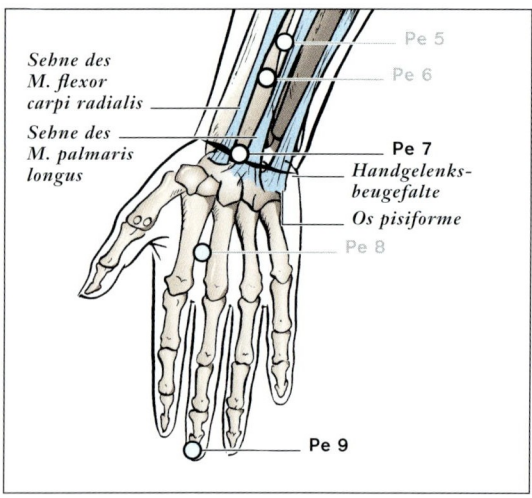

Sehne des M. flexor carpi radialis · Sehne des M. palmaris longus · Pe 5 · Pe 6 · Pe 7 · Handgelenks-beugefalte · Os pisiforme · Pe 8 · Pe 9

Weitere Punkte des Perikardmeridians

Perikard 1 »Tian Chi« (»Himmels-Teich«)

Lokalisation: 1 Cun lateral der Mamille, im 4. ICR.

> **BEACHTE** *Hilfe zum Auffinden der Interkostalräume: Lateral des deutlich tastbaren Überganges Manubrium sterni – Corpus sterni befindet sich die 2. Rippe. Unter ihr liegt der 2. ICR.*

Stichtiefe: 0,5 Cun schräg nach lateral.

Indikationen: schmerzhaftes Spannungsgefühl des Thorax, Interkostalneuralgie.

Cave: Pneumothoraxgefahr.

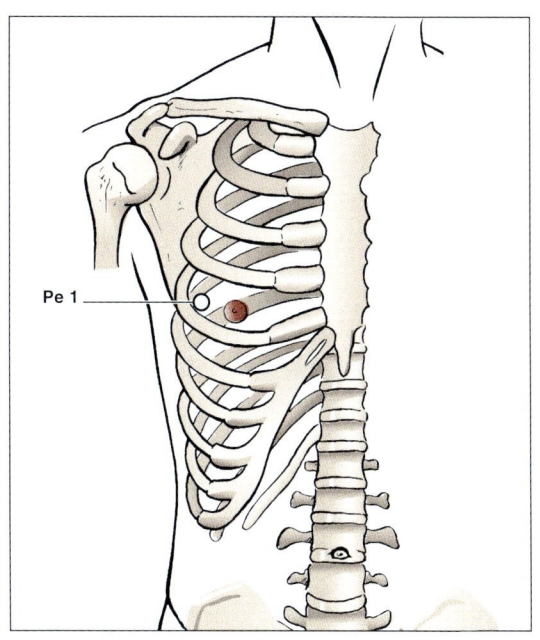

Perikard 2 »Tian Quan« (»Himmels-Quelle«)

Lokalisation: zwischen den beiden Köpfen des M. biceps brachii, 2 Cun unterhalb des Endes der vorderen Achselfalte.

Stichtiefe: 1 bis 2 Cun senkrecht.

Indikationen: schmerzhaftes Spannungsgefühl des Thorax.

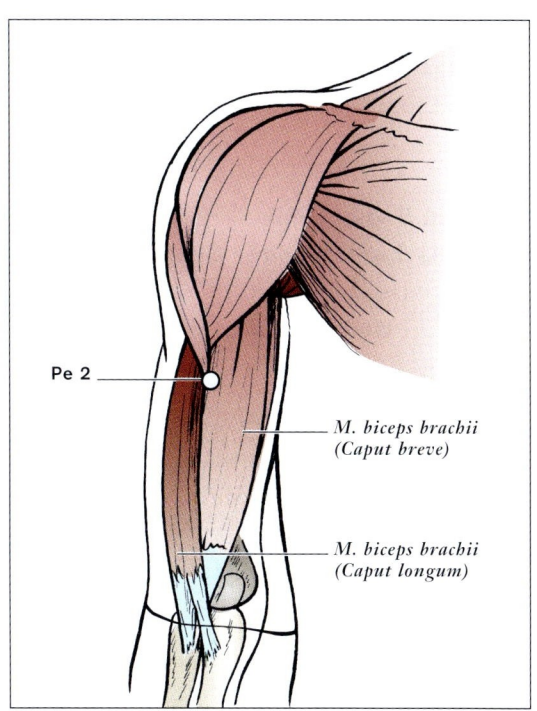

M. biceps brachii (Caput breve)

M. biceps brachii (Caput longum)

3E Pe

Perikard 4 »Xi Men« (»Spalten-Pforte«)
Xi-Punkt

Lokalisation: 1 Cun distal der Mitte der Verbindungslinie der Punkte Pe 3 und Pe 7 zwischen den
Sehnen des M. palmaris longus und des M. flexor
carpi radialis.

> **BEACHTE** *Diese beiden Sehnen lassen sich gut
> darstellen, wenn bei leichter Handflexion Dau-
> menkuppe und Kleinfingerkuppe mit Druck
> zusammengeführt werden. Ist nur eine Sehne
> sichtbar, handelt es sich um diejenige des M. flexor
> carpi radialis, da die Sehne des M. palmaris lon-
> gus inkonstant ist. Die beschriebenen Punkte
> (auch Pe 6) liegen dann ulnar der vorhandenen
> Sehne.*

Stichtiefe: 0,5 bis 1 Cun senkrecht.

Indikationen: thorakale Schmerzen, funktionelle
Herzerkrankungen.

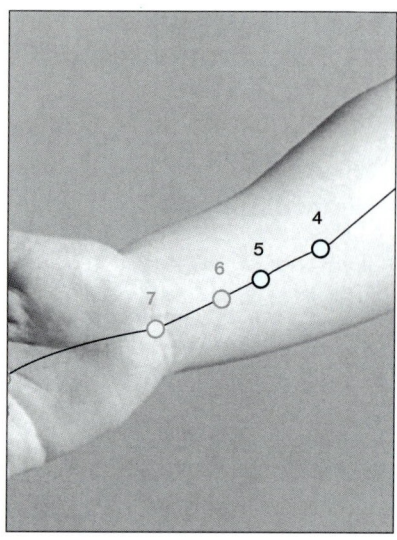

Perikard 5 »Jian Shi« (»Dazwischentretender Gesandter«)
Gruppen-Luo-Punkt
der drei Hand-Yin-Meridiane

Lokalisation: 3 Cun kranial der Handgelenksbeugefalte zwischen den Sehnen des M. palmaris longus und des M. flexor carpi radialis.

Stichtiefe: 0,5 bis 1 Cun senkrecht.

Indikationen: funktionelle Herzerkrankungen,
Spannungsgefühl im Thorax, Übelkeit, Erbrechen.

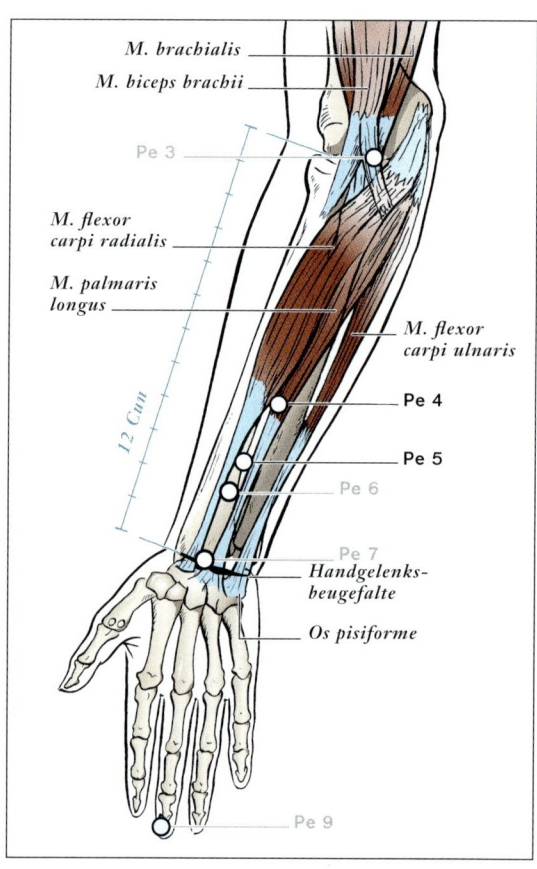

Perikard 8 »Lao Gong« (»Palast der Mühen«)

Lokalisation: zwischen Os metacarpale II und III, näher zum Metacarpale III. Bei Faustschluss liegt der Punkt unter der Fingerkuppe des Mittelfingers.

Stichtiefe: 3 bis 5 mm senkrecht.

Indikationen: thorakale Beschwerden, Magen-Darmbeschwerden

> 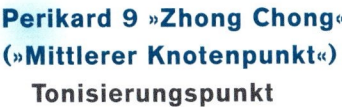 **BEACHTE** *Dieser Punkt spielt im Qi Gong (klassische chinesische Bewegungsübung) eine wichtige Rolle.*

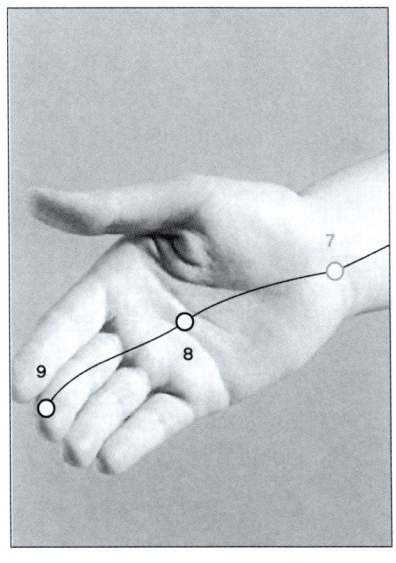

Perikard 9 »Zhong Chong« (»Mittlerer Knotenpunkt«)
Tonisierungspunkt

Lokalisation: Spitze der Mittelfingerkuppe. Anmerkung: In der westlichen Literatur wird häufig die Lokalisation im Bereich des radialen Nagelfalzwinkels des Mittelfingers angeführt. Diese Lokalisation entspricht jedoch nicht den chinesischen Angaben.

Stichtiefe: 1 bis 2 mm senkrecht, evtl. bluten lassen.

Indikationen: Notfallpunkt bei »Bewusstlosigkeit«.

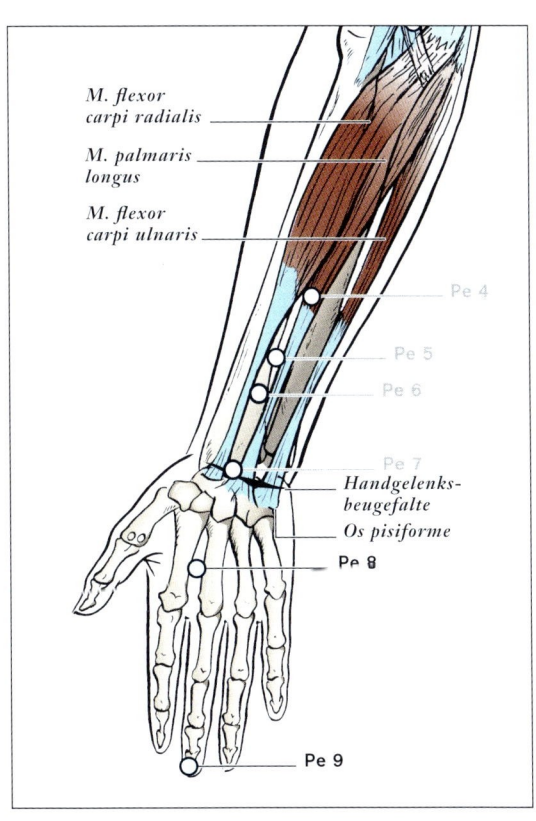

M. flexor carpi radialis
M. palmaris longus
M. flexor carpi ulnaris

Pe 4
Pe 5
Pe 6
Pe 7
Handgelenksbeugefalte
Os pisiforme
Pe 8
Pe 9

3E Pe

Die wichtigsten Punkte des Perikardmeridians

	Pe 3	Pe 6	Pe 7
Steuerungs-punkt		Luo-Punkt, Einschaltpunkt für Yin Wei Mai	Yuan-Punkt, Sedierungspunkt
Krankheits-bilder	akut und chronisch	akut und chronisch	eher akut als chronisch
Hauptsymptome	Palpitationen, Tachykardie, Depressionen, Übelkeit, Erbrechen	Übelkeit, Erbrechen, Singultus, Palpitationen, Tachykardie, prämenstruelles Syndrom	starke Palpitationen, extreme Unruhe, Panikattacken, manisches Verhalten
Hauptfunktion in der TCM	beseitigt Hitze, kühlt Blut, bewegt Blut, besänftigt Magen, beruhigt Shen	reguliert in Abdomen und Unterleib, senkt gegenläufiges Magen-Qi, beruhigt Shen	beruhigt Herz, kühlt Hitze und Herz-Feuer, beruhigt Shen

gemeinsame Wirkung: funktionelle Herzerkrankungen

3E Pe

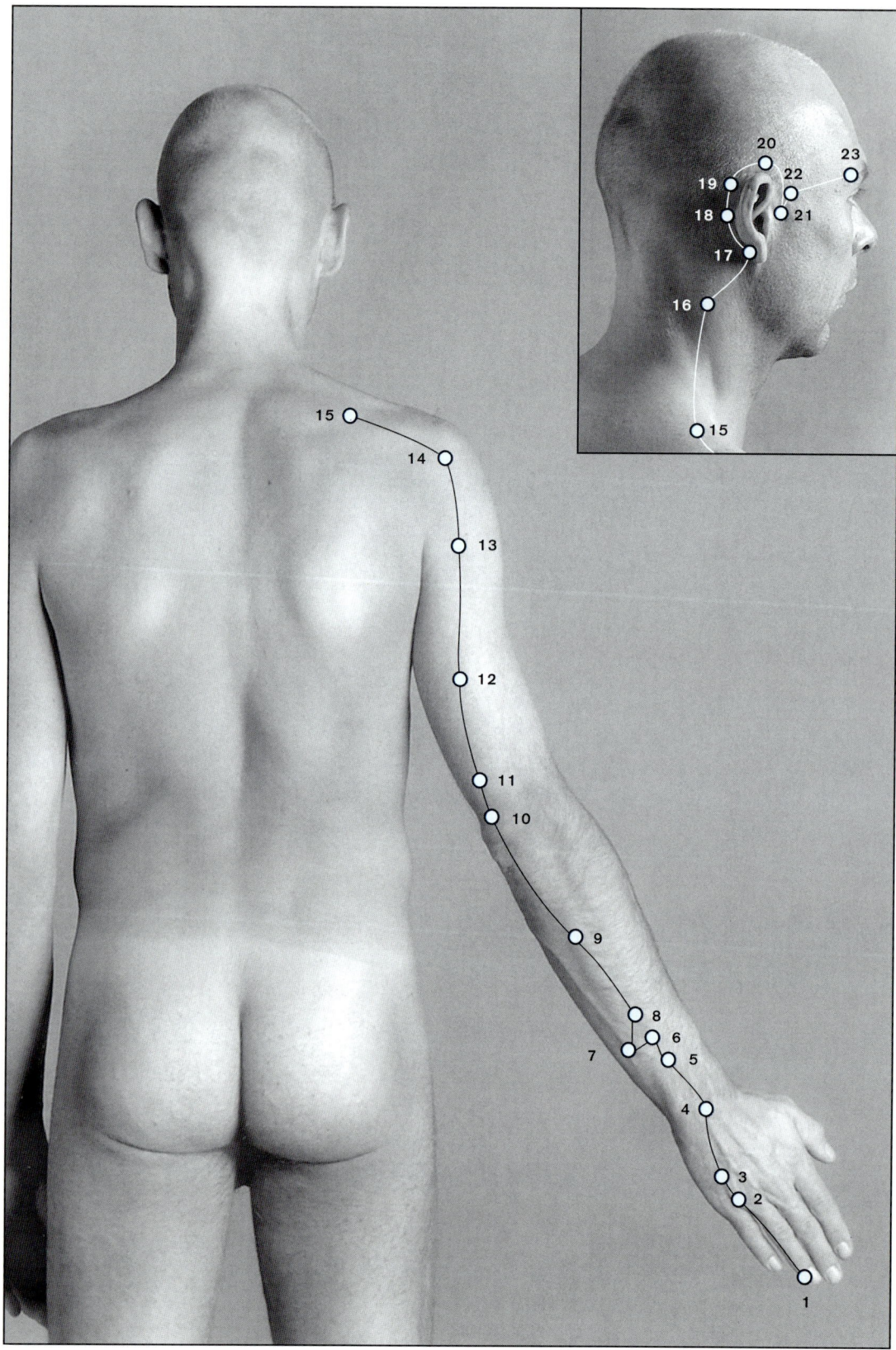

Der 3-Erwärmermeridian (Hand Shao Yang)

Wichtige Punkte des 3-Erwärmermeridians

3E 3: Tonisierungspunkt.

3E 4: Quellpunkt (Yuan-Punkt).

3E 5: Passagepunkt (Luo-Punkt). Einschaltpunkt für den außerordentlichen Meridian Yang Wei Mai.

3E 14: lokaler Punkt.

3E 15: lokaler Punkt.

3E 17: Lokaler Punkt.

3E 21: lokaler Punkt.

3E 23: lokaler Punkt.

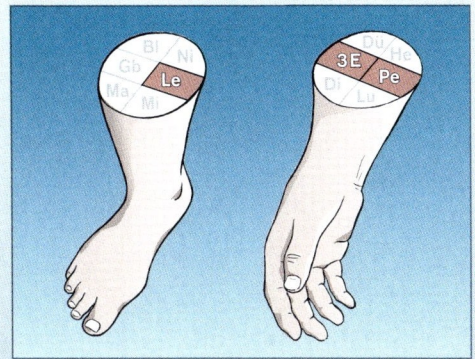

Kopplungsverhältnisse des 3-Erwärmermeridians

Oben-unten-Kopplung: 3E – Gb

Yang-Yin-Kopplung: 3E – Pe

Zugeordnete Punkte des 3-Erwärmermeridians

KG 5: Alarmpunkt (Mu-Punkt) des 3-Erwärmers gesamt.

Bl 22: Zustimmungspunkt (Rücken-Shu-Punkt) des 3-Erwärmers.

Bl 39: Unterer einflussreicher Punkt (UEP) des 3-Erwärmers = Unterer He-Punkt des 3-Erwärmers.

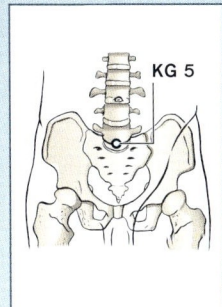

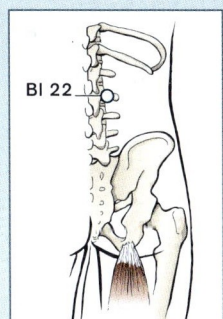

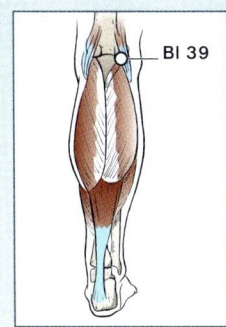

3E Pe

3-Erwärmer 3 »Zhong Zhu« (»Mittleres Eiland«)
Tonisierungspunkt

Lokalisation: in einer Vertiefung zwischen Os metacarpale IV und V auf dem Handrücken, Annäherung der Übergangsstelle Corpus – Caput der Metacarpale IV und V.

Stichtiefe: 0,5 bis 1 Cun schräg nach proximal.

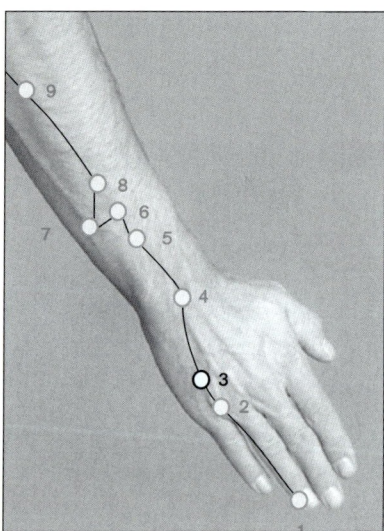

Hauptindikationsbereiche:
- Ohrenerkrankungen
- laterale Kopfschmerzen, Migräne.

Weitere Indikationen: schmerzhafte Funktionsstörungen der Hand, Augenerkrankungen.

Funktion in der TCM:
- öffnet das Ohr und fördert das Hörvermögen
- beseitigt Hitze und Wind-Hitze
- vertreibt Wind
- beseitigt Obstruktionen der Leitbahn
- klärt Kopf und Augen
- unterstützt die Ohren.

Repetitorium 3-Erwärmer 3

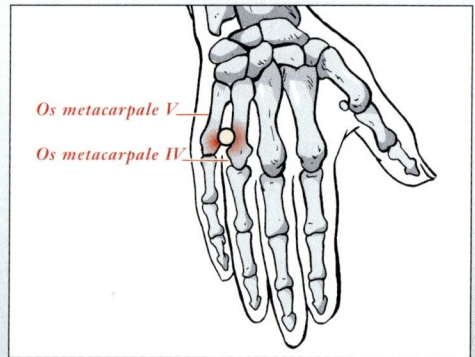

Os metacarpale V
Os metacarpale IV

■ Tonisierungspunkt.

■ **Anatomische Leitstruktur:** Os metacarpale IV und V.

■ **Lokalisation:** in einer Vertiefung zwischen Os metacarpale IV und V auf dem Handrücken.

■ **Hauptindikationsbereiche:**
- Ohrenerkrankungen
- laterale Kopfschmerzen, Migräne.

■ **Funktion in der TCM:**
- herausragender Punkt zur Beseitigung von äußeren pathogenen Faktoren, besonders bei Wind-Hitze
- unterstützt die Ohren.

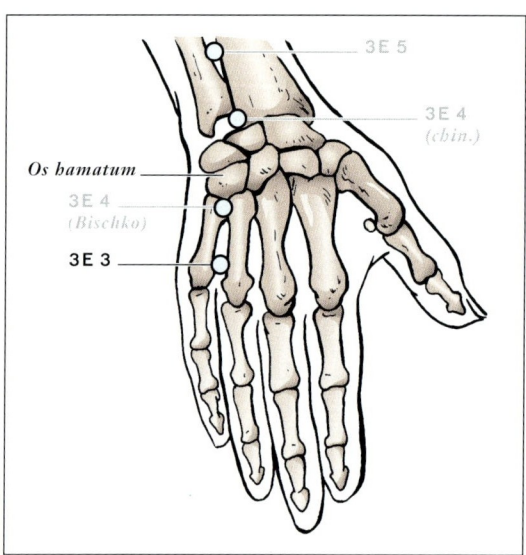

3E 5
3E 4 (chin.)
Os hamatum
3E 4 (Bischko)
3E 3

3-Erwärmer 4 »Yang Chi«
(»Yang-Teich«)
Quellpunkt (Yuan-Punkt)

Lokalisation (chinesisch): etwas ulnar vom Mittelpunkt der dorsalen Handgelenksbeugefalte (Gelenkspalt zwischen Radius und Ulna und proximaler Handwurzelknochenreihe), ulnar der Sehne des M. extensor digitorum, radial der Sehne des M. extensor digiti minimi.

> **BEACHTE** *Die Sehne des M. extensor digitorum lässt sich am leichtesten durch Klavierspielübungen mit den drei mittleren Fingern finden.*
> *Die dorsale Handgelenksbeugefalte ist oft erst bei Dorsalflexion der Hand sichtbar. Tritt sie auch hierbei nur undeutlich auf, erfolgt die Orientierung auf einer leicht nach proximal konvexförmigen Bogenlinie zwischen Processus styloideus radii und Processus styloideus ulnae.*

Die Lokalisation von 3E 4 nach *J. Bischko* erfolgt weiter distal in Höhe des Gelenkspaltes zwischen Metacarpale IV/V und Os hamatum. Dieser Punkt ist oft wesentlich druckdolenter als 3E 4 nach chinesischer Lokalisation. Im Zweifelsfalle entscheidet die Druckdolenz.

Stichtiefe: etwa 0,3 Cun senkrecht.

Hauptindikationsbereiche:
- laterale Kopfschmerzen
- Ohrenerkrankungen
- *J. Bischko:* Meisterpunkt bei vasomotorischem Kopfschmerz.

Weitere Indikationen: chronische Erkrankungen mit allgemeiner Schwäche des Patienten, Schmerzen der Handgelenksregion, Schmerzen der Schulter-Nackenregion.

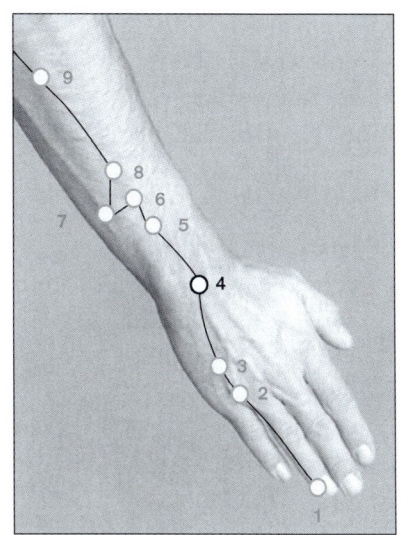

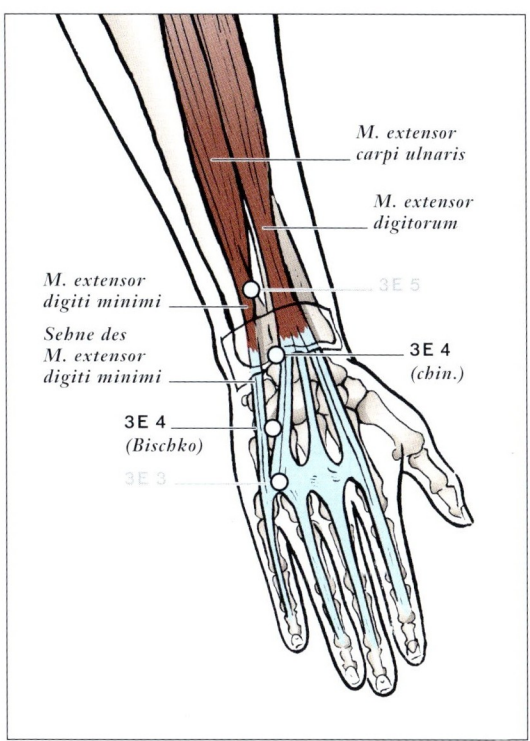

M. extensor carpi ulnaris

M. extensor digitorum

3E 5

M. extensor digiti minimi

Sehne des M. extensor digiti minimi

3E 4 (chin.)

3E 4 (Bischko)

3E 3

3E Pe

Funktion in der TCM:

- vertreibt Wind-Hitze
- entspannt die Sehnen
- beseitigt Obstruktionen der Leitbahn
- unterstützt Ursprungs-Qi (Yuan-Qi).

Erläuterungen zur TCM:

...Ursprungs-Qi (Yuan Qi): Das Ursprungs-Qi ist eng verbunden mit der Essenz (Jing) und dem Funktionskreis Niere. Das Ursprungs-Qi wird als dichte bzw. flüssige Art der Essenz beschrieben und ist die Grundlage allen Yin und Yang des Körpers.

...unterstützt Ursprungs-Qi: Als Yuan-Quell-Punkt steht er direkt mit dem Nierenfunktionskreis (Essenz) in Verbindung. Dieser Punkt steht als Vermittler, Botschafter und wird zu Stärkung des Ursprungs-Qi verwendet: bei allen chronischen Erkrankungen, insbesondere bei einer Schwäche des Nierenfunktionskreis, chronischen Menstruationsstörungen, Dysmenorrhöe und Amenorrhöe.

Funktion: verantwortliche Kraft für die Funktion der Zhang-Fu Organe, steht in direkter Verbindung zu dem Punkt KG 4 (Ming Men), der die Wärme für den Organismus bereitstellt. Unterstützt die Umwandlung von Blut und nährt das Qi in den Leitbahnen.

Repetitorium 3-Erwärmer 4

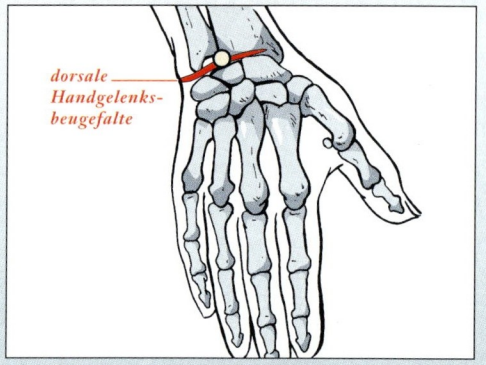

dorsale Handgelenks-beugefalte

- **Quellpunkt (Yuan-Punkt).**

- **Anatomische Leitstruktur:** dorsale Handgelenksbeugefalte.

- **Lokalisation (chinesisch):** etwas ulnar vom Mittelpunkt der dorsalen Handgelenksbeugefalte (Gelenkspalt zwischen Radius und Ulna und proximaler Handwurzelknochenreihe).

- **Hauptindikationsbereiche:**
  - laterale Kopfschmerzen
  - Ohrenerkrankungen
  - *J. Bischko:* Meisterpunkt bei vasomotorischem Kopfschmerz.

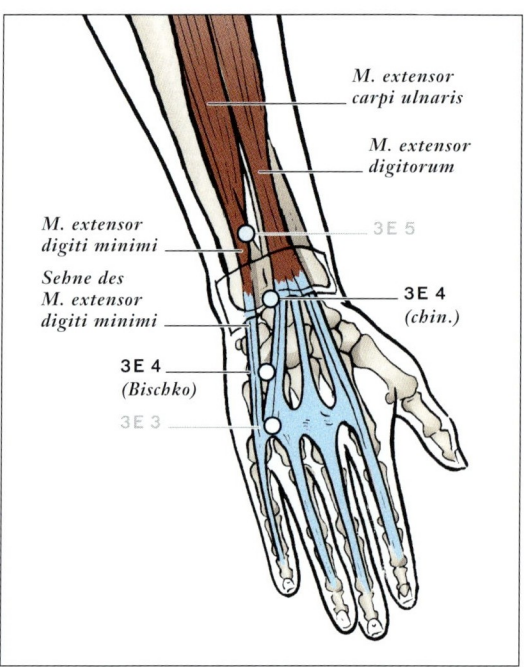

M. extensor carpi ulnaris

M. extensor digitorum

M. extensor digiti minimi

Sehne des M. extensor digiti minimi

3E 5

3E 4 (chin.)

3E 4 (Bischko)

3E 3

3-Erwärmer 5 »Wai Guan« (»Passtor des Äußeren«)
Passagepunkt (Luo-Punkt)
Einschaltpunkt für den außerordentlichen Meridian Yang Wei Mai

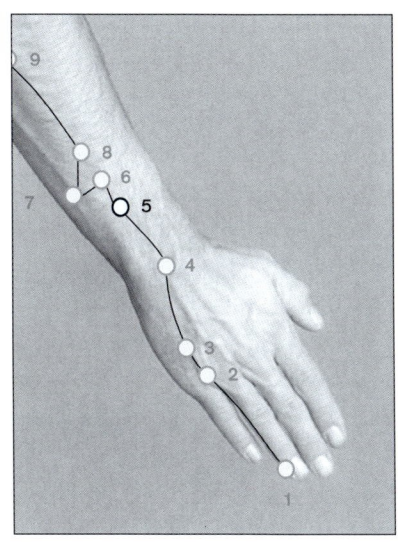

Lokalisation: 2 Cun proximal 3E 4 (etwas ulnar der Mitte der dorsalen Handgelenksbeugefalte, siehe 3E 4) auf einer Verbindungslinie 3E 4 – Olekranonspitze zwischen Radius und Ulna. Hinweis: 3E 4 wird am Unterarm zwischen Radius und Ulna lokalisiert und auf einer Verbindungslinie 3E 5 – Olekranonspitze gefunden. Bei Unterarmstellung in Supination (in der Abbildung erfolgt die Darstellung der Supinationsstellung des Unterarmes von der Dorsalseite her) liegt diese Linie etwa in Mitte der Unterarmstreckerseite. Normalerweise befinden sich jedoch beim Patienten in Rückenlage die Unterarme in Pronationsstellung. Hierbei zieht die beschriebene Verbindungslinie deutlich ulnarwärts der Mittellinie zum Olecranon. Als Orientierungslinie dient bei dieser Unterarmstellung der Verlauf 3E 4 – Radiusköpfchen. 3E 5 liegt direkt ulnarwärts dieser Orientierungslinie.

> **BEACHTE** *Schneller lässt sich 3E 5 durch dynamische Palpation auffinden. Dabei gleitet der Untersucherzeigefinger von der dorsalen Handgelenksbeugefalte zwischen Radius und Ulna nach proximal. Bei 3E 5 bleibt der Finger durch zunehmende Verdickung der Hautfalte spürbar hängen. 3E 5 liegt nahezu gegenüber Pe 6.*

Stichtiefe: 0,5 bis 1 Cun senkrecht oder schräg nach proximal.

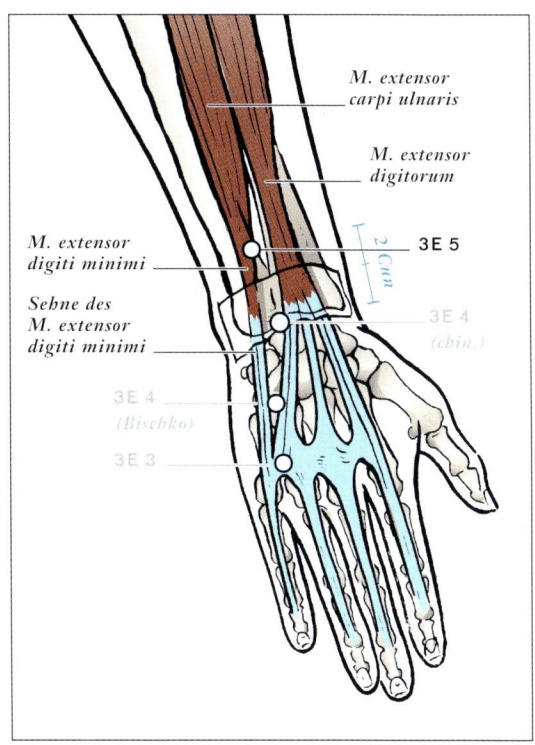

Hauptindikationsbereiche:
- Migräne, lateraler Kopfschmerz
- schmerzhafte Funktionsstörungen der Schulter-Armregion lateral
- akute Infektionskrankheiten der oberen Atemwege mit Fieber
- Funktionsstörungen der Ohren
- *J. Bischko:* Meisterpunkt bei rheumatischen Beschwerden.

Anmerkung: Näheres zum Meisterpunktbegriff nach *J. Bischko* siehe unter Punkt Lu 11.

3E Pe

Weitere Indikationen: Epicondylitis radialis, akute Konjunktivitis, Schmerzen des Unterarms und Handgelenks, Wetterfühligkeit.

Funktion in der TCM:

- herausragender Punkt zur Beseitigung von äußeren pathogenen Faktoren, besonders bei Wind-Hitze
- befreit die Körperoberfläche
- kühlt Hitze und beseitigt Toxine
- beseitigt Obstruktionen der Leitbahn
- reguliert aufsteigendes Leber-Yang.

Erläuterung zur TCM:

...befreit die Körperoberfläche: Die TCM diagnostiziert und behandelt Krankheiten, die durch äußere pathogene Faktoren verursacht werden (Wind, Kälte, Hitze, Trockenheit, Feuchtigkeit) nach einem 6-Schichten-Modell. Die pathogenen Faktoren können von außen eindringen, z.B. Windhitze oder Windkälte durch Nase und Mund oder durch die Haut, und z. B. den Funktionskreis Lunge schädigen. Dabei befallen die pathogenen Faktoren zunächst die äußere Schicht (Tai Yang-Schicht, Dü-Bl-Meridian), die vom Abwehr-Qi (Wie-Qi) beherrscht wird. Ist das Abwehr-Qi schwach, können die pathogenen Faktoren in tiefere Schichten eindringen und schädigen im weiteren Verlauf Qi und Blut. Wichtig ist es, die pathogenen Faktoren frühzeitig zu eliminieren.

Repetitorium 3-Erwärmer 5

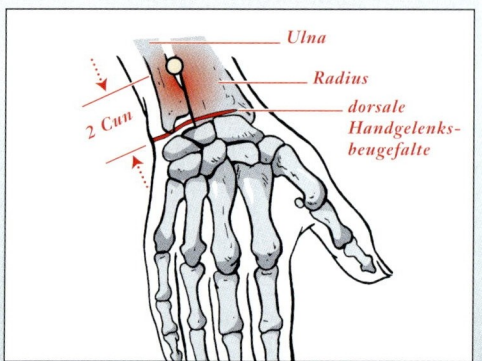

- ■ **Passagepunkt (Luo-Punkt).**
  Einschaltpunkt für Yang Wei Mai.

- ■ **Anatomische Leitstruktur:** dorsale Handgelenksbeugefalte, Radius, Ulna.

- ■ **Lokalisation:** 2 Cun proximal 3E 4 zwischen Radius und Ulna.

- ■ **Hauptindikationsbereiche:**
  - Migräne, lateraler Kopfschmerz
  - schmerzhafte Funktionsstörungen der Schulter-Armregion lateral
  - akute Infektionskrankheiten der oberen Atemwege mit Fieber
  - Funktionsstörungen der Ohren
  - *J. Bischko:* Meisterpunkt bei rheumatischen Beschwerden.

- ■ **Funktion in der TCM:**
  - herausragender Punkt zur Beseitigung von äußeren pathogenen Faktoren, besonders bei Wind-Hitze.

3-Erwärmer 14 »Jian Liao«
(»Schulter-Knochenloch«)

Lokalisation: in dem »hinteren Schultergrübchen«, das bei Abduktion des Armes um 90° etwas kaudal des dorsalen Acromionpols entsteht.

Stichtiefe: 0,5 bis 1,5 Cun senkrecht oder schräg nach distal.

Cave: Pneumothoraxgefahr.

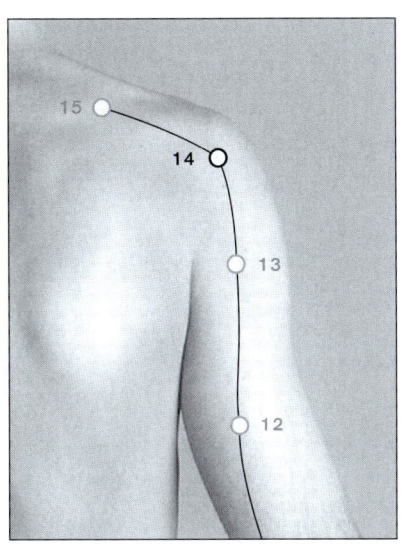

BEACHTE *3E 14 liegt somit dort, wo Pars acromialis des M. deltoideus und Pars spinalis des M. deltoideus am dorsalen Akromionpol zusammenkommen. Bei muskulösen Menschen treten die verschiedenen Anteile des M. deltoideus (Pars clavicularis, Pars acromialis und Pars spinalis) deutlich hervor, die Muskelrinnen können gut verfolgt werden. Am kranialen Ende der hinteren Rinne kaudal des dorsalen Pols des Acromions liegt 3E 14. Der dorsale Pol des Acromions lässt sich finden, indem man den Verlauf der gut tastbaren Spina scapulae nach lateral folgt.*

Hauptindikationsbereich:
* schmerzhafte Funktionsstörungen der Schulter.

Funktion in der TCM:
* beseitigt äußere pathogene Faktoren wie Wind, Feuchtigkeit und Kälte
* beseitigt Obstruktionen der Leitbahn.

Repetitorium 3-Erwärmer 14

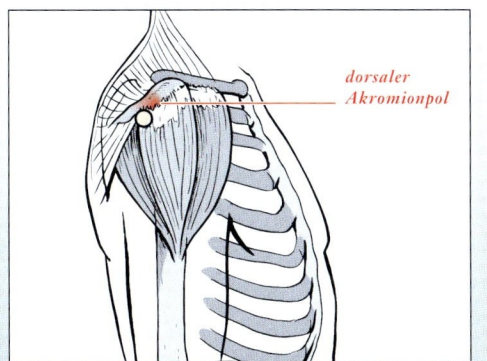
dorsaler Akromionpol

▮ **Anatomische Leitstruktur:** dorsaler Akromionpol.

▮ **Lokalisation:** in dem »hinteren Schultergrübchen«, das bei Abduktion des Armes um 90° etwas kaudal des dorsalen Akromionpols entsteht.

▮ **Hauptindikationsbereich:**
* schmerzhafte Funktionsstörungen der Schulter.

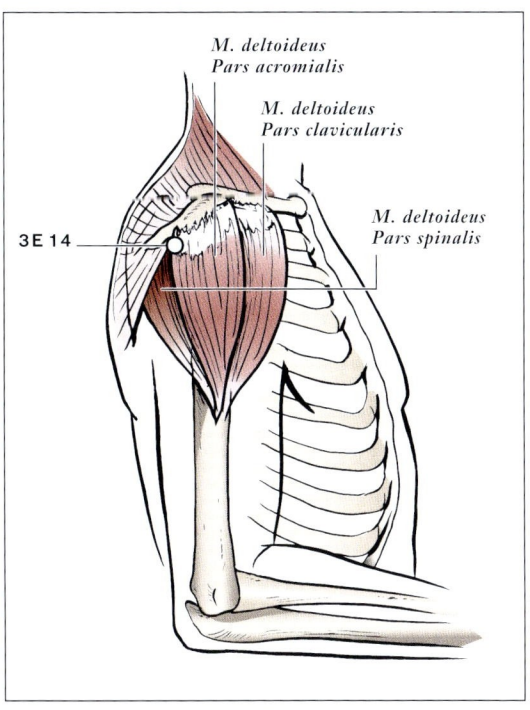
M. deltoideus Pars acromialis — *M. deltoideus Pars clavicularis* — *M. deltoideus Pars spinalis* — 3E 14

3E Pe

3-Erwärmer 15 »Tian Liao« (»Himmels-Knochenloch«)

Lokalisation: 1 Cun kaudal Gb 21, in der Mitte zwischen Gb 21 und Dü 13 am Angulus superior der Scapula.
(Lokalisation Gb 21: Mitte zwischen Dornfortsatzunterkante C 7 und Acromion.
Lokalisation Dü 13: Mitte zwischen Dornfortsatzunterkante des Th 2 und Dü 10, in der Verlängerung der hinteren Achselfalte direkt über der Spina scapula).

Stichtiefe: 0,5 bis 0,8 Cun senkrecht.

Cave: Pneumothoraxgefahr.

> **BEACHTE** *Lokalisationshilfe von C 7 siehe Gb 21)*

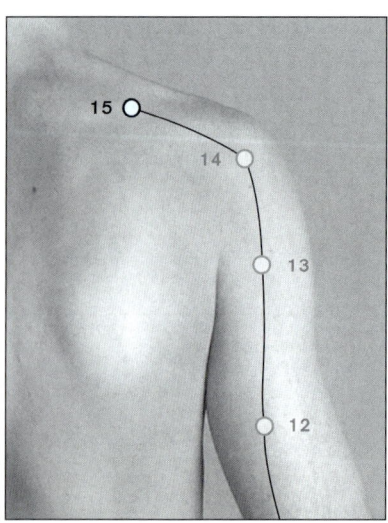

Hauptindikationsbereich:
* schmerzhafte Funktionsstörungen der Schulter-Nackenregion.

Weitere Indikatione:
J. Bischko: Meisterpunkt der Arme, Wetterfühligkeit.

Anmerkung: Näheres zum Meisterpunktbegriff nach *J. Bischko* siehe unter Punkt Lu 11.

Funktion in der TCM:
* beseitigt äußere pathogene Faktoren wie Wind, Feuchtigkeit und Kälte
* beseitigt Obstruktionen der Leitbahn.

Repetitorium 3-Erwärmer 15

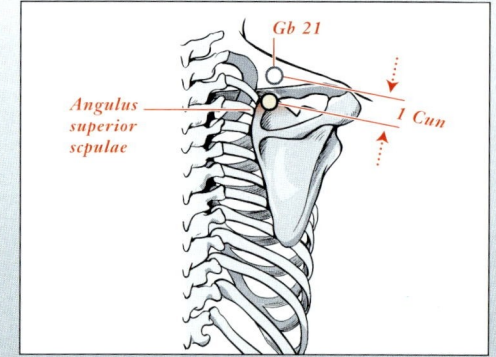

■ **Anatomische Leitstruktur:** Angulus superior der Scapula.

■ **Lokalisation:** 1 Cun kaudal Gb 21, in der Mitte zwischen Gb 21 und Dü 13 am Angulus superior der Scapula.

■ **Hauptindikationsbereich:**
* schmerzhafte Funktionsstörungen der Schulter-Nackenregion.

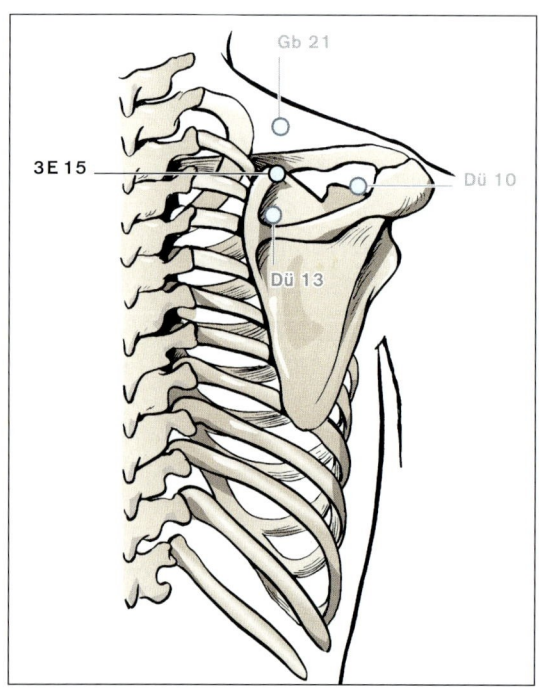

3-Erwärmer 17 »Yi Feng« (»Schutzschild gegen den Wind«)

Lokalisation: hinter dem Ohrläppchen zwischen Unterkiefer und Processus mastoideus, im Bereich des Atlasquerfortsatzes.

Hinweis: 3E 17 liegt in Nähe des N. facialis, der hier aus dem Foramen stylomastoideum tritt. Möglichkeit der Punktion ist somit bei tiefer Nadelung gegeben.

Stichtiefe: 0,5 bis 1,5 Cun senkrecht oder schräg nach vorn.

> **BEACHTE** *Die Nadelspitze kommt in unmittelbarer Nähe des Processus transversus atlantis zu liegen. Dieser lässt sich meist gut zwischen Unterkiefer und Processus mastoideus palpieren. Somit erklärt sich eine Einflussnahme auf die oberen Kopfgelenke (siehe Indikation).*

Hauptindikationsbereiche:
- Funktionsstörungen des Ohres
- laterale Kopfschmerzen
- Nackenschmerzen
- Schwindel durch Funktionsstörungen der Kopfgelenke.

Weitere Indikationen: Trigeminusneuralgie und Fazialisparese.

Funktion in der TCM:
- vertreibt Wind
- beseitigt Obstruktionen der Leitbahn
- kühlt Hitze
- fördert Seh- und Hörvermögen
- befreit die Sinne.

Repetitorium 3-Erwärmer 17

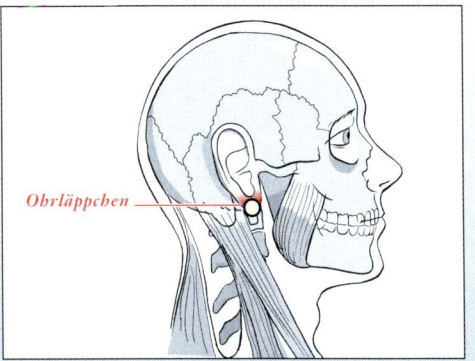

Ohrläppchen

■ **Anatomische Leitstruktur:** Ohrläppchen.

■ **Lokalisation:** hinter dem Ohrläppchen zwischen Unterkiefer und Processus mastoideus im Bereich des Atlasquerfortsatzes.

■ **Hauptindikationsbereiche:**
- Funktionsstörungen des Ohres
- lateraler Kopfschmerz
- Nackenschmerzen
- Schwindel durch Funktionsstörungen der Kopfgelenke.

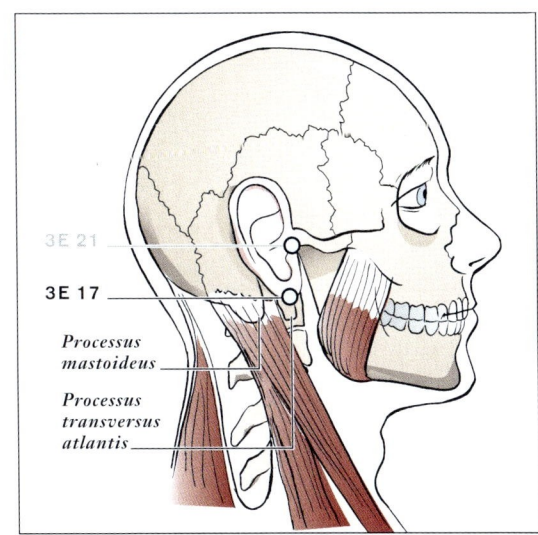

3E 21
3E 17
Processus mastoideus
Processus transversus atlantis

3E Pe

3-Erwärmer 21 »Er Men« (»Ohr-Pforte«)

Lokalisation: in Höhe der Incisura supratragica oberhalb des Punktes Dü 19 direkt hinter dem oberen dorsalen Anteil des Processus condylaris mandibulae.

Stichtiefe: 0,5 Cun senkrecht oder subkutan nach kaudal.

> **BEACHTE** *Nadeleinstich erfolgt bei leicht geöffnetem Mund. Hierbei gleitet das Kiefergelenk nach ventral, und es besteht keine Verletzungsgefahr. Stichtiefe etwa 0,5 Cun, danach den Mund wieder schließen lassen.*
>
> *Möglich ist auch eine subkutane Nadelung in Richtung Dü 19 und Gb 2. Durch mehr oder weniger weites Vorschieben der Nadel werden auch diese Punkte beeinflusst und die Wirkung von 3E 21 verstärkt (gleiche Indikation von Dü 19 und Gb 2 wie 3E 21).*

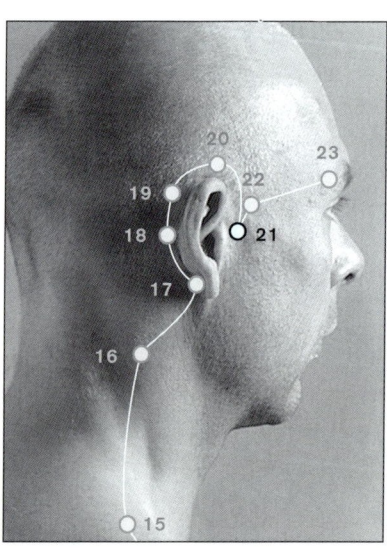

Hinweis: 3E 21 liegt in unmittelbarer Nähe der A. temporalis. Punktion wird durch vorangehende Pulspalpation umgangen.

Hauptindikationsbereiche:
- Funktionsstörungen des Ohres.
- Funktionsstörungen des Kiefergelenks.

Weitere Indikationen: Trigeminusneuralgie, Fazialisparese.

Repetitorium 3-Erwärmer 21

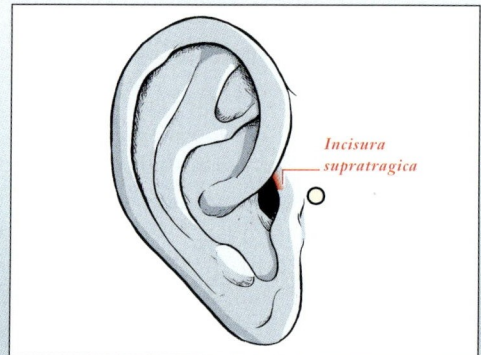

Incisura supratragica

- **Anatomische Leitstruktur:** Incisura supratragica.

- **Lokalisation:** in Höhe der Incisura supratragica oberhalb des Punktes Dü 19.

- **Hauptindikationsbereiche:**
  - Funktionsstörungen des Ohres
  - Funktionsstörungen des Kiefergelenks.

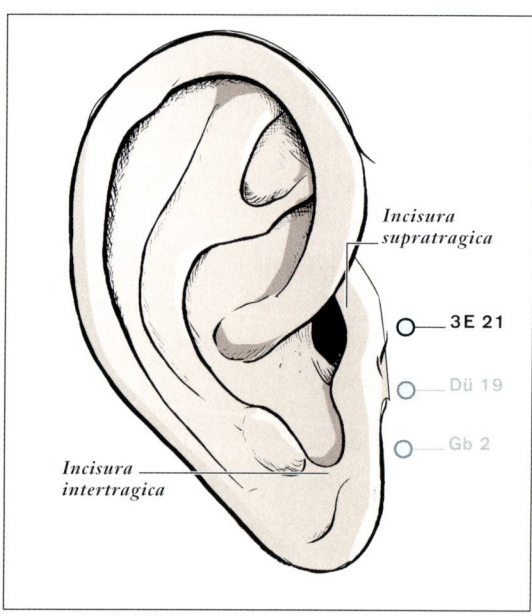

Funktion in der TCM:
- öffnet das Ohr,
- fördert das Hörvermögen
- beseitigt Obstruktionen der Leitbahn
- kühlt Hitze.

3-Erwärmer 23 »Si Zhu Kong« (»Bambusstreifen-Loch«)

Lokalisation: am lateralen Ende der Augenbraue, in einer kleinen knöchernen Grube, der Sutura frontozygomatica, zwischen Os frontale und Os zygomaticum.

Stichtiefe: 0,5 bis 1 Cun nach lateral-kaudal.

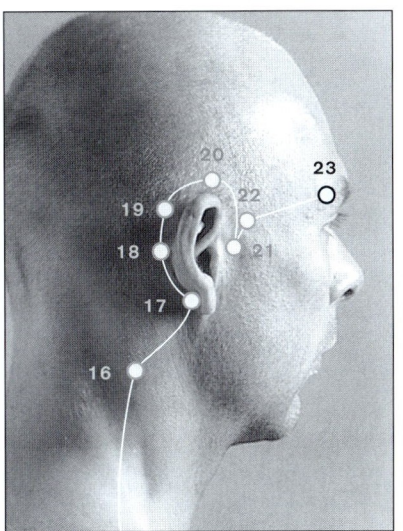

Hauptindikationsbereiche:
* laterale Kopfschmerzen, Migräne
* Funktionsstörungen des Auges.

Weitere Indikationen: Fazialisparese.

Funktion in der TCM:
* vertreibt Wind und Hitze
* klärt das Auge.

Repetitorium 3-Erwärmer 23

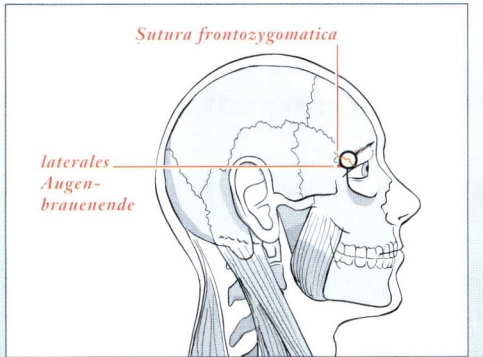

Sutura frontozygomatica

laterales Augen-brauenende

■ **Anatomische Leitstruktur:** laterales Augenbrauenende, Sutura frontozygomatica.

■ **Lokalisation:** am lateralen Ende der Augenbraue in einer kleinen knöchernen Grube, der Sutura frontozygomatica.

■ **Hauptindikationsbereiche**
* laterale Kopfschmerzen, Migräne.
* Funktionsstörungen des Auges.

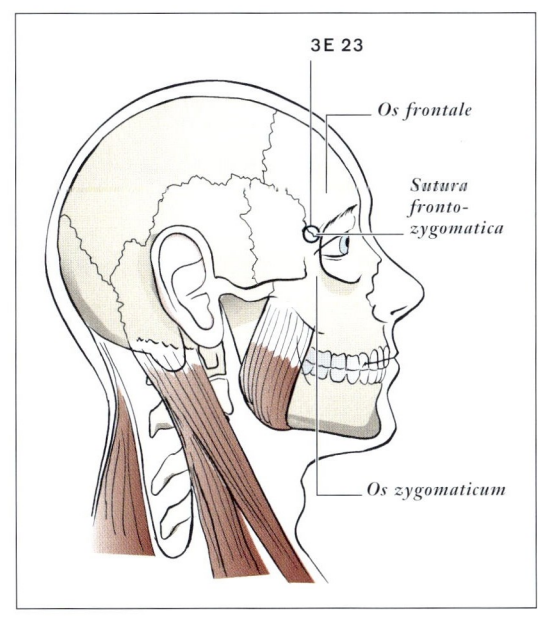

3E 23

Os frontale

Sutura fronto-zygomatica

Os zygomaticum

3E Pe

Weitere Punkte
des 3-Erwärmermeridians

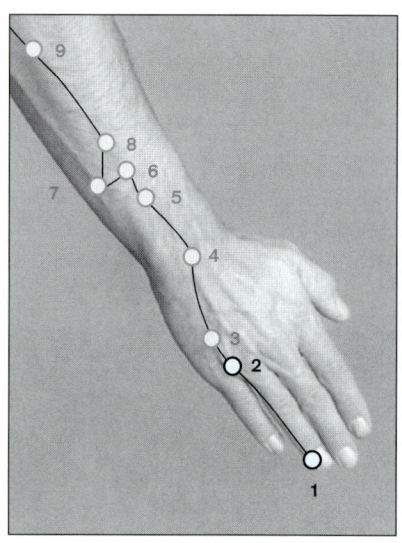

3-Erwärmer 1 »Guan Chong«
(»Passtor-Knotenpunkt«)

Lokalisation: am ulnaren Nagelfalz des Ring-
fingers.

Stichtiefe: 0,1 bis 0,3 Cun senkrecht.

Indikationen: akute Entzündungen des Mund-
Rachenbereichs (Tonsillitis, Pharyngitis).

3-Erwärmer 2 »Ye Men«
(»Pforte der Flüssigkeiten«)

Lokalisation: bei lockerem Faustschluß 0,5 Cun
proximal der Interdigitalfalte zwischen dem 4.
und 5. Finger in Höhe der Metakarpophalangealgelenke.

Stichtiefe: 0,3 bis 0,5 Cun senkrecht.

Indikationen: akute Erkrankungen des Ohres,
schmerzhafte Funktionsstörungen im Finger-
bereich.

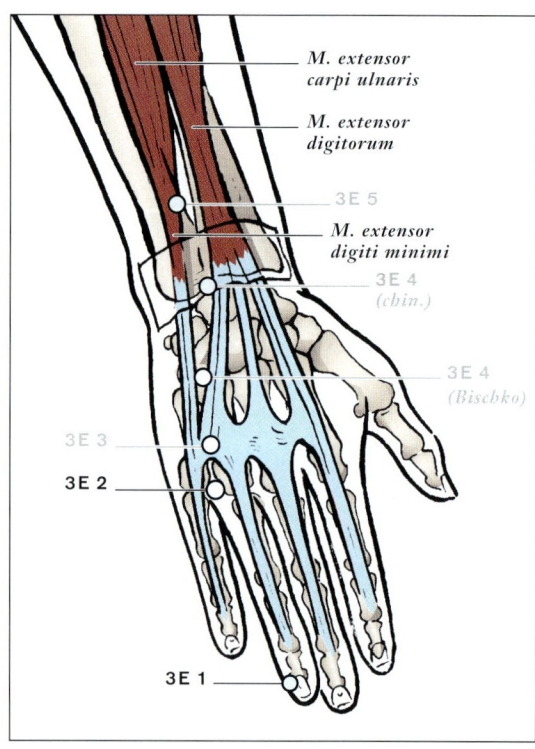

M. extensor
carpi ulnaris

M. extensor
digitorum

3E 5

M. extensor
digiti minimi

3E 4
(chin.)

3E 4
(Bischko)

3E 3

3E 2

3E 1

3-Erwärmer 6 »Zhi Gou« (»Zweig-Rinne«)

Lokalisation: 3 Cun proximal 3E 4 (Lokalisation 3E 4: etwas ulnar vom Mittelpunkt der dorsalen Handgelenksbeugefalte) zwischen Radius und Ulna auf der Verbindungslinie 3E 4 – Olekranon-spitze (siehe Hinweis bei 3 E 5).

Stichtiefe: 1 bis 1,5 Cun senkrecht.

Indikationen: schmerzhafte Interkostalneuralgie, Spannungsgefühl im lateralen Thorax.

Punktkombination:

∴ **3E 6 + Gb 34:** Schmerzhafte Spannungsgefühle der lateralen Abdominal- und Thoraxregion.

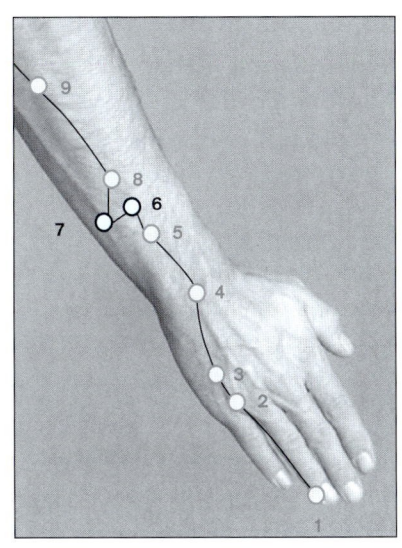

3-Erwärmer 7 »Hui Zhong« (»Treffen der Stämme«)
Xi-Punkt

Lokalisation: 1 Fingerbreit ulnar von 3E 6 an der radialen Ulnaseite (siehe Hinweis bei 3E 5).

Stichtiefe: 0,5 bis 1 Cun senkrecht.

Indikationen: schmerzhafte Funktionsstörungen des Unterarms.

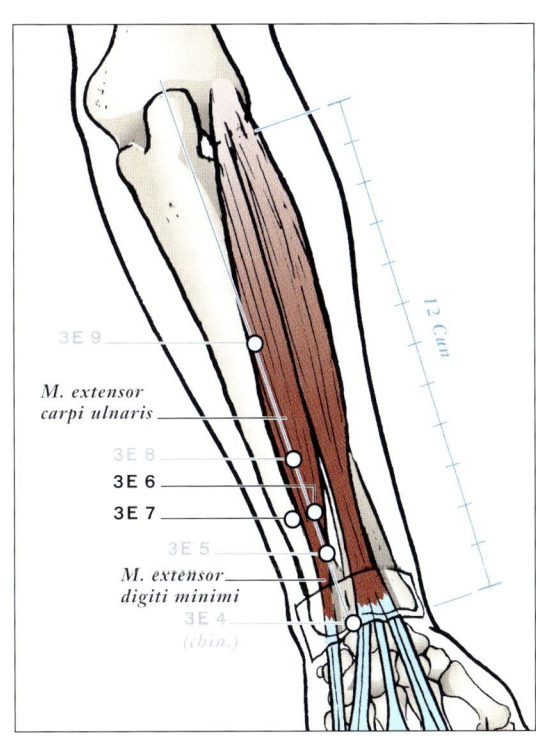

3E Pe

3-Erwärmer 8 »San Yang Luo« (»Vernetzung der drei Yang [-Leitbahnen]«)
Gruppen-Luo-Punkt der drei Yang-Meridiane des Armes

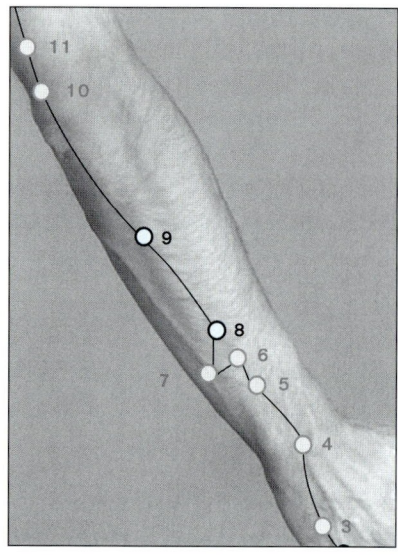

Lokalisation: 4 Cun proximal von 3E 4 (3E 4 etwas ulnar der dorsalen Handgelenksbeugefalte, siehe bei 3E 4) zwischen Radius und Ulna, siehe auch hierzu Hinweis bei 3E 5.

Stichtiefe: 0,5 bis 1 Cun senkrecht.

Indikationen: schmerzhafte Funktionsstörungen der Schulter- Nackenregion.
3E 8 ist ein wichtiger Fernpunkt für Funktionsstörungen (Triggerpunkte) im M. levator scapulae (*Perschke*), Unterarmschmerzen.

3-Erwärmer 9 »Si Du« (»Vier Flüsse«)

Lokalisation: 7 Cun proximal von 3E 4 auf der Verbindungslinie 3E 4 – Olekranonspitze. Der Punkt liegt somit auf der beschriebenen Verbindnungslinie 1 Cun proximal der Streckenhalbierenden zwischen 3E 4 – Ellenbogenfaltenende.

Stichtiefe: 1 bis 1,5 Cun senkrecht.

Indikationen: schmerzhafte Funktionsstörungen des Unterarms.

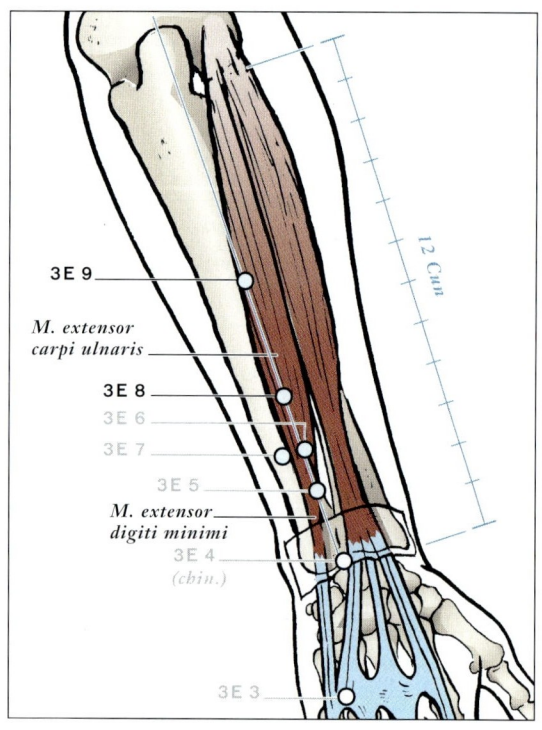

3-Erwärmer 10 »Tian Jing« (»Himmels-Brunnen«)

Lokalisation: in der Mulde, die bei der Beugung im Ellenbogengelenk entsteht, 1 Cun proximal der Spitze des Olecranons im Bereich der Sehne des M. triceps brachii.

Stichtiefe: 0,5 bis 1 Cun senkrecht.

Indikationen: schmerzhafte Funktionsstörungen der Ellbogenregion, Schmerzen von Schulter und Oberarm.

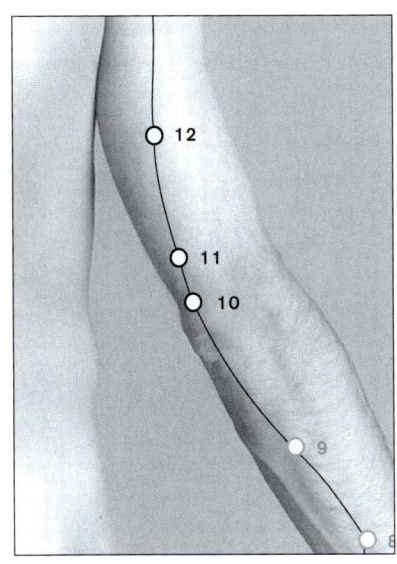

3-Erwärmer 11 »Qing Leng Yuan« (»Klares, kühles, tiefes Wasser«)

Lokalisation: bei gebeugtem Ellenbogen 1 Cun oberhalb 3E 10 im M. triceps brachii.

Stichtiefe: 1 bis 1,5 Cun senkrecht.

Indikationen: schmerzhafte Funktionsstörungen des Ellbogens und Oberarms, Schulterschmerzen.

3-Erwärmer 12 »Xiao Luo« (»Verteilung im Flussbett«)

Lokalisation: Mittelpunkt der Verbindungslinie 3E 13 – 3E 11.

Stichtiefe: 1 bis 1,5 Cun senkrecht.

Indikationen: schmerzhafte Funktionsstörungen von Schulter und Oberarm.

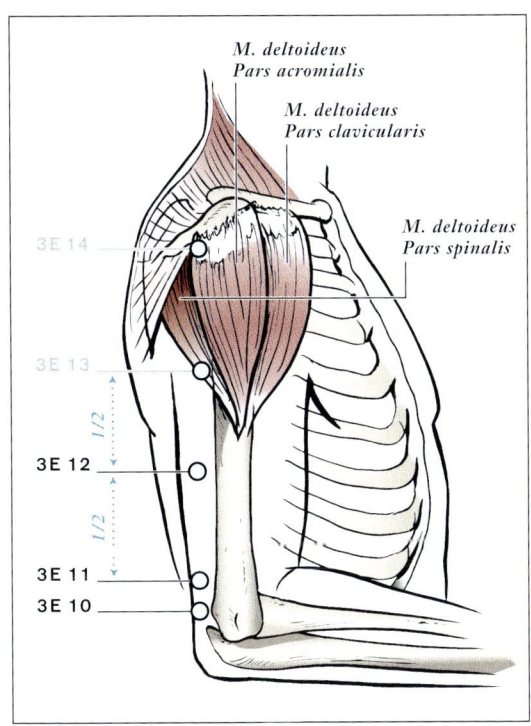

3E Pe

3-Erwärmer 13 »Nao Hui«
(»Treffpunkt der Schultermuskulatur«)

Lokalisation: aus der Verbindungslinie
Olecranon – 3E 14, 3 Cun kaudal 3E 14 am Hinterrand des M. deltoideus. Der Punkt befindet
sich in Höhe des oberen Endes der Achselfalte,
2 Cun nach lateral.

Stichtiefe: 1 bis 2 Cun senkrecht.

Indikationen: schmerzhafte Funktionsstörungen
von Schulter und Oberarm.

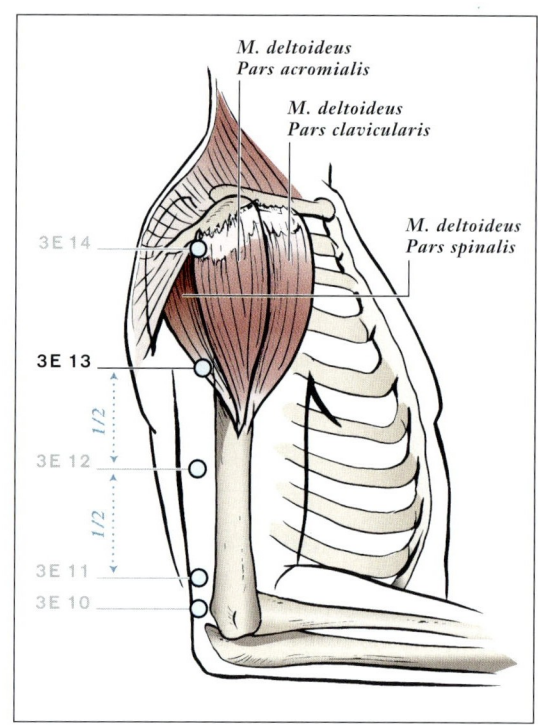

3-Erwärmer 16 »Tian You«
(»Himmelsfenster«)

Lokalisation: am hinteren Rand des M. sternocleidomastoideus in Höhe des Kieferwinkels
unter der hinteren Begrenzung des Processus
mastoideus.

Stichtiefe: 0,5 bis 1,5 Cun senkrecht.

Indikationen: schmerzhafte Funktionsstörungen
der HWS.

3-Erwärmer 18 »Chi Mai«
(»Spasmus-Gefäß«)

Lokalisation: in Höhe des Meatus acusticus hinter
der Ohrmuschel, über der Mitte des Processus
mastoideus. Der Punkt liegt auf einer kurvenför-
migen Verbindungslinie 3E 17 – 3E 20 genau hinter der Ohrmuschel am Übergang vom unteren
zum mittleren Drittel.

Stichtiefe: 0,3 bis 0,5 Cun schräg subkutan
zum Ohr.

Indikationen: Funktionsstörungen des Ohres.

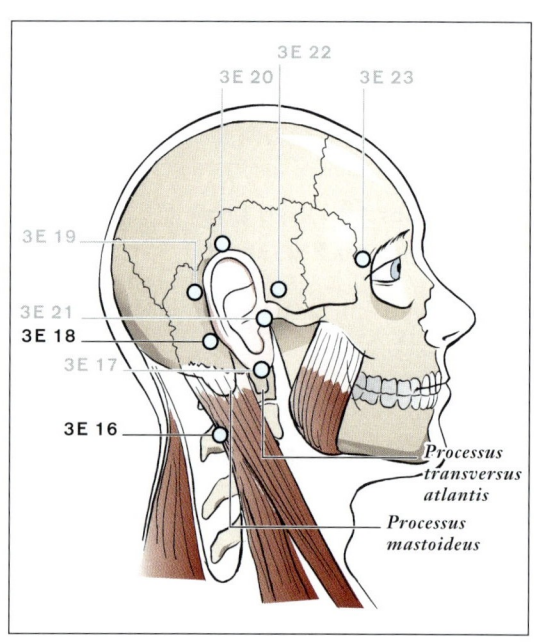

3-Erwärmer 19 »Lu Xi«
(»Schädel-Rast«)

Lokalisation: in der Mitte einer bogenförmigen Verbindungslinie 3E 18 – 3E 20 hinter dem Ohr.

Stichtiefe: 0,2 bis 0,5 Cun schräg subkutan zum Ohr.

Indikationen: Funktionsstörungen des Ohres, Kopfschmerzen lateral.

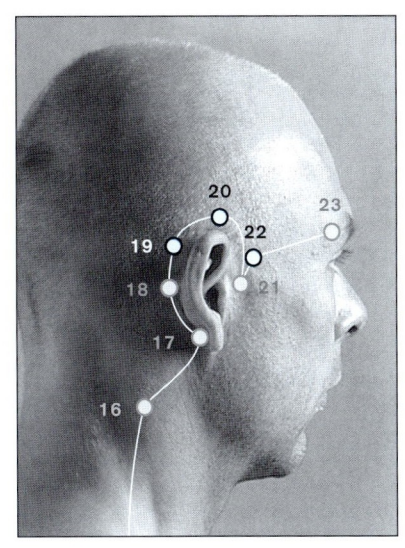

3-Erwärmer 20 »Jiao Sun«
(»Ecken-Sproß«)

Lokalisation: bei nach vorn geklappter Ohrmuschel, dort wo die Ohrspitze sich im Bereich des Os temporale projiziert.

Stichtiefe: 0,2 Cun schräg subkutan zum Ohr.

Indikationen: Funktionsstörungen des Ohres, Kopfschmerzen lateral.

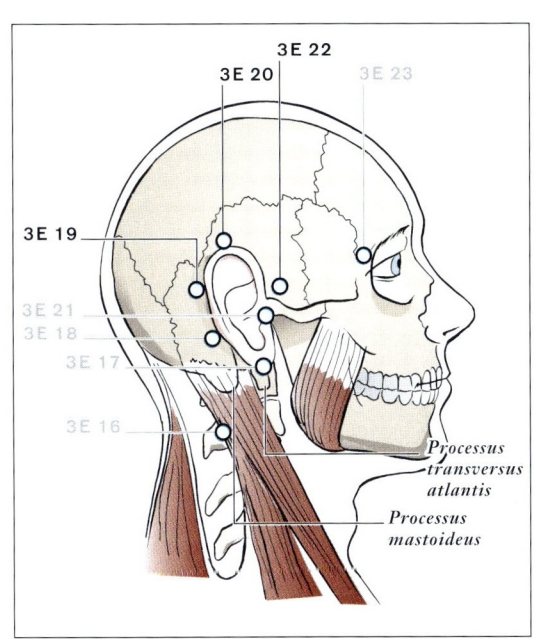

3-Erwärmer 22 »Er He Liao«
(»Knochenloch der Ohr-Harmonie«)

Lokalisation: in Höhe des Ohrmuschelansatzes etwas ventral und kranial von 3E 21, dorsal der A. temporalis superficialis.

Stichtiefe: 0,2 Cun schräg subkutan zum Ohr.

Indikationen: Funktionsstörungen des Kiefergelenks, Kopfschmerzen lateral.

3E Pe

Die wichtigsten Punkte des 3-Erwärmermeridians

	3E 3	3E 5	3E 14	3E 17	3E 23
Steuerungs-punkt	Tonisierungs-punkt	Luo-Punkt, Einschaltpunkt für Yang Wei Mai			
Krankheits-bilder	eher akut, auch chronisch	akut und chronisch	eher chronisch	akut und chronisch	akut und chronisch
Hauptsymptome	**Schmerzen:** Kopfschmerz lateral, Migräne Augenerkrankungen, Ohrerkrankungen	**Schmerzen:** Schulter, Ellenbogen, Kopfschmerz lateral, Migräne akute Tonsilitis, akute Pharyngitis, Tinnitus, Hörverlust	**Schmerzen:** Schulter, Nacken	**Schmerzen:** Kopfschmerz lateral, Nacken Schwindel, Tinnitus, Fazialisparese	**Schmerzen:** Kopfschmerz lateral, Migräne Konjunktivitis, Lidzucken, Fazialisparese
Hauptfunktion in der TCM	beseitigt Hitze und Wind-Hitze, vertreibt Wind, klärt Kopf und Augen	beseitigt Wind-Hitze, vertreibt Wind, kühlt Hitze, unterstützt die Ohren	beseitigt Leitbahn-obstruktionen	vertreibt Wind, unterstützt die Ohren	vertreibt Wind, klärt das Auge

gemeinsame Wirkung: alle Punkte beseitigen Wind und wirken (außer 3E 14) auf Ohr und lateralen Kopf

3E 3

3E 4 *(chin.)*

3E 4 *(Bischko)*

3E 14

3E 17

3E 23

3E Pe

Der Gallenblasenmeridian (Fuß Shao-Yang)

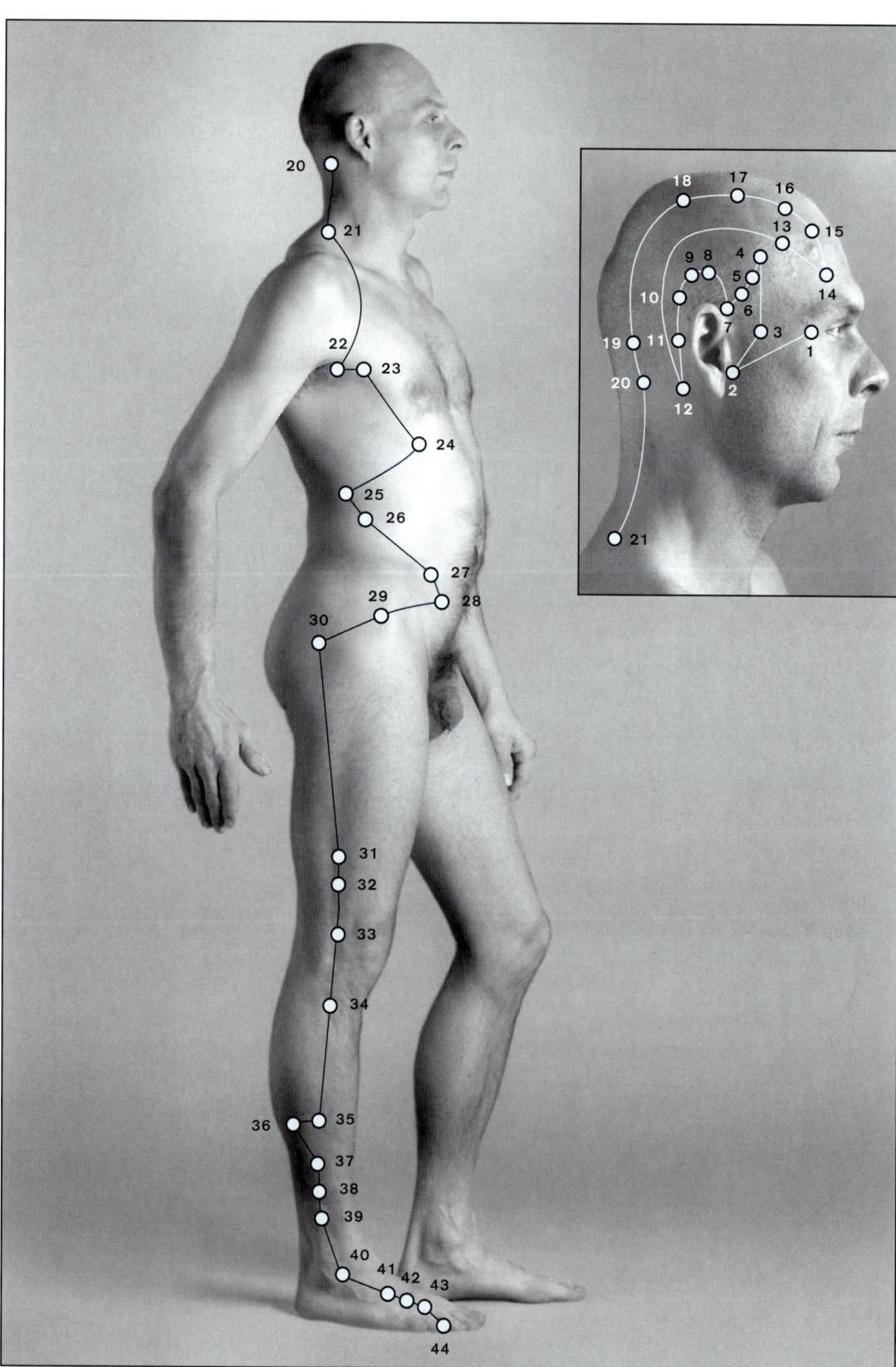

Wichtige Punkte des Gallenblasenmeridians

Gb 2: lokaler Punkt.

Gb 8: lokaler Punkt.

Gb 14: lokaler Punkt.

Gb 20: Punkt mit breiter regulatorischer Wirkung, »Winderkrankungen«.

Gb 21: lokaler Punkt.

Gb 24: Alarmpunkt (Mu-Punkt) der Gallenblase.

Gb 25: Alarmpunkt (Mu-Punkt) der Niere.

Gb 30: Lokaler Punkt.

Gb 34: unterer einflussreicher Punkt (UEP) der Gallenblase = unterer He-Punkt der Gallenblase. Meisterpunkt der Muskulatur und Sehnen.

Gb 39: Meisterpunkt für das Knochenmark.

Gb 41: Einschaltpunkt für den außerordentlichen Meridian Dai Mai.

Kopplungsverhältnisse des Gallenblasenmeridians

Oben-unten-Kopplung: 3-E – Gb

Yang-Yin-Kopplung: Gb – Le

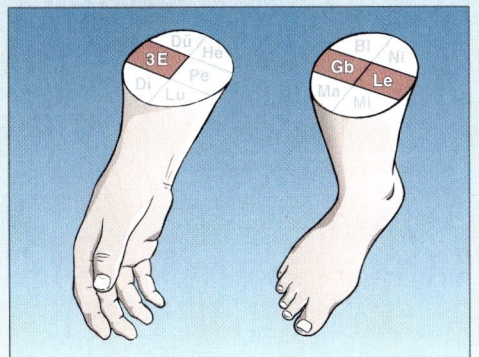

Zugeordnete Punkte des Gallenblasenmeridians

Gb 24: Alarmpunkt (Mu-Punkt) der Gallenblase.

Bl 19: Zustimmungspunkt (Rücken-Shu-Punkt) der Gallenblase.

Gb 34: unterer einflussreicher Punkt (UEP) der Gallenblase = unterer He-Punkt der Gallenblase.

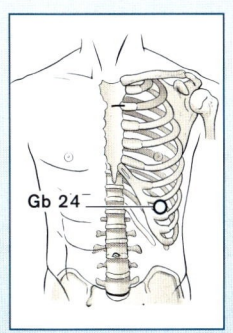

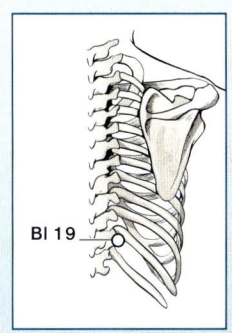

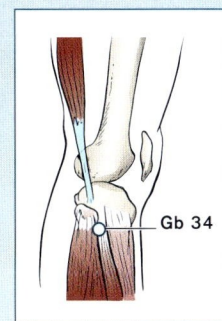

e Gb

Gallenblase 2 »Ting Hui« (»Zusammenkunft des Hörens«)

Lokalisation: vor der Incisura intertragica, direkt unterhalb des Punktes Dü 19 (Mulde vor dem Tragus bei leicht geöffnetem Mund), vor dem hinteren Rand des Processus condylaris mandibulae.

> **BEACHTE** *Nadeleinstich erfolgt bei leicht geöffnetem Mund. Hierbei gleitet das Kiefergelenk nach ventral, und es besteht für dieses keine Verletzungsgefahr (Stichtiefe etwa 0,5 Cun). Danach den Mund wieder schließen lassen.*
> *Die Punkte 3E 21, Dü 19 und Gb 2 können bei Ohrerkrankungen auch gemeinsam mit einer Nadel erreicht werden. Dazu wird vom Punkt 3E 21 die Nadel subkutan nach kaudal vorgeschoben bis zum Punkt Gb 2.*

Hinweis: Gb 2 liegt in Nähe der A. temporalis superficialis. Nadelung wird bei vorangehender Palpation umgangen.

Stichtiefe: 0,5 bis 1 Cun senkrecht (siehe auch vorstehend unter Beachte).

Hauptindikationsbereiche:

- Funktionsstörungen des Ohres
- schmerzhafte Funktionsstörungen des Kiefergelenks.

Weitere Indikationen: Trigeminusneuralgie.

Funktion in der TCM:

- vertreibt äußeren Wind
- beseitigt Obstruktionen der Leitbahn
- öffnet das Ohr und unterstützt das Hörvermögen.

Repetitorium Gallenblase 2

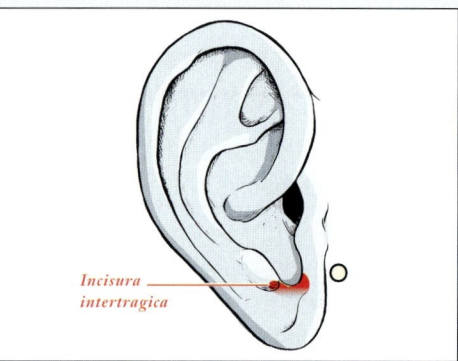

Incisura intertragica

- **Anatomische Leitstruktur:** Incisura intertragica.

- **Lokalisation:** vor der Incisura intertragica, direkt unterhalb des Punktes Dü 19.

- **Hauptindikationsbereiche:**
  - Funktionsstörungen des Ohres
  - schmerzhafte Funktionsstörungen des Kiefergelenks.

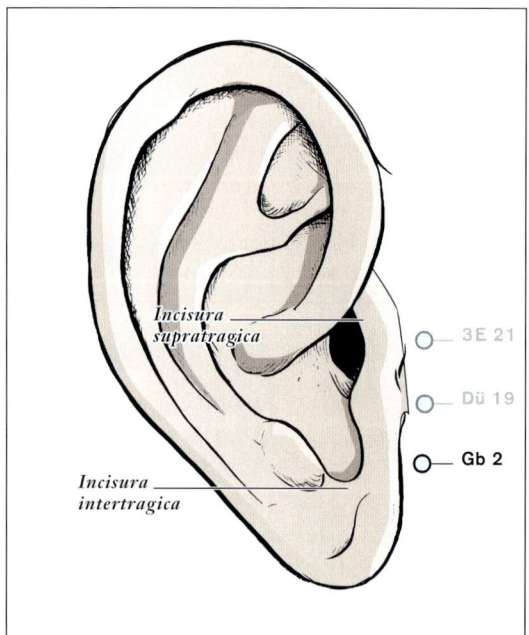

Incisura supratragica — 3E 21 — Dü 19 — Gb 2 — Incisura intertragica

Gallenblase 8 »Shuai Gu«
(»[Am Ohr] entlang gelegenes Tal«)

Lokalisation: 1,5 Cun oberhalb des höchsten Punktes der Ohrmuschel.

Stichtiefe: 0,3 bis 0,5 Cun schräg in Richtung Schmerzort.

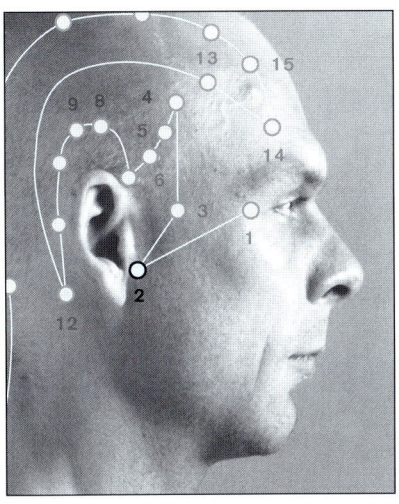

Hauptindikationsbereiche:

* Funktionsstörungen des Ohres
* Halbseitenkopfschmerz, Migräne.

Weitere Indikationen:

J. Bischko: Die Nadelung der Punkte Gb 8 beidseitig und des Punktes Du Mai 20 bewirkt eine Querdurchflutung des Kopfes, die Längsdurchflutung wird durch die Nadelung der Punkte PdM (Point de Merveille = Yin Tang, EX-KH 3), Du Mai 16 und 20 gefördert.

Funktion in der TCM:

* öffnet das Ohr und unterstützt das Hörvermögen
* beseitigt Obstruktionen der Leitbahn
* vertreibt äußeren Wind.

Repetitorium Gallenblase 8

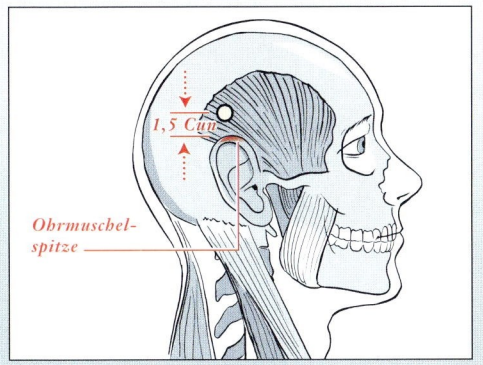

* **Anatomische Leitstruktur:** Ohrmuschelspitze.

* **Lokalisation:** 1, 5 Cun oberhalb des höchsten Punktes der Ohrmuschel.

* **Hauptindikationsbereiche:**
  * Funktionsstörungen des Ohres
  * Halbseitenkopfschmerz, Migräne.

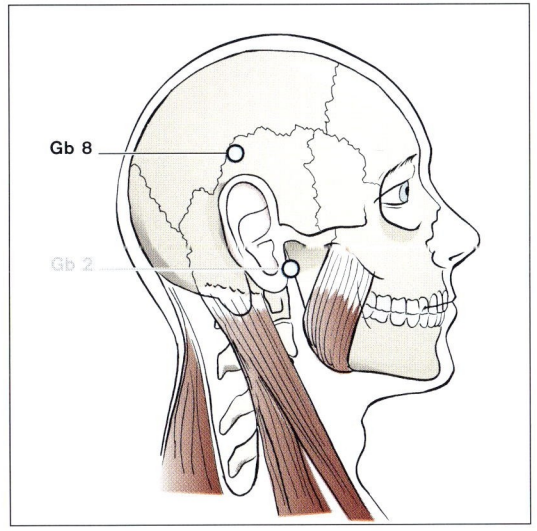

Le Gb

Gallenblase 14 »Yang Bai«
(»Yang-Weiße«)

Lokalisation: 1 Cun oberhalb der Augenbrauen-mitte, direkt über der Pupille beim Blick gerade-aus.
Da die Gesamtstrecke Mittelpunkt Augenbraue – vorderer Haaransatz 3 Cun beträgt, liegt Gb 14 auf dem ersten Drittel dieser Gesamtstrecke.

> **BEACHTE** *Bei Glatzenbildung kann die Grenze des ursprünglichen Haaransatzes durch Stirnrunzeln dargestellt werden.*

Stichtiefe: 0,3 bis 0,5 Cun subkutan zum Schmerzort (Ort der Funktionsstörung).

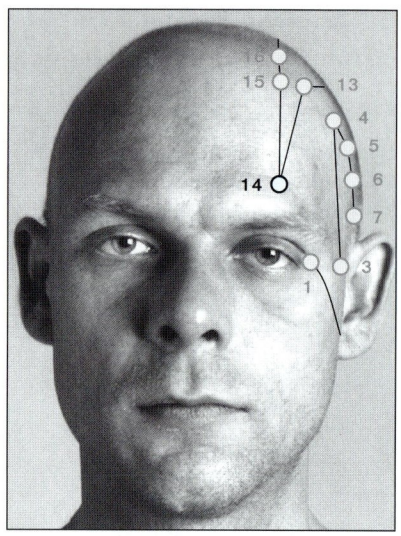

Hauptindikationsbereiche:

- Kopfschmerzen
- Funktionsstörungen des Auges
- Sinusitis frontalis
- Fazialisparese.

Weitere Indikationen: Stirnkopfschmerz auf-grund von Triggerpunkten im M. frontooccipitalis oder im M. sternocleidomastoideus (Pars clavicu-laris).
J. Bischko: Testpunkt für Gallenblasenerkran-kungen.

Funktion in der TCM:

- vertreibt äußeren und inneren Wind und Wind-Hitze
- kühlt Hitze
- öffnet die Augen und fördert das Sehvermögen.

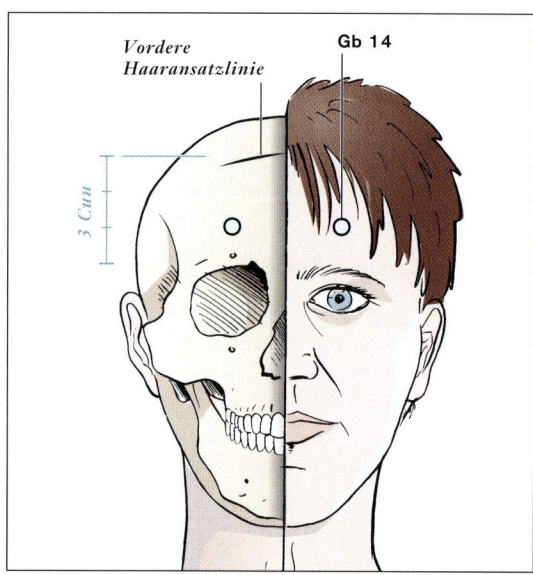

Erläuterungen zur TCM:

...vertreibt äußeren und inneren Wind: Äußerer Wind ist meist Träger eines weiteren pathogenen Faktors, z. B. Hitze oder Kälte.

Wind-Symptome: plötzlich auftretende, wechselnde Erkrankungen.

Windhitze-Symptome: Konjuktivitis, hohes Fieber, trockener Mund, trockene Nase, juckende und gerötete Hautausschläge.

Windkälte-Symptome: Niesen, Husten, Zittern, Abneigung gegen Kälte, plötzliche Nackensteifheit.

DD: Innerer Wind: starke Schwindelgefühle, Taubheitsgefühl, Krämpfe, Hemiplegie.
Innerer Wind entsteht immer in Zusammenhang mit Leberdisharmoniemustern.

Repetitorium Gallenblase 14

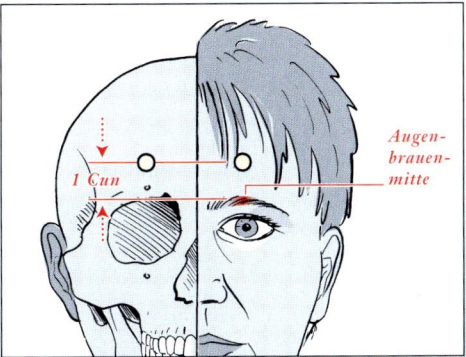

- **Anatomische Leitstruktur:** Augenbrauenmitte.

- **Lokalisation:** 1 Cun oberhalb der Augenbrauenmitte, direkt über der Pupille beim Blick geradeaus.

- **Hauptindikationsbereiche:**
  - Kopfschmerzen
  - Funktionsstörungen des Auges
  - Sinusitis frontalis
  - Fazialisparese.

Le Gb

Gallenblase 20 »Feng Chi« (»Teich des Windes«)

Lokalisation: in einer Mulde zwischen den Muskelansätzen des M. sternocleidomastoideus und des M. trapezius an der Unterkante des Occiputs. Von der Höhenlokalisation her befindet sich die Nadel zwischen Occiput und Atlas (= obere Kopfgelenke) im Bereich des Atlasquerfortsatzes. Sie durchdringt den M. splenius capitis, dann den M. semispinalis capitis und befindet sich in Nähe des M. obliquus capitis superior und inferior.

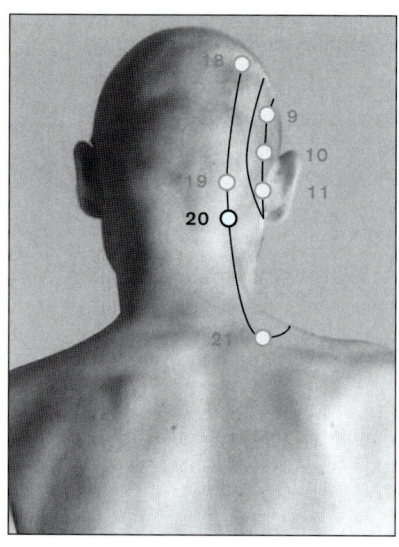

Stichtiefe: etwa 1 Cun in Richtung kontralaterale Orbita bzw. kontralateralen oberen Schneidezahnbereich (hängt von Kopfstellung ab).

> **BEACHTE** *In einer recht erheblichen Tiefe von ca. 4 cm (meist mehr) befindet sich die A. vertebralis. Gb 20 wird in der Regel tief genadelt – oft ist nur so ein De-Qi-Gefühl auslösbar. Man sollte jedoch bei schlanken Patienten nicht eine Tiefe von über 2 cm wählen.*

Hauptindikationsbereiche:
- Kopfschmerzen
- Schulter-Nackenschmerzen
- Funktionsstörungen des Auges
- Schwindelzustände
- grippaler Infekt
- vegativ regulierende Wirkung.

Weitere Indikationen: Tinnitus, Hörstörungen, Konzentrationsstörungen, Gedächtnisschwäche, Hypertonie, schmerzhafte Funktionsstörungen entlang der Wirbelsäule – insbesondere auch lumbal und im ISG-(Iliosakralgelenk-)Bereich. *J. Bischko:* »Meisterpunkt bei Winderkrankungen«, »Meisterpunkt des Sympathikus«, bei allen Erkrankungen, bei denen wir eine überschießende Reaktion des Sympathikus finden, z. B. Hypertonus. Häufig wird der Punkt in Kombination mit Bl 10 genadelt (*J. Bischko:* »Meisterpunkt des Parasympathikus«)
Anmerkung: Durch die Lokalisation erklärt sich die gute Wirkung von Gb 20 bei Verspannungen der Nackenmuskulatur im Kopfgelenksbereich sowie auf Kopfgelenksblockierungen. Afferenzen aus dem Bereich der Kopfgelenkregion beeinflussen auf reflektorischem Weg:

- die vegetative Steuerung (es existieren neurale Querverbindungen zu vegetativen Zentren
- Gesamttonuslage des Körpers (durch Beeinflussung des Gammasystems, das den Gesamttonus des Körpers steuert)
- Gleichgewichtsregulierung (insbesondere die obere HWS ist ein wichtiges peripheres Gleichgewichtsorgan).

Funktion in der TCM:
- herausragender Punkt um äußeren und inneren Wind zu vertreiben
- besänftigt Leber-Yang
- kühlt Leber-Feuer und Hitze
- entspannt Muskeln und Sehnen
- beseitigt Obstruktionen der Leitbahn
- klärt den Kopf und die Augen
- befreit die Sinne
- harmonisiert Qi und Blut
- fördert Hör- und Sehvermögen.

Erläuterungen zur TCM:
...vertreibt äußeren und inneren Wind: Äußerer Wind ist meist Träger eines weiteren pathogenen Faktors, Hitze oder Kälte.

Wind-Symptome: plötzlich auftretende wechselnde Erkrankungen.

Windhitze-Symptome: Konjuktivitis, hohes Fieber, trockener Mund, trockene Nase, juckende und gerötete Hautausschläge.

Windkälte-Symptome: Niesen, Husten, Zittern, Abneigung gegen Kälte, plötzliche Nackensteifheit.

DD: Innerer Wind: starke Schwindelgefühle, Taubheitsgefühl, Krämpfe, Hemiplegie.
Innerer Wind entsteht immer in Zusammenhang mit Lebermustern.

Punktkombination:

∴ **Gb 20 + Lu 7 + Di 4 + 3 E 5:** akuter grippaler Infekt zur Beseitigung von Wind und Hitze.

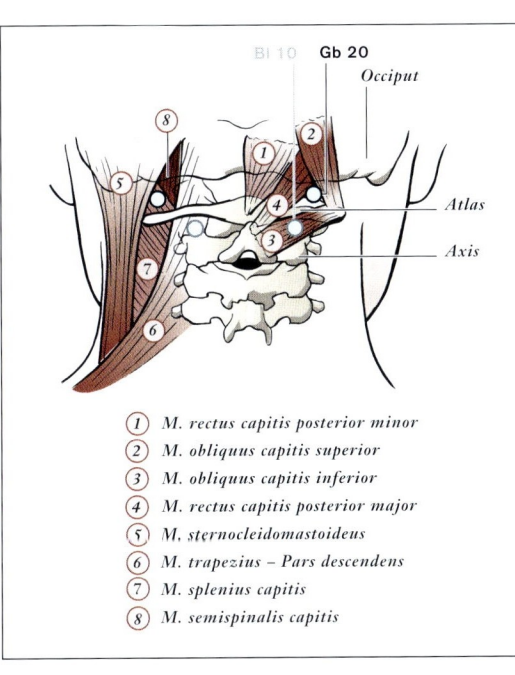

① *M. rectus capitis posterior minor*
② *M. obliquus capitis superior*
③ *M. obliquus capitis inferior*
④ *M. rectus capitis posterior major*
⑤ *M. sternocleidomastoideus*
⑥ *M. trapezius – Pars descendens*
⑦ *M. splenius capitis*
⑧ *M. semispinalis capitis*

Repetitorium Gallenblase 20

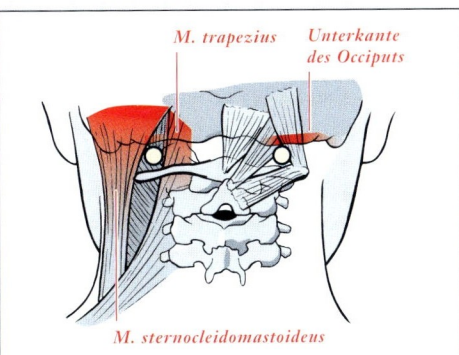

■ **Anatomische Leitstruktur:** M. sterno-cleidomastoideus, M. trapezius, Unterkante des Occiputs.

■ **Lokalisation:** in einer Mulde zwischen den Muskelansätzen des M. sternocleido-mastoideus und des M. trapezius an der Unterkante des Occiputs, zwischen C 0 und C 1.

■ **Hauptindikationsbereiche:**
● Kopfschmerzen
● Schulter-Nackenschmerzen
● Funktionsstörungen des Auges
● Schwindelzustände
● grippaler Infekt.

■ **Funktion in der TCM:**
● herausragender Punkt um äußeren und inneren Wind zu vertreiben
● besänftigt Leber-Yang
● kühlt Leber-Feuer und Hitze
● entspannt Muskeln und Sehnen
● beseitigt Obstruktionen der Leitbahn
● klärt den Kopf und die Augen.

Le Gb

Gallenblase 21 »Jian Jing« (»Schulter-Brunnen«)

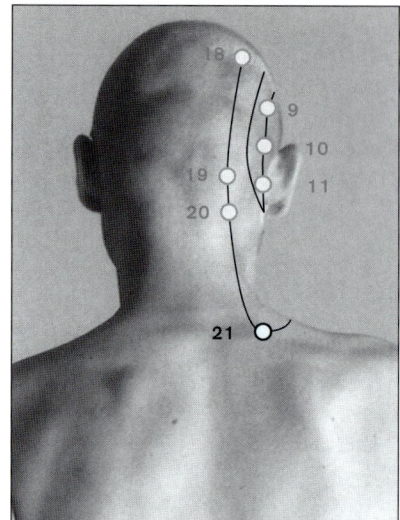

Lokalisation: Mittelpunkt der Verbindungslinie Acromion – Dornfortsatz C 7 auf der dorsalen Verlängerung einer Vertikallinie durch die Mamille.

> **BEACHTE** *Lokalisation von C 7: C 7 ist der erste Dorn der Halswirbelsäule, der bei Kopfretroreflexion nicht nach ventral gleitet. Bei der Palpation empfiehlt es sich zunächst in Anteflexion den prominentesten Dorn (vermutlich C 7) aufzusuchen und ihn mit der Fingerspitze zu markieren. Geht man jetzt in Retroflexion, bleibt (wenn es sich um C 7 handelt) der Finger am Platz – weicht er nach ventral aus, handelt es sich um C 6. Möglich ist auch die Untersuchung mit zwei Fingern: Ein Finger wird auf den vermuteten C 6-, einer auf den C 7-Dorn gelegt. Bei Retroflexion ist das Ventralgleiten des oberen Dornes und eine Annäherung zwischen beiden Dornfortsätzen zu spüren.*

Stichtiefe: 0,5 bis 1 Cun senkrecht zur Hautoberfläche bzw. Dry-needling-Technik.

Cave: Pneumothoraxgefahr.

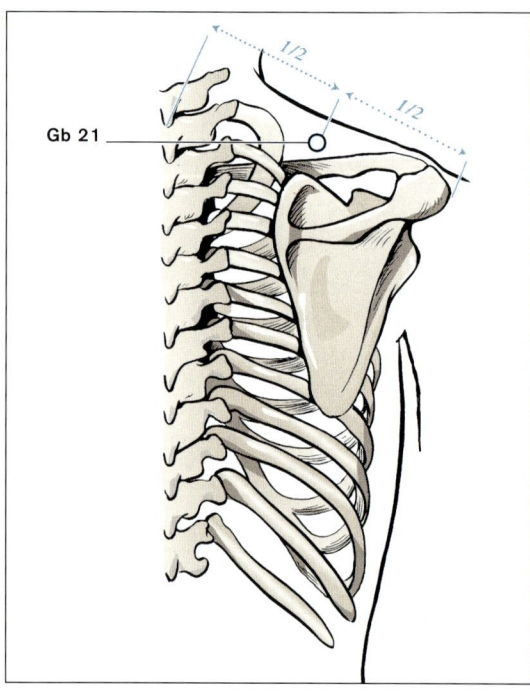

Hauptindikationsbereiche:
* schmerzhafte Funktionsstörungen der Schulter-Nackenregion
* Kopfschmerzen.

Weitere Indikationen: Stillprobleme, Mastitis im Wochenbett, Beschleunigung des Geburtsverlaufs, mangelnde Plazentalösung.

Funktion in der TCM:
* entspannt die Sehnen
* beseitigt Obstruktionen der Leitbahn
* senkt das Qi nach unten ab
* fördert Wehentätigkeit und Milchfluss.

Erläuterungen zur TCM:

...senkt das Qi nach unten ab: Ohne Störungen fließt das Qi gleichmäßig in den Leitbahnen und folgt der Flussrichtung gemäß vom Anfang zum Ende der Leitbahn (Gb 1 zu Gb 44). Bei Störungen des Qi-Flusses z. B. durch Stagnation (Qi-Stagnationen) entstehen Blockaden oder der Qi-Fluss kann sich umkehren (rebellierendes Qi).

Symptome: Stagnation von Qi und Blut verursacht Schmerzen. Häufig ist der Punkt Gb 21 (Triggerpunkt) druckschmerzempfindlich bei verspannter Hals-Nacken-Muskulatur. Gb 21 löst Qi-Stagnationen und fördert Geschwindigkeit und Menge des Qi-Flusses.

Therapie: Qi-Fluss fördern, Qi absenken.

...fördert die Wehentätigkeit und Milchfluss: Die Yang-Leitbahn Gb ist mit der Leber-Yin-Leitbahn verbunden und versorgt den Uterus.

Durch Nadelung dieses Punktes werden Qi-Stagnationen gelöst und über die Leber-Leitbahn dem Uterus mehr Qi zur Verfügung gestellt. Ursachen für Störungen des Milchflusses sind stagnierendes Qi im Bereich des Funktionskreises Leber. Gb 21 unterstützt den freien Qi-Fluss.

Repetitorium Gallenblase 21

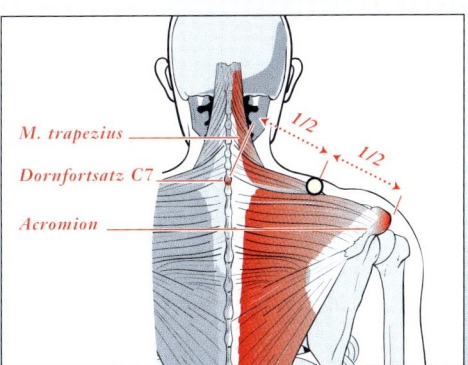

M. trapezius
Dornfortsatz C7
Acromion

- ■ **Anatomische Leitstruktur:** M. trapezius, Acromion, Dornfortsatz C 7.

- ■ **Lokalisation:** Mittelpunkt der Verbindungslinie Acromion – Dornfortsatz C 7 auf der dorsalen Verlängerung einer Vertikallinie durch die Mamille.

- ■ **Hauptindikationsbereiche:**
  - schmerzhafte Funktionsstörungen der Schulter-Nackenregion
  - Kopfschmerzen.

Le Gb

Gallenblase 24 »Ri Yu«
(»Sonne – Mond«)
Alarmpunkt (Mu-Punkt)
der Gallenblase

Lokalisation: im 7. Interkostalraum in der Mamillarlinie.

> **BEACHTE** *Leichte Orientierung in Bereich der Interkostalräume: Der Übergang Manubrium sterni – Corpus sterni ist gut tastbar. Hier befindet sich der Angulus sterni mit den Incisurae costales II. Lateral des Angulus sterni befindet sich die 2. Rippe und kaudal davor der 2. ICR.*

Stichtiefe: etwa 0,3 bis 1 Cun, Stichrichtung erfolgt nach schräg außen entsprechend dem Rippenverlauf.

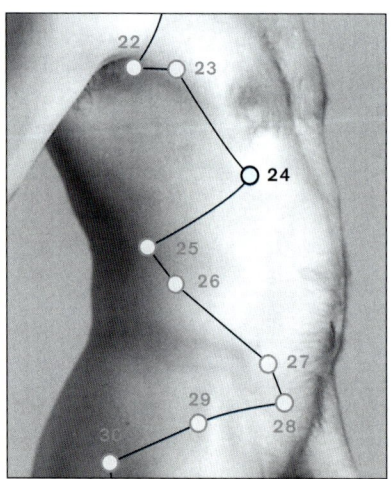

Hauptindikationsbereiche:
- Erkrankungen der Gallenblase
- schmerzhaftes Spanungsgefühl der lateralen Abdominal- und Thorakalregion
- Funktionsstörungen des Magens.

Weitere Indikationen: Interkostalneuralgie, Migräne, Verdauungsbeschwerden und Spannungsgefühl der lateralen Abdominalregion

Funktion in der TCM:
- reguliert Leber und Gallenblase
- reguliert Qi-Fluss von Leber und Gallenblase
- entfernt Feuchte-Hitze.

Punktkombination:
- **Gb 24 + Gb 34 + Di 11:** akute Cholezystitis.

Repetitorium Gallenblase 24

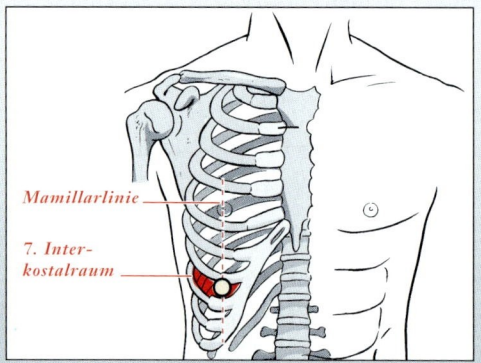

- **Alarmpunt (Mu-Punkt) der Gallenblase**

- **Anatomische Leitstruktur:** 7. ICR, Mamillarlinie.

- **Lokalisation:** im 7. ICR in der Mamillarlinie.

- **Hauptindikationsbereiche:**
  - Erkrankungen der Gallenblase
  - schmerzhaftes Spannungsgefühl der lateralen Abdominal- und Thorakalregion.

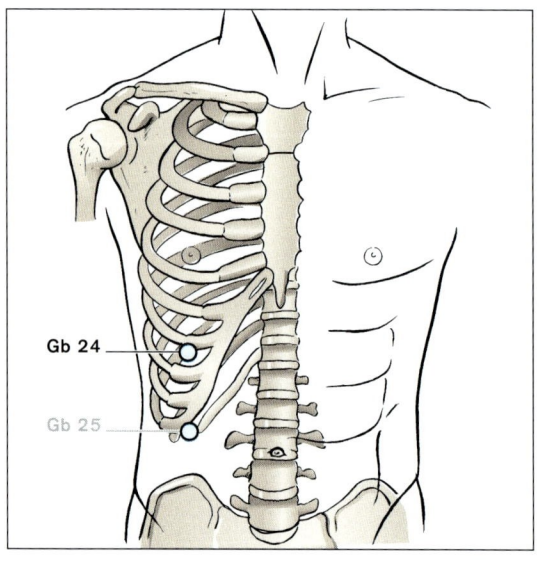

Gallenblase 25 »Jing Men«
(»Kapitale Pforte«)
Alarmpunkt (Mu-Punkt) der Nieren

Lokalisation: Taillengegend; 1,8 Cun dorsal
von Le 13 (freies Ende der 11. Rippe) am freien
Ende der 12. Rippe.

Stichtiefe: senkrecht etwa 0,5 bis 1 Cun.
Die Nadel sollte sich im M. obliquus externus
bzw. internus befinden. Auf keinen Fall darf das
Peritoneum perforiert werden!

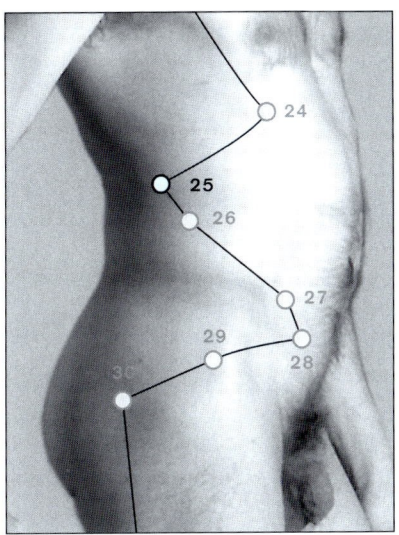

Repetitorium Gallenblase 25

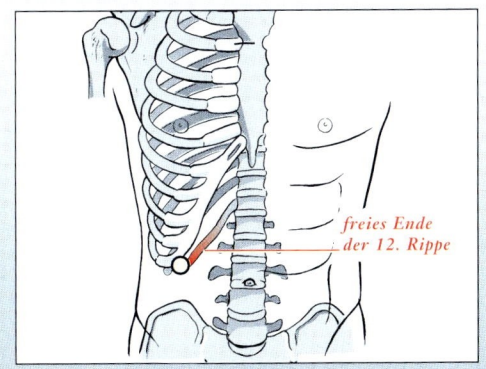

*freies Ende
der 12. Rippe*

- ▮ **Alarmpunt (Mu-Punkt) der Nieren**

- ▮ **Anatomische Leitstruktur:** freies Ende
  der 12. Rippe

- ▮ **Lokalisation:** Taillengegend; am freien
  Ende der 12. Rippe

- ▮ **Hauptindikationsbereiche:**
  - schmerzhafte lokale Störungen
  - Funktionsstörungen des Verdauungs-
    traktes mit Durchfall.

Hauptindikationsbereiche:
- schmerzhafte lokale Störungen
- Funktionsstörungen des Verdauungstraktes mit
  Durchfall.

Funktion in der TCM:
- reguliert die Wasserwege
- beseitigt Feuchtigkeit
- stärkt die Nieren.

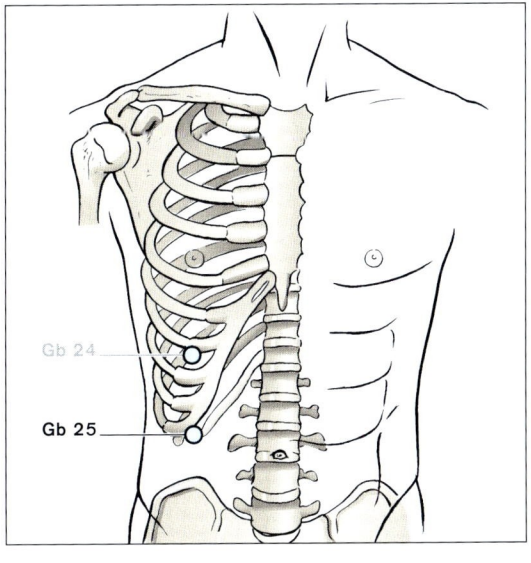

Gb 24

Gb 25

Le Gb

Gallenblase 30 »Huan Tiao« (»Sich biegen und springen«)

Lokalisation: laterale Seite der Hüfte auf der Verbindungslinie zwischen Trochanter major und dem Hiatus sacralis, zwischen äußerem und mittlerem Drittel. Dieser Punkt wird in China stets in Seitenlage des Patienten genadelt. Hüfte und Knie der zu therapierenden Seite sind dabei gebeugt, das unten liegende Bein ist gestreckt.

Stichtiefe: 1,5 bis 3 Cun senkrecht.

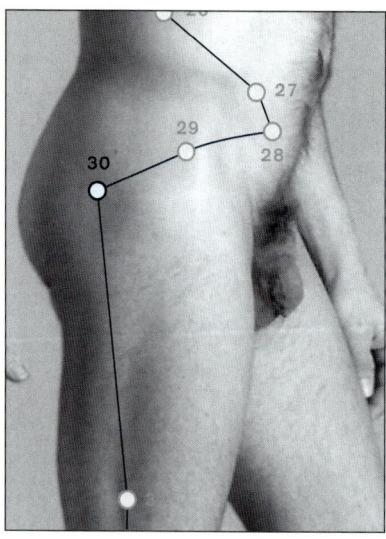

Hauptindikationsbereiche:

- schmerzhafte Funktionsstörungen der LBH-(Lenden-Becken-Hüft-)Region mit und ohne Ausstrahlung
- Schmerzen oder Lähmungen des Beines.

Funktion in der TCM:

- beseitigt Obstruktionen der Leitbahn
- vertreibt Wind, Kälte und Feuchtigkeit aus dem Meridian
- stärkt den unteren Rücken und die Hüfte.

Repetitorium Gallenblase 30

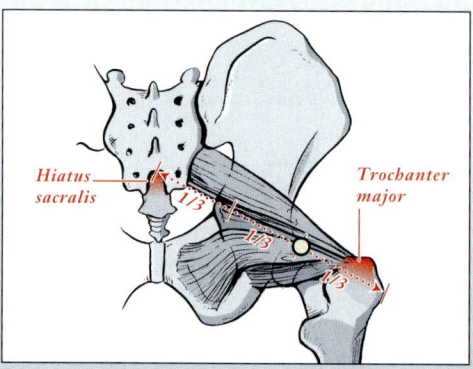

- **Anatomische Leitstruktur:** Trochanter major, Hiatus sacralis.

- **Lokalisation:** laterale Seite der Hüfte auf der Verbindungslinie zwischen Trochanter major und dem Hiatus sacralis, zwischen äußerem und mittlerem Drittel.

- **Hauptindikationsbereiche:**
  - schmerzhafte Funktionsstörungen der LBH-(Lenden-Becken-Hüft-)Region mit und ohne Ausstrahlung
  - Schmerzen oder Lähmungen des Beines.

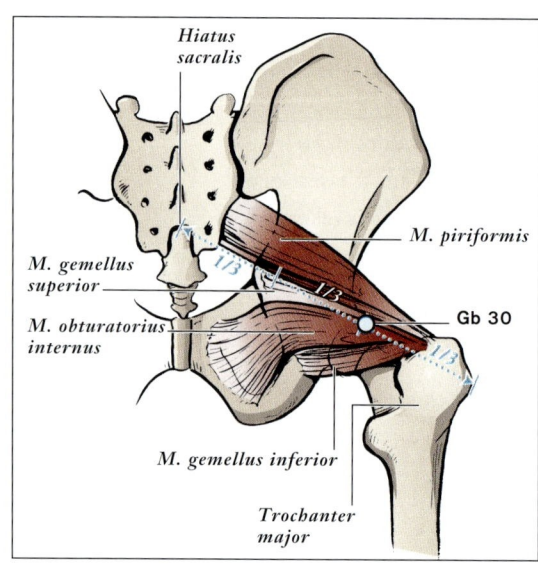

Gallenblase 34 »Yang Ling Quan« (»Quelle am Yang-Hügel«)

Meisterpunkt der Sehnen und Muskulatur

Unterer einflussreicher Punkt (UEP) der Gallenblase = unterer He-Punkt der Gallenblase

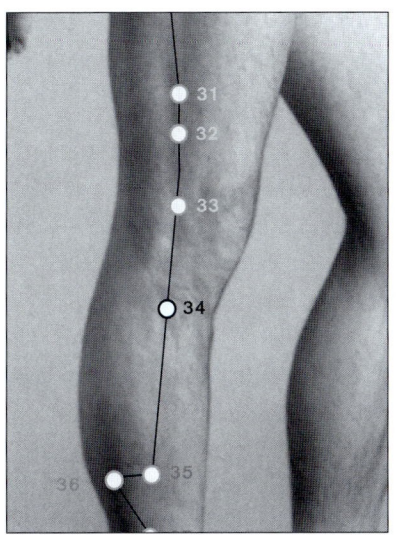

Lokalisation: in der Mulde vor und unter dem Fibulaköpfchen.

> **BEACHTE** *Zum Auffinden des Punktes empfiehlt es sich, zunächst das Fibulaköpfchen im Bereich der »Hosennaht« aufzusuchen. Danach wird das Fibulaköpfchen zwischen Zeigefinger und Mittelfinger genommen, beide Finger gleiten nach kaudal. Direkt unter und vor dem Fibulaköpfchen unter dem Zeigefinger befindet sich Gb 34. Nadelung erfolgt in Richtung Membrana interossea, d. h. zwischen Tibia und Fibula. Bei Knieflexion liegt des Fibulaköpfchens, im Schnittpunkt einer Horizontallinie, die durch den Unterrand des Oberschenkels gebildet wird und einer Vertikallinie, die durch die laterale Unterschenkelmitte (Hosennaht) entsteht. Der Unterrand des Oberschenkels bildet sich kniewärts durch die Sehne des M. biceps femoris, die zum Fibulaköpfchen zieht.*

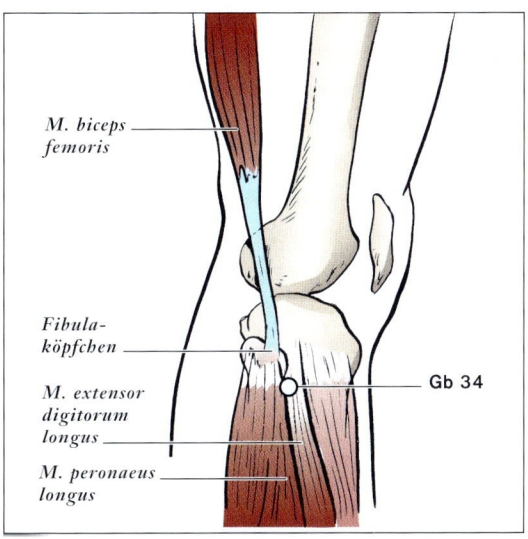

Hinweis: Bei Gb 34 kann es zu Irritationen von tiefen Fasern des N. fibularis profundus kommen. Bei hohem Verlauf des N. fibularis communis ist ebenfalls Punktion möglich.

Stichtiefe: 1 bis 2 Cun schräg in Richtung Membrana interossea (zwischen Tibia und Fibula).

Hauptindikationsbereiche:

- Funktionsstörungen der Beine mit Schmerzen oder Paresen
- Schmerzen der LBH-(Lenden-Becken-Hüft-) Region mit Ausstrahlung ins Bein
- laterale Kopfschmerzen, Migräne
- Schmerzen und Spannungsgefühl in Thorax, Abdomen und Unterleib.

Le Gb

Weitere Indikationen: schmerzhafte Funktionsstörungen des gesamten Bewegungsapparates,
Schulterschmerzen, Funktionsstörungen der Gallenblase.

Funktion in der TCM:

- wichtigster Punkt zur Förderung vom freien
  Leber-Qi-Fluss
- entspannt die Sehnen
- reguliert Leber und Gallenblase
- besänftigt Leber-Yang und Leber-Wind
- entfernt Feuchte-Hitze
- eliminiert Nässe und Schleim
- beseitigt Obstruktionen der Leitbahn.

Punktkombination:

- **Gb 34 + Gb 24 + Di 11:** akute Cholezystitis

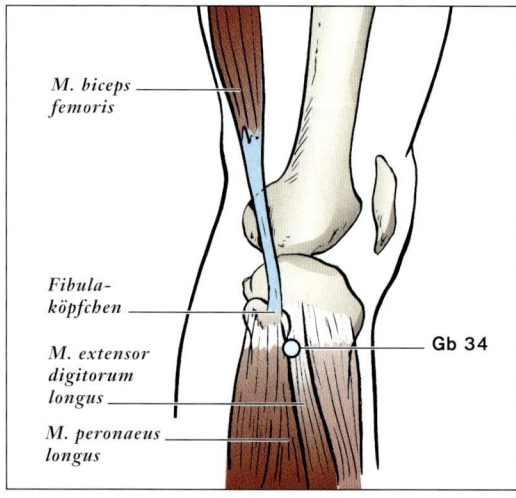

Repetitorium Gallenblase 34

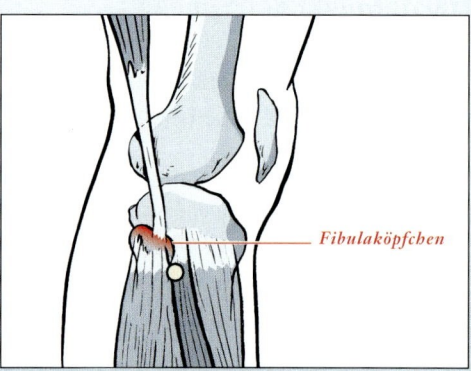

Fibulaköpfchen

■ **Meisterpunkt der Sehnen und
Muskulatur.
Unterer einflussreicher Punkt (UEP)
der Gallenblase.**

■ **Anatomische Leitstruktur:** Fibulaköpfchen.

■ **Lokalisation:** in der Mulde vor und unter
dem Fibulaköpfchen.

■ **Hauptindikationsbereiche:**
- Funktionsstörungen der Beine mit
  Schmerzen oder Paresen
- Schmerzen der LBH-(Lenden-Becken-
  Hüft-)Region mit Ausstrahlung ins
  Bein
- laterale Kopfschmerzen, Migräne
- Schmerzen und Spannungsgefühl in
  Thorax, Abdomen und Unterleib.

Gallenblase 39 »Xuan Zhong« (»Aufgehangenes Glöckchen«)
Meisterpunkt für das Knochenmark

Lokalisation: 3 Cun über der höchsten Prominenz des Malleolus lateralis am vorderen Rand der Fibula. Gelegentlich wird in der chinesischen Literatur (Chinese Acupuncture and Moxibustion) Gb 39 am Hinterrand der Fibula lokalisiert. Entscheidung durch Palpation der Druckschmerzhaftigkeit.

Stichtiefe: 0,5 bis 2 Cun senkrecht.

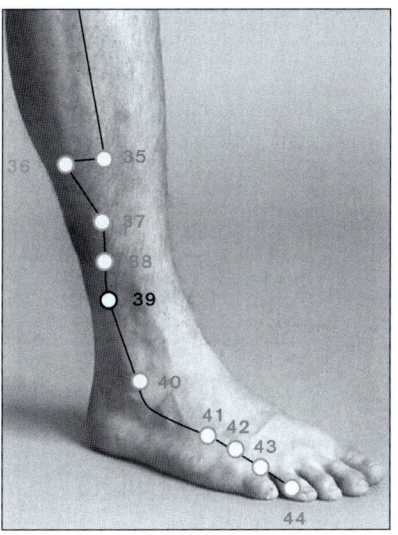

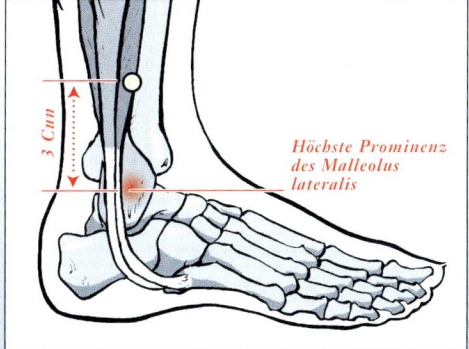

Repetitorium Gallenblase 39

Höchste Prominenz des Malleolus lateralis
3 Cun

■ **Meisterpunkt für das Knochenmark.**

■ **Anatomische Leitstruktur:** Höchste Prominenz des Malleolus lateralis, Fibulavorderrand.

■ **Lokalisation:** 3 Cun über der höchsten Prominenz des Malleolus lateralis am vorderen Rand der Fibula.

■ **Hauptindikationsbereich:**
   • schmerzhafte Funktionsstörungen der HWS.

Hauptindikationsbereich:
• schmerzhafte Funktionsstörungen der HWS.

Funktion in der TCM:
• unterstützt die Essenz (Jing)
• nährt das Knochenmark
• beruhigt Leber-Wind
• klärt Hitze
• entfernt Feuchte-Hitze.

Erläuterungen zur TCM:
...nährt das Knochenmark: Meisterpunkt des Knochenmarks: geeignet für Erkrankungen im Bereich des Knochen- und Rückenmarks sowie der Hirnsubstanz, Nervensubstanz.

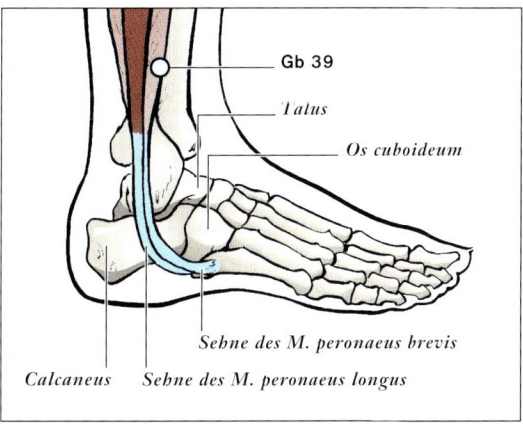

Gb 39
Talus
Os cuboideum
Sehne des M. peronaeus brevis
Calcaneus   Sehne des M. peronaeus longus

Le Gb

Gallenblase 41 »Zu Lin Qi«
(»Am Fuß den Tränen nahe«)
Einschaltpunkt für den
außerordentlichen Meridian Dai Mai

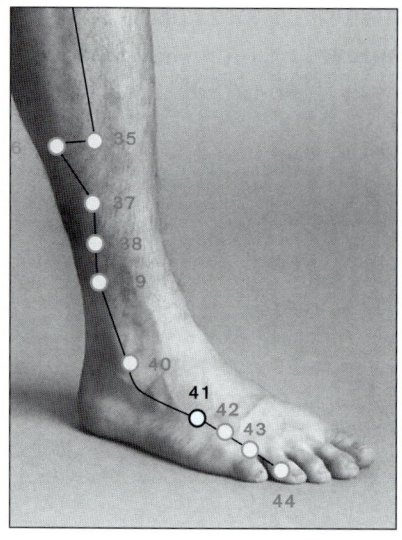

Lokalisation: im Übergang Corpus – Basis der Metatarsale IV und V lateral der Sehne des M. extensor digitorum longus, die zur Kleinzehe zieht.

> **BEACHTE** *Das Auffinden der Basis des Metatarsale V ist am genauesten von der lateralen Fußkante her möglich. Von der deutlich tastbaren Basis bleibt man distal am Übergangsbereich Corpus – Basis Metatarsale V. Von hier aus Palpation nach medial auf die Verlängerungslinie zwischen 4. und 5. Zehe. Hier ist Gb 41 bei Indikation deutlich druckdolent.*
> *Einfache und schnelle Möglichkeit der Lokalisation von Gb 41: Interdigitalfalte zwischen 4. und 5. Zehe so lange nach proximal verlängern, bis sie lateral der Sehne des M. extensor digitorum longus liegt – hier befindert sich Gb 41.*

Stichtiefe: 0,3 bis 0,5 Cun senkrecht.

Hauptindikationsbereiche:

- laterale Kopfschmerzen - Migräne
- Lumboischialgie mit Ausstrahlung lateral bis zur Knöchelregion
- urogenitale Funktionsstörungen
- schmerzhafte Funktionsstörungen des Beines – auch Lähmungen.

Weitere Indikationen: prämenstruelles Syndrom.

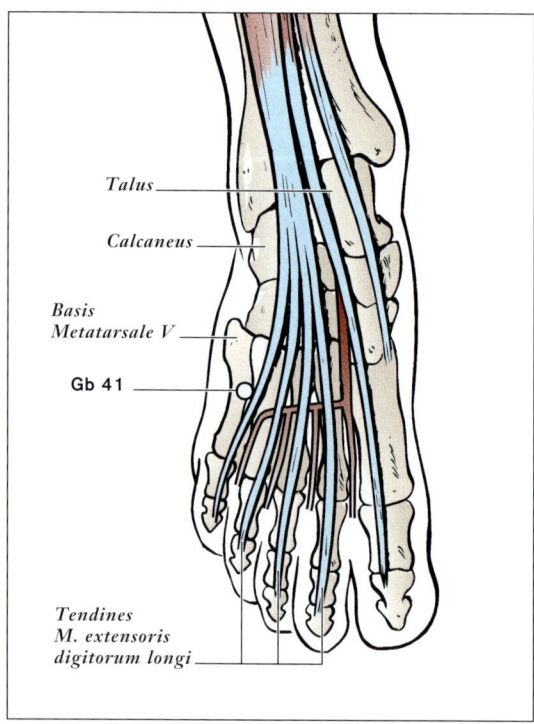

Talus

Calcaneus

Basis
Metatarsale V

Gb 41

Tendines
M. extensoris
digitorum longi

Funktion in der TCM:

- fördert den harmonischen Qi-Fluss der Leber
- besänftigt Leber-Yang und Leber-Wind
- klärt Hitze
- beseitigt Feuchte-Hitze aus dem unteren 3E
- reguliert den Dai Mai
- stärkt Seh- und Hörvermögen.

Erläuterungen zur TCM:

...beseitigt Feuchte-Hitze aus dem unteren Erwärmer: beseitigt allgemein Nässe-Hitze, insbesondere aus der Genitalregion.

Symptome: Zystitis, Fluor vaginalis und Urethritis.

Repetitorium Gallenblase 41

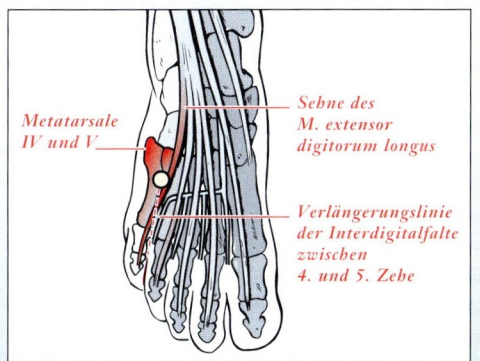

Metatarsale IV und V

Sehne des M. extensor digitorum longus

Verlängerungslinie der Interdigitalfalte zwischen 4. und 5. Zehe

- ■ **Einschaltpunkt für den außerordentlichen Meridian Dai Mai.**

- ■ **Anatomische Leitstruktur:** Metatarsale IV und V, Sehne des M. extensor digitorum longus.

- ■ **Lokalisation:** im Übergang Corpus – Basis der Metatarsale IV und V lateral der Sehne des M. extensor digitorum longus, die zur Kleinzehe zieht, am Schnittpunkt dieser Sehne mit einer Verlängerungslinie der Interdigitalfalte zwischen 4. und 5. Zehe.

- ■ **Hauptindikationsbereiche:**
  - laterale Kopfschmerzen – Migräne
  - Lumboischialgie mit Ausstrahlung lateral bis zur Knochelregion
  - urogenitale Funktionsstörungen
  - schmerzhafte Funktionsstörungen des Beines – auch Lähmungen.

Le Gb

Weitere Punkte des Gallenblasenmeridians

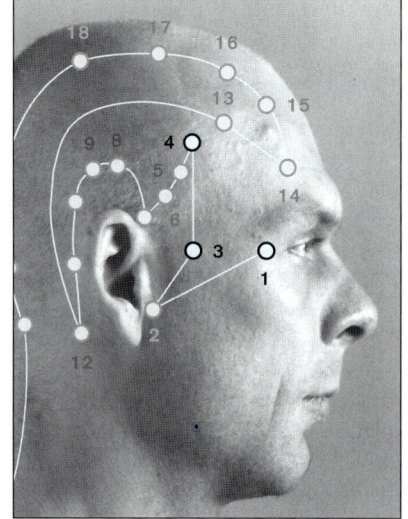

Gallenblase 1 »Tong Zi Liao« (»Pupillen-Knochenloch«)

Lokalisation: 0,5 Cun lateral des äußeren Augenwinkels.
Hier ist eine Knochendelle tastbar.

Stichtiefe: 0,3 bis 0,5 Cun sagittal in den M. orbicularis oculi entlang des Jochbeins.

Indikationen: Augenerkrankungen, Kopfschmerzen lateral, Migräne.

Gallenblase 3 »Shang Guan« (»Über dem Angelpunkt«)

Lokalisation: in einer Vertiefung am oberen Jochbeinrand, oberhalb des Punktes Ma 7.

Stichtiefe: 0,3 bis 0,5 Cun senkrecht.

Indikationen: Kopfschmerzen lateral, myofaziales Schmerzsyndrom durch Triggerpunkte des M. temporalis, Funktionsstörungen des Kiefergelenks, Zahnschmerzen im Oberkiefer.

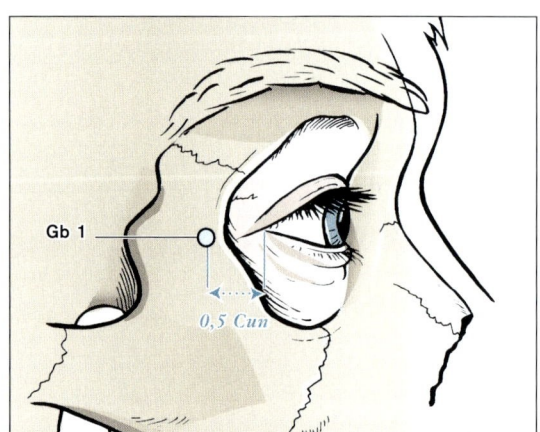

Gallenblase 4 »Han Yan« (»Fülle [beim Bewegen] des Unterkiefers«)

Lokalisation: auf einer kurvigen Verbindungslinie Ma 8 – Gb 7 am Übergang des kranialen Viertels dieser Linie zu den übrigen drei Vierteln.

Stichtiefe: 0,5 Cun schräg.

Indikationen: Kopfschmerzen lateral, myofaziales Schmerzsyndrom durch Triggerpunkte des M. temporalis.

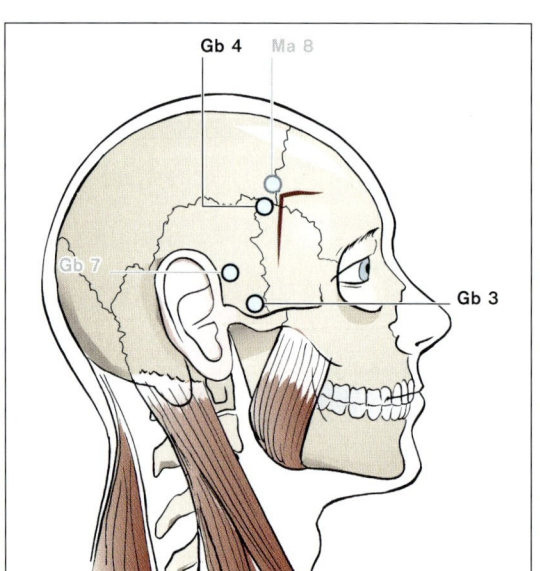

Gallenblase 5 »Xuan Lu« (»Aufgehangener Schädel«)

Lokalisation: im Mittelpunkt der kurvigen Verbindungslinie Ma 8 – Gb 7.

Stichtiefe: 0,2 bis 0,5 Cun subkutan kaudal.

Indikationen: Kopfschmerzen lateral, myofaziales Schmerzsyndrom durch Triggerpunkte des M. temporalis.

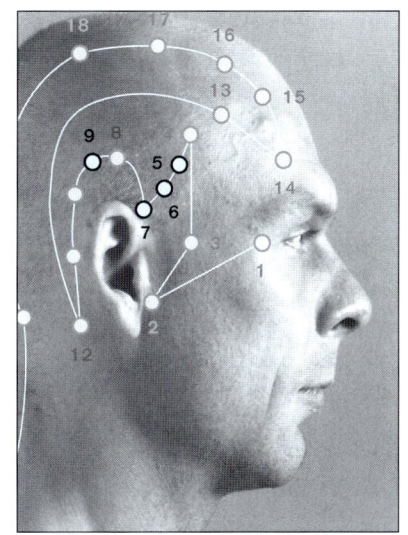

Gallenblase 6 »Xuan Li« (»Eine Länge von der Aufhängung entfernt«)

Lokalisation: auf einer kurvigen Verbindungslinie Ma 8 – Gb 7 am Übergang des kaudalen Viertels zu den übrigen drei Vierteln.

Stichtiefe: 0,3 bis 0,5 Cun subkutan kaudal.

Indikationen: Kopfschmerzen lateral, myofaziales Schmerzsyndrom durch Triggerpunkte des M. temporalis.

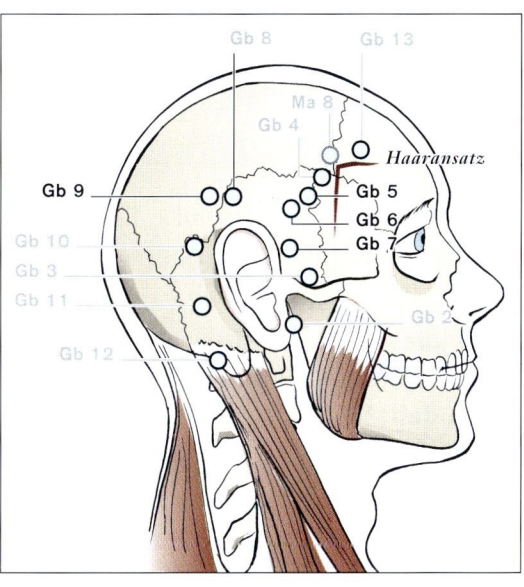

Gallenblase 7 »Qu Bin« (»Krümmung des Schläfenhaars«)

Lokalisation: am Schnittpunkt einer horizontalen Linie in Höhe der Ohrmuschelspitze und einer vertikalen Linie am Vorderrand der Ohrmuschel.

Stichtiefe: 0,3 bis 0,5 Cun subkutan kaudal.

Indikationen: Kopfschmerzen lateral, Funktionsstörungen des Ohres.

Gallenblase 9 »Tian Chong« (»Himmels-Knotenpunkt«)

Lokalisation: 0,5 Cun hinter dem Punkt Gb 8

Stichtiefe: 0,3 bis 0,5 Cun subkutan kaudal.

Indikationen: Kopfschmerzen lateral.

Le Gb

Gallenblase 10 »Fu Bai« (»Aufschwimmende Weiße«)

Lokalisation: auf einer kurvigen Verbindungslinie Gb 9 – Gb 12 am Übergang des kranialen Drittels zu den übrigen zwei Dritteln.

Stichtiefe: 0,3 bis 0,5 Cun subkutan kaudal.

Indikationen: laterale Kopfschmerzen, Funktionsstörungen des Ohres.

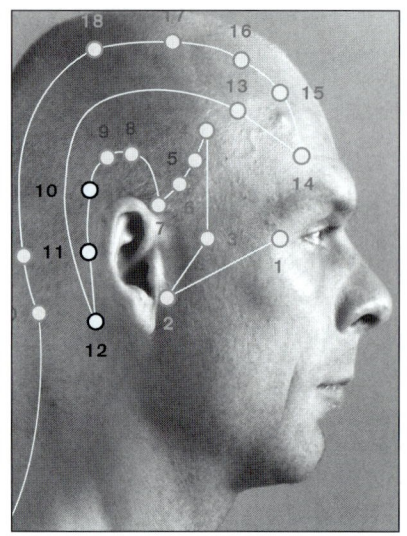

Gallenblase 11 »Tou Qiao Yin« (»Kopf-Öffnungs-Yin«)

Lokalisation: auf einer kurvigen Verbindungslinie Gb 9 – Gb 12 am Übergang des kaudalen Drittels zu den kranialen zwei Dritteln, in der Mitte der Verbindungslinie der Punkte Gb 10 und Gb 12.

Stichtiefe: 0,3 bis 0,5 Cun subkutan kaudal.

Indikationen: laterale Kopfschmerzen, Funktionsstörungen des Ohres.

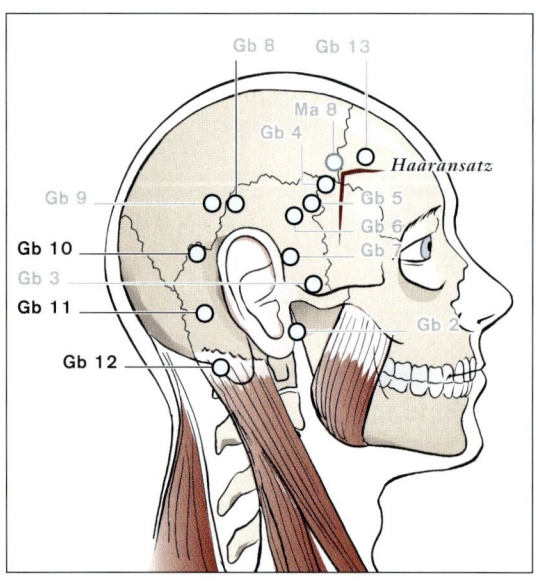

Gallenblase 12 »Wan Gu« (»Vollendungs-Knochen [Processus mastoideus]«)

Lokalisation: in einer Mulde hinter und unterhalb des Processus mastoideus.

Stichtiefe: 0,3 bis 0,5 Cun schräg kaudal.

Indikationen: laterale Kopfschmerzen, Nackenschmerzen.

Gallenblase 13 »Ben Shen« (»Wurzel der Geisteskraft«)

Lokalisation: 0,5 Cun oberhalb der vorderen Haaransatzlinie, 3 Cun lateral LG 24. Der Punkt befindet sich somit auf der Verbindungslinie Ma 8 – LG 24 am Übergang des lateralen Drittels zu den übrigen zwei Dritteln.

Stichtiefe: 0,3 bis 0,5 Cun subkutan.

Indikationen: lateraler Kopfschmerz.

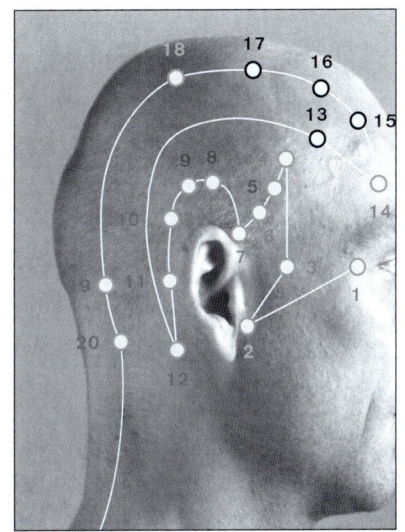

Gallenblase 15 »Tou Lin Qi« (»Am Kopf den Tränen nahe«)

Lokalisation: senkrecht über der Pupille beim Blick geradeaus, 0,5 Cun oberhalb des Stirnhaaransatzes.
Die Haaransatzlinie findet sich bei Glatzenbildung durch Stirnrunzeln.

Stichtiefe: 0,3 bis 0,5 Cun subkutan.

Indikationen: laterale Kopfschmerzen.

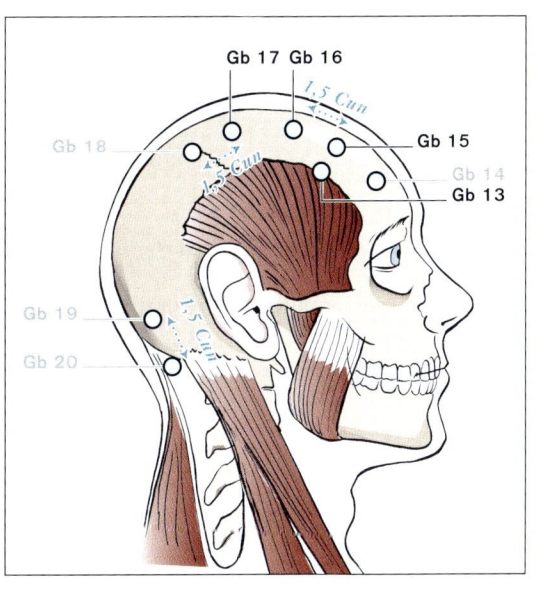

Gallenblase 16 »Mu Chuang« (»Augen-Fenster«)

Lokalisation: 1 Cun hinter dem Punkt Gb 15, 1,5 Cun oberhalb des vorderen Haaransatzes auf einer nach dorsal verlängerten Linie durch die Pupillenmitte beim Blick geradeaus.

Stichtiefe: 0,3 bis 0,5 Cun subkutan.

Indikationen: laterale Kopfschmerzen.

Gallenblase 17 »Zheng Ying« (»Aufrechtes Trachten«)

Lokalisation: 1 Cun dorsal Gb 16 auf einer nach dorsal verlängerten Linie durch die Pupillenmitte beim Blick geradeaus.

Stichtiefe: 0,3 bis 0,5 Cun subkutan

Indikationen: laterale Kopfschmerzen.

Le Gb

Gallenblase 18 »Cheng Ling« (»Unterstützung der Geisteskraft«)

Lokalisation: 1,5 Cun hinter dem Punkt Gb 17.

Stichtiefe: 0,3 bis 0,5 Cun subkutan.

Indikationen: laterale Kopfschmerzen.

Gallenblase 19 »Nao Kong« (»Loch zum Hirn«)

Lokalisation: 1,5 Cun über dem Punkt Gb 20 in Höhe der oberen Begrenzung der Protuberantia occipitalis externa.

Stichtiefe: 0,3 bis 0,5 Cun schräg kaudal.

Indikationen: laterale und dorsale Kopfschmerzen, Nackenschmerzen.

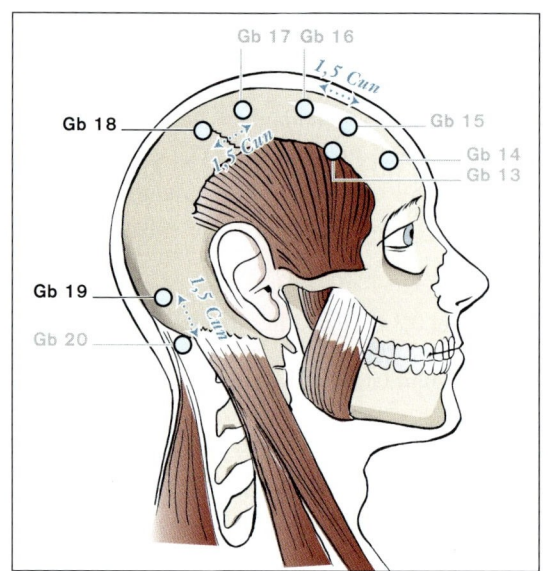

Gallenblase 22 »Yuan Ye« (»Tiefes Wasser der Achsel«)

Lokalisation: in der mittleren Axillarlinie im 4. Interkostalraum bei erhobenem Arm.

Stichtiefe: 0,3 bis 1 Cun schräg.

Cave: Pneumothorax.

Indikationen: Schmerzen und/oder Spannungsgefühl der lateralen Thorakalregion, Interkostalneuralgie, Mastopathie.

Gallenblase 23 »Zhe Jin« (»Wagenseitenplanken-Sehnen«)

Lokalisation: 1 Cun ventral von Gb 22 im 4. Interkostalraum.

Stichtiefe: 0,3 bis 1 Cun schräg.

Cave: Pneumothorax.

Indikationen: Schmerzen und/oder Spannungsgefühl der lateralen Thoraxregion, Mastopathie.

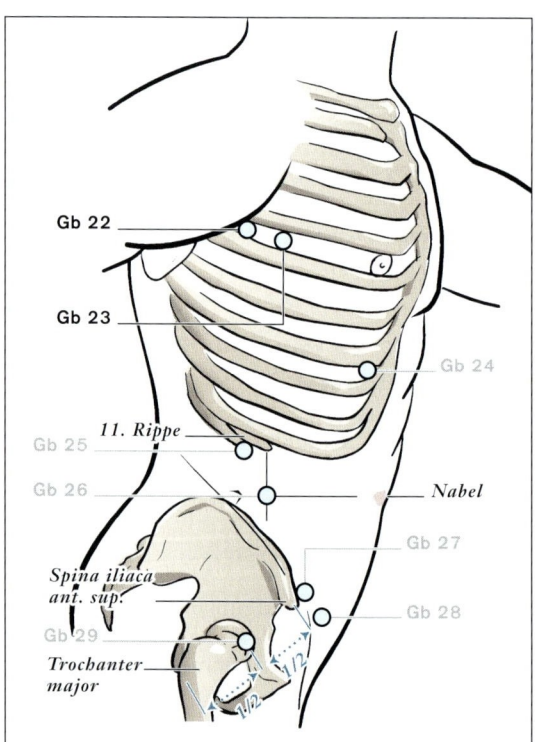

Gallenblase 26 »Dai Mai« (»Gürtel-Gefäß«)

Lokalisation: in Höhe des Nabels in der vorderen Axillarlinie am Schnittpunkt einer Horizontallinie durch den Nabel und einer Vertikallinie durch das freie Ende der 11. Rippe; 1,8 Cun kaudal Le 13.

Stichtiefe: 1 bis 2 Cun senkrecht.

Indikationen: gynäkologische Funktionsstörungen, Schmerzen und Spannungsgefühl des lateralen Thorax und der Abdominalregion.

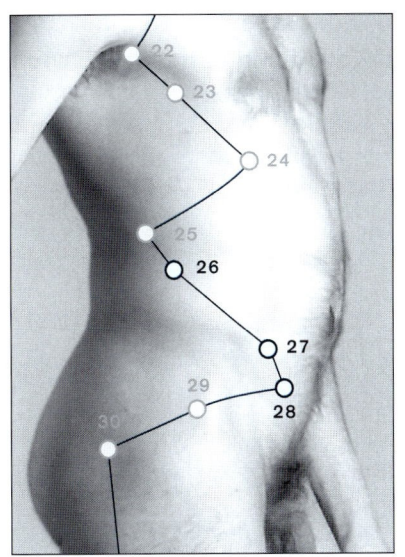

Gallenblase 27 »Wu Shu« (»Fünfer Türangel«)

Lokalisation: ventral der Spina iliaca anterior superior, 3 Cun kaudal des Nabels in Höhe KG 4.

Stichtiefe: 0,5 bis 1,5 Cun senkrecht.

Indikationen: Lokalpunkt bei Coxalgie. Häufig wird die Kombination mit Gb 30 eingesetzt.

Gallenblase 28 »Wei Dao« (»Verschnürter Weg«)

Lokalisation: anterior und inferior der Spina iliaca anterior superior, ungefähr 0,5 Cun kaudal und ventral von Gb 27.

Stichtiefe: 0,5 bis 1,5 Cun senkrecht.

Indikationen: Lokalpunkt bei Koxalgie. Häufig wird die Kombination mit Gb 30 eingesetzt.

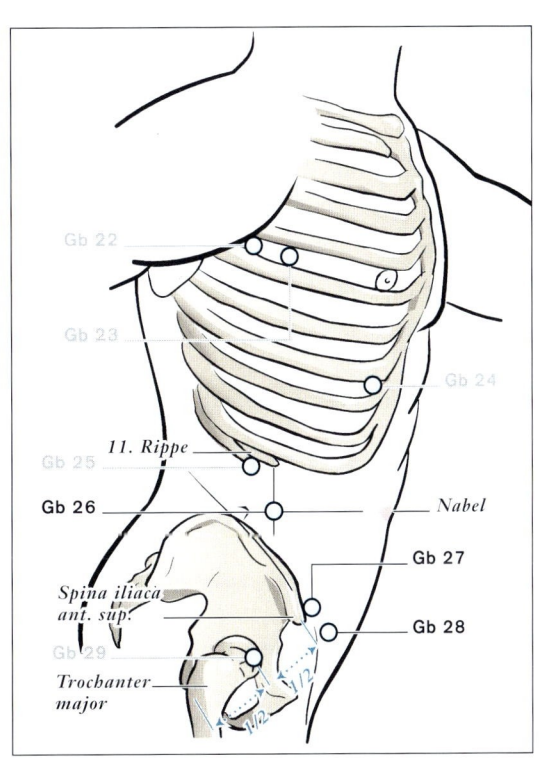

Gallenblase 29 »Ju Liao« (»Knochenloch beim Platznehmen«)

Lokalisation: in der Mitte der Verbindungslinie Spina iliaca superior anterior und der prominentesten Stelle des Trochanter major.
Die Lokalisation erfolgt bei Beugung im Hüftgelenk.

> **BEACHTE** *Am besten erfolgt die Lokalisation bei Seitenlage des Patienten.*

Stichtiefe: 0,5 bis 1,5 Cun senkrecht.

Indikationen: Lokalpunkt bei Coxalgie.

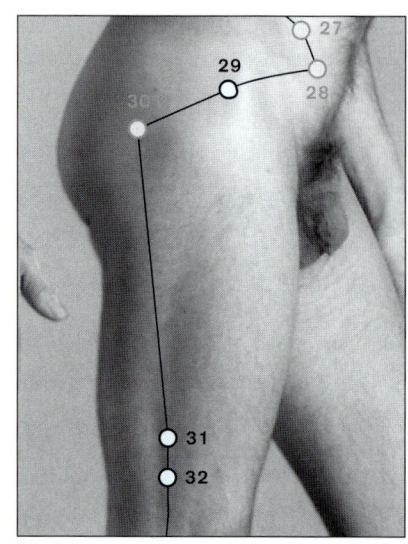

Gallenblase 31 »Feng Shi« (»Marktplatz des Windes«)

Lokalisation: Bei aufrechtstehendem Patienten mit gestreckt anliegendem Arm liegt der Punkt auf dem Oberschenkel an der Spitze des Mittelfingers etwa im Bereich der Hosennaht, 7 Cun kranial der Kniegelenksfalte.

Stichtiefe: 1 bis 2 Cun senkrecht.

Indikationen: schmerzhafte Funktionsstörungen der LBH-(Lenden-Becken-Hüft-)Region, Schmerzen und Lähmungen des Beines; Gb 31 liegt im Bereich des Tractus iliotibialis, der bei oben genannten Schmerzsyndromen häufig verspannt und verkürzt ist.

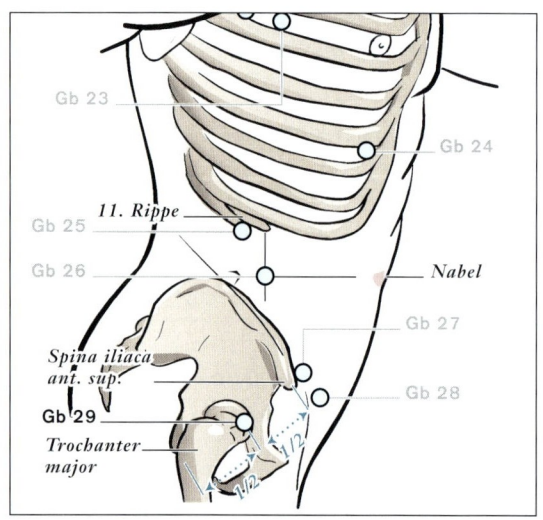

Gallenblase 32 »Zhong Du« (»Mittlerer Fluss«)

Lokalisation: 2 Cun distal von Gb 31 zwischen den Muskelbäuchen des M. quadriceps femoris (vastus lateralis) und des M. biceps femoris.

Stichtiefe: 1 bis 2 Cun senkrecht.

Indikationen: schmerzhafte Funktionsstörungen der LBH-(Lenden-Becken-Hüft-)Region.

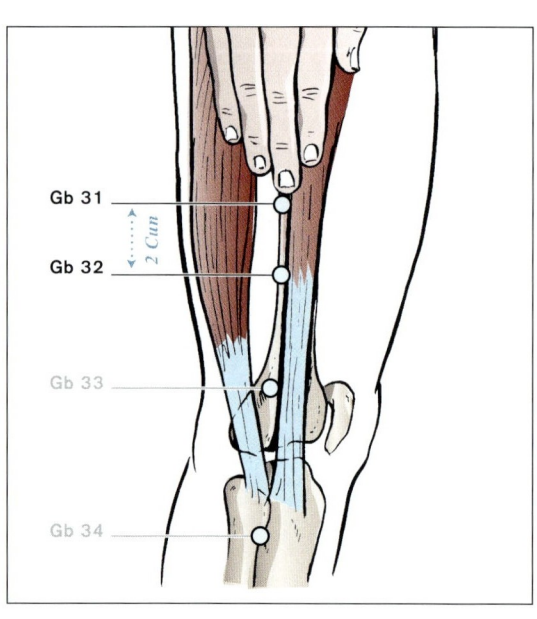

Gallenblase 33 »Qi Yang Guan« (»Knie-Yang-Angelpunkt«)

Lokalisation: 3 Cun über Gb 34 dorsal des Epicondylus lateralis femoris vor der Sehne des M. biceps femoris.

Stichtiefe: 1 bis 2 Cun senkrecht.

Indikationen: Knieschmerzen lateral, schmerzhafte Funktionsstörungen (lateral) und Lähmungen des Beines.

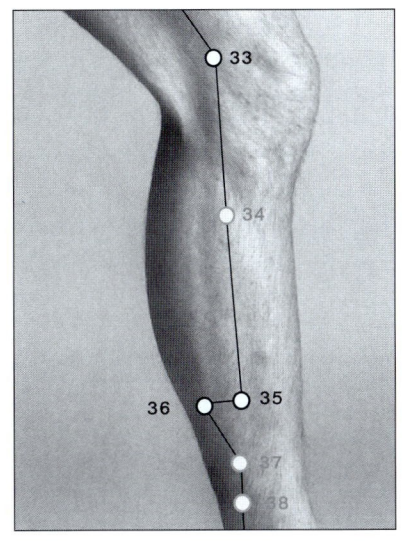

Gallenblase 35 »Yang Jiao« (»Yang-Kreuzung«)

Lokalisation: 7 Cun proximal der Spitze des Malleolus lateralis 1 Cun dorsal Gb 36 am Hinterrand der Fibula.

Stichtiefe: 1 bis 2 Cun senkrecht.

Indikationen: schmerzhafte Funktionsstörungen des lateralen Unterschenkels, Paresen.

Gallenblase 36 »Wai Qiu« (»Äußerer Hügel«)
Xi-Punkt

Lokalisation: 7 Cun lateral der höchsten Prominenz des Malleolus lateralis am vorderen Rand der Fibula.
Lokalisation nach *Wancura*: etwa 1 Cun weiter wadenwärts.

Stichtiefe: 1 bis 2 Cun senkrecht.

Indikationen: schmerzhafte Funktionsstörungen des lateralen Unterschenkels.

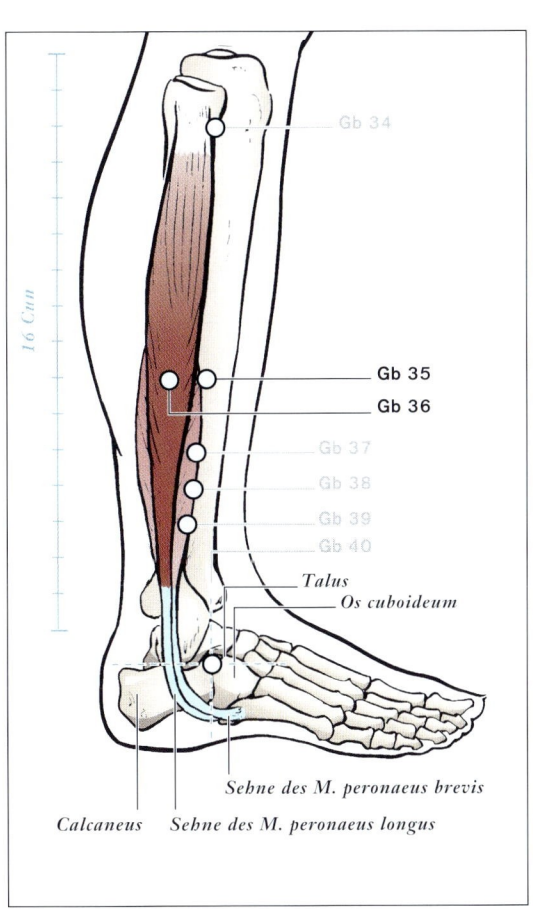

Gallenblase 37 »Quang Ming«
(»Helles Licht«)
Passagepunkt (Luo-Punkt)

Lokalisation: 2 Cun unterhalb der Mitte der Verbindungslinie des Punktes Gb 34 und der höchsten Prominenz des Malleolus lateralis bzw. 5 Cun
oberhalb der höchsten Prominenz des Malleolus
lateralis am Vorderrand der Fibula.

Stichtiefe: 1 bis 2 Cun senkrecht.

Indikationen: Schmerzen des lateralen Unterschenkels, Funktionsstörungen der Augen.

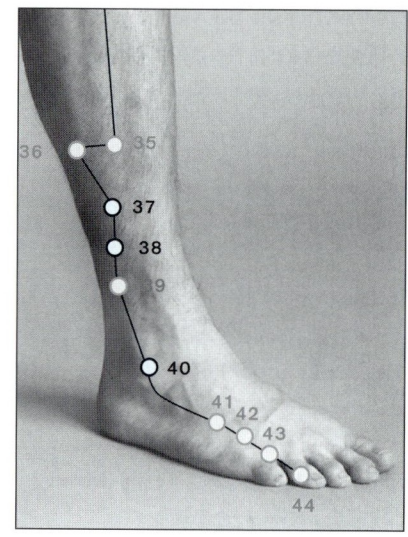

Gallenblae 38 »Yang Fu«
(»Yang-Beistand«)

Lokalisation: 4 Cun proximal der Spitze des Malleolus lateralis an der vorderen Grenze der Fibula
zwischen dem M. extensor digitorum longus und
dem M. fibularis brevis.

Stichtiefe: 0,5 bis 1,5 Cun senkrecht.

Indikationen: schmerzhafte Funktionsstörungen
der lateralen Unterschenkelregion, Migräne.

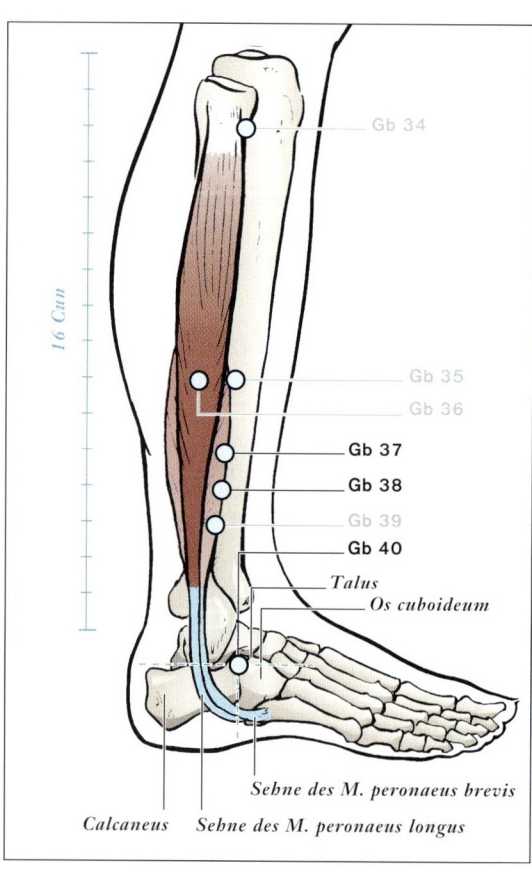

Gallenblase 40 »Qiu Xu«
(»Hügel und Ruinen«)
Quellpunkt (Yuan-Punkt)

Lokalisation: Schnittpunkt einer anterioren und
inferioren Linie am Malleolus lateralis.
Dieser Punkt befindet sich anatomisch lateral der
Sehne des M. extensor digitorum longus über dem
Gelenkspalt zwischen Talus und Calcaneus.

Stichtiefe: 0,5 bis 1 Cun senkrecht.

Indikationen: Lumboischialgie, Schmerzen der
lateralen Knöchelregion, laterale Kopfschmerzen.

Gallenblase 42 »Di Wu Hui« (»Fünfer-Treffen des Bodens«)

Lokalisation: zwischen Metatarsale IV und V medial der Sehne des M. extensor digitorum longus, die zur Kleinzehe zieht.

Stichtiefe: 0,3 bis 0,5 Cun senkrecht.

Indikationen: Schmerzen im Fußbereich.

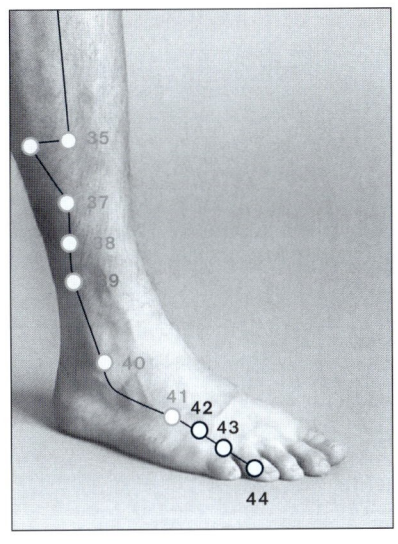

Gallenblase 43 »Xia Xi« (»Eingezwängter Schluchtenbach«)

Lokalisation: zwischen 4. und 5. Zehe, 5 Fen proximal des Randes der Interdigitalfalte.

Stichtiefe: 0,3 bis 0,5 Cun senkrecht.

Indikationen: laterale Kopfschmerzen – Migräne.

Gallenblase 44 »Zu Qiao Yin« (»Fuß-Öffnungs-Yin«)

Lokalisation: 1 Fen seitlich und proximal des lateralen Nagelwinkels der 4. Zehe.
(Vgl. hierzu auch Lokalisation der Endpunkte bei Lu 11.)

Stichtiefe: 0,1 Cun senkrecht.

Indikationen: Migräne.

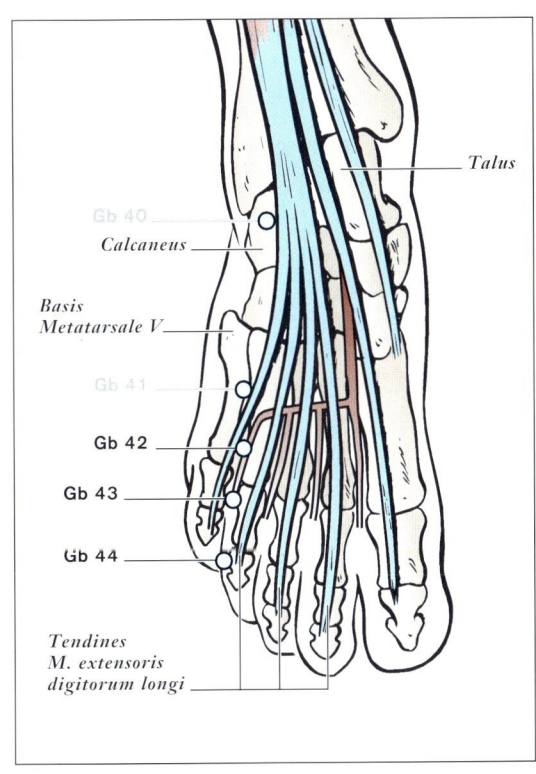

Le Gb

Die wichtigsten Punkte des Gallenblasenmeridians

	Gb 20	Gb 24	Gb 30	Gb 34
Steuerungspunkt		Mu-Punkt der Gallenblase		Meisterpunkt der Sehnen und Muskulatur, unterer einflussreicher (UEP) der Gallenblase
Krankheitsbilder	akut und chronisch	eher akut, auch chronisch	akut und chronisch	akut und chronisch
Hauptsymptome	**Schmerzen:** alle Kopfschmerzen, Schulter, Nacken Schwindel, Augenstörungen, grippaler Infekt	**Schmerzen und Spannungsgefühl:** Thorax lateral, Abdomen, Cholezystitis Übelkeit, Erbrechen	**Schmerzen:** Lumbago, Lumboischialgie, Koxalgie Lähmungen des Beines	**Schmerzen und Spannungsgefühl:** Abdomen, Unterleib, Thorax, Migräne, Cholezystitis Lähmungen des Beines
Hauptfunktion in der TCM	eliminiert Wind, klärt Augen, unterdrückt aufsteigendes Leber-Yang	reguliert Qi-Fluss der Leber und Gallenblase, beseitigt Feuchte-Hitze	beseitigt Leitbahnobstruktionen, beseitigt Wind	reguliert Qi-Fluss der Leber, entspannt Sehnen, besänftigt aufsteigendes Leber-Yang

gemeinsame Wirkung: alle Punkte beeinflussen Schmerzen und Funktionsstörungen der lateralen Körperpartien

	Gb 39	Gb 41
Steuerungs-punkt	Meisterpunkt für das Knochenmark	Einschaltpunkt für den Dai Mai
Krankheits-bilder	akut und chronisch	akut und chronisch
Hauptsymptome	**Schmerzen:** Nacken	**Schmerzen:** Kopfschmerz lateral, Lumboischialgie, Fuß-gelenk
	Schlaganfall	Fluor vaginalis, Zystitis, Brustspannung
Hauptfunktion in der TCM	nährt Knochenmark, stärkt Essenz-Jing, eliminiert Wind	reguliert Qi-Fluss der Leber, beseitigt Feuchte-Hitze und Hitze im unteren 3-Erwärmer
	gemeinsame Wirkung: siehe links	

Le Gb

Gb 39

Gb 41

Der Lebermeridian (Fuß Jue Yin)

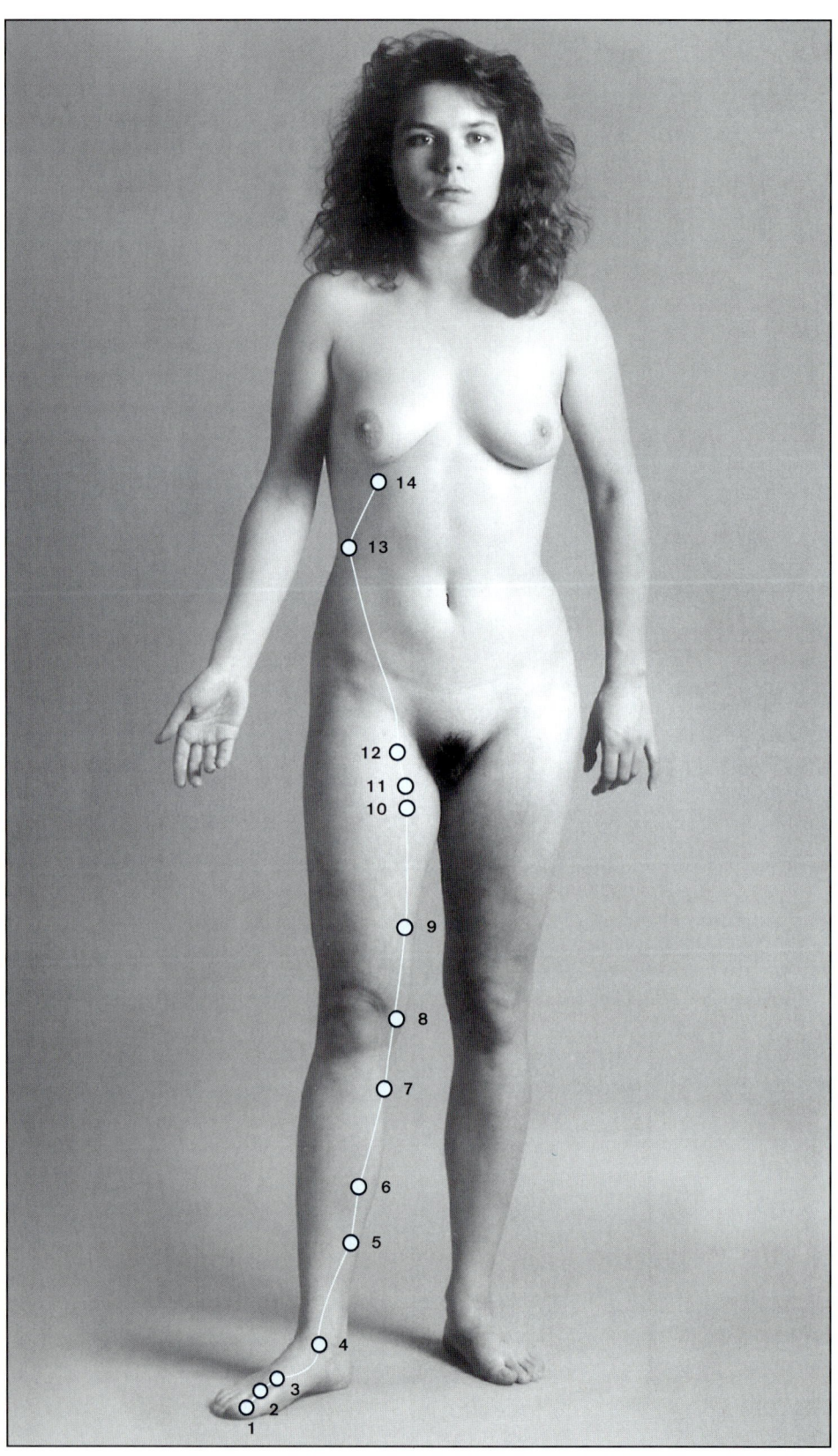

Wichtige Punkte
des Lebermeridians

Le 2: Sedierungspunkt.

Le 3: Quellpunkt (Yuan-Punkt).

Le 8: Tonisierungspunkt.

Le 13: Alarmpunkt (Mu-Punkt) der Milz.
Meisterpunkt der Zang-Organe.

Le 14: Alarmpunkt (Mu-Punkt) der Leber.

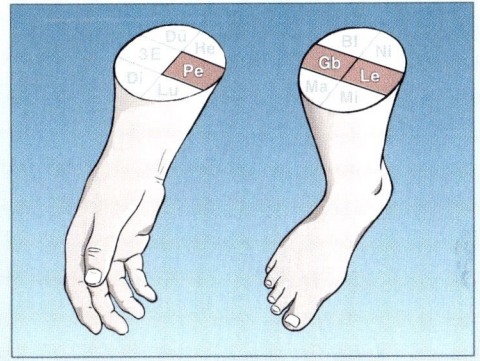

Kopplungsverhältnisse
des Lebermeridians

Oben-unten-Kopplung: Pe – Le

Yin-Yang-Kopplung: Le – Gb

Zugeordnete Punkte
des Lebermeridians

Le 14: Alarmpunkt (Mu-Punkt) der Leber.

Bl 18: Zustimmungspunkt (Rücken-Shu-
Punkt) der Leber.

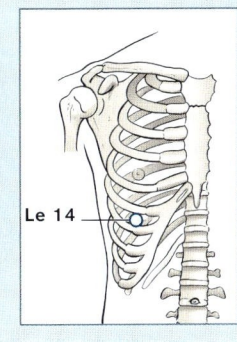

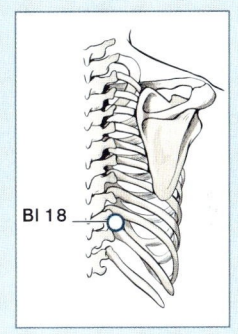

Le Gb

Leber 2 »Xing Jian« (»Dazwischentreten«)
Sedierungspunkt

Lokalisation: proximal des Endes der Interdigitalfalte zwischen der 1. und 2. Zehe.

Stichtiefe: 0,5 bis 1 Cun senkrecht.

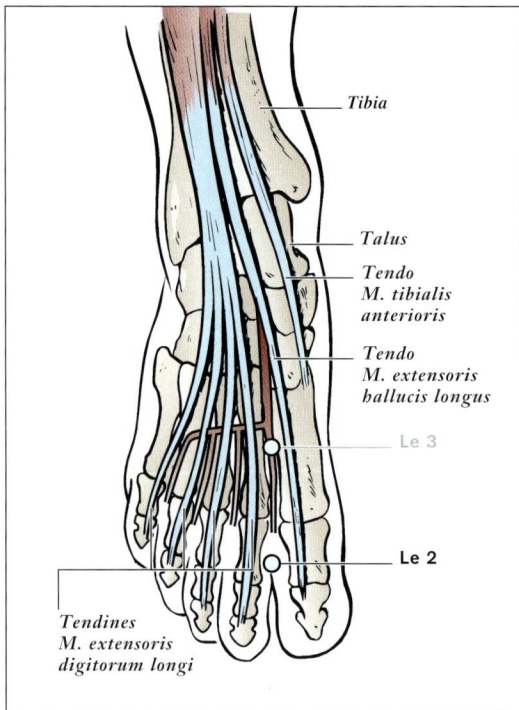

Tibia

Talus

Tendo
M. tibialis
anterioris

Tendo
M. extensoris
hallucis longus

Le 3

Le 2

Tendines
M. extensoris
digitorum longi

Hauptindikationsbereiche:

• laterale Kopfschmerzen – Migräne.
• Funktionsstörungen des Auges.

Weitere Indikationen: Dysmenorrhöe, Amenorrhöe, Hypertonie, Schmerzen im Zehenbereich.

Funktion in der TCM:

• wichtiger Punkt bei akuten Leber-Füllezustän-
den (Leber-Feuer, aufsteigendes Leber-Yang)
• kühlt Hitze und leitet Feuer aus
• reguliert das Leber-Qi
• kühlt Blut-Hitze
• besänftigt inneren Wind
• beseitigt Feuchte-Hitze aus dem unteren 3E.

Repetitorium Leber 2

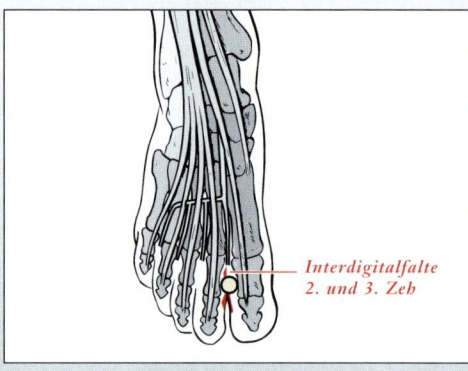

Interdigitalfalte
2. und 3. Zeh

■ **Sedierungspunkt**

■ **Anatomische Leitstruktur:** Interdigitalfalte zwischen der 1. und 2. Zehe.

■ **Lokalisation:** proximal des Endes der
Interdigitalfalte zwischen der 1. und
2. Zehe.

■ **Hauptindikationsbereiche:**
• laterale Kopfschmerzen – Migräne
• Funktionsstörungen des Auges.

■ **Funktion in der TCM:**
• wichtiger Punkt bei akuten Leber-Fül-
lezuständen
• kühlt Hitze und leitet Feuer aus
• kühlt Blut-Hitze.

Erläuterungen zur TCM:

...beseitigt Leber-Feuer, kühlt Bluthitze: Hauptpunkt
gegen Leber-Feuer.

Symptome: rotes Gesicht, plötzlich Kopfschmerzen, rote brennende Augen, bitterer Mundge-
schmack.

Bluthitze: juckende rote Hauteffloreszenzen.

Leber 3 »Tai Chong«
(»Großes Heranstürmen«)
Quellpunkt (Yuan-Punkt)

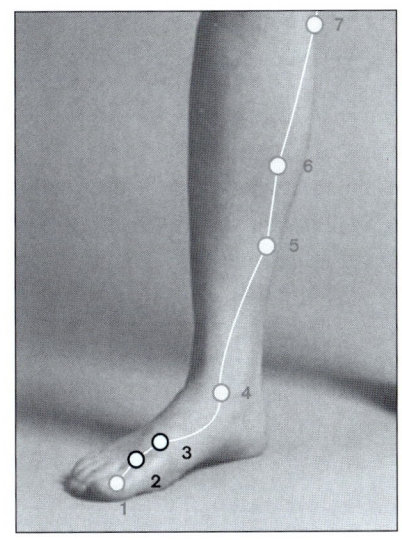

Lokalisation: im proximalen Winkel zwischen Os metatarsale I und II, wo Corpus und Basisbereiche beider Knochen sich nähern.

Stichtiefe: 0,5 bis 1 Cun senkrecht, evtl. leicht nach proximal.

Hauptindikationsbereiche:

- laterale Kopfschmerzen – Migräne.
- muskuläre Verspannungen, Muskelkrämpfe, spasmolytische Wirkung.
- Funktionsstörungen des Verdauungstraktes.
- gynäkologische und urogenitale Erkrankungen.
- psychosomatische Beschwerden mit Anspannung und Unruhe.

Punkt	Leber 2	Leber 3
Steuerungspunkt	Sedierungspunkt	Quellpunkt (Yuan-Punkt)
Wirkung auf aufsteigendes Leber-Yang	unterdrückt aufsteigendes Leber-Yang	unterdrückt aufsteigendes Leber-Yang
Wirkung auf Leber-Feuer	beseitigt Leber-Feuer	geringe Wirkung
Wirkung auf psychische Ursachen: Zorn, Wut, Groll	gering	ausgeprägt
Wirkung auf Spasmen und Krämpfe	gering	ausgeprägt
Wirkung auf gestörte Qi-Fluss-Richtung	reguliert besonders aufsteigendes Qi	reguliert besonders horizontal stagnierendes Qi im Epigastrium und Abdomen, reguliert auch aufsteigendes Qi
Wirkung	schnell und stark	langsam, weniger stark
primärer Wirkort	Kopf	Kopf, Epigastrium, Abdomen, Genitalien

Le Gb

Weitere Indikationen: Fazialisparese, Trigeminusneuralgie, Enuresis, Fluor vaginalis, Prostatadynie.

Funktion in der TCM:

- kühlt Hitze in Leber und Gallenblase
- reguliert das Leber-Qi und die Blut-Stagnation
- besänftigt das Leber-Yang
- vertreibt Leber-Wind
- öffnet die Augen
- beruhigt den Shen
- beseitigt Feuchte-Hitze aus dem unteren 3E.

Erläuterungen zur TCM:

...besänftigt das Leber-Yang: bedeutender Punkt bei Füllesyndrom der Leber.

Symptome Leber-Yang: Kopfschmerzen, Schwindel, Schlaflosigkeit, Hypertonus.

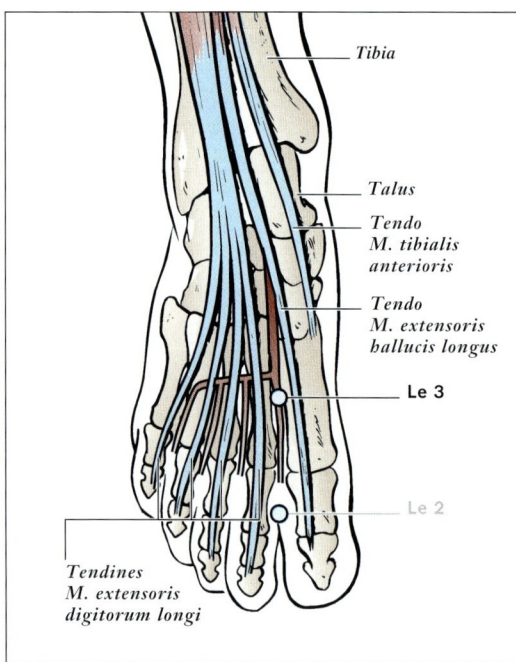

Tibia

Talus

Tendo M. tibialis anterioris

Tendo M. extensoris hallucis longus

Le 3

Le 2

Tendines M. extensoris digitorum longi

Repetitorium Leber 3

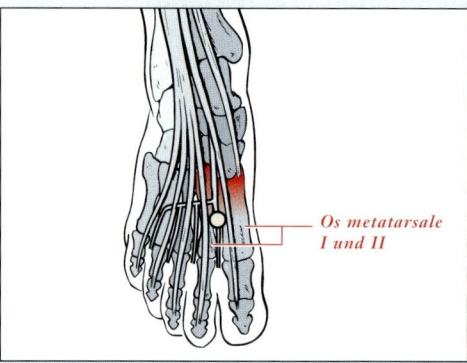

Os metatarsale I und II

- ■ **Quellpunkt (Yuan-Punkt)**

- ■ **Anatomische Leitstruktur:** Os metatarsale I und II.

- ■ **Lokalisation:** im proximalen Winkel zwischen Os metatarsale I und II, wo Corpus und Basisbereiche beider Knochen sich nähern.

- ■ **Hauptindikationsbereiche:**
  - laterale Kopfschmerzen – Migräne
  - muskuläre Verspannungen, Muskelkrämpfe, spasmolytische Wirkung
  - Funktionsstörungen des Verdauungstraktes
  - gynäkologische und urogenitale Erkrankungen
  - psychosomatische Beschwerden mit Anspannung und Unruhe.

- ■ **Funktion in der TCM:**
  - kühlt Hitze in Leber und Gallenblase
  - reguliert Leber-Qi und Blut-Stagnation
  - öffnet die Augen
  - beruhigt den Shen

Leber 8 »Qu Quan« (»Gekrümmte Quelle«)
Tonisierungspunkt

Lokalisation: Le 8 liegt ca. 1 Cun kranial und ventral von Ni 10 zwischen den Sehnen des M. semitendinosus und M. semimenbranosus und posterior des Epicondylus medialis tibiae. Dieser Punkt wird bei leicht gebeugtem Knie aufgesucht (unterpolstert). Er liegt dann etwa ein Cun proximal des Endes der Kniegelenksbeugefalte.

> **BEACHTE** *Bei leicht gebeugtem Knie ist im Bereich der Kniekehle medial gut die Sehne des M. semitendinosus palpabel. Sie ist strangförmig und im Querschnitt rund. Sie ist anatomisch Teil des Pes anserinus. Breitflächig unter ihr verläuft die platte Sehne des M. semimembranosus, die jedoch ingesamt schlecht palpabel ist. Ni 10 befindet sich genau in Höhe der Kniekehlenfalte dorsal der Sehne des M. semitendinosus – Le 8 liegt vor dieser Sehne etwa 1 Cun ventral-kranial (vergl. Text bei Ni 10).*

Stichtiefe: 1 bis 2 Cun senkrecht.

Hauptindikationsbereiche:
- schmerzhafte Funktionsstörungen von Leiste, Hüfte, Knie (innen) unterer Extremität (innen).
- gynäkologische und urogenitale Erkrankungen.
- Erkrankungen mit Anämie.

Funktion in der TCM:
- beseitigt Feuchtigkeit aus dem unteren Erwärmer
- nährt Leber-Blut
- reguliert und unterstützt die Sehnen
- reguliert Leber-Qi
- unterstützt die Harnblase.

Repetitorium Leber 8

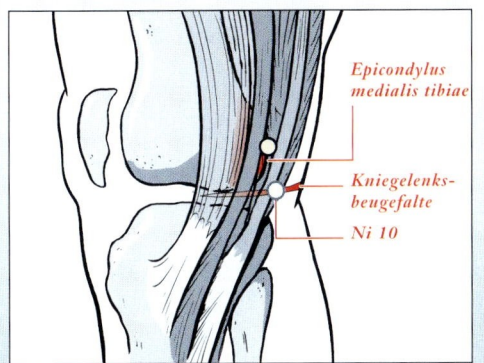

- **Anatomische Leitstruktur:** Kniegelenksbeugefalte, Epicondylus medialis tibiae.

- **Lokalisation:** bei leicht gebeugtem Knie 1 Cun proximal des Endes der Kniegelenksbeugefalte zwischen den Sehnen des M. semitendinosus und M. semimembranosus.

- **Hauptindikationsbreiche:**
  - schmerzhafte Funktionsstörungen von Leiste, Hüfte, Knie (innen) unterer Extremität (innen).
  - gynäkologische und urogenitale Erkrankungen.
  - Erkrankungen mit Anämie.

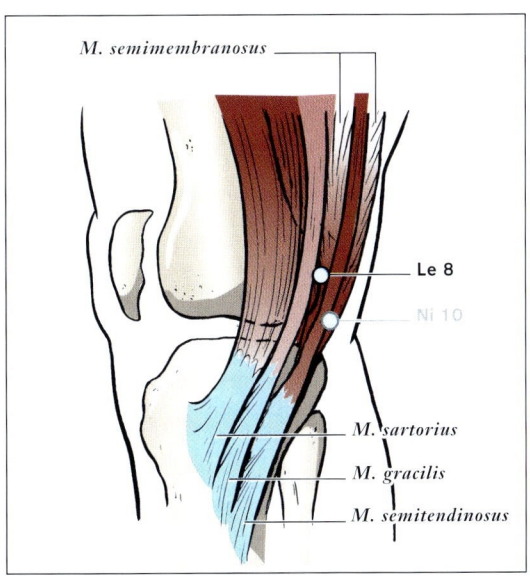

Le Gb

Leber 13 »Zhang Men«
(»Pforte in der Absperrung«)
Alarmpunkt der Milz (Mu-Punkt)
Meisterpunkt der Zang-Organe

Lokalisation: am freien Ende der 11. Rippe, an der Lateralseite des Abdomens.

Stichtiefe: 0,5 Cun schräg.

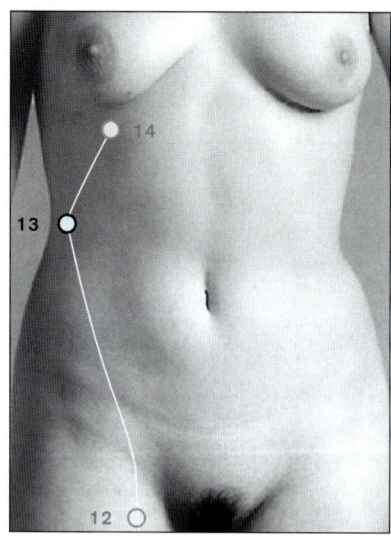

Hauptindikationsbereiche:
- schmerzhaftes Spannungsgefühl des lateralen Abdomens mit Blähungen.
- Verdaungsstörungen mit weichen Stühlen oder Durchfall.

Weitere Indikationen: Schmerzen der lateralen Bauchregion, Cholezystitis.

Funktion in der TCM:
- stärkt die Milz
- löst Nahrungsstagnationen
- reguliert den Leber-Qi-Fluss
- fördert die Blut-Zirkulation
- löst Blut-Stagnation.

Repetitorium Leber 13

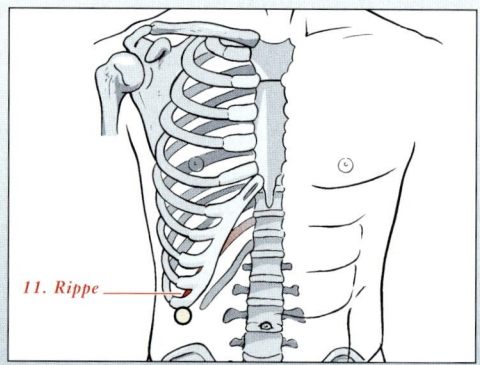

11. Rippe

- ▪ **Alarmpunkt (Mu-Punkt) der Milz. Meisterpunkt der Zang-Organe.**

- ▪ **Anatomische Leitstruktur:** 11. Rippe.

- ▪ **Lokalisation:** am freien Ende der 11. Rippe, an der Lateralseite des Abdomens.

- ▪ **Hauptindikationsbereiche:**
  - schmerzhaftes Spannungsgefühl des lateralen Abdomens mit Blähungen
  - Verdaungsstörungen mit weichen Stühlen oder Durchfall.

- ▪ **Funktion in der TCM:**
  - reguliert Leber-Qi-Fluss
  - stärkt die Milz.

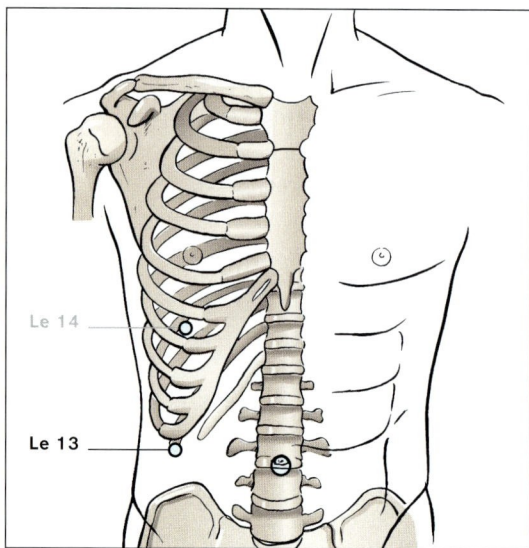

Le 14

Le 13

Leber 14 »Qi Men«
(»Pforte [am Ende] der Periode«
Alarmpunkt der Leber (Mu-Punkt)

Lokalisation: im 6. Interkostalraum (ICR) unterhalb der Mamille in der Mamillarlinie.

> **BEACHTE** *Orientierungshilfe zur ICR-Lokalisation: Der Übergang Manubrium sterni – Corpus sterni ist sehr gut palpabel. Lateral davon befindet sich die 2. Rippe, darunter der 2. ICR.*

Stichtiefe: 0,5 Cun schräg im Rippenverlauf.

Cave: Pneumothorax.

Hauptindikationsbereiche:
- Aufstoßen, Übelkeit, Erbrechen mit Spannungsgefühl im Epigastrium.

Weitere Indikationen: Hepatopathien, Schwindel, Dysmenorrhöe, Laktationsstörungen.

Funktion in der TCM:
- fördert den harmonischen Leber-Qi-Fluss
- löst Leber-Qi und Blut-Stagnation
- transformiert Schleim
- kühlt Blut-Hitze
- fördert die Laktation
- senkt gegenläufiges Magen-Qi.

Erläuterung zur TCM:
...fördert die Laktation: Der Funktionskreis Leber hat einen wichtigen Einfluss auf die weiblichen Genitalien, gynäkologische Erkrankungen und die Geburt.
Störungen des Qi-Flusses im Leberfunktionskreis verursachen eine Vielzahl von gynäkologischen Erkrankungen wie Dysmenorrhöe oder Laktationsstörungen. Durch Förderung des freien Qi-Flusses können entsprechende Erkrankungen und Störungen beseitigt werden.

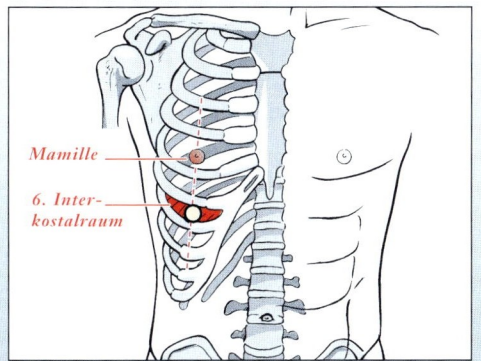

Repetitorium Leber 14

Mamille

6. Interkostalraum

- **Alarmpunkt (Mu-Punkt) der Leber.**

- **Anatomische Leitstruktur:** 6. Interkostalraum, Mamille.

- **Lokalisation:** im 2. ICR unterhalb der Mamille.

- **Hauptindikationsbereiche:**
  - Aufstoßen, Übelkeit, Erbrechen mit Spannungsgefühl im Epigastrium.

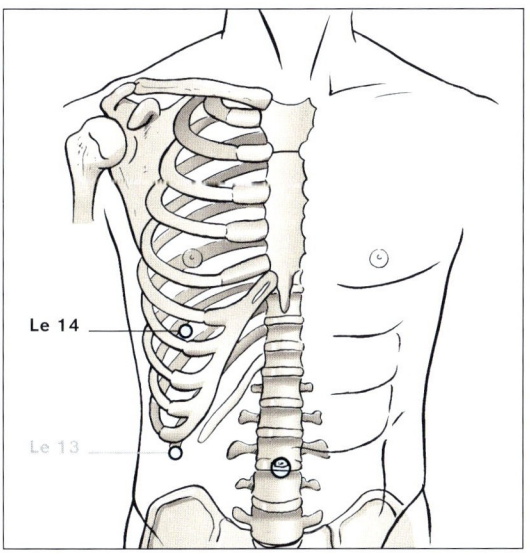

Le 14

Le 13

Le Gb

Weitere Punkte des Lebermeridians

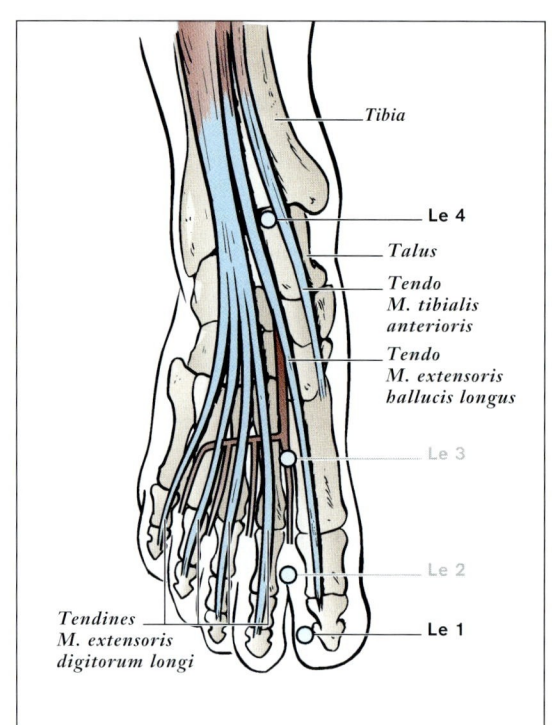

Leber 1 »Da Dun« (»Großer, wackerer [Zeh]«)

Lokalisation: lateraler Nagelwinkel der 1. Zehe.

Stichtiefe: 1 bis 3 Cun senkrecht.

Indikationen: Hypermenorrhöe, Zystitis, Pruritus der Genitalorgane.

Leber 4 »Zhong Feng« (»Mitten zwischen Erdwällen«)

Lokalisation: zwischen den Sehnen des M. extensor hallucis longus und des M. tibialis anterior zwischen Ma 41 und Mi 5; 1 Cun anterior des Malleolus medialis tibiae.
Der Punkt befindet sich über dem Gelenkspalt zwischen Tibia und Talus.

Stichtiefe: 0,5 Cun senkrecht.

Indikationen: schmerzhafte Funktionsstörungen im Bereich des Malleolus medialis, Urogenital-erkrankungen.

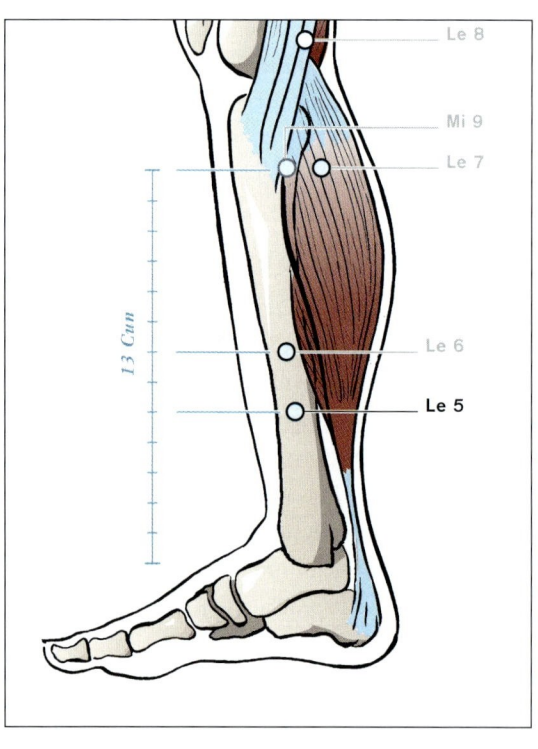

Leber 5 »Li Gou« (»Rinne des Holzwurms«) Passagepunkt (Luo-Punkt)

Lokalisation: 5 Cun oberhalb der prominentesten Stelle des Malleolus medialis tibiae in der Tibia-mitte von der Medialseite aus gesehen.

Stichtiefe: 2–4 mm senkrecht.

Indikationen: schmerzhafte Funktionsstörungen des Unterschenkels medial, Urogenitalerkrankun-gen, Kloßgefühl im Hals.

Punktkombination:

∵ **Le 5 + Le 3 + Gb 34:** Kloßgefühl im Hals.

Leber 6 »Zhong Du«
(»Mittlerer Zusammenfluss«)
Xi-Punkt

Lokalisation: 7 Cun oberhalb der prominentesten Stelle des Malleolus medialis in der Tibiamitte von der Medialseite aus gesehen bzw. 1 Cun proximal der Streckenhalbierenden: höchste Prominenz des Malleolus medialis – Übergang Corpus tibiae zu Condylus medialis tibiae. Diese Strecke misst 13 Cun.

Stichtiefe: 2 bis 4 mm senkrecht.

Indikationen: schmerzhafte Funktionsstörungen des Unterschenkels medial, akute Funktionsstörungen des Urogenitaltrates.

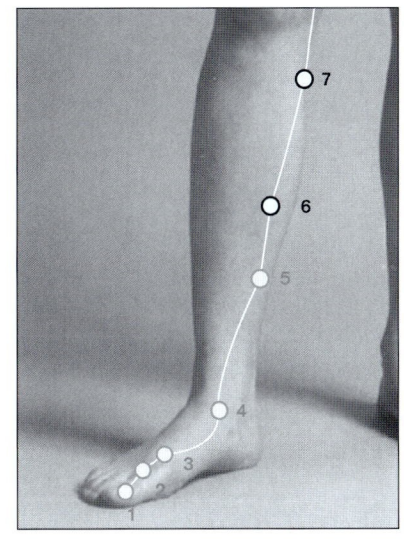

Leber 7 »Xi Guan«
(»Knie-Angelpunkt«)

Lokalisation: 1 Cun hinter Mi 9 im M. gastrocnemius dorsal des Epicondylus medialis tibiae.

Stichtiefe: 1 bis 1,5 Cun senkrecht.

Indikationen: schmerzhafte Funktionsstörungen des Knies medial.

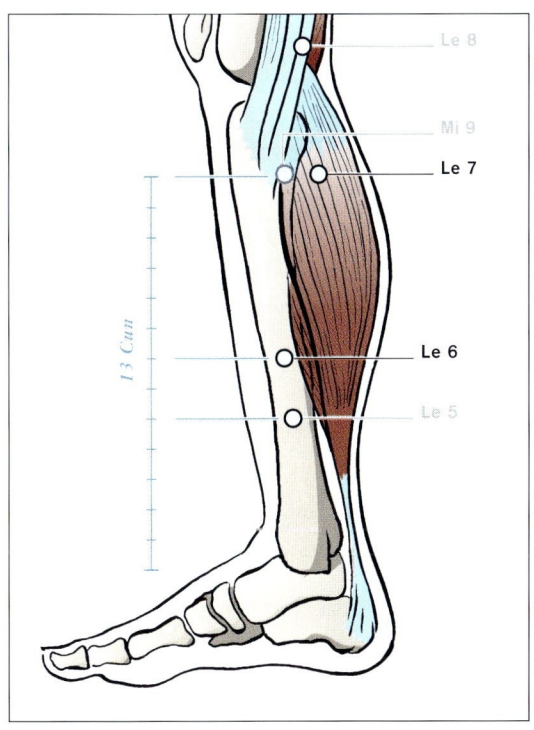

Le Gb

Leber 9 »Yin Bao« (»Yin-Einhüllung«)

Lokalisation: 4 Cun proximal des Überganges Schaft des Femur – Condylus medialis femoris zwischen dem M. vastus medialis und dem M. sartorius.

Stichtiefe: 1 bis 2 Cun senkrecht.

Indikationen: schmerzhafte Funktionsstörungen des Oberschenkels medial, schmerzhafte Funktionsstörungen des Urogenitaltraktes.

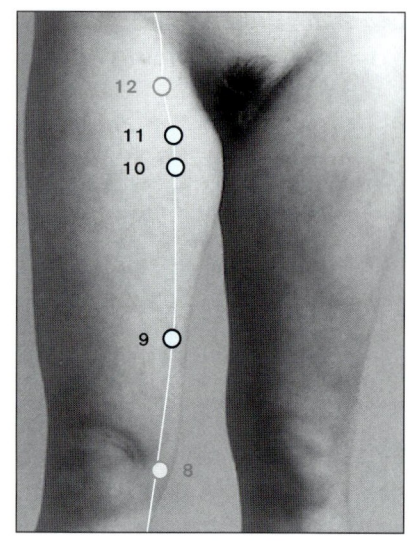

Leber 10 »Wu Li« (»Fünf Längen zum Fu«)

Lokalisation: ca. 3 Cun direkt unterhalb Ma 30 an der lateralen Grenze des M. abductor longus (Ma 30: Oberrand der Symphyse; 2 Cun lateral der Medianlinie).

Stichtiefe: 1 bis 2 Cun senkrecht.

Indikationen: schmerzhafte Funktionsstörungen der äußeren Genitalorgane.

Leber 11 »Yin Lian« (»Yin-Kante«)

Lokalisation: ca. 2 Cun direkt unterhalb Ma 30 an der lateralen Grenze des M. abductor longus; 2 Cun lateral der Medianlinie.

Stichtiefe: 1 bis 2 Cun senkrecht.

Indikationen: schmerzhafte Funktionsstörungen der äußeren Genitalorgane.

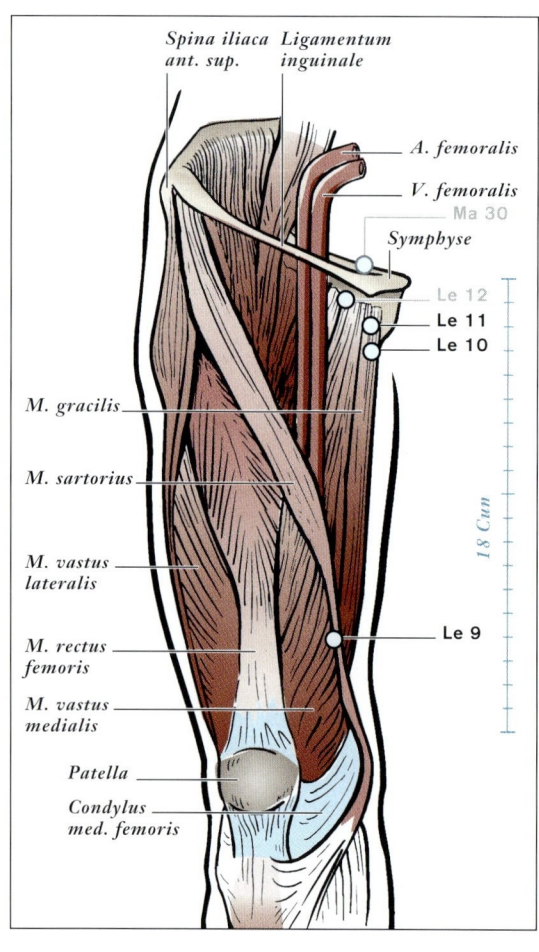

Leber 12 »Ji Mai«
(»Lebhafte [Bewegung im] Gefäß«)

Lokalisation: lateral des Tuberculum pubis; lateral und kaudal Ma 30, medial der Pulsationsstelle der A. femoralis und 2,5 Cun lateral der Medianlinie.

> **BEACHTE** *Nadelung bis an die A. femoralis.*
> *Cave: Verletzungsgefahr der A. femoralis*

Stichtiefe: 0,5 Cun senkrecht.

Indikationen: schmerzhafte Funktionsstörungen der äußeren Genitalorgane.

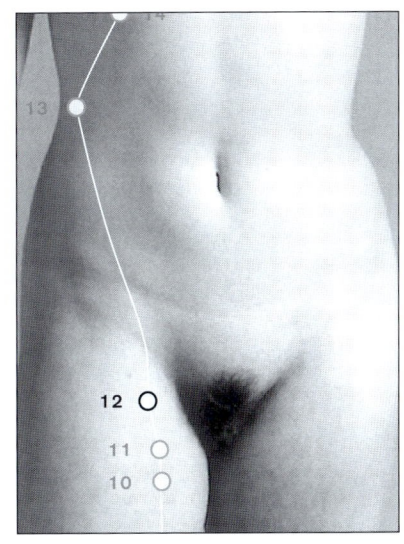

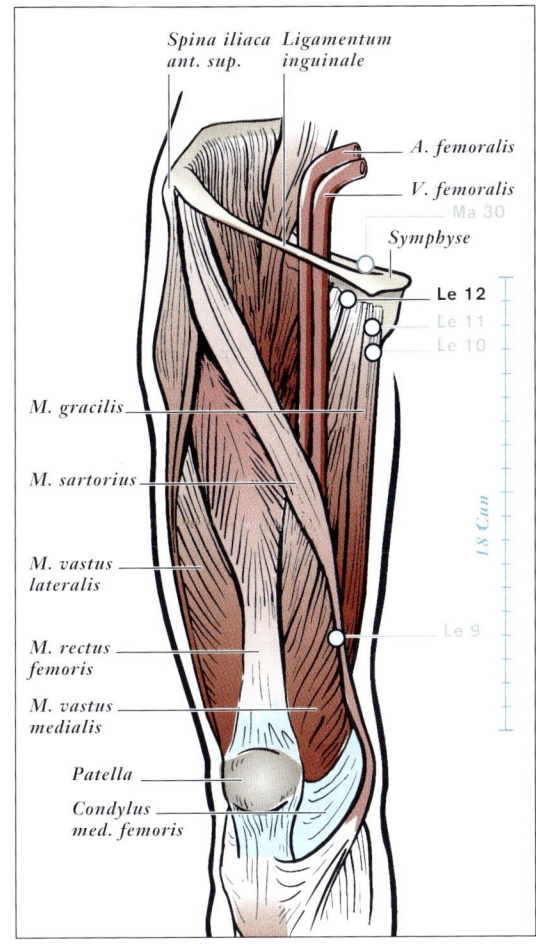

Spina iliaca ant. sup.
Ligamentum inguinale
A. femoralis
V. femoralis
Ma 30
Symphyse
Le 12
Le 11
Le 10
M. gracilis
M. sartorius
M. vastus lateralis
M. rectus femoris
M. vastus medialis
Patella
Condylus med. femoris
18 Cun
Le 9

Le Gb

Die wichtigsten Punkte des Lebermeridians

	Le 2	Le 3	Le 8	Le 13	Le 14
Steuerungspunkt	Sedierungspunkt	Yuan-Punkt	Tonisierungspunkt	Mu-Punkt der Milz Meisterpunkt der Zang-Organe	Mu-Punkt der Leber
Krankheitsbilder	besonders akut	akut und chronisch	akut und chronisch	akut und chronisch	akut und chronisch
Hauptsymptome	**Schmerzen:** Migräne (extrem) rote Augen, Schwindel, Tinnitus, Hörsturz	**Schmerzen und Spannungsgefühl:** Kopf, Epigastrium, Abdomen, Genitalien Unruhe, Reizbarkeit	**Schmerzen:** Zystitis Fluor vaginalis, Hypomenorrhöe, Anämie	**Schmerzen und Spannungsgefühl:** laterales Abdomen weiche Stühle, Durchfall	**Schmerzen und Spannungsgefühl:** Epigastrium Aufstoßen, Übelkeit, Erbrechen
Hauptfunktion in der TCM	beseitigt Leber-Feuer, beseitigt aufsteigendes Leber-Yang	reguliert Leber-Qi, beruhigt Geist, vertreibt Wind, beseitigt aufsteigendes Leber-Yang	beseitigt Feuchtigkeit aus dem unteren Erwärmer, nährt Leber-Blut	reguliert Leber-Qi-Fluss, stärkt Milz	reguliert Leber-Qi, leitet gegenläufiges Magen-Qi nach unten

gemeinsame Wirkung: Schmerzreduktion bei psychischer Anspannung durch Zorn und Groll

Das Konzeptionsgefäß (Ren Mai)

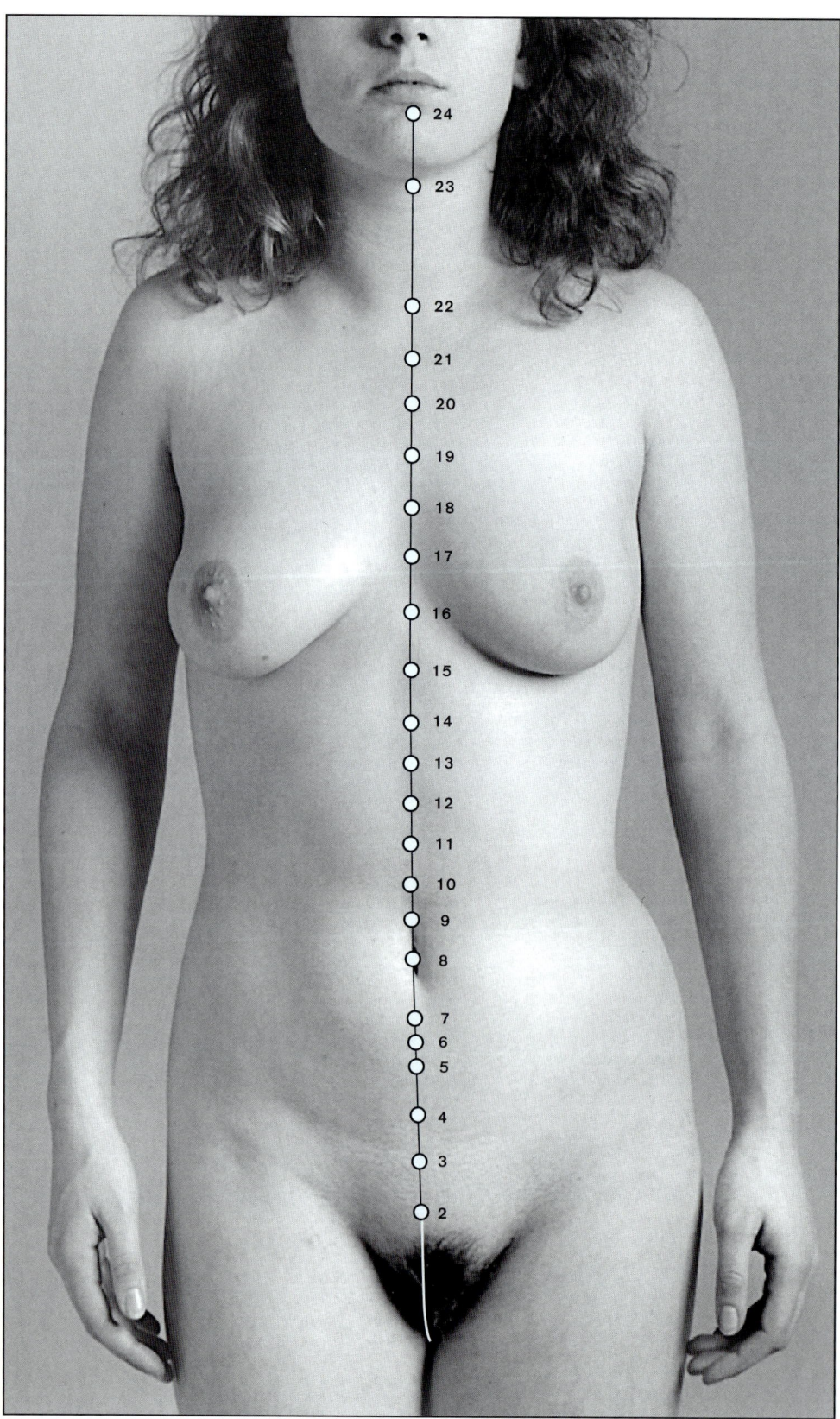

Wichtigsten Punkte
des Konzeptionsgefäßes

KG 3: Alarmpunkt (Mu-Punkt) der Blase.

KG 4: Alarmpunkt (Mu-Punkt) des
Dünndarms.

KG 6: allgemeiner Tonisierungspunkt.

KG 12: Alarmpunkt (Mu-Punkt) des
Magens.
Meisterpunkt der Fu-Organe.
Alarmpunkt (Mu-Punkt) des
mittleren 3E.

KG 17: Alarmpunkt (Mu-Punkt) des
Perikardmeridians.
Meisterpunkt des Qi.
Alarmpunkt (Mu-Punkt) des
oberen 3E.

KG 22: lokaler Punkt.

KG 24: lokaler Punkt.

Zugeordnete Punkte
des Konzeptionsgefäßes

Lu 7: Einschaltpunkt des Konzeptions-
gefäßes.

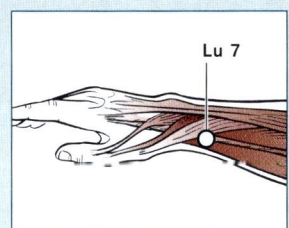

Konzeptionsgefäß 3 »Zhong Ji« (»Mittlerer Pol«)
Alarmpunkt (Mu-Punkt) der Blase

Lokalisation: 1 Cun kranial der Mitte des Symphysenoberrandes.

> **BEACHTE** *Bei der Cun-Abmessung im Bauchbereich ist es besonders wichtig, sich an der Gesamtstrecke, Mitte des Symphysenoberrandes – Nabel = 5 Cun, zu orientieren. Nur so können individuelle Abweichungen des Bauchumfanges berücksichtigt werden, was mit der allgemeinen Daumen-Cun-Abmessung nicht gelingt.*

Stichtiefe: 1 bis 1,5 Cun senkrecht.

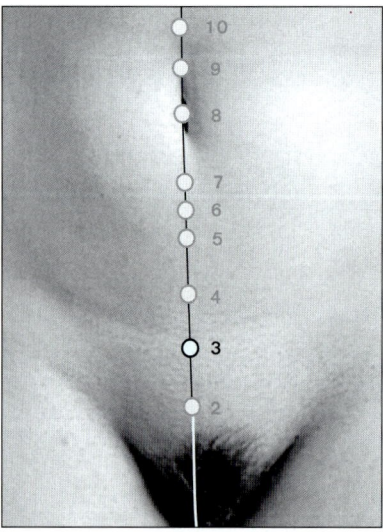

Hauptindikationsbereiche:
- Funktionsstörungen der Blase
- Funktionsstörungen der Genitalorgane und der Sexualfunktion.

Weitere Indikationen: Impotenz, Infertilität, Ejaculatio praecox, Dysmenorrhöe, verzögerter Geburtsverlauf, mangelnde Plazentalösung, Schmerzen bei Nachwehen.

Funktion in der TCM:
- beseitigt feuchte Hitze im unteren Erwärmer
- reguliert den Qi-Fluss
- beseitigt Hitze
- unterstützt die Blase
- reguliert den Uterus.

Repetitorium Konzeptionsgefäß 3

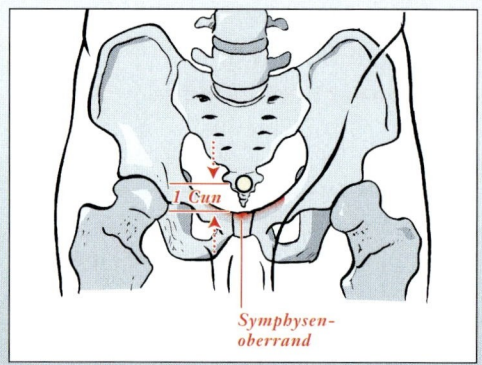

- **Alarmpunkt (Mu-Punkt) der Blase.**
- **Anatomische Leitstruktur:** Symphysenoberrand.
- **Lokalisation:** 1 Cun kranial der Mitte des Symphysenoberrandes.
- **Hauptindikationsbereiche:**
  - Funktionsstörungen der Blase
  - Funktiosstörungen der Genitalorgane und der Sexualfunktion.

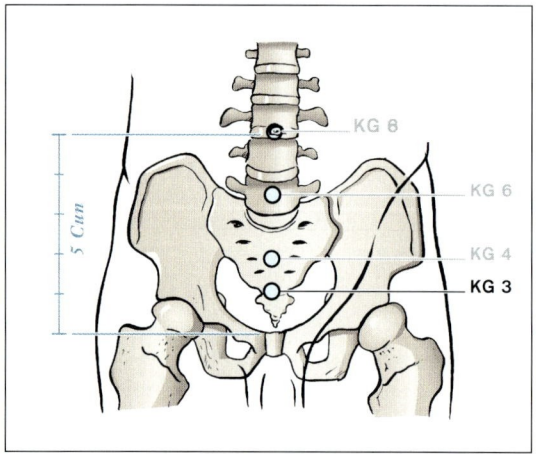

Konzeptionsgefäß 4 »Guan Yuan«
(»Angelpunkt aller Ursprünge«)
Alarmpunkt (Mu-Punkt) des Dünndarms

Lokalisation: 2 Cun kranial der Mitte des Symphysenoberrandes (zur exakten Orientierung siehe auch KG 3).

> **BEACHTE** *KG 4 stellt die Vereinigungsstelle der inneren Äste der drei Fuß-Yin-Meridiane dar. Hierdurch erklärt sich eine ähnlich breite Wirkung wie bei Mi 6 (Vereinigung der drei Fuß-Yin-Meridiane – äußerer punktetragender Meridianteil) auf gynäkologische Krankheitsbilder und Erkrankungen des Urogenitaltraktes.*

Stichtiefe: 1 bis 1,5 Cun senkrecht.

Hauptindikationsbereiche:
- urogenitale Funktionsstörungen
- Störungen der Sexualfunktion
- chronische Krankheitsbilder mit allgemeiner Leistungsschwäche
- chronische Krankheitsbilder mit Anämie.

Weitere Indikationen: KG 4 hat nach *Maciocia* besonderen Einfluss auf die Wanderseele Hun. Er verwurzelt sie und ist bei unruhigen Träumen nachts mit Angstgefühl indiziert.
König/Wancura: KG 4 + Mi 6: Basispunktkombination bei Erkrankungen des Urogenitaltraktes.

Funktion in der TCM·
- nährt Blut und Yin
- wärmt den Uterus und den unteren 3E
- stärkt die Nieren, das Yang und das Ursprungs-Qi (Yuan-Qi)
- beseitigt Feuchtigkeit und Kälte aus dem unteren 3E.

Erläuterung zur TCM:
...wärmt den Uterus und den unteren 3E: herausragender Punkt zur Stärkung von Qi und Blut, vor allen Dingen der Yin-Substanz Blut, über das Blut wird der Uterus genährt, Einfluss auf die Menstruation.

Symptome: Amenorrhöe, Hypomenorrhöe.

Repetitorium Konzeptionsgefäß 4

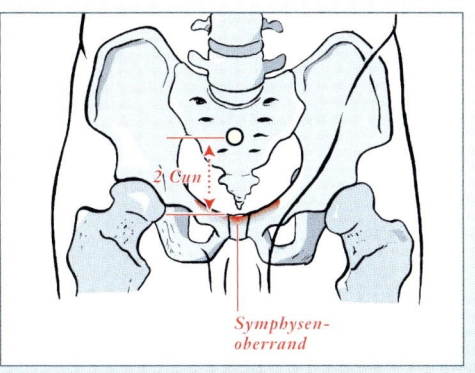

Symphysen-oberrand

- **Alarmpunkt (Mu-Punkt) des Dünndarms**

- **Anatomische Leitstruktur:** Symphysenoberrand.

- **Lokalisation:** 2 Cun kranial der Mitte des Symphysenoberrandes.

- **Hauptindikationsbereiche:**
  - urogenitale Funktionsstörungen
  - Störungen der Sexualfunktion
  - chronische Krankheitsbilder mit allgemeiner Leistungsschwäche
  - chronische Krankheitsbilder mit Anämie.

- **Funktion in der TCM:**
  - nährt Blut und Yin
  - wärmt den Uterus und den unteren 3E
  - stärkt die Nieren, das Yang und das Ursprungs-Qi (Yuan-Qi).

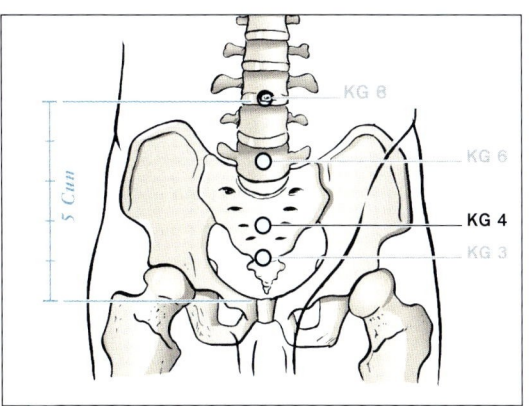

LG KG

Konzeptionsgefäß 6 »Qi Hai« (»Meer des Qi«)

Lokalisation: 1,5 Cun unterhalb des Bauchnabels (zur exakten Orientierung siehe auch KG 3).

Stichtiefe: 1 bis 1,5 Cun senkrecht.

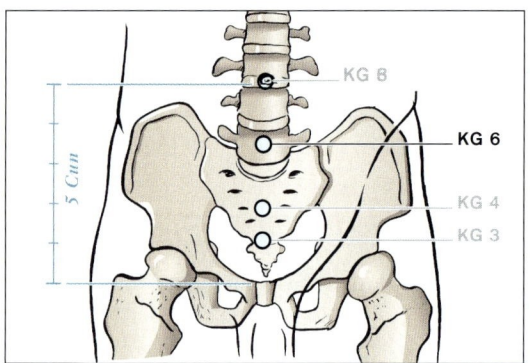

Hauptindikationsbereiche:

- chronische Krankheitsbilder mit allgemeiner Leistungsschwäche und Müdigkeit
- psychische und physische Erschöpfung
- gynäkologische Krankheitsbilder mit schmerzhaftem Spannungsgefühl im Unterleib
- Sexualstörungen/Impotenz
- Störungen der Darmfunktion.

Weitere Indikationen: Zystitis, Harnentleerungsstörungen, Fluor vaginalis, Abwehrschwäche mit gehäufter Infektanfälligkeit.

Funktion in der TCM:

- stärkt Qi und Yang
- stärkt das Ursprungs-Qi (Yuan-Qi)
- reguliert das Qi und fördert Qi-Zirkulation
- wärmt und stärkt den unteren und mittleren 3E
- beseitigt Qi-Stagnation
- leitet Feuchtigkeit aus.

Erläuterung zur TCM:

...stärkt Qi und Yang: Einer der wichtigsten Punkte um Qi und Yang im Körper aufzubauen, vor allem durch Moxibustion und tonisierende Nadelung. Übersetzungen des Begriffes Qi, westliche nur unzulänglich »Energie« oder »Vitalität«, Unterbegriff des Yang.

Qi Funktionen: wärmt den Körper und reguliert die Funktionsabläufe der Zhang-Fu Organe, transportiert und transformiert Nahrung im

Repetitorium Konzeptionsgefäß 6

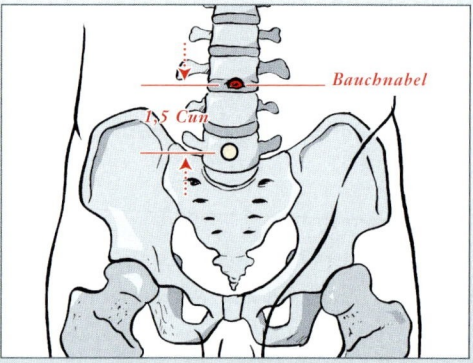

- **Anatomische Leitstruktur:** Bauchnabel.

- **Lokalisation:** 1,5 Cun unterhalb des Bauchnabels.

- **Hauptindikationsbereiche:**
  - chronische Krankheitsbilder mit allgemeiner Leistungsschwäche und Müdigkeit,
  - psychische und physische Erschöpfung,
  - gynäkologische Krankheitsbilder mit schmerzhaftem Spannungsgefühl im Unterleib,
  - Sexualstörungen/Impotenz,
  - Störungen der Darmfunktion.

- **Funktion in der TCM:**
  - stärkt Qi, Yang und Ursprungs-Qi (Yuan-Qi),
  - reguliert Qi und fördert Qi-Zirkulation,
  - wärmt und stärkt unteren und mittleren 3E,
  - beseitigt Qi-Stagnation.

Funktionskreis Milz, um neues Qi und Yin (Körperflüssigkeiten, Blut) zu gewinnen, bewegt Qi und Blut durch Leitbahnen und Körper, verteilt und verarbeitet Flüssigkeiten, reguliert das Schwitzen durch Öffnen und Schließen der Poren, schützt als Abwehr-Qi (Wei Qi) den Körper vor äußeren pathogenen Faktoren (z. B. Wind-Kälte).

Konzeptionsgefäß 12 »Zhong Wan« (»Mittlere Magengrube«)

Alarmpunkt (Mu-Punkt) des Magens
Meisterpunkt der Fu-Organe
Alarmpunkt (Mu-Punkt)
des mittleren 3E

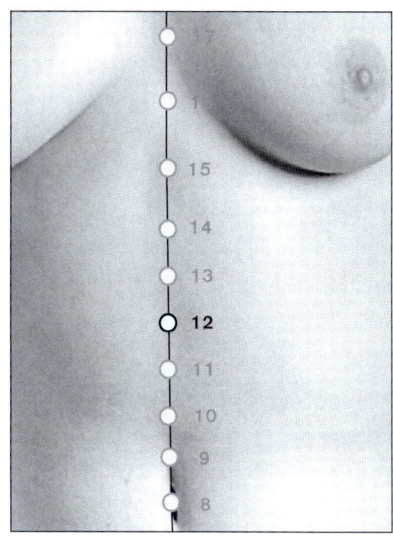

Lokalisation: in der Mitte der Verbindungslinie Xiphoidbasis – Bauchnabel.

> **BEACHTE** *Wie im Unterleib ist auch für die Punkte der Oberbauchregion die Orientierung der Gesamtstrecke Xiphoidbasis (Schnittpunkt der Rippenbögen) – Nabel = 8 Cun wichtig. Nur so können Differenzen des Bauchumfanges berücksichtigt werden.*

Stichtiefe: 1 bis 1,5 Cun senkrecht.

Hauptindikationsbereiche:
- Funktionsstörungen des Magens
- Verdauungsstörungen.

Weitere Indikationen: psychosomatische Funktionsstörungen des Oberbauchs mit Grübeln, Sorge, Singultus.

Funktion in der TCM:
- stärkt Magen und Milz
- reguliert das Magen-Qi
- senkt gegenläufiges Magen-Qi
- transformiert Feuchtigkeit.

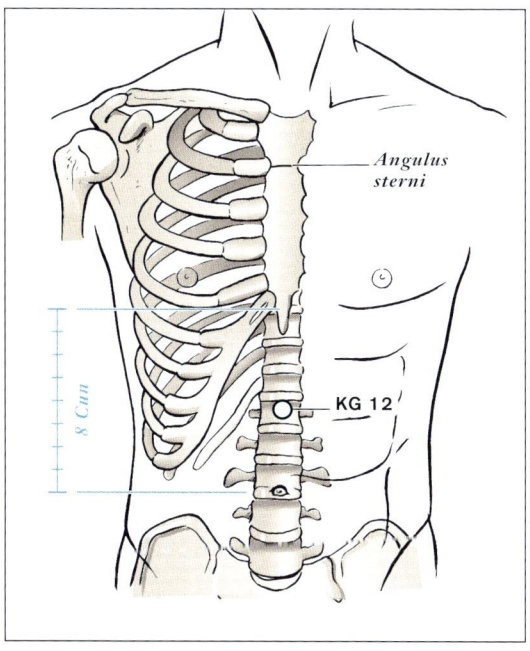

Angulus sterni

KG 12

8 Cun

LG KG

Erläuterungen zur TCM:

...transformiert Feuchtigkeit: Aufgabe des Funktionskreises Milz ist die Umwandlung der zugeführten Nahrung und Flüssigkeiten. Ist der Funktionskreis in einem Mangelzustand (Mi-Qi bzw. Mi-Yang-Mangel), können die Nahrungsstoffe und Flüssigkeiten nicht umgewandelt/transformiert werden und pathologische Feuchtigkeit entsteht. Akupunkturpunkte wie KG 12, Ma 36, Mi 2, Mi 3 tonisieren den Funktionskreis Milz und unterstützen seine Verarbeitungsfunktion. Bereits bestehende Feuchtigkeit kann dann umgewandelt/transformiert werden.

Symptome: Abgeschlagenheit, chronische Müdigkeit, breiiger Stuhlgang, Ödeme, Schweregefühl in den Extremitäten, dumpfer Kopfschmerz, Konzentrationsschwierigkeiten, Gefühl eines »benebelten Kopfes«.
Feuchtigkeit im Kopf läßt sich am besten durch einen »Katerkopfschmerz« mit den entsprechenden Begleitumständen nachvollziehen!

Repetitorium Konzeptionsgefäß 12

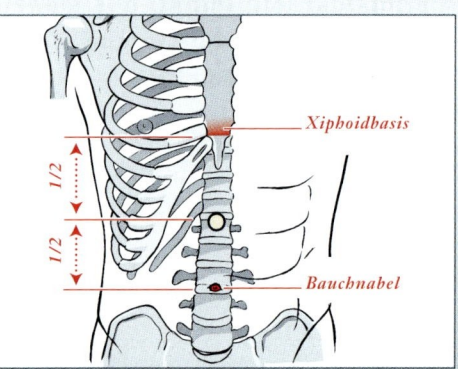

Xiphoidbasis

1/2

1/2

Bauchnabel

■ **Alarmpunkt (Mu-Punkt) des Magens. Meisterpunkt der Fu-Organe. Alarmpunkt (Mu-Punkt) des mittleren 3E.**

■ **Anatomische Leitstruktur:** Xiphoidbasis, Bauchnabel.

■ **Lokalisation:** in der Mitte der Verbindungslinie Xiphoidbasis – Bauchnabel.

■ **Hauptindikationsbereiche:**
  • Funktionsstörungen des Magens
  • Verdauungsstörungen.

Konzeptionsgefäß 17 »Dan Zhong« (»Mitte der Brust«)

Alarmpunkt (Mu-Punkt) des Perikardmeridians
Alarmpunkt (Mu-Punkt) des oberen 3E
Meisterpunkt des Qi

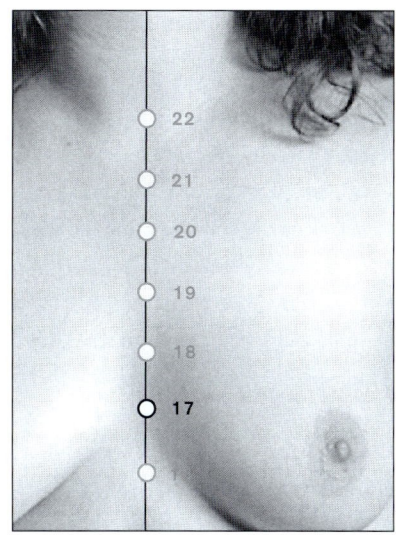

Lokalisation: auf der Medianlinie in Höhe der Mamillen im 4. ICR.

> **BEACHTE** *Die Gesamtstrecke Oberrand Manubrium sterni – Xiphoidbasis beträgt 9 Cun. Die Orientierung im ventralen Thorakalbereich erfolgt jedoch in der Regel durch Bestimmung des Interkostalraumes.*

Stichtiefe: 0,3 bis 0,5 Cun. Die Nadelung erfolgt subkutan nach kaudal in Richtung der Spitze des Processus xiphoideus oder nach lateral in Richtung auf die Mamillen.

> **BEACHTE** *Anatomisch kann die Knochenlamelle im Bereich KG 17 recht dünn sein (embryologisch bedingte Ossifikationsstörungen im Sternalbereich), es können sogar Foramina vorkommen: Gefahr der intrakardialen Nadelung. Ein mehr oder weniger stark ausgeprägtes Foramen sternale findet sich bei 8–10% der Bevölkerung; eine dünne Knochen- oder Bindegewebslamelle kann ein Palpationsbefund unauffällig erscheinen lassen. Der Abstand zwischen Hautoberfläche und Hinterfläche des Sternums beträgt nur 1–2 mm. Es sind schon Todesfälle beschrieben worden. Deshalb streng tangentiale Nadelung. Zur Palpation des 4. ICR empfiehlt es sich, zunächst den gut palpablen Übergang des Angulus sterni zwischen Manubrium sterni und Corpus sterni aufzusuchen. Lateral befindet sich die 2. Rippe, kaudal der 2. ICR.*

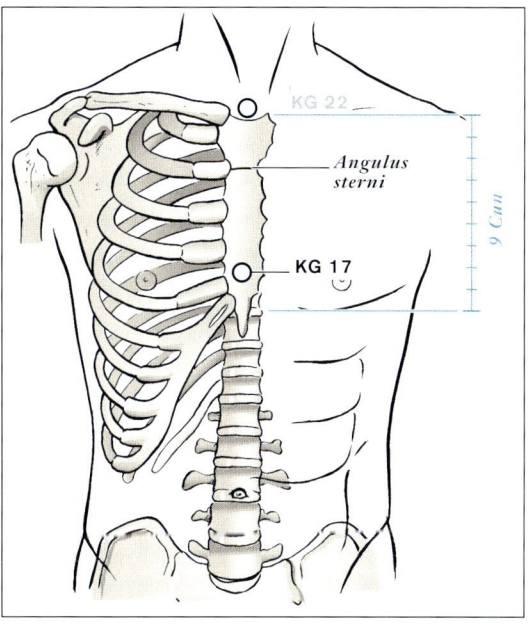

Hauptindikationsbereiche:

- chronische Erkrankungen des Respirationstraktes mit allgemeiner Müdigkeit
- mangelhafte Milchproduktion
- Mastitis
- funktionelle Herzbeschwerden.

Weitere Indikationen: Halsschmerzen, thorakales Beklemmungsgefühl.

Funktion in der TCM:

- reguliert und fördert die Qi-Zirkulation im oberen 3E
- stärkt das Atem-Qi (Zong-Qi)
- öffnet den Thorax
- beseitigt zähen Schleim
- senkt gegenläufiges Lungen-Qi und Magen-Qi.

Erläuterungen zur TCM:

...fördert die Qi-Zirkulation im oberen 3E: Meisterpunkt der Respirationsorgane, stärkt das Qi und fördert die Zirkulation, enge Verbindung mit Herz und Lunge (Organe des oberen 3 E). Unterstützt die verteilende und absenkende Wirkung.

Symptome bei Disharmonie und Stagnation des Qi-Flusses im oberen 3E: Husten, Beklemmungsgefühl, Atemnot, Asthma, allgemeine Atemstörung.

...stärkt das Atem-Qi (Zong-Qi): Die Akupunktur beeinflusst das Leitbahn-Qi (Ying-Qi). Es wird gebildet aus der Erbenergie (Jing), der Nahrungsenergie (Gu-Qi) und der Atmungsenergie (Zong-Qi). Diese drei »Qi-Arten« setzen sich zu dem wahren Qi (Zheng-Qi) zusammen. Bei KG 17 vereinigen sich die drei Qi-Arten, um das Leitbahnen-Qi (Ying-Qi) zu nähren. Bei chronischen Erkrankungen des Funktionskreises Lunge ist das Atem-Qi zu schwach und muss aufgebaut werden.

Indikationen: chronisch rezidivierende Atemstörungen, Asthma, konstitutionelle Lungenschwäche bei Kindern.

Weitere wichtige Akupunkturpunkte: Lu 9, Bl 13.

Repetitorium Konzeptionsgefäß 17

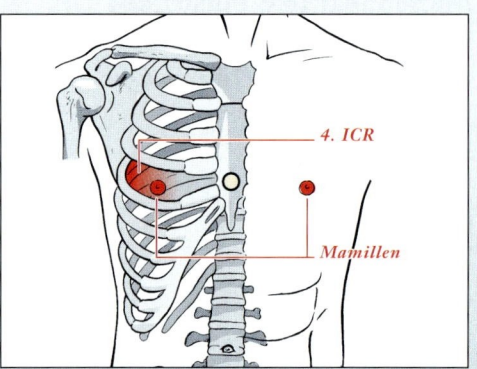

- **Alarmpunkt (Mu-Punkt) des Perikardmeridians.**
  Alarmpunkt (Mu-Punkt) des oberen 3E
  Meisterpunkt des Qi.

- **Anatomische Leitstruktur:** Mamillen, 4. ICR.

- **Lokalisation:** auf der Medianlinie in Höhe der Mamillen im 4. ICR.

- **Hauptindikationsbereiche:**
  - chronische Erkrankungen des Respirationstraktes mit allgemeiner Müdigkeit
  - mangelhafte Milchproduktion
  - Mastitis
  - funktionelle Herzbeschwerden.

- **Funktion in der TCM:**
  - reguliert und fördert die Qi-Zirkulation im oberen 3E
  - stärkt das Atem-Qi (Zong-Qi)
  - öffnet den Thorax
  - senkt gegenläufiges Lungen-Qi und Magen-Qi.

Konzeptionsgefäß 22 »Tian Tu« (»Himmels-Kamin«)

Lokalisation: in der Mitte der Incisura jugularis.

Stichtiefe: 0,3 bis 0,5 Cun senkrecht.

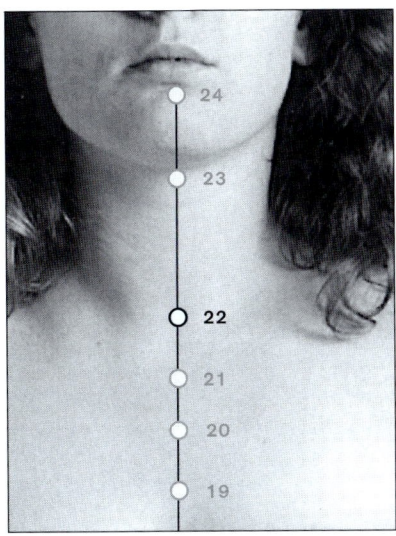

Hauptindikationsbereiche:
- Erkrankungen der Lunge
- Erkrankungen von Pharynx und Larynx.

Weitere Indikationen: Heiserkeit, plötzliche Aphonie.

Funktion in der TCM:
- senkt gegenläufiges Lungen-Qi
- beseitigt Hitze und zähen Schleim aus Kehlkopf und Thorax
- stärkt die Stimme
- lindert Husten.

Repetitorium Konzeptionsgefäß 22

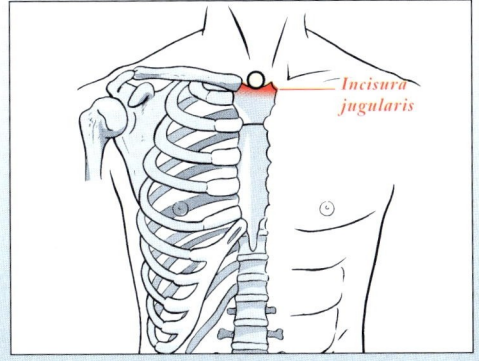

- **Anatomische Leitstruktur:** Incisura jugularis.

- **Lokalisation:** in der Mitte der Incisura jugularis.

- **Hauptindikationsbereiche:**
  - Erkrankungen der Lunge
  - Erkrankungen von Pharynx und Larynx.

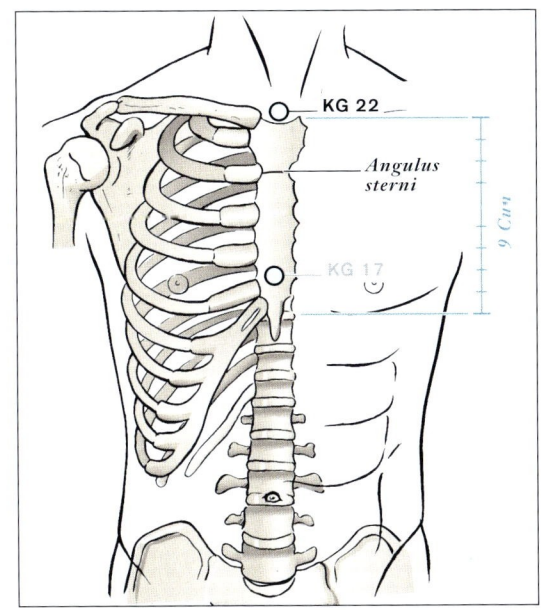

LG KG

Konzeptionsgefäß 24 »Cheng Jiang« (»Aufnahme des Breis«)

Lokalisation: tiefste Stelle der Medianlinie des Unterkiefers, in der Mitte der Mentolabialfalte.

> **BEACHTE** *Wird die Nadelung zur Würgreiz-reduktion (z. B. endoskopische Untersuchungen, Abdrucknahme) durchgeführt, empfiehlt sich, direkt vor der Untersuchung mit einer sehr kurzen Nadel zu arbeiten. Wird die Nadel im Griffbereich rechtwinklig abgebogen, kann sie während der Untersuchung belassen werden.*

Stichtiefe: 0,2 bis 0,3 Cun senkrecht.

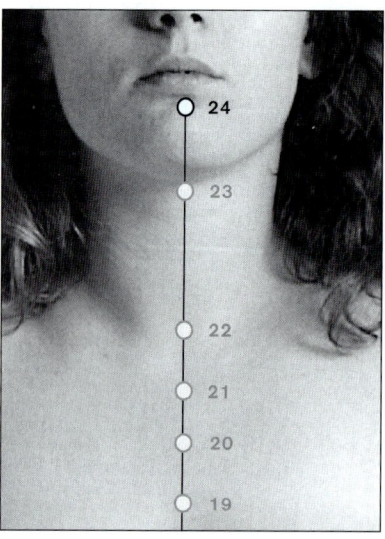

Hauptindikationsbereiche:
• Würgreiz und Hypersalivation bei endoskopischen Untersuchungen bzw. zahnärztlichen Eingriffen
• akute Zahnschmerzen
• Fazialisparese
• Gesichtsschmerz.

Funktion in der TCM:
• vertreibt äußeren Wind
• lindert Gesichtsschwellungen und -schmerzen.

Repetitorium Konzeptionsgefäß 24

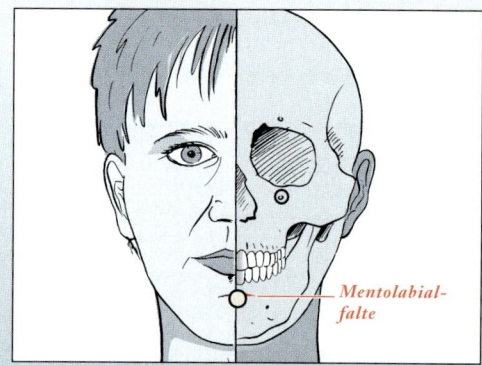

Mentolabial-falte

■ **Anatomische Leitstruktur:** Mentolabial-falte.

■ **Lokalisation:** tiefste Stelle der ventralen Medianlinie in der Mitte der Mento-labialfalte.

■ **Hauptindikationsbereiche:**
• Würgreiz und Hypersalivation bei endoskopischen Untersuchungen bzw. zahnärztlichen Eingriffen
• akute Zahnschmerzen
• Fazialisparese
• Gesichtsschmerz.

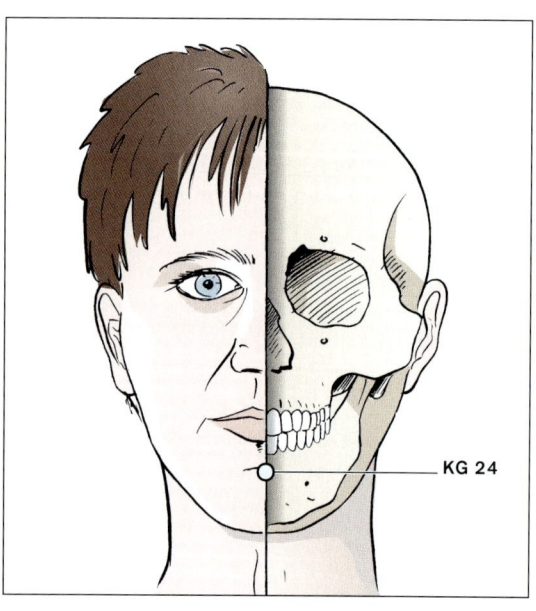

KG 24

Weitere Punkte des Konzeptionsgefäßes

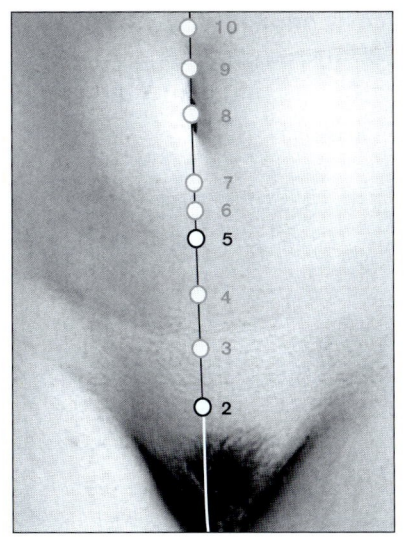

Konzeptionsgefäß 1 »Hiu Yin« (»Zusammenkunft des Yin«)

Lokalisation: in der Dammmitte zwischen After und äußerem Genitale (Mann: hintere Skrotumbegrenzung, Frau: hintere Kommissur der großen Labien).

Stichtiefe: ca. 0,5 Cun senkrecht.

Indikationen: urogenitale Erkrankungen wie z. B. Prostatitis.

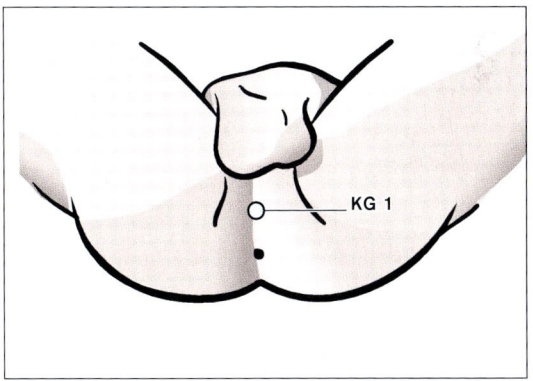

Konzeptionsgefäß 2 »Qu Gu« (»Gekrümmter Knochen«)

Lokalisation: am Oberrand der Symphyse in der Medianlinie.

Stichtiefe: 1 bis 1,5 Cun senkrecht.

Indikationen: urogenitale Erkrankungen.

Konzeptionsgefäß 5 »Shi Men« (»Stein-Pforte«)
Alarmpunkt (Mu-Punkt) des gesamten 3E

Lokalisation: 3 Cun oberhalb der Symphysenmitte.

Stichtiefe: ca. 0,5 Cun senkrecht.

Indikationen: urogenitale Erkrankungen.

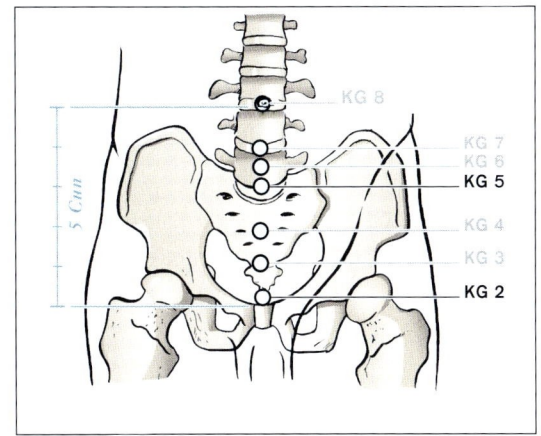

Konzeptionsgefäß 7 »Yin Jiao« (»Yin-Kreuzung«)
Alarmpunkt (Mu-Punkt) des unteren 3E

Lokalisation: 1 Cun kaudal des Mittelpunktes des Nabels.

Stichtiefe: ca. 0,5 Cun senkrecht.

Indikationen: Hypomenorrhöe, Amenorrhöe, Infertilität, abdominelle Schmerzen mit Spannungsgefühl, klimakterische Beschwerden.

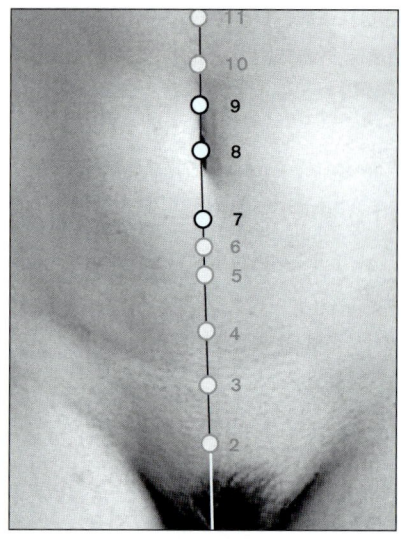

Konzeptionsgefäß 8 »Shen Que« (»Wachtor der Geisteskraft«)

Lokalisation: in der Mitte des Bauchnabels.

> **BEACHTE** *Eine Möglichkeit der Energiezufuhr bei allgemeinen Erschöpfungszuständen stellt das Nabelmoxen mit Ingwer und Salz dar (drei Yang-Substanzen).*

Indikationen: allgemeine Müdigkeit mit Kältegefühl, chronische Erschöpfungszustände.

Konzeptionsgefäß 9 »Shui Fen« (»Verteilung des Wassers«)

Lokalisation: 1 Cun kranial des Mittelpunktes des Nabels (exakte Lokalisation siehe auch KG 3).

Stichtiefe: ca. 0,5 Cun senkrecht.

Indikationen: Gastroenteritis mit Diarrhöe, abdominelles schmerzhaftes Spannungsgefühl mit Blähungen.

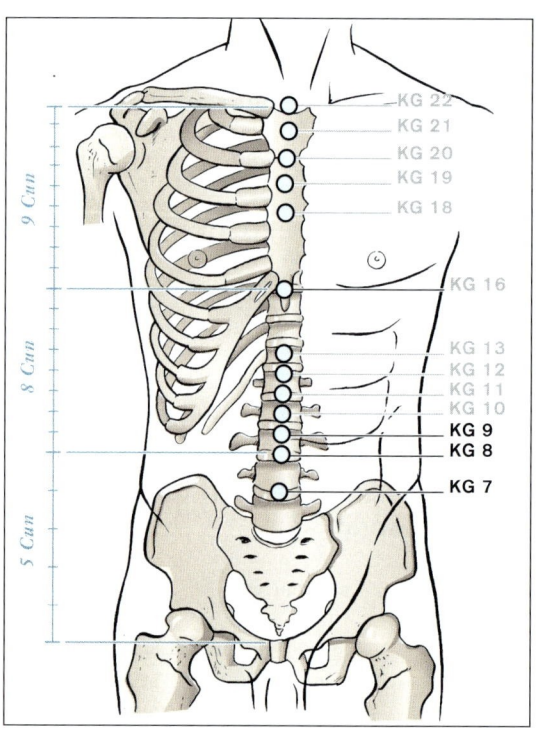

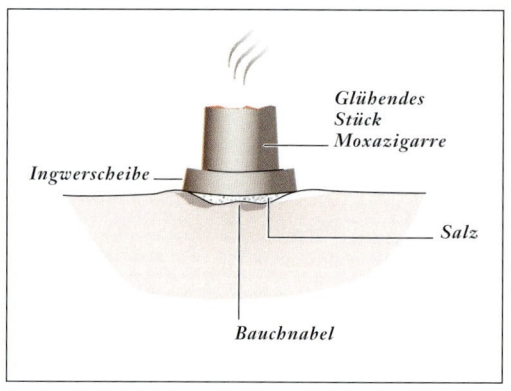

Konzeptionsgefäß 10 »Xia Wan« (»Untere Magengrube«)

Lokalisation: 2 Cun kranial des Nabelmittelpunktes.

Stichtiefe: ca. 0,5 Cun senkrecht.

Indikationen: Funktionsstörungen des Magens; Funktionsstörungen des Darmtraktes mit dünnen Stühlen oder Durchfall.

Konzeptionsgefäß 11 »Jian Li« (»Stärkung des Inneren«)

Lokalisation: 3 Cun kranial des Nabelmittelpunktes.

Stichtiefe: ca. 0,5 Cun senkrecht.

Indikationen: Funktionsstörungen des Magens.

Konzeptionsgefäß 13 »Shang Wan« (»Obere Magengrube«)

Lokalisation: 1 Cun kranial von KG 12. (KG 12: Mitte zwischen Nabel und Basis des Processus xiphoideus.)

Stichtiefe: ca. 0,5 Cun senkrecht.

Indikationen: Funktionsstörungen des Magens, Refluxösophagitis.

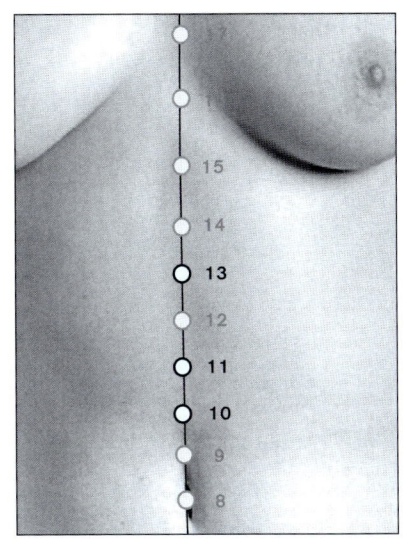

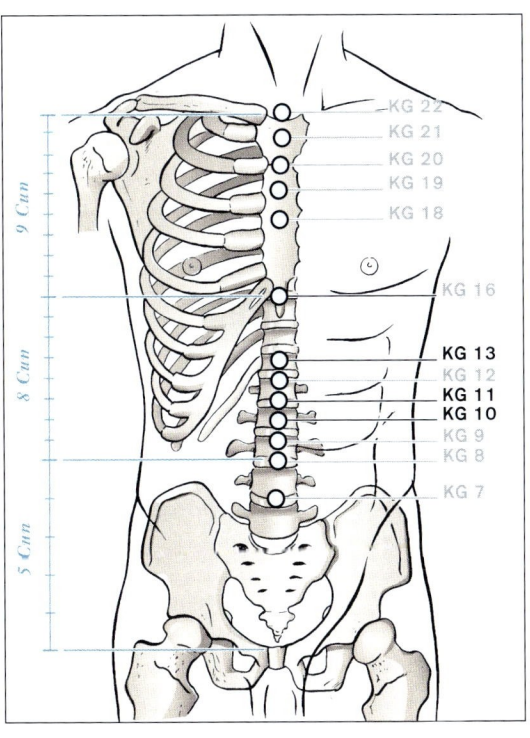

LG KG

Konzeptionsgefäß 14 »Ju Que« (»Riesiges Wachtor«)
Alarmpunkt (Mu-Punkt) des Herzens

Lokalisation: 1 Cun kaudal der Xiphoidspitze (KG 15).

Stichtiefe: ca. 0,5 Cun senkrecht.

Indikationen: funktionelle Herzerkrankungen, Funktionsstörungen des Magens mit, Refluxösophagitis, psychosomatische Erkrankungen.

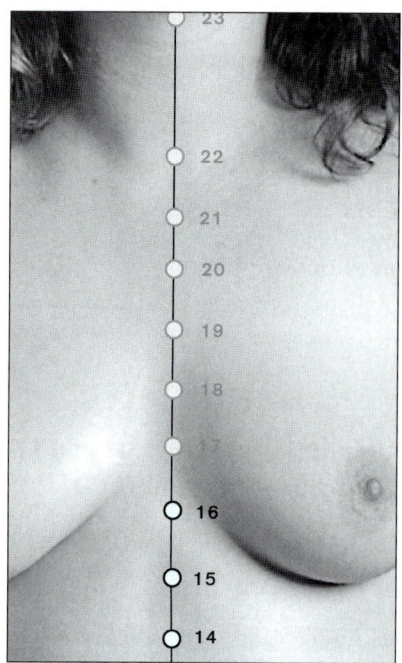

Konzeptionsgefäß 15 »Jiu Wei« (»Taubenschwanz«)
Passagepunkt (Luo-Punkt)

Lokalisation: direkt unterhalb der Xiphoidspitze in der Medianlinie.

> **BEACHTE** *In bis zu 10% der Fälle findet sich ein gespaltener Proc. xiphoideus, sodass die Gefahr der Verletzung des Herzbeutels/Herzens gegeben ist.*

Stichtiefe: ca. 0,5 Cun senkrecht.

Indikationen: schmerzhafte Funktionsstörungen der Oberbauchregion.

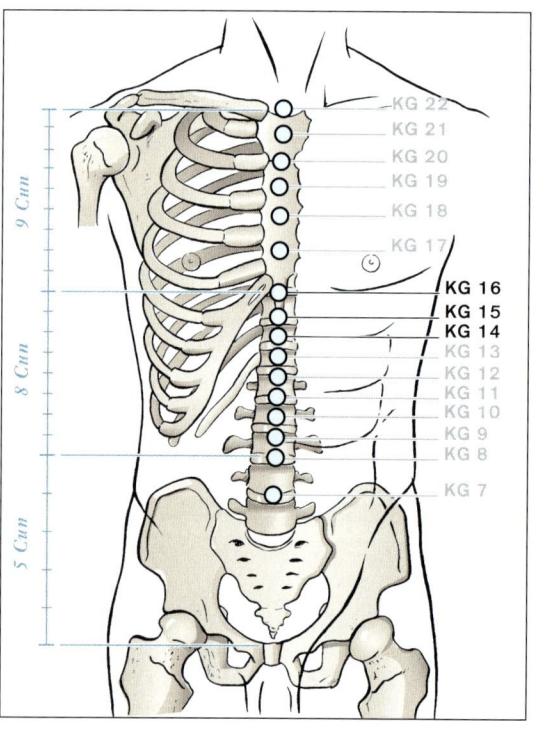

Konzeptionsgefäß 16 »Zhong Ting« (»Mittlerer Hof«)

Lokalisation: Xiphoidbasis (Vereinigung der Rippenbögen).

> **BEACHTE** *In bis zu 10% der Fälle findet sich ein gespaltener Proc. xiphoideus, sodass die Gefahr der Verletzung des Herzbeutels/Herzens gegeben ist.*

Stichtiefe: ca. 0,5 Cun subkutan kaudal.

Indikationen: Funktionsstörungen des Magens, funktionelle Herzerkrankungen.

Konzeptionsgefäß 18 »Yu Tang« (»Jade-Halle«)

Lokalisation: in der Medianlinie in Höhe des 3. ICR.
Beachte zur Lokalisation auch Angaben bei KG 17.

Stichtiefe: ca. 0,5 Cun subkutan kaudal.

Indikationen: funktionelle Herzerkrankungen, thorakales Spannungsgefühl.

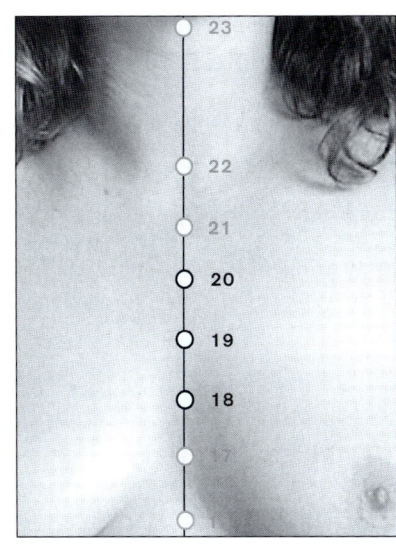

Konzeptionsgefäß 19 »Zi Gong« (»Purpur-Palast«)

Lokalisation: in der Medianlinie in Höhe des 2. ICR.

Stichtiefe: ca. 0,5 Cun subkutan kaudal.

Indikationen: funktionelle Herzerkrankungen, thorakales Spannungsgefühl, Erkrankungen der Lunge.

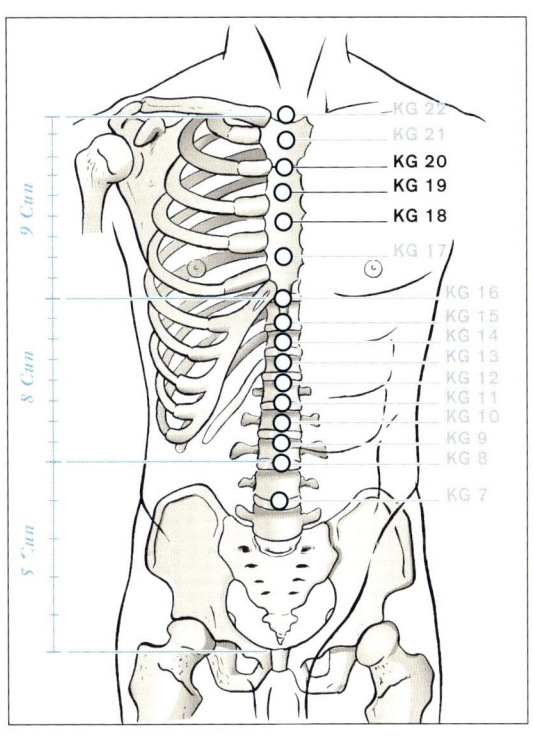

Konzeptionsgefäß 20 »Hua Gai« (»Prächtiger Baldachin«)

Lokalisation: zwischen Manubrium sterni und Corpus sterni in Höhe des Ansatzes der 2. Rippe im Bereich der gut palpablen Angulus sterni (siehe Abbildung bei KG 17).

> **BEACHTE** *Der Übergang Manubrium sterni – Corpus sterni ist als Vorsprung sehr gut palpabel und dient der Orientierung der Interkostalräume. Lateral dieses Überganges befindet sich die 2. Rippe, der 2. ICR liegt kaudal.*

Stichtiefe: ca. 0,5 Cun subkutan kaudal.

Indikationen: Erkrankungen der Lunge, thorakales Spannungsgefühl, funktionelle Herzerkrankungen.

LG KG

Konzeptionsgefäß 21 »Xuan Ji« (»Wundervolle Jade-Perle«)

Lokalisation: 1 Cun kaudal von KG 22 (Oberrand Manubrium sterni).

Stichtiefe: ca. 0,5 Cun subkutan kaudal.

Indikationen: Refluxösophagitis, Erkrankungen der Lunge.

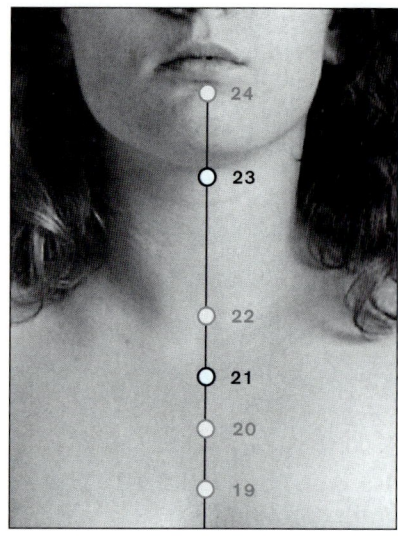

Konzeptionsgefäß 23 »Lian Quan« (»Quelle an der Kante«)

Lokalisation: in einer Vertiefung am Oberrand des Os hyoideum, wo die Gegend des Unterkinns sich rechtwinklig gegen den übrigen Hals absetzt.

> **BEACHTE** *Der Punkt wird am besten bei Retroflexion des Kopfes im Sitzen genadelt, kurz stimuliert und wieder entfernt.*

Stichtiefe: ca. 0,5 Cun senkrecht zur Hautoberfläche.

Indikationen: plötzliche Aphasie, Sprachstörungen, myofasziales Schmerzsyndrom, Dysphagie, Hypersalivation, Globusgefühl.

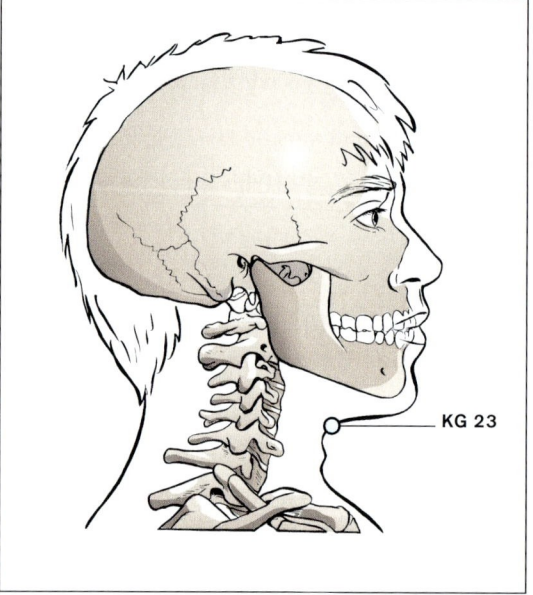

Die wichtigsten Punkte des Konzeptionsgefäßes

	KG 3	KG 4	KG 6	KG 12
Steuerungs-punkt	Mu-Punkt der Blase	Mu-Punkt des Dünndarms		Mu-Punkt des Magens, Meisterpunkt der Fu-Organe, Mu-Punkt des mittleren 3E
Krankheits-bilder	besonders akut, seltener chronisch	besonders chronisch	besonders chronisch	besonders chronisch, auch akut
Hauptsymptome	Zystitis, Urethritis, Impotenz, Fluor vaginalis	allgemeine Leistungs-schwäche, Müdigkeit, Anämie, Lumbago, Amenorrhöe, Zystitis	allgemeine Leistungs-schwäche, Erschöpfung, Dysmenorrhöe, Spannungsgefühl im Unterleib, Impotenz,	Übelkeit, Erbrechen, Appetitstörungen, weiche Stühle, Durchfall
Hauptfunktion in der TCM	beseitigt Feuchte-Hitze, beseitigt Hitze, unterstützt Blase.	nährt Yin, nährt Blut, stärkt Yang, unterstützt Ursprungs-Qi, stärkt die Nieren	stärkt Qi, stärkt Yang, bewegt Qi, stärkt die Milz.	stärkt Magen-Qi, stärkt Milz-Qi, beseitigt Nässe, unterdrückt gegenläufiges Magen-Qi.

gemeinsame Wirkung: harmonisierende Wirkung auf oberen, mittleren oder unteren 3-Erwärmer

KG 3   KG 4   KG 6   KG 12

	KG 17	KG 22
Steuerungspunkt	Mu-Punkt des Perikards, Meisterpunkt des Qi, Mu-Punkt des mittleren 3E	
Krankheitsbilder	besonders chronisch	akut und chronisch
Hauptsymptome	allgemeine Leistungsschwäche, Husten, Schleim Asthma bronchiale	Husten, Schleim Asthma bronchiale
Hauptfunktion in der TCM	stärkt Qi, löst Schleim, senkt gegenläufiges Lungen-Qi	senkt gegenläufiges Lungen-Qi, löst Schleim, beseitigt Hitze
	gemeinsame Wirkung: siehe links	

KG 17

KG 22

LG KG

Das Lenkergefäß (Du Mai)

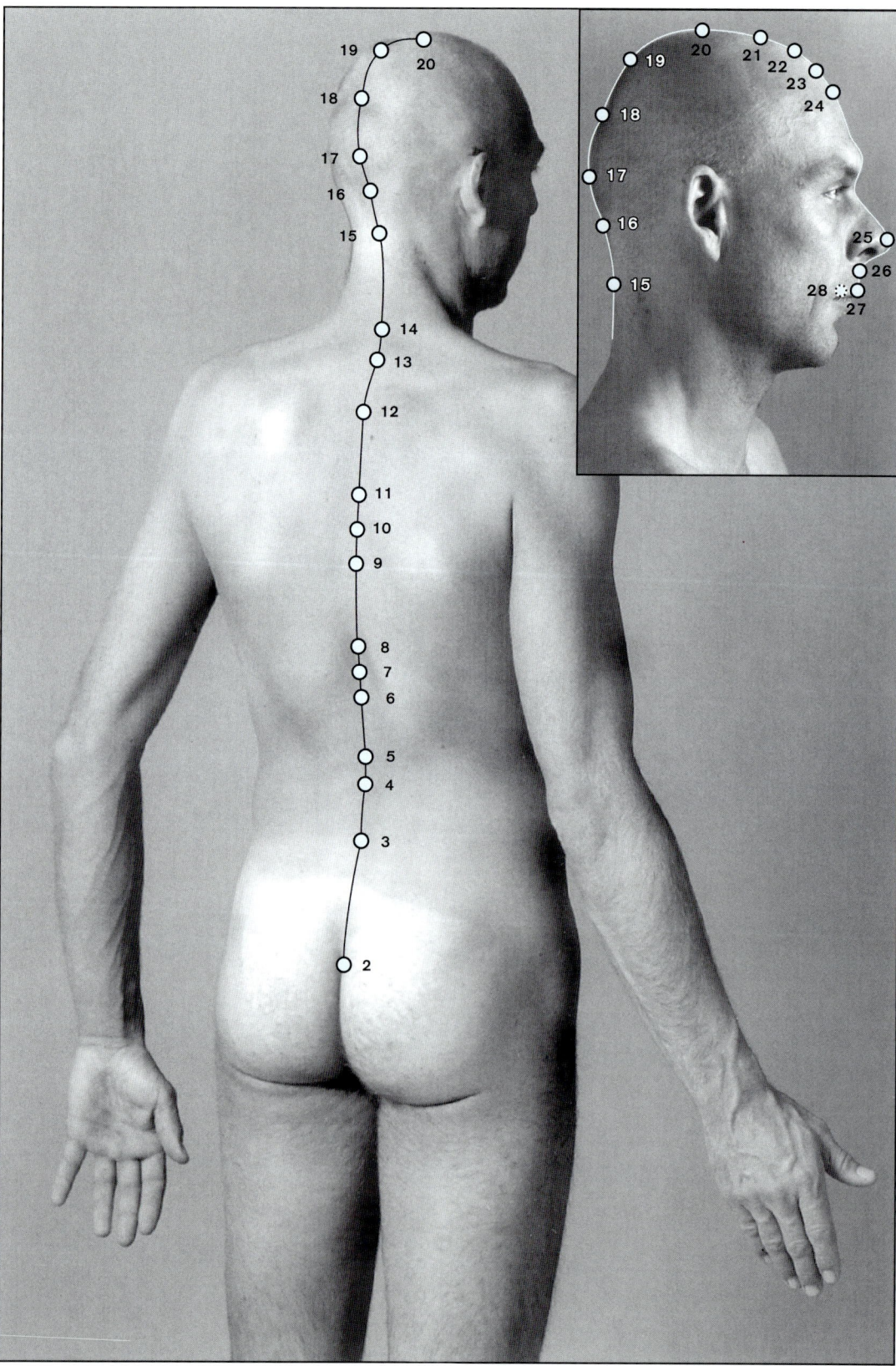

Wichtige Punkte
des Lenkergefäßes

LG 4: allgemeiner Tonisierungspunkt.

LG 14: Vereinigungspunkt aller
Yang-Meridiane.

LG 15: lokaler Punkt.

LG 16: lokaler Punkt.

LG 20: lokaler Punkt mit Allgemeinwirkung.

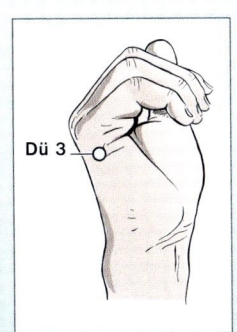

Zugeordnete Punkte
des Lenkergefäßes

Dü 3: Einschaltpunkt für das Lenkergefäß.

Lenkergefäß 4 »Ming Men« (»Pforte der Lebensbestimmung«)

Lokalisation: unterhalb des Dornfortsatzes des 2. LWK.
LG 4 liegt auf gleicher Höhe wie Bl 23. Hier mündet ein innerer Ast des Nierenmeridians ein, somit verstärkt LG 4 die Wirkung von Bl 23.
Hinweis: In der Literatur wurden äußerst selten bei nach kranial gerichteter sehr tiefer Nadeltechnik Verletzungen des Rückenmarks beschrieben. Die Nadelführung sollte deshalb in der oben beschriebenen Richtung 1 Cun nicht überschreiten bzw. sollte die Nadel senkrecht oder leicht kaudal geführt werden.

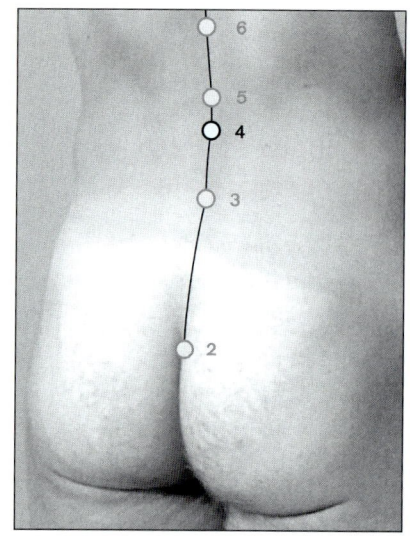

> **BEACHTE** *Sowohl LG 4 als auch Bl 23 wirken tonisierend auf Funktionsstörungen von Niere/Blase. Sie sind indiziert bei Patienten mit Kälte-, Schwäche- und Leeresymptomatik. Es empfiehlt sich bei zusätzlichen Lumbagobeschwerden Nadelung bzw. Moxibustion dieser »hinteren Lumbagotonisierungslinie«. Gegebenenfalls (bei Druckdolenz) ist zusätzlich Nadelung oder Moxibustion von Bl 52 (1,5 Cun lateral Bl 23) möglich. Statt der beschriebenen Nadelung von Bl 23 und Bl 52 können hier auch Moxaplättchen oder »hot spots« (selbsterwärmende geruchsneutrale Plättchen) verwendet werden.*

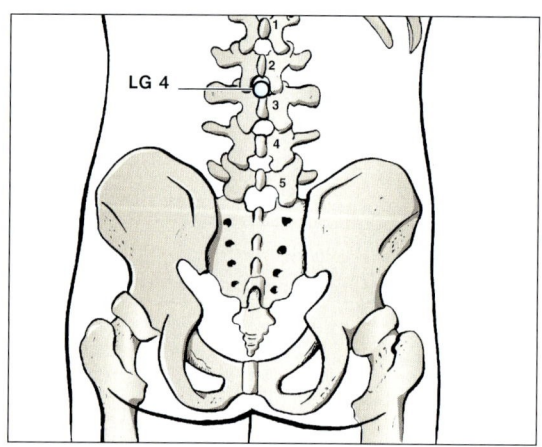

Stichtiefe: 0,5 bis 1 Cun senkrecht, evtl. schräg nach kaudal.

Hauptindikationsbereiche:
- schmerzhafte Funktionsstörungen der Lumbalregion mit und ohne Ausstrahlung ins Bein
- allgemeine Müdigkeit und Leistungsschwäche
- chronische Funktionsstörungen der Urogenitalorgane
- Störungen der Sexualfunktion.

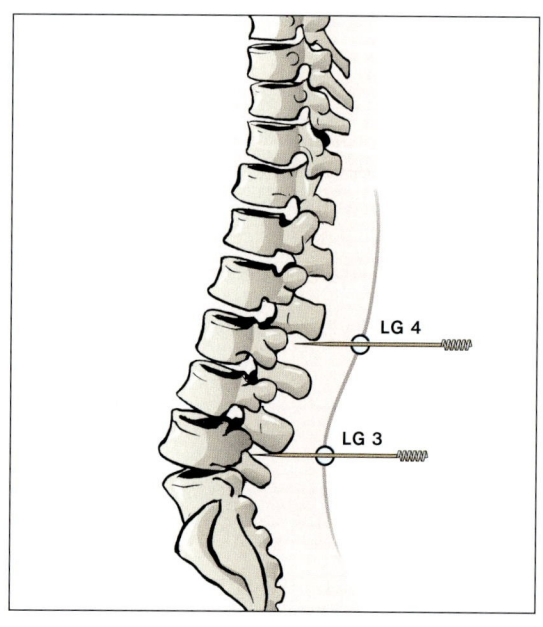

Funktion in der TCM:

- stärkt das Nieren-Yang und das Ursprungs-Qi (Yuan-Qi)
- unterstützt die Essenz (Jing)
- stärkt das Tor der Vitalität (Ming Men)
- stärkt Rücken, Beine und Knie
- vertreibt Kälte.

Erläuterungen zur TCM:

...stärkt Nieren-Yang und Ursprungs-Qi: Einige Schulen raten hier nur Moxibustion anzuwenden. Wirkungsvoller Punkt zur Stärkung des Nieren-Yang, insbesondere durch Moxibustion, da dieser Punkt in direkter Verbindung zum Nierenfunktionskreis steht.
Symptome bei Nieren-Yang-Mangel: chronische Abgeschlagenheit, allgemeines Kältegefühl, Libido- und Potenzschwäche, chronische Rückenschmerzen, Inkontinenz.

...stärkt das Tor der Vitalität: LG 4 steht in enger Verbindung mit dem Nieren-Yang, welches auch als das allgemeine Feuer (Yang) des Körpers gilt. LG4 wird genährt aus dem Ursprungs-Qi (Yuan-Qi). Um dieses nicht zu schwächen, sollte der Punkt selten genadelt werden, und besser mit Moxibustion behandelt werden. LG 4 wärmt und unterstützt das »Nieren-Feuer«. Er ist bei Nieren-Yang-Mangel sowie bei allgemeinem Yang-Mangel indiziert.

Symptome: chronische Müdigkeit, Antriebsschwache, Depressionen, schwache Knie, rezidivierende Beschwerden im LWS-Bereich, sexuelle Funktionsstörungen wie Libido- und Potenzschwäche, Inkontinenz.

Repetitorium Lenkergefäß 4

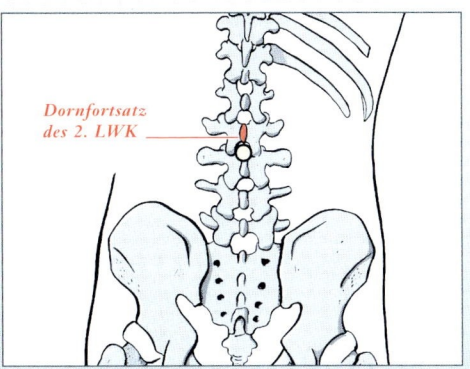

Dornfortsatz des 2. LWK

- **Anatomische Leitstruktur:** Dornfortsatz des 2. LWK.

- **Lokalisation:** unterhalb des Dornfortsatzes des 2. LWK

- **Hauptindikationsbereiche:**
  - schmerzhafte Funktionsstörungen der Lumbalregion mit und ohne Ausstrahlung ins Bein
  - allgemeine Müdigkeit und Leistungsschwäche
  - chronische Funktionsstörungen der Urogenitalorgane
  - Störungen der Sexualfunktion.

- **Funktion in der TCM:**
  - stärkt das Nieren-Yang und das Ursprungs-Qi (Yuan-Qi)
  - unterstützt die Essenz (Jing)
  - wärmt das Tor der Vitalität (Ming Men).

LG KG

Lenkergefäß 14 »Da Zhui« (»Großer Wirbel«)

Lokalisation: unterhalb des Dornfortsatzes des 7. Halswirbels.

> **BEACHTE** *Auffinden von Dornfortsatz C 7: Dieser gleitet im Gegensatz zu C 6 bei der Kopfreklination nicht nach ventral. Die Untersuchung erfolgt mit Mittel- und Zeigefinger, die auf die vermuteten Dornfortsätze von C 6 und C 7 gelegt werden. Bei korrekter Fingerlage bewegen sich die Finger bei Reklination gegeneinander, und der obere Dornfortsatz weicht nach ventral.*

Stichtiefe: 0,5 bis 1 Cun senkrecht oder leicht nach kaudal.

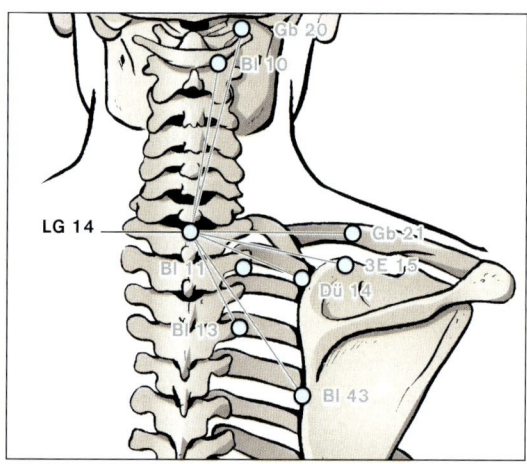

Hauptindikationsbereiche:
- dorsale Kopfschmerzen
- schmerzhafte Funktionsstörungen der Schulter-Nackenregion
- allgemeine Müdigkeit und Leistungsschwäche
- Erkältungskrankheiten insbesondere mit hohem Fieber.

Weitere Indikationen: mangelnde Konzentrationsfähigkeit, Gedächtnisstörungen.

Funktion in der TCM:
- leitet äußere pathogene Faktoren aus den Yang-Meridianen,
- beseitigt Wind-Hitze, befreit die Körperoberfläche,
- bewegt das Blut,
- beruhigt den Shen.

Repetitorium Lenkergefäß 14

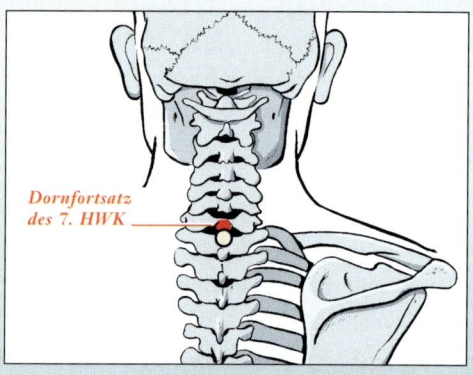

Dornfortsatz des 7. HWK

- **Anatomische Leitstruktur:** Dornfortsatz des 7. Halswirbel.

- **Lokalisation:** unterhalb des Dornfortsatzes des 7. Halswirbels.

- **Hauptindikationsbereiche:**
  - dorsale Kopfschmerzen
  - schmerzhafte Funktionsstörungen der Schulter- Nackenregion
  - allgemeine Müdigkeit und Leistungsschwäche
  - Erkältungskrankheiten insbesondere mit hohem Fieber.

- **Funktion in der TCM:**
  - leitet äußere pathogene Faktoren aus den Yang-Meridianen.

Erläuterung zur TCM:

...beseitigt Wind-Hitze: Ein Übermaß an Hitze oder exzessive Hitze schädigt den Funktionskreis Herz und stört den Geist (Shen). Symptome: unruhiger »hitziger« Geist, Rastlosigkeit, Umtriebigkeit, Schlafstörungen, schnelles sprunghaftes Sprechen.

Therapie: Hitze ausleiten, Geist (Shen) beruhigen.

Weitere wichtige Akupunkturpunkte: He 7, LG 20.

Diätetik-Tip:

Vermeiden: Nahrungsmittel mit heißem Temperaturverhalten, scharfe Gewürze, Kaffee, Alkohol.

Zu empfehlen: Weizen, Gerste, Südfrüchte, Äpfel, Birnen, Tomaten, Wassermelone, grüner Tee.

Lenkergefäß 15 »Ya Men« (»Pforte der Stummheit«)

Lokalisation: oberhalb des Dornfortsatzes des 2. Halswirbelkörpers in gleicher Höhe wie Bl 10, 0,5 Cun oberhalb der hinteren Haaransatzlinie.

> **BEACHTE** *Bei Nadelung von LG 15 und LG 16: Nadelung erfolgt bei etwas nach vorn gebeugtem Kopf in leicht kaudaler Richtung. Die Nadelspitze sollte im Lig. nuchae liegen. Keine Stimulation. Bei tiefer Nadelung besteht die Gefahr bei LG 16, in den Bereich der Cisterna cerebellomedullaris zu gelangen.*

Stichtiefe: 0,5 Cun leicht kaudal.

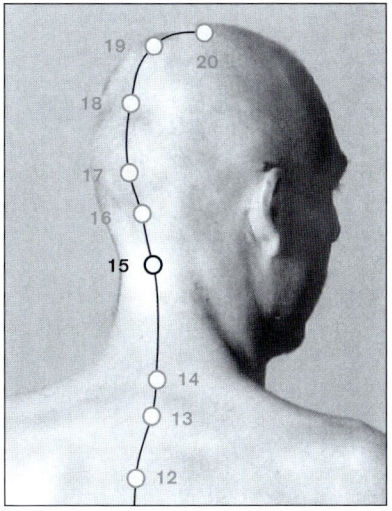

Hauptindikationsbereiche:
- Kopfschmerzen dorsal
- Schwindelzustände
- Sprachstörungen.

Weitere Indikationen: Epilepsie, Nackenschmerzen, Sprachstörungen.

Funktion in der TCM:
- regt das Sprechen an
- erhellt die Sinne
- klärt den Geist
- leitet Hitze aus
- unterdrückt inneren Wind.

Repetitorium Lenkergefäß 15

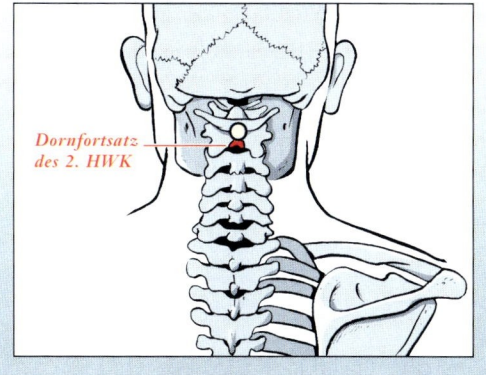

Dornfortsatz des 2. HWK

■ **Anatomische Leitstruktur:** Dornfortsatz des 2. Halswirbelkörpers.

■ **Lokalisation:** oberhalb des Dornfortsatzes des 2. Halswirbelkörpers.

■ **Hauptindikationsbereiche:**
- Kopfschmerzen dorsal
- Schwindelzustände
- Sprachstörungen.

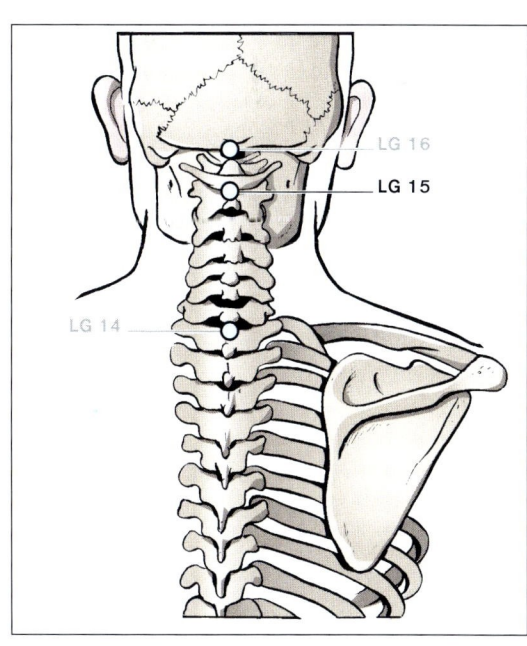

LG 16

LG 15

LG 14

LG KG

Lenkergefäß 16 »Feng Fu« (»Residenz des Windes«)

Lokalisation: unterhalb der Protuberantia occipitalis externa in gleicher Höhe wie Gb 20.

> **BEACHTE** *siehe LG 15.*

Stichtiefe: 0,5 Cun leicht kaudal (siehe LG 15).

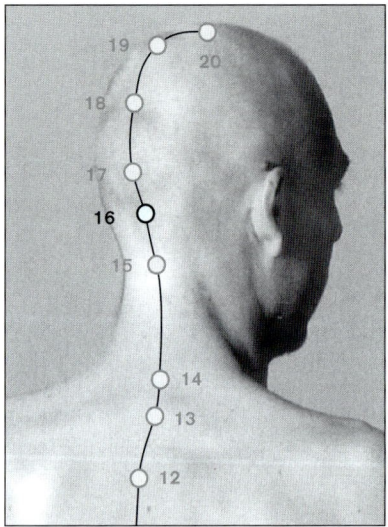

Hauptindikationsbereiche:
- Kopfschmerzen dorsal.
- Schwindelzustände.

Funktion in der TCM:
- herausragender Punkt bei äußeren und innerern Winderkrankungen.
  Bei sedierender Technik: beseitigt äußeren und inneren Wind (neben Gb 20 der bedeutendste windausleitende Punkt), klärt den Geist,
  bei tonisierender Technik: stärkt die Gehirnfunktion, erhellt den Geist.

Repetitorium Lenkergefäß 16

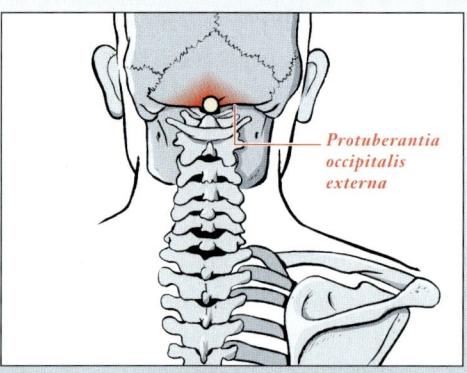

Protuberantia occipitalis externa

- ▮ **Anatomische Leitstruktur:** Protuberantia occipitalis externa.

- ▮ **Lokalisation:** unterhalb der Protuberantia occipitalis externa.

- ▮ **Hauptindikationsbereiche:**
  - Kopfschmerzen dorsal
  - Schwindelzustände.

- ▮ **Funktion in der TCM:**
  - herausragender Punkt bei äußeren und inneren Winderkrankungen,
    bei sedierender Technik: beseitigt äußeren und inneren Wind,
    bei tonisierender Technik: stärkt die Gehirnfunktion.

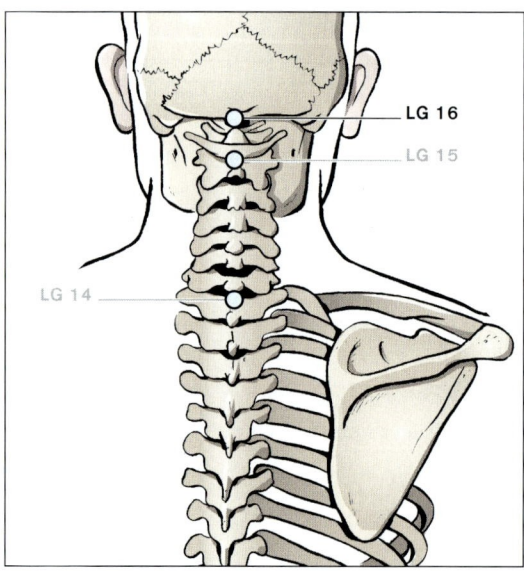

LG 16
LG 15
LG 14

Lenkergefäß 20 »Bai Hui«
(»Hundert Treffen«)

Lokalisation: auf der Mittellinie des Kopfes, 5 Cun haareinwärts der vorderen Haaransatzlinie auf einer Verbindungslinie zwischen beiden Ohrspitzen. In der deutschsprachigen Literatur wird als Orientierungshilfe häufig die Ohrachse (s. Abb.) beschrieben, durch die sich Ohrspitze und Verbindungslinie lokalisieren lassen.

Stichtiefe: 0,5 Cun subkutan nach vorne oder hinten.

Hauptindikationsbereiche:
- Unruhezustände.
- Schlafstörungen.
- alle Formen von Kopfschmerzen.
- Schwindelzustände.

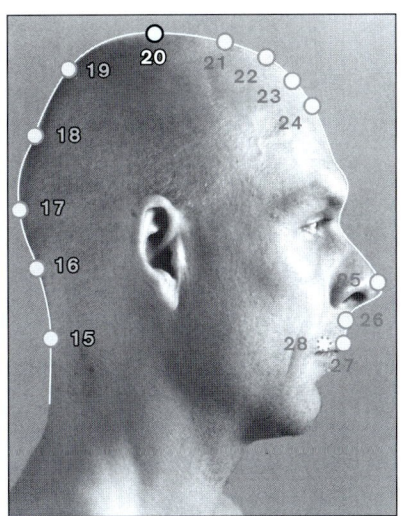

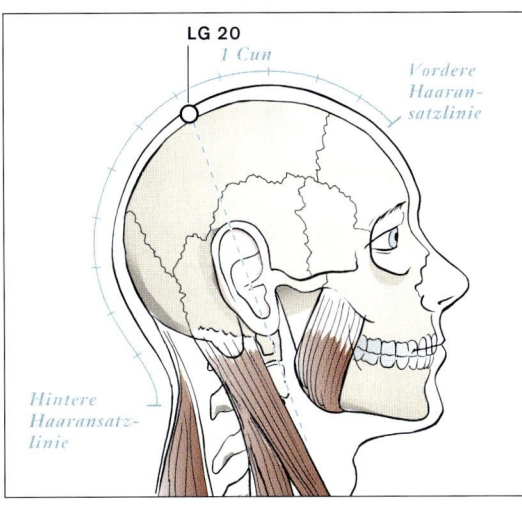

Repetitorium Lenkergefäß 20

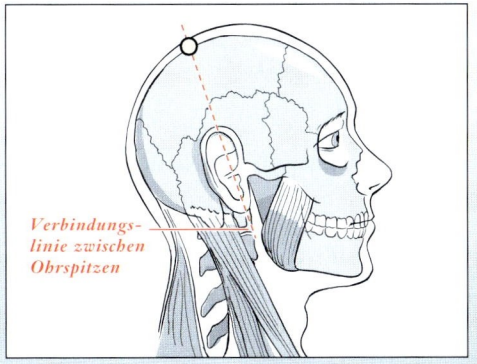

Verbindungslinie zwischen Ohrspitzen

- **Anatomische Leitstruktur:** Verbindungslinie zwischen beiden Ohrspitzen.

- **Lokalisation:** auf der Mittellinie des Kopfes, 5 Cun haareinwärts der vorderen Haaransatzlinie auf einer Verbindungslinie zwischen beiden Ohrspitzen.

- **Hauptindikationsbereiche:**
  - Unruhezustände
  - Schlafstörungen
  - alle Formen von Kopfschmerzen
  - Schwindelzustände.

Funktion in der TCM:
- vertreibt inneren Wind
- klärt und beruhigt den Shen
- besänftigt Leber-Wind und Leber-Yang
- öffnet die Sinnesorgane.

Erläuterungen zur TCM:

..vertreibt inneren Wind, besänftigt Leber-Wind, besänftigt Leber Yang: Die oben genannten Yang-Fülle-Syndrome folgen der allgemeinen Tendenz des Yang aufzusteigen, häufig entsprechende Symptome im Bereich des Kopfes z. B. Kopfschmerzen, Schwindel, Tinnitus, gerötete juckende Augen.

Bei sedierender Nadelung senkt LG 20 das Yang und beruhigt.

LG KG

Weitere Punkte des Lenkergefäßes

Lenkergefäß 1 »Chang Qiang«
(»Lang und stark«)
Luo-Punkt

Lokalisation: in der Mitte zwischen Os coccygis und dem Anus.

Stichtiefe: bis 0,5 Cun senkrecht.

Indikationen: Hämorrhoiden, Prostatadynie, Pruritus ani.

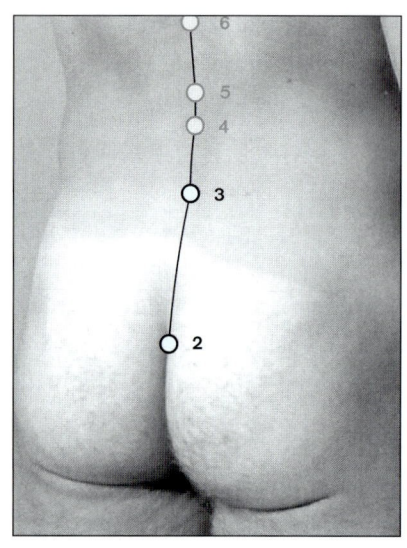

Lenkergefäß 2 »Yao Shu«
(»Transportpunkt des Lendenbereichs«)

Lokalisation: zwischen Os sacrum und Os coccygis, in der Mitte des Hiatus sacralis.

Anatomische Leitstruktur:

Stichtiefe: 0,5 bis 1 Cun senkrecht oder leicht kranial.

Indikationen: Hämorrhoiden, Schmerzen der Steißbein- und Sakralregion.

Lenkergefäß 3 »Yao Yang Guan«
(»Yang-Paßtor des Lendenbereichs«)

Lokalisation: unterhalb des Dornfortsatzes des 4. LWK.

> **BEACHTE** *Bei Nadelung der Punkte LG 3 und 4: Im Lumbalbereich verlaufen die Dornfortsätze nahezu horizontal. Sagittaler Einstich durch das Lig. supraspinale und das Lig. interspinale kann bis in eine Tiefe von 1,5 Cun führen. Eine Verletzung der Medulla spinalis ist auch bei tieferem Einstich nicht möglich, da das Rückenmark zwischen 1. und 2. Lendenwirbel endet.*

Stichtiefe: bis 0,5 Cun senkrecht oder leicht kaudal.

Indikationen: schmerzhafte Funktionsstörungen der Lumbosakralregion, gynäkologische Funktionsstörungen.

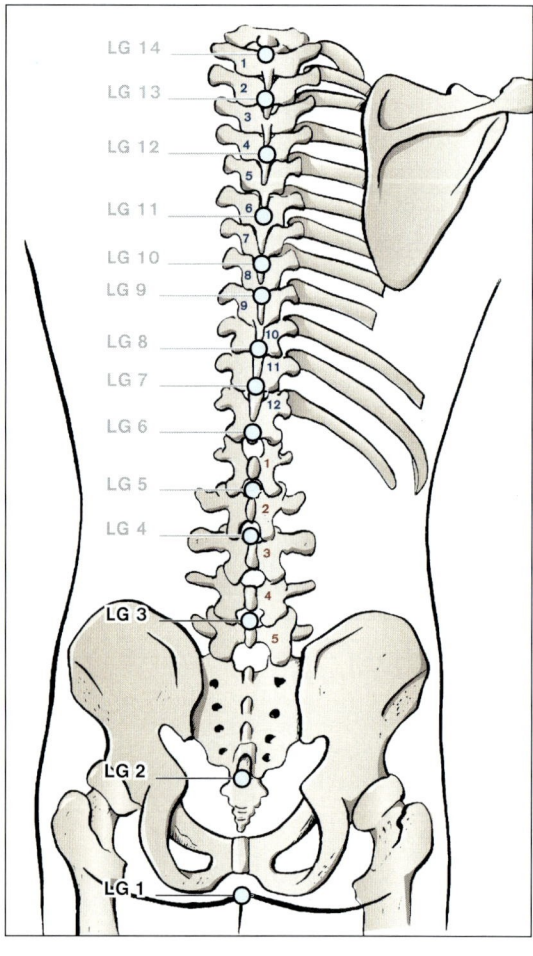

Lenkergefäß 5 »Xuan Shu« (»Türangel-Aufhängung«)

Lokalisation: unterhalb der Spitze des Dornfortsatzes des 1. Lendenwirbels.

Stichtiefe: bis 0,5 Cun senkrecht oder nach kaudal.

Indikationen: schmerzhafte Funktionsstörungen des thorako-lumbalen Überganges und der Lumbalregion, Funktionsstörungen des Darmtraktes.

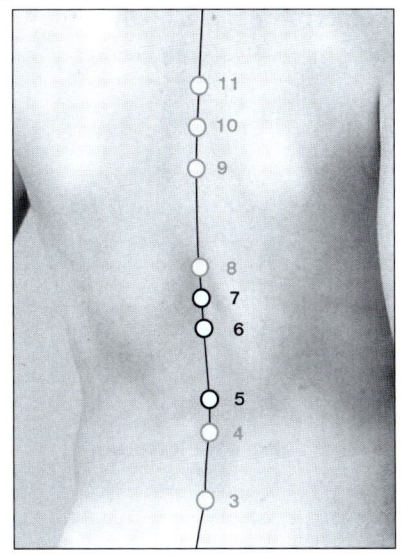

Lenkergefäß 6 »Ji Zong« (»Mitte der Wirbelsäule«)

Lokalisation: unterhalb der Spitze des Dornfortsatzes des 11. Brustwirbels.

Stichtiefe: bis 0,5 Cun senkrecht oder leicht nach kaudal (siehe auch Abbildung Punkt LG 14).

Indikationen: schmerzhafte Funktionsstörungen des thorako-lumbalen Überganges, Funktionsstörungen des Darmtraktes.

Lenkergefäß 7 »Zhong Shu« (»Mittlere Türangel«)

Lokalisation: unterhalb des Dornfortsatzes des 10. Brustwirbels.

Stichtiefe: bis 0,5 Cun senkrecht oder leicht nach kaudal (siehe auch Abbildung Punkt LG 14).

Indikationen: schmerzhafte Funktionsstörungen des thorako-lumbalen Überganges, Funktionsstörungen des Darmtraktes.

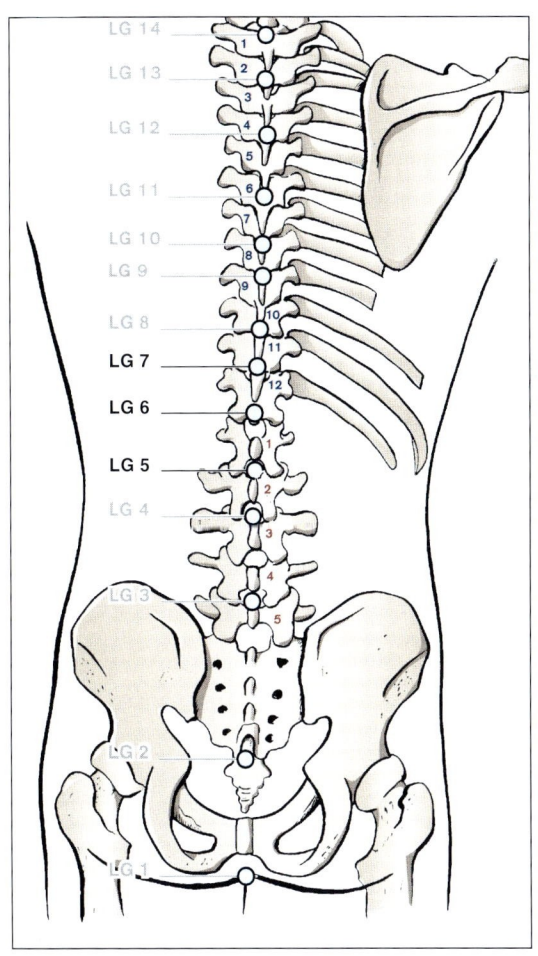

LG KG

Lenkergefäß 8 »Jin Suo« (»Sehnen-Kontraktion«)

Lokalisation: unterhalb des Dornfortsatzes des 9. Brustwirbels.

Stichtiefe: bis 0,5 Cun senkrecht oder leicht nach kaudal (siehe auch Abbildung Punkt LG 14).

Indikationen: schmerzhafte Funktionsstörungen der mittleren und unteren BWS.

Lenkergefäß 9 »Zhi Yang« (»Das Yang erreichen«)

Lokalisation: unterhalb des Dornfortsatzes des 7. Brustwirbels (dieses entspricht ungefähr der Höhe des Unterrandes beider Schulterblätter).

Stichtiefe: bis 0,5 Cun senkrecht oder leicht nach kaudal (siehe auch Abbildung Punkt LG 14).

Indikationen: schmerzhafte Funktionsstörungen der mittleren BWS-Region, Schmerzen und Spannungsgefühl im Thorax oder in der Oberbauchregion, Singultus.

Lenkergefäß 10 »Ling Tai« (»Terrasse der Geisteskraft«)

Lokalisation: unterhalb des Dornfortsatzes des 6. Brustwirbels.

Stichtiefe: bis 0,5 Cun senkrecht oder leicht nach kaudal (siehe auch Abbildung Punkt LG 14).

Indikation: schmerzhafte Funktionsstörungen der oberen und mittleren BWS, Spannungsgefühl des Thorax, Funktionsstörungen von Lunge.

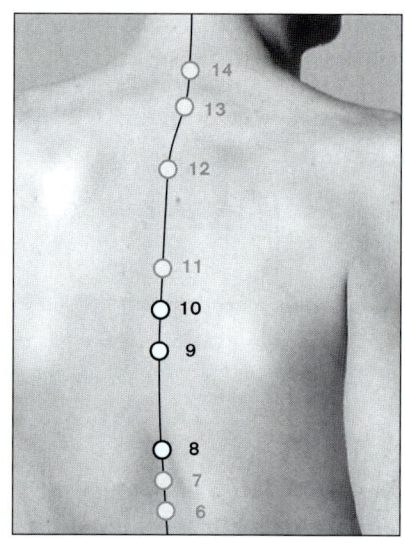

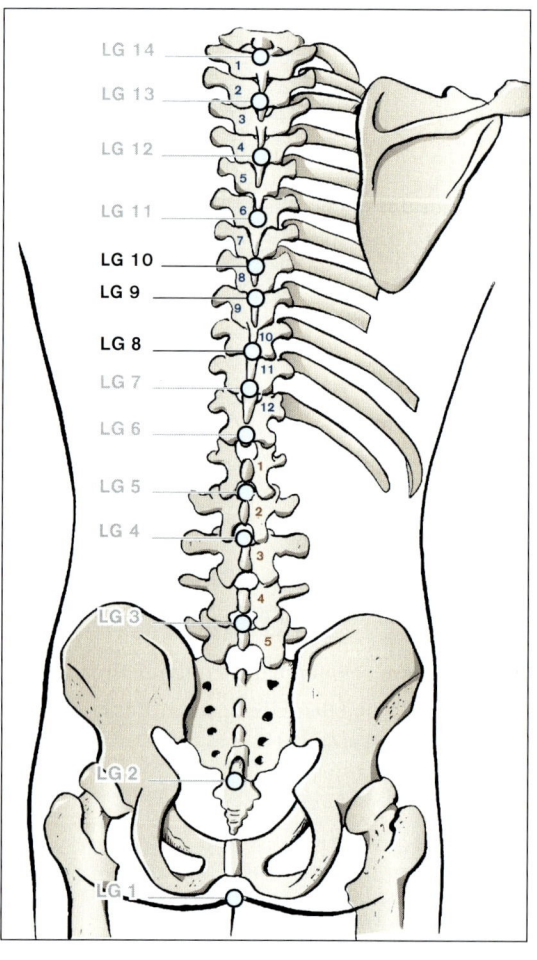

Lenkergefäß 11 »Shen Dao« (»Weg der Geisteskraft«)

Lokalisation: unterhalb des Dornfortsatzes des 5. Brustwirbels

Stichtiefe: bis 0,5 Cun senkrecht oder leicht nach kaudal (siehe auch Abbildung Punkt LG 14).

Indikationen: schmerzhafte Funktionsstörungen der oberen und mittleren BWS, Spannungsgefühl im Thorax, Funktionsstörungen der Lunge.

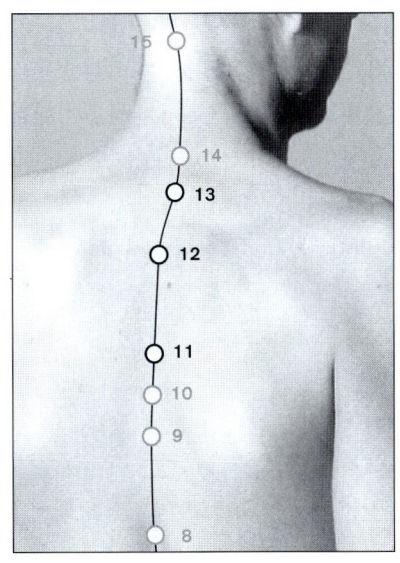

Lenkergefäß 12 »Shen Zhu« (»Leibes-Säule«)

Lokalisation: unterhalb des Dornfortsatzes des 3. Brustwirbels.

Stichtiefe: bis 0,5 Cun senkrecht oder leicht nach kaudal (siehe auch Abbildung Punkt LG 14).

Indikationen: schmerzhafte Funktionsstörungen der oberen BWS, Spannungsgefühl im Thorax, Funktionsstörungen der Lunge.

Lenkergefäß 13 »Tao Dao« (»Brennofen-Weg«)

Lokalisation: unterhalb des Dornfortsatzes des 1. Brustwirbelkörpers.

Stichtiefe: bis 0,5 Cun senkrecht oder leicht nach kaudal.

Indikation: schmerzhafte Funktionsstörungen des zerviko-thorakalen Überganges, akute Erkältungskrankheiten.

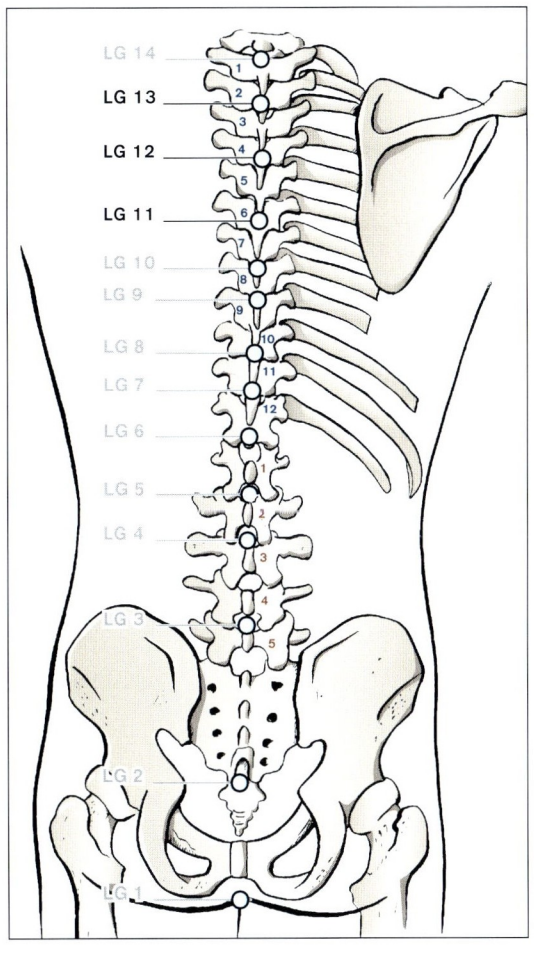

LG KG

Lenkergefäß 17 »Nao Hu« (»Türflügel des Hirns«)

Lokalisation: 1,5 Cun oberhalb des Punktes LG 16 (direkt unterhalb der Protuberantia occipitales externa).

Stichtiefe: 3 bis 6 mm subkutan nach kranial oder kaudal.

Indikationen: Schwindel, Kopfschmerzen dorsal.

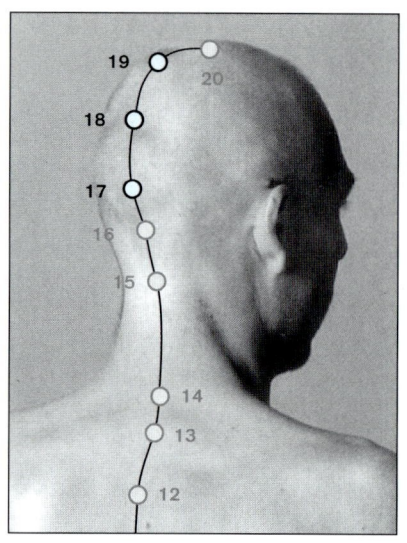

Lenkergefäß 18 »Qiang Jian« (»Härte-Zwischenraum«)

Lokalisation: in der Mitte zwischen den Punkten LG 16 und LG 20, 1,5 Cun oberhalb LG 17.

Stichtiefe: 3 bis 6 mm subkutan kranial oder kaudal.

Indikationen: Schwindel, Kopfschmerzen dorsal.

Lenkergefäß 19 »Hou Ding« (»Hinter dem Scheitel«)

Lokalisation: 1,5 Cun oberhalb des Punktes LG 18 bzw. 1,5 Cun kaudal dorsal des Punktes LG 20.

Stichtiefe: 3 bis 6 mm subkutan nach ventral oder kaudal.

Indikationen: Schwindel, Kopfschmerzen dorsal.

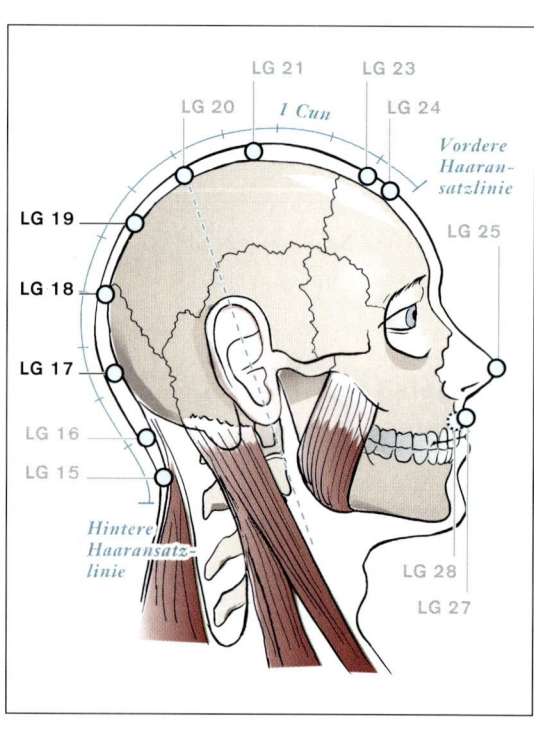

Lenkergefäß 21 »Qian Ding« (»Vor dem Scheitel«)

Lokalisation: 1,5 Cun vor dem Punkt LG 20; 3,5 Cun dorsal der vorderen Haaransatzlinie.

Stichtiefe: 0,5 Cun subkutan nach nasal oder kranial.

Indikation: Schwindel, Kopfschmerzen dorsal.

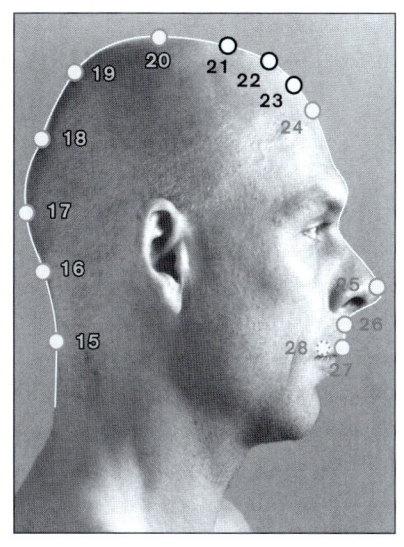

Lenkergefäß 22 »Xin Hui« (»Treffen an der Fontanelle«)

Lokalisation: 2 Cun posterior der vorderen Haaransatzlinie bzw. 3 Cun vor LG 20.

Stichtiefe: 3 bis 6 mm subkutan nach vorne oder hinten.

Indikationen: Schwindel, Kopfschmerzen dorsal.

Lenkergefäß 23 »Shang Xing« (»Oberer Stern«)

Lokalisation: 1 Cun hinter dem vorderen Haaransatz in der Medianlinie.

> **BEACHTE** *Der vordere Haaransatz läßt sich bei Glatzenbildung durch Stirnrunzeln finden.*

Stichtiefe: 0,5 Cun subkutan nach vorne oder hinten

Indikationen: Rhinitis und Sinusitis, Kopfschmerzen dorsal und frontal.

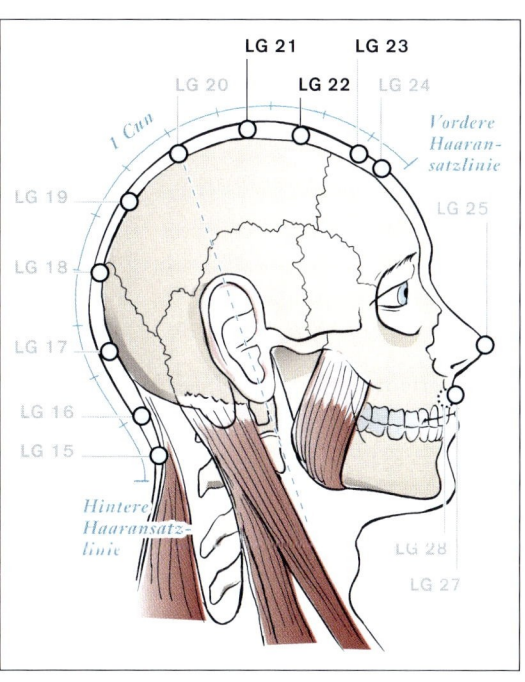

Lenkergefäß 24 »Shen Ting« (»Hof der Geisteskraft«)

Lokalisation: 0,5 Cun hinter dem vorderen Haaransatz in der Medianlinie.

> **BEACHTE** *Der vordere Haaransatz lässt sich bei Glatzenbildung durch Stirnrunzeln finden.*

Stichtiefe: 0,5 Cun subkutan nach nasal oder kranial.

Indikationen: Kopfschmerzen dorsal und frontal, Unruhezustände.

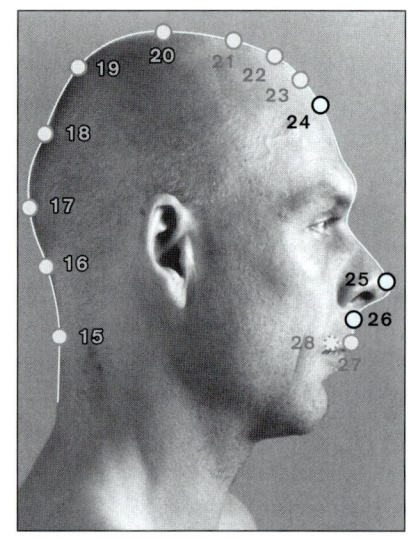

Lenkergefäß 25 »Su Liao« (»Weiß-Knochenloch«)

Lokalisation: auf der Nasenspitze.

Stichtiefe: 2 bis 3 mm senkrecht.

Indikationen: keine zwingende Indikation.

Lenkergefäß 26 »Shui Gou« (»Wasser-Rinne«)

Lokalisation: im Philtrum auf der vorderen Mittellinie am Übergang des nasalen Drittels zu den übrigen zwei Dritteln der Verbindungslinie zwischen Nase und Oberlippenrand.

Stichtiefe: 0,5 Cun schräg nach kranial.

Indikationen: »Bewusstlosigkeit«, akute Lumbago.

> **BEACHTE** *Bei genannten Indikationen empfiehlt sich im Notfall (keine Nadel zur Hand) kräftige Akupressur mit dem Daumen gegen den Nasenunterrand.*

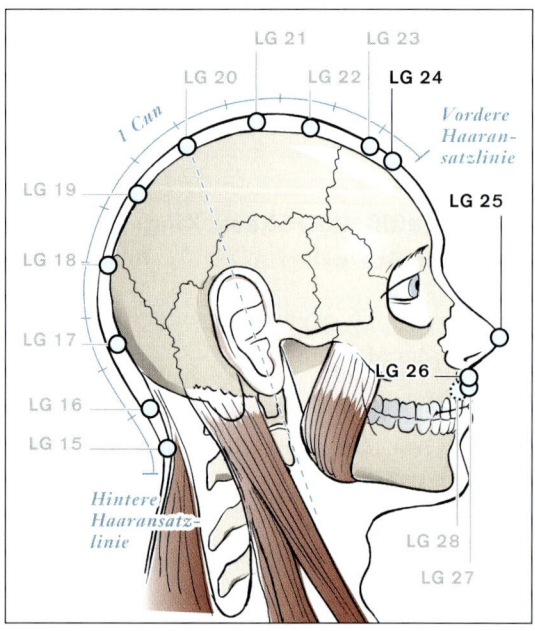

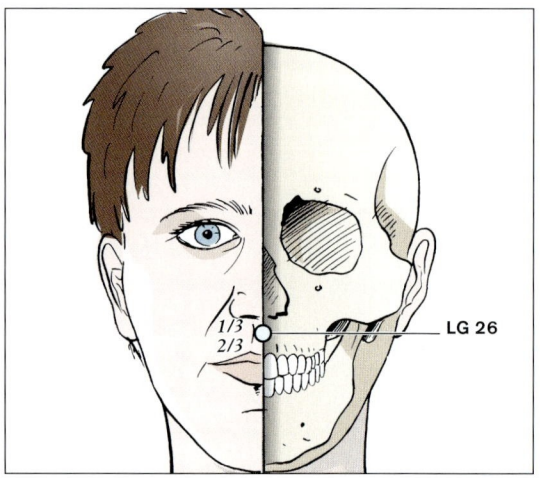

Lenkergefäß 27 »Dui Duan« (»Oberer Lippenrand«)

Lokalisation: am Übergang vom Philtrum zur Oberlippe.

Stichtiefe: 0,2 bis 0,3 Cun senkrecht.

Indikationen: schmerzhafte Störungen der Lippen, Mundzucken.

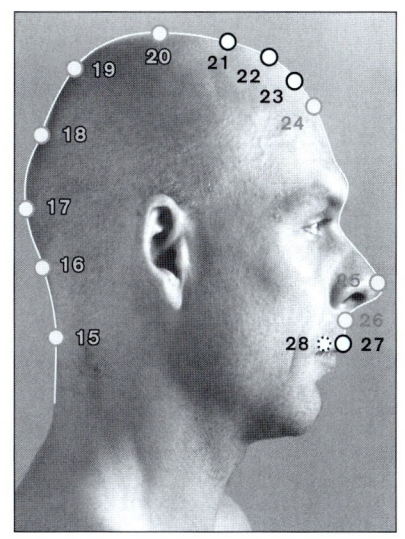

Lenkergefäß 28 »Yin Jiao« (»Zahnfleisch-Kreuzung«)

Lokalisation: innenseitig der Oberlippe im Bereich des Frenulumansatzes am Gaumen.

Stichtiefe: Eine Nadelung in der Mundhöhle ist wegen Aspirationsgefahr der Nadel kontraindiziert (vgl. Mundakupunktur nach *Gleditsch*)! Variante: Infiltration mit einem Lokalanästhetikum.

Indikationen: entzündliche Erkrankungen des Mundes, Zahnschmerzen, Hämorrhoidalbeschwerden.

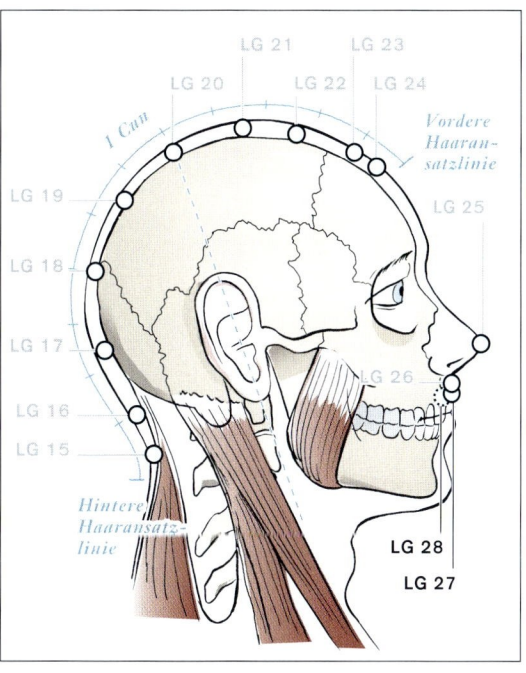

Die wichtigsten Punkte des Lenkergefäßes

	LG 4	LG 14	LG 15
Steuerungs-punkt			
Krankheits-bilder	besonders chronisch, auch akut	akut und chronisch	akut und chronisch
Hauptsymptome	**Schmerzen:** Lumbago, Lumboischialgie, Zystitis	**Schmerzen:** Kopf (dorsal), Nacken, Schulter	
	Impotenz, Infertilität, Leistungsschwäche, Müdigkeit	Fieber, Erkältungs-krankheiten, Leistungsschwäche, Müdigkeit	Sprachstörungen, Schwindel
Hauptfunktion in der TCM	stärkt Nieren-Yang, stärkt Ursprungs-Qi, unterstützt Essenz-Jing	eliminiert pathogene Faktoren, stärkt Yang, beruhigt Shen	regt das Sprechen an, klärt den Geist
	gemeinsame Wirkung: Stärkung der geistigen Leistungsfähigkeit, Beruhigung		

	LG 16	LG 20
Steuerungs- punkt		
Krankheits- bilder	akut und chronisch	akut und chronisch
Hauptsymptome	**Schmerzen:** Kopf (dorsal) Unruhe, Schwindel	**Schmerzen:** Kopf Unruhe, Schlaf- störungen, Schwindel, Prolaps
Hauptfunktion in der TCM	beseitigt Wind, klärt den Geist, unterstützt das Gehirn	vertreibt inneren Wind, klärt den Geist, tonisiert Yang
	gemeinsame Wirkung: siehe links	

LG KG

Die Extrapunkte (Ex)

Seit 1991 existiert in China mit Übereinkunft der
WHO eine offizielle Einigung auf 48 Extrapunkte,
die nach Körperregionen benannt sind. Die
Körperregionen beinhalten unterschiedlich viele
Extrapunkte.

Englische Bezeichnung:

Ex-HN (Head-Neck) Anzahl: 15

Ex-CA (Chest-Abdomen) Anzahl: 1

Ex-B (Back) Anzahl: 9

Ex-UE (Upper Extremity) Anzahl: 11

Ex-LE (Lower Extremity) Anzahl: 12

Deutsche Bezeichnung:

Ex-KH (Kopf-Hals)

Ex-BB (Brust-Bauch)

Ex-R (Rücken)

Ex-AH (Arm-Hand)

Ex-BF (Bein-Fuß)

Wichtige Extrapunkte

Eigenname	Extra deutsch	Extra englisch	Chin. Acup. & Mox.	Outline	Essentials	König/ Wancura
Si Shen Cong	Ex-KH 1	Ex-HN 1	Extra 6	Extra 6	Ex 4	PaM 1
Yin Tang	Ex-KH 3	Ex-HN 3	Extra 2	Extra 1	Ex 1	PaM 3
Yu Yao	Ex-KH 4	Ex-HN 4	Extra 5	Extra 3	Ex 3	PaM 6
Tai Yang	Ex-KH 5	Ex-HN 5	Extra 1	Extra 2	Ex 2	PaM 9
Jing Bai Lao	Ex-KH 15	Ex-HN 15	Extra 16	—	—	PaM 30
Ding Chuan	Ex-R 1	Ex-B 1	Extra 14	Extra 17	Ex 6	N-P. 45
Hua Tuo Jia Ji	Ex-R 2	Ex-B 2	Extra 15	Extra 21	Ex 7	PaM 85
Shi Qi Zhui	Ex-R 8	Ex-B 8	Extra 18	Extra 19	—	PaM 75
Yao Tong Dian	Ex-AH 7	Ex-UE 7	Extra 29	Extra 27	—	PaM 110/111
Wai Lao Gong/Luo Zhen	Ex-AH 8	Ex-UE 8	Extra 28	—	—	PaM 108
Ba Xie	Ex-AH 9	Ex-UE 9	Extra 27	Extra 28	Ex 16	PaM 107
He Ding	Ex-BF 2	Ex-LE 2	Extra 38	Extra 31	—	PaM 156
Nei Xi Yan	Ex-BF 4	Ex-LE 4	—	—	—	PaM 145
Xi Yan	Ex-BF 5	Ex-LE 5	Extra 36	Extra 32	—	PaM 145
Ba Feng	EX-BF 10	EX-LE 10	Extra 40	Extra 36	Ex 20	PaM 137

Extra

Ex-KH 1 (Ex-HN 1)
»Si Shen Cong«
(»Vier zur Schärfung der Geisteskraft«)

Lokalisation: Si Shen Cong setzt sich aus vier Punkten zusammen, die sich jeweils 1 Cun vor, hinter und neben LG 20 befinden.

Stichtiefe: subkutan jeweils 0,5 bis 1 Cun auf LG 20 zu oder nach außen.

Hauptindikationsbereiche:
- Unruhezustände
- Kopfschmerzen jeglicher Lokalisation
- Schwindelzustände.

Funktion in der TCM:
- unterdrückt inneren Wind.

Punktkombinationen:
- **Ex-KH 1 + He 7 + Mi 6:** Schlafstörungen.
- **Ex-KH 1 + Pe 6 + Ma 36:** Übelkeit, Erbrechen.

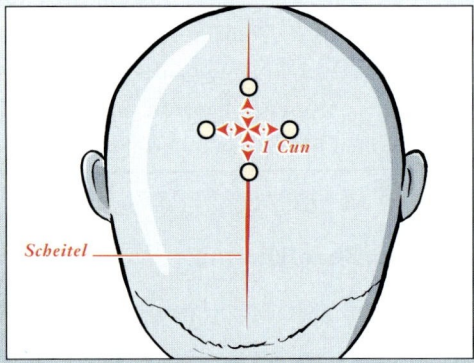

Repetitorium Ex-KH 1

- **Anatomische Leitstruktur:** Scheitel.
- **Lokalisation:** Si Shen Cong setzt sich aus vier Punkten zusammen, die sich jeweils 1 Cun vor, hinter und neben LG 20 befinden.
- **Hauptindikationsbereiche:**
  - Unruhezustände
  - Kopfschmerzen jeglicher Lokalisation
  - Schwindelzustände.

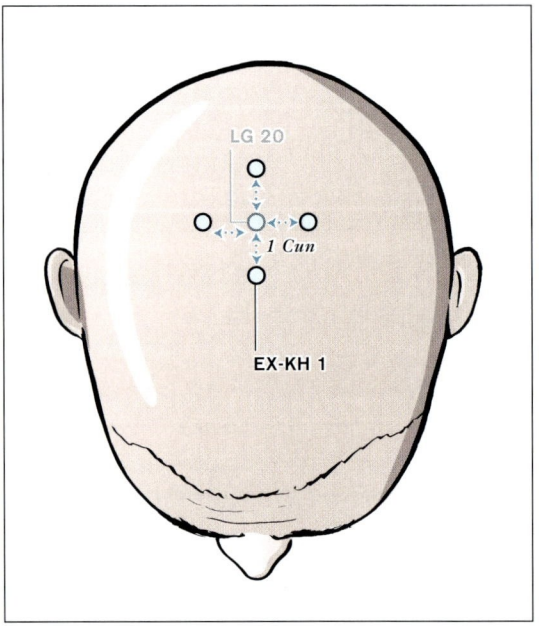

Ex-KH 3 (Ex-HN 3) »Yin Tang« (»Siegel-Halle«)

Lokalisation: in der Mitte zwischen den Augenbrauen.

Die Nadelführung bei Ex-KH 3 erfolgt nach Abheben einer Hautfalte zwischen den Augenbrauen subkutan nach kaudal in Richtung Nasenwurzel. *J. Bischko* lokalisiert diesen Punkt tiefer auf der Nasenwurzel.

Stichtiefe: etwa 1 Cun subkutan kaudal in Richtung Nasenwurzel.

Schmerzfreies Vorschieben der Nadel gelingt mittels vorher erfolgter Hautfaltenbildung über der Glabella.

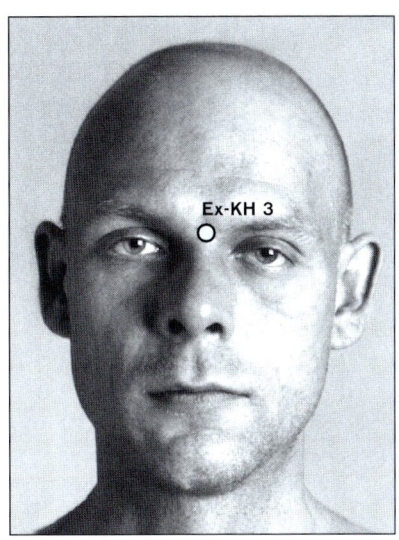

Ex-KH 3

Hauptindikationsbereiche:
- Kopfschmerzen frontal und dorsal
- Erkrankungen der Augen, Nase und Nasennebenhöhlen.

Weitere Indikationen: Schlafstörungen, psychische Unruhezustände, Yin Tang (Ex-KH 3) und Bl 2 werden nach *J. Bischko* in der Kombination als vorderes magisches Dreieck bezeichnet. Das vordere magische Dreieck hat eine entspannende Wirkung besonders bei Kopfschmerzen sowie Rhinitis und Sinusitis. Bl 2 wird senkrecht oder mit der Nadelspitze in Richtung Nasenwurzel genadelt.

Repetitorium Ex-KH 3

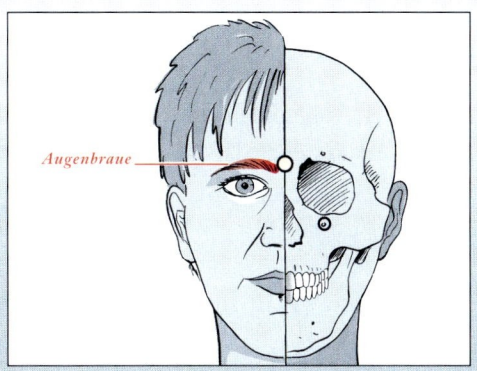

Augenbraue

- ▮ **Anatomische Leitstruktur:** Augenbrauen.

- ▮ **Lokalisation:** in der Mitte zwischen den Augenbrauen.

- ▮ **Hauptindikationsbereiche:**
  - Kopfschmerzen frontal und dorsal
  - Erkrankungen der Augen, Nase und Nasennebenhöhlen.

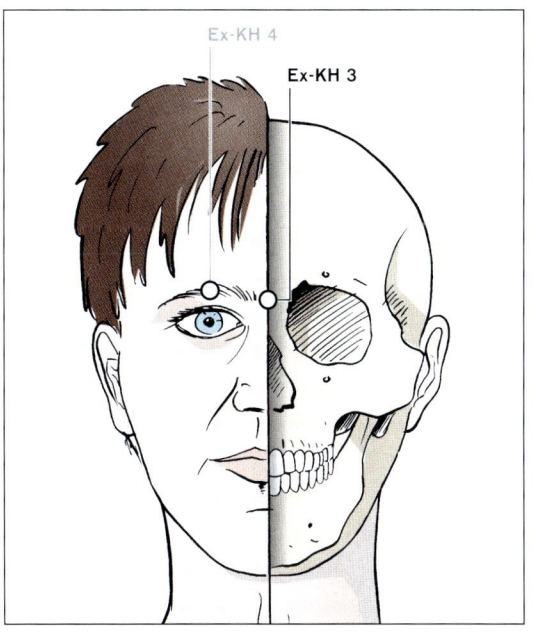

Ex-KH 4

Ex-KH 3

Funktion in der TCM:
- beseitigt Wind
- beruhigt den Geist
- befreit die Nase.

Extra

Ex-KH 4 (Ex-HN 4) »Yu Yao« (»Fisch-Taille«)

Lokalisation: Mitte der Augenbraue über der Pupille beim Blick geradeaus.

Stichtiefe: 0,5 Cun subkutan in Richtung mediales oder laterales Ende der Augenbraue.

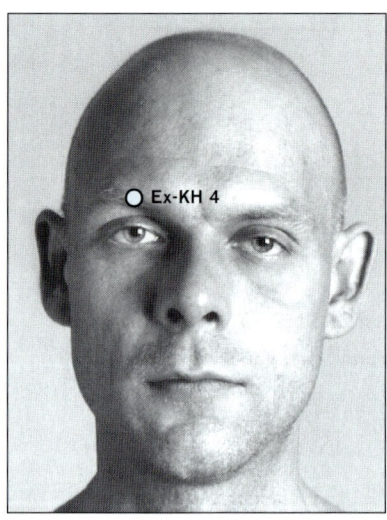

Hauptindikationsbereiche:
- Funktionsstörungen der Augen.
- Kopfschmerzen mit Beteiligung der Augen.

Weitere Indikationen: Fazialisparese, Trigeminusneuralgie, Schielen.

Funktion in der TCM:
- beseitigt Leber-Feuer
- verbessert die Sehkraft
- lindert Schmerzen und Spasmen.

Repetitorium Ex-KH 4

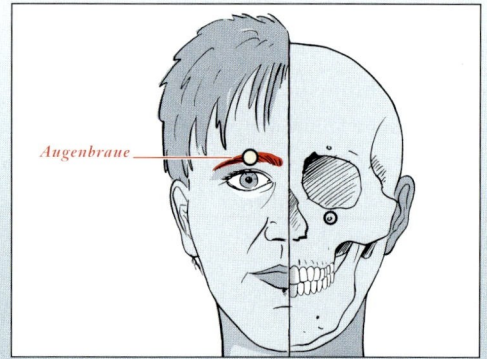

Augenbraue

- **Anatomische Leitstruktur:** Augenbraue.

- **Lokalisation:** Mitte der Augenbraue über der Pupille beim Blick geradeaus.

- **Hauptindikationsbereiche:**
  - Funktionsstörungen des Auges
  - Kopfschmerzen mit Beteiligung der Augen.

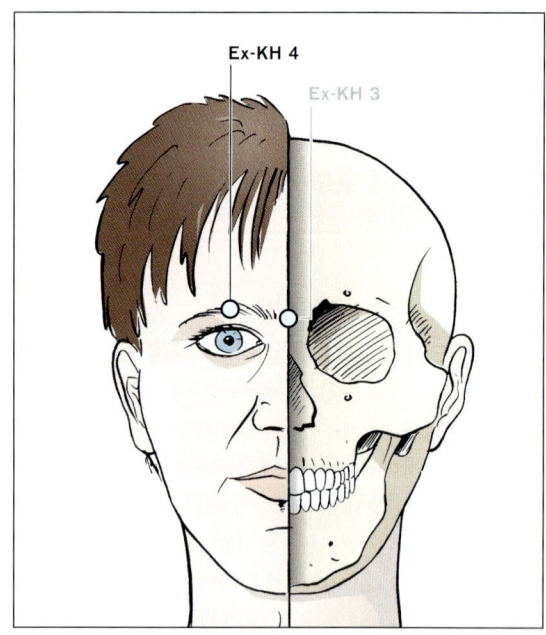

Ex-KH 4

Ex-KH 3

Ex-KH 5 (Ex-HN 5) »Tai Yang« (»Großes Yang«)

Lokalisation: vom Mittelpunkt der Verbindungslinie Augenbrauenende – lateraler Augenwinkel etwa 1 Cun ohrwärts in einer Vertiefung.

Stichtiefe: senkrecht oder ca. 0,5 Cun subkutan in Richtung Schläfe.

> **BEACHTE** *Meist ist ein deutliches Grübchen tastbar. Dieser Punkt wird bei Kopfschmerzen von den Patienten selbst gerne gedrückt. Wird Druck als angenehm empfunden, ist auch bei akuten Kopfschmerzen Lokaltherapie allein mit Tai Yang möglich. (Sonst bei akuten Kopfschmerzen Fernpunkte nehmen.)*

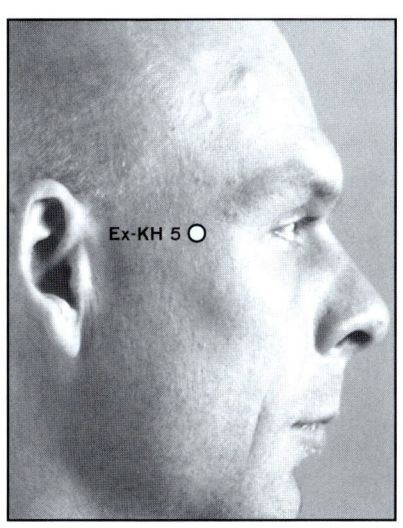

Hauptindikationsbereiche:
- Kopfschmerzen jeglicher Lokalisation
- Funktionsstörungen der Augen.

Weitere Indikationen: Trigeminusneuralgie, Fazialisparese.

Funktion in der TCM:
- beseitigt Wind
- kühlt Hitze
- klärt den Kopf und die Augen
- lindert Schmerzen.

Repetitorium Ex-KH 5

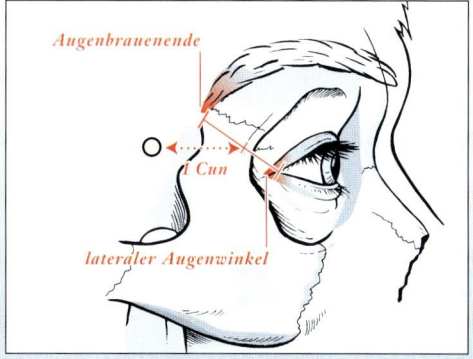

- **Anatomische Leitstruktur:** Augenbrauenende, lateraler Augenwinkel.

- **Lokalisation:** vom Mittelpunkt der Verbindungslinie Augenbrauenende – lateraler Augenwinkel etwa 1 Cun ohrwärts in einer Vertiefung.

- **Hauptindikationsbereiche:**
  - Kopfschmerzen jeglicher Genese
  - Funktionsstörungen der Augen.

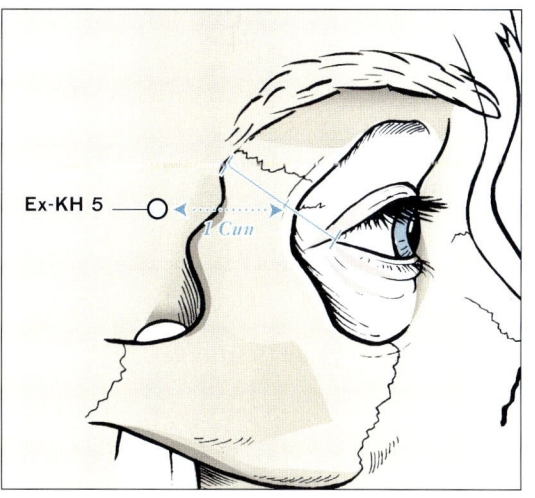

Extra

Ex-KH 15 (Ex-HN 15) »Jing Bai Lao« (»Hals-Schwindsucht«)

Lokalisation: 2 Cun kranial der Spitze des Dornfortsatzes von C 7 und 1 Cun lateral der Mittellinie.

> **BEACHTE** *Die Gesamtstrecke hintere Haaransatzlinie – Dornfortsatzunterkante C 7 misst 3 Cun.*

Stichtiefe: 0,5 bis 1 Cun leicht nach kaudal.

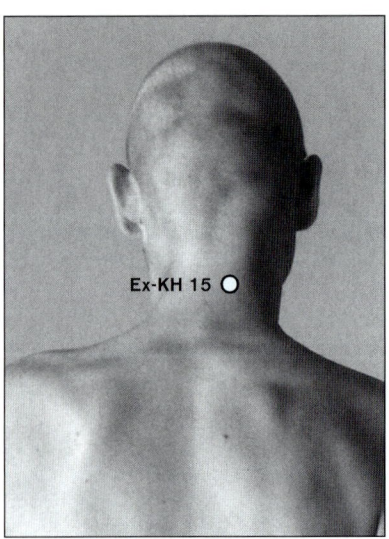

Ex-KH 15 ○

Hauptindikationsbereich:
• schmerzhafte Funktionsstörungen der Schulter- Nackenregion.

Funktion in der TCM:
• harmonisiert den Qi-Fluss
• beseitigt Obstruktionen der Leitbahn
• vertreibt Wind und Feuchtigkeit.

Repetitorium Ex-KH 15

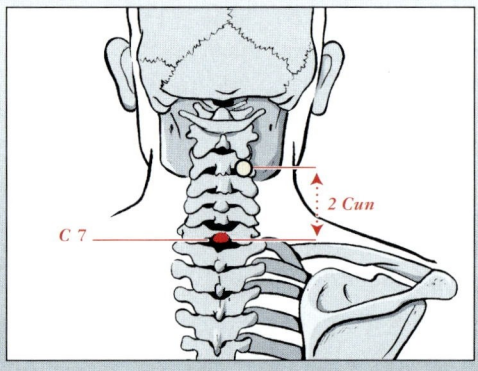

2 Cun

C 7

■ **Anatomische Leitstruktur:** Dornfortsatz von C 7.

■ **Lokalisation:** 2 Cun kranial der Spitze des Dornfortsatzes von C 7 und 1 Cun lateral der Mittellinie.

■ **Hauptindikationsbereich:**
• schmerzhafte Funktionsstörungen der Schulter-Nackenregion.

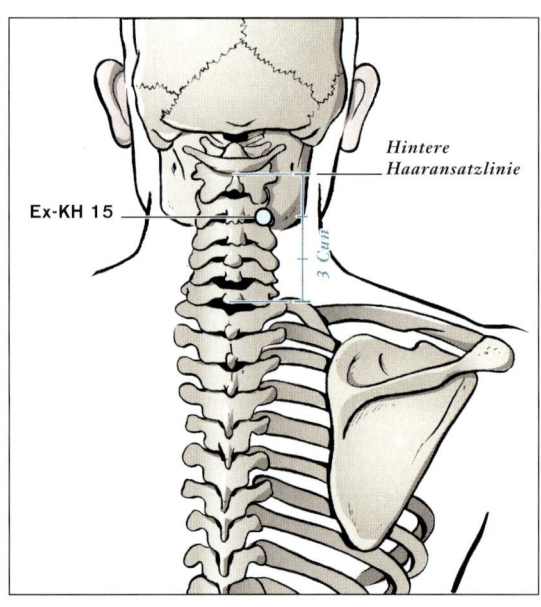

Ex-KH 15

Hintere Haaransatzlinie

3 Cun

Ex-R 1 (Ex-B 1) »Ding Chuan« (»Besänftigung der Atemnot«)

Lokalisation: 0,5 Cun lateral LG 14 (lateral der Spitze des Dornfortsatzes von C 7).

Stichtiefe: 0,5 bis 1 Cun in Richtung Wirbelsäule bzw. sagittal leicht nach kaudal.

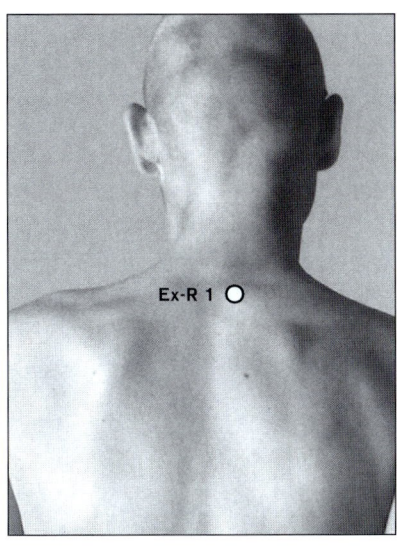

Hauptindikationsbereiche:
- Funktionsstörungen der Lunge
- schmerzhafte Funktionsstörungen der Schulter-Nackenregion.

Funktion in der TCM:
- vertreibt Wind.

Repetitorium Ex-R 1

Dorn-fortsatz C 7

- **Anatomische Leitstruktur:** Dornfortsatz von C 7.

- **Lokalisation:** 0,5 Cun lateral LG 14 (lateral der Spitze des Dornfortsatzes von C 7).

- **Hauptindikationsbereiche:**
  - Erkrankungen des Lunge.
  - schmerzhafte Funktionsstörungen der Schulter-Nackenregion.

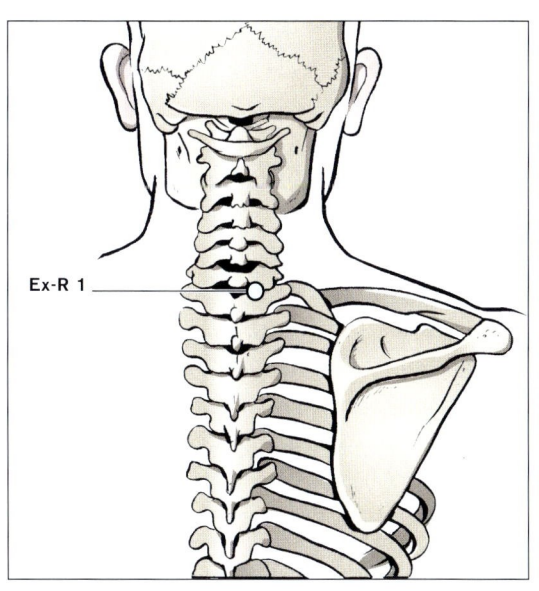

Ex-R 1

Extra

Ex-R 2 (Ex-B 2) »Jia Ji« (»Hua Tuo Jia Ji«) (»Die Wirbelsäule einzwängend« [nach Hua Tuo])

Lokalisation: Es handelt sich um 17 Punkte auf jeder Seite der Wirbelsäule 0,5 Cun lateral der Spitze der Dornfortsätze von Th 1 bis L 5. Die Punkte liegen somit in gleicher Höhe wie die Punkte des inneren Astes des Blasenmeridians.

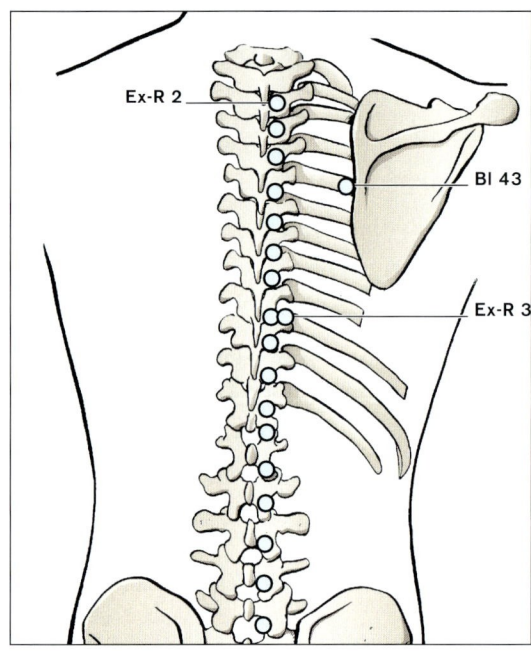

BEACHTE *Die Hua-Tuo-Punkte liegen im Bereich der kleinen Wirbelgelenke (Facettengelenke). So erklärt sich ihre Wirkung auf Funktionsstörungen in diesem Bereich. Bei Funktionsstörungen im Zervikalbereich lassen sich druckdolente Regionen im Verlauf der Linie der Hua-Tuo-Punkte auch zervikal finden! Es handelt sich um Myogelosen im Bereich der paravertebralen Rückenmuskulatur, die sich durch die segmentalen Funktionsstörungen entwickelt haben und therapiert werden.*

Stichtiefe: 0,3 bis 0,5 Cun schräg gegen die Wirbelkörper.

BEACHTE *Bei (etwa 45°-Winkel) Nadelung der Punkte des inneren Astes des Blasenmeridians in Richtung Medianlinie erreicht die Nadelspitze die Gegend der Hua-Tuo-Punkte (Wirkverstärkung).*

Repetitorium Ex-R 2

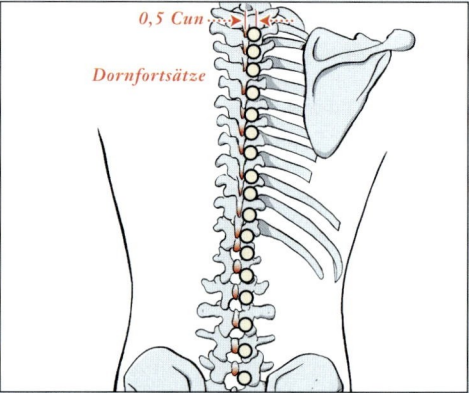

■ **Anatomische Leitstruktur:** Spitze der Dornfortsätze.

■ **Lokalisation:** Es handelt sich um 17 Punkte auf jeder Seite der Wirbelsäule 0,5 Cun lateral der Spitze der Dornfortsätze von Th 1 bis L 5. Die Punkte liegen somit in gleicher Höhe wie die Punkte des inneren Astes des Blasenmeridians.

■ **Hauptindikationsbereich:**
● schmerzhafte Funktionsstörungen des Bewegungsapparates.

Hauptindikationsbereich:
● schmerzhafte Funktionsstörungen des Bewegungsapparates.

Funktion in der TCM:
● keine wesentliche Wirkrichtung bekannt.

Ex-R 8 (Ex-B 8) »Shi Qi Zhui« (»Siebzehnter Wirbel« [gezählt ab Th 1])

Lokalisation: unterhalb der Dornfortsatzspitze von L 5.

> **BEACHTE** *Shi Qi Zhui liegt im Bereich des lumbosakralen Übergangs. Hier spielen besonders Instabilitäten eine große Rolle. Instabilitäten stellen eine Kontraindikation zur Manipulation (Therapieverfahren der Chirotherapie) dar, mit Akupunktur gibt es jedoch die Möglichkeit, bei Funktionsstörungen mit vermehrter (Instabilität) und verminderter (Blockierung) Gelenkbeweglichkeit zu therapieren.*

Stichtiefe: leicht schräg nach kranial in den Bereich des Lig. interspinale etwa 0,5 Cun (siehe Stichtiefe LG 4).

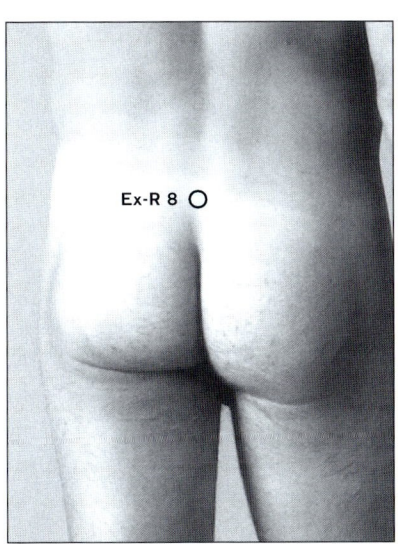

Hauptindikationsbereich:
- schmerzhafte Funktionsstörungen der Lumbosakralregion.

Weitere Indikationen: gynäkologische oder urogenitale Erkrankungen mit reflektorischem Schmerzgeschehen der Lumbosakralregion.

Funktion in der TCM:
- keine wesentliche Wirkrichtung bekannt.

Repetitorium Ex-R 8

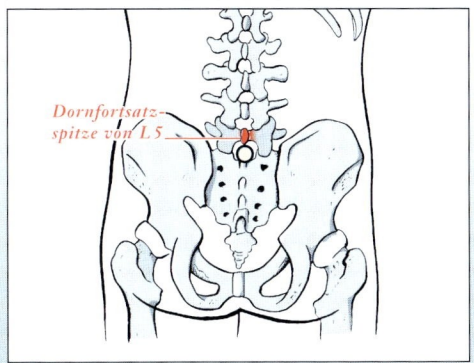

Dornfortsatzspitze von L 5

- ▮ **Anatomische Leitstruktur:** Dornfortsatz L 5.

- ▮ **Lokalisation:** unterhalb der Dornfortsatzspitze von L 5.

- ▮ **Hauptindikationsbereiche:**
  - schmerzhafte Funktionsstörungen der Lumbosakralregion.

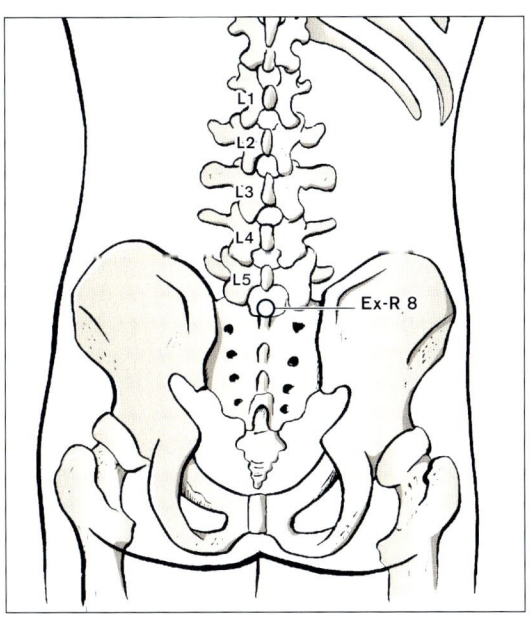

Extra

Ex-AH 7 (Ex-UE 7) »Yao Tong Dian« (»Lumbago-Punkte«)

Lokalisation: zwei Punkte auf dem Handrücken zwischen Metacarpale II und III sowie Metacarpale IV und V jeweils an den Annäherungsstellen von Corpus und Basis der Ossa metacarpalia. Die Punkte befinden sich in der Mitte der Strecke zwischen dorsaler Handgelenksbeugefalte und den Metakarpophalangealgelenken.

Stichtiefe: ca. 0,5 Cun senkrecht.

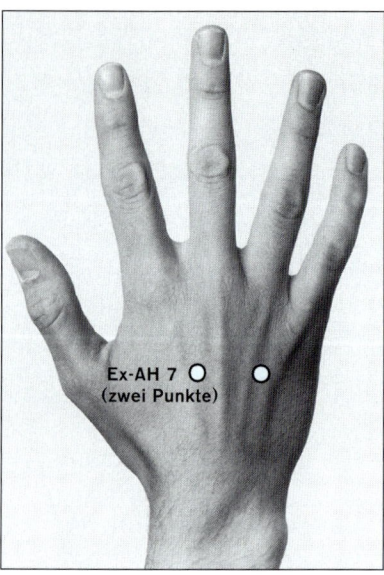

Da diese Punkte bei akuten Schmerzen Anwendung finden, sollten sie möglichst stark (sedierend) stimuliert werden (ca. 2 Minuten).

Hauptindikationsbereich:
- akute schmerzhafte Funktionsstörungen der Lumbosakralregion.

Funktion in der TCM:
- beseitigt Obstruktionen der Leitbahn.

Repetitorium Ex-AH 7

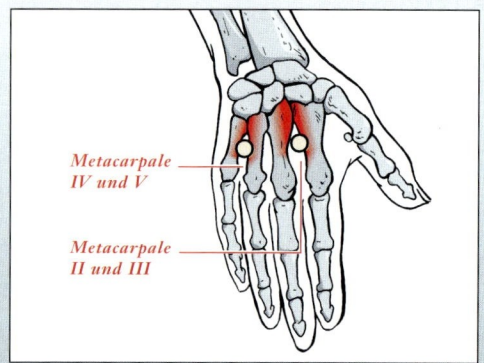

Metacarpale IV und V

Metacarpale II und III

- **Anatomische Leitstruktur:** Metacarpale II und III sowie Metacarpale IV und V.
- **Lokalisation:** zwei Punkte im Bereich der Annäherungstellen von Corpus und Basis der Metacarpale II und III sowie Metacarpale IV und V..
- **Hauptindikationsbereich:**
  - akute schmerzhafte Funktionsstörungen der Lumbosakralregion.

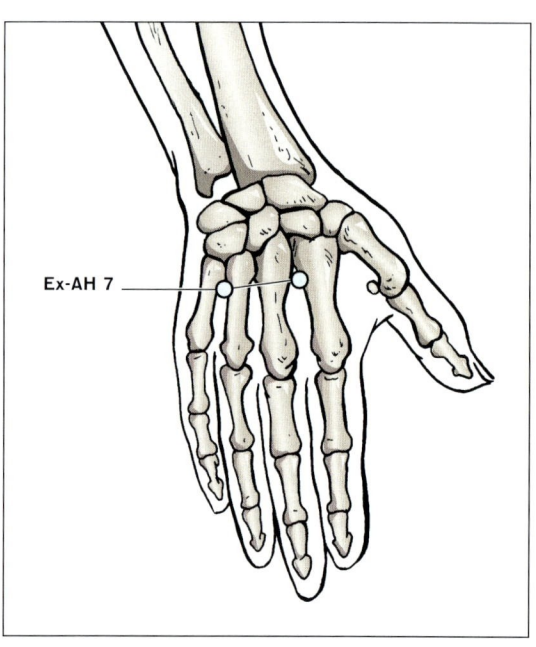

Ex-AH 7

Ex-AH 8 (Ex-UE 8)
»Wai Lao Gong« (»Luo Zhen«)
(»Äußerer Pe 8 [SteiferNacken]«)

Lokalisation: Handrücken, im Annäherungsbereich zwischen Corpus und Köpfchen von Metacarpale II und III, etwa 0,5 Cun proximal der Metakarpophalangealgelenke II und III.

Stichtiefe: 0,5 bis 1 Cun schräg nach proximal oder senkrecht.

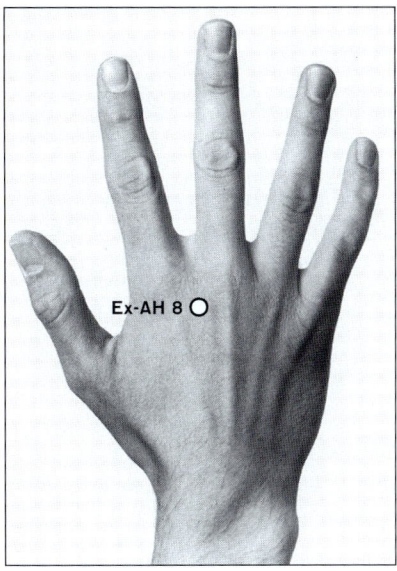

Hauptindikationsbereich:
• Schulter-Nackenschmerzen.

Funktion in der TCM:
• harmonisiert Qi- und Blut-Fluss
• beseitigt Obstruktionen der Leitbahn
• lindert Schmerzen.

Repetitorium Ex-AH 8

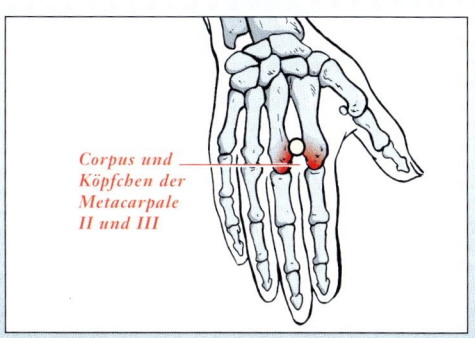

Corpus und Köpfchen der Metacarpale II und III

■ **Anatomische Leitstruktur:** Corpus und Köpfchen von Metacarpale II und III.

■ **Lokalisation:** Handrücken, im Annäherungsbereich zwischen Corpus und Köpfchen von Metacarpale II und III, etwa 0,5 Cun proximal der Metakarpophalangealgelenke II und III.

■ **Hauptindikationsbereich:**
• Schulter-Nackenschmerzen.

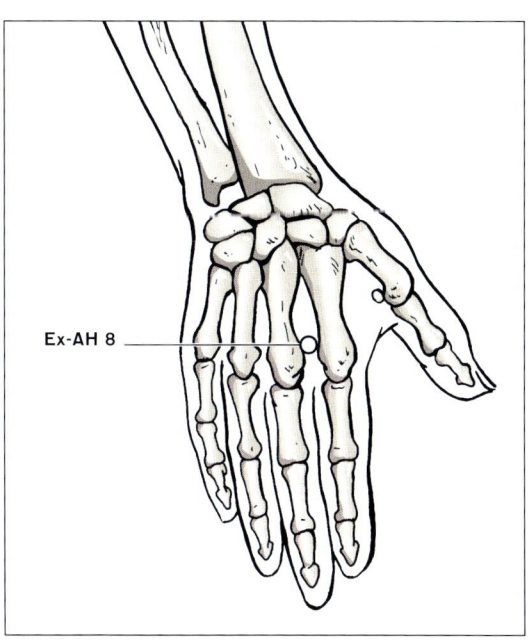

Ex-AH 8

Extra

Ex-AH 9 (Ex-UE 9) »Ba Xie« (»Acht [gegen] schädigende Einflüsse«)

Lokalisation: vier Punkte auf jedem Handrücken. Bei lockerer Fausthaltung finden sich diese Punkte proximal des Faltenendes zwischen den Fingern an der Grenze zwischem »rotem und weißem Fleisch«.

> **BEACHTE** *Die Lokalisation der Metakarpo-phalangealgelenke lässt sich am besten durch leichte Traktion der entsprechenden Phalanx finden. Dadurch wird die Haut im Gelenkspaltbereich etwas eingezogen.*

Stichtiefe: bei lockerer Fausthaltung nach proximal etwa 0,3 Cun.

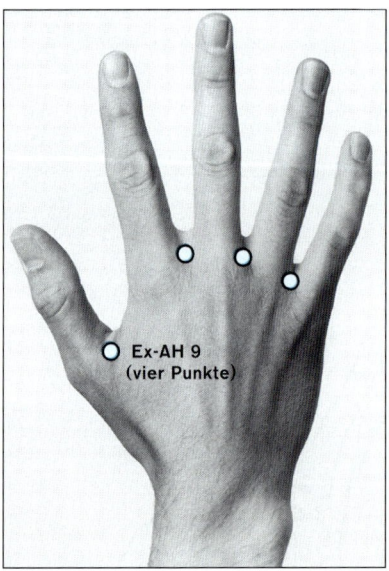

Ex-AH 9
(vier Punkte)

Hauptindikationsbereich:
- Funktionsstörungen der Finger und der Hand
- Schmerzen, Ödeme, Parästhesie.

Funktion in der TCM:
- vertreibt äußere pathogene Faktoren

Repetitorium Ex-AH 9

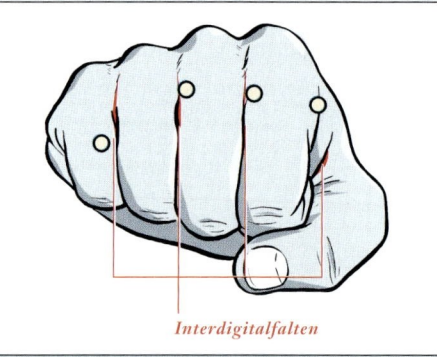

Interdigitalfalten

- **Anatomische Leitstruktur:** Interdigital-falten.

- **Lokalisation:** vier Punkte auf jedem Handrücken.
Bei lockerer Fausthaltung finden sich diese Punkte proximal des Faltenendes zwischen den Fingern an der Grenze zwischem »rotem und weißem Fleisch«.

- **Hauptindikationsbereich:**
  - Funktionsstörungen der Finger und der Hand.
  - Schmerzen, Ödeme, Parästhesie.

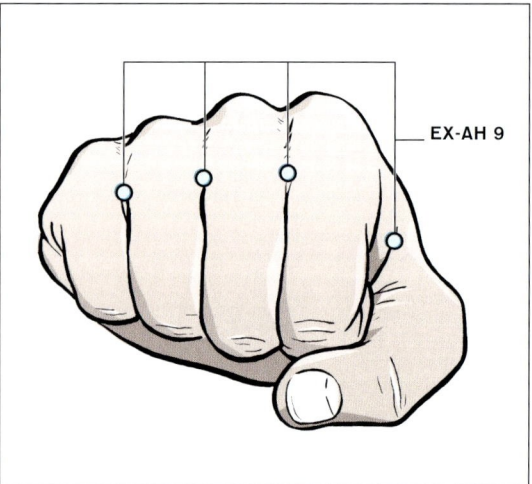

EX-AH 9

Ex-BF 2 (Ex-LE 2) »He Ding« (»Kranich-Scheitel«)

Lokalisation: in der Mitte des Patellaoberrandes.

Stichtiefe: senkrecht etwa 0,3 Cun.
Hinweis: Bei sehr tiefer Nadelung besteht Gefahr der Nadelung in die Bursa suprapatellaris mit Infektion.

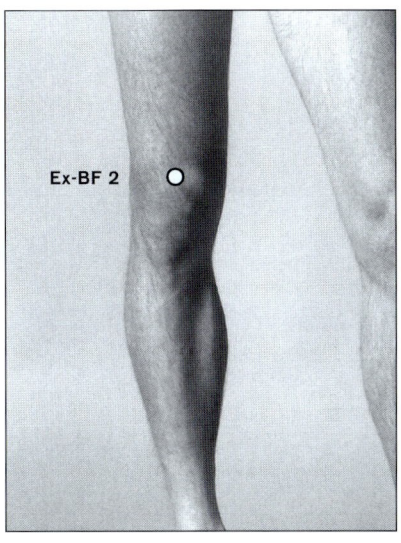

Hauptindikationsbereich:
- Funktionsstörungen von Knie und Bein
- Schmerzen, Ödeme, Parästhesie.

Funktion in der TCM:
- keine wesentliche Wirkrichtung bekannt.

Punktkombination:
- Ex-BF 2 + Ma 36 + Gb 34 + Mi 9: Gonalgie.

Repetitorium Ex-BF 2

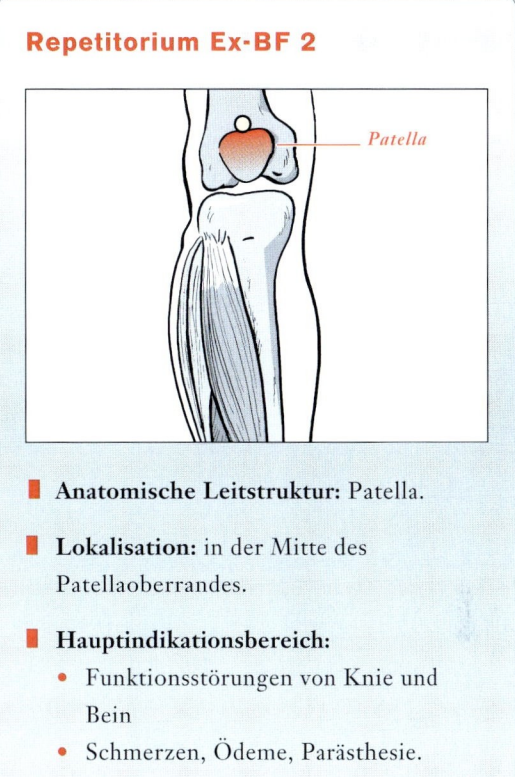

Patella

- **Anatomische Leitstruktur:** Patella.

- **Lokalisation:** in der Mitte des Patellaoberrandes.

- **Hauptindikationsbereich:**
  - Funktionsstörungen von Knie und Bein
  - Schmerzen, Ödeme, Parästhesie.

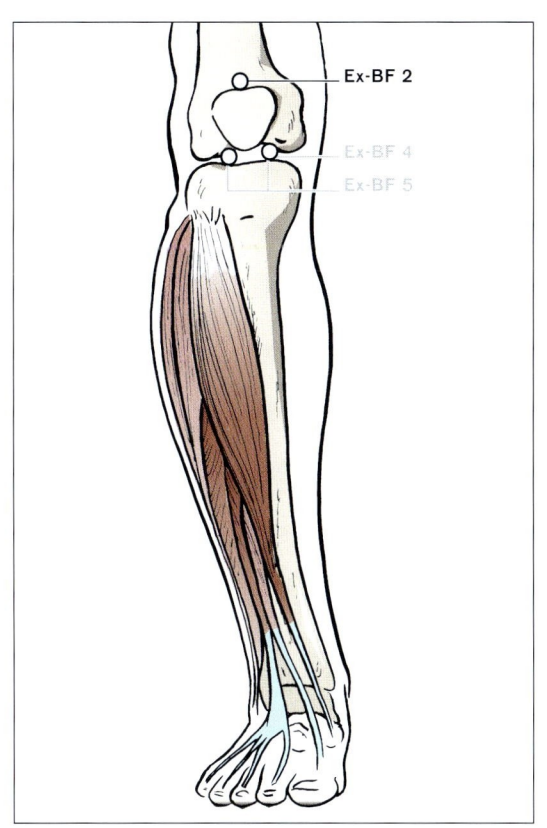

Ex-BF 2
Ex-BF 4
Ex-BF 5

Extra

Ex-BF 4 (Ex-LE 4) »Nei Xi Yan« (»Inneres Knieauge«)
(Ex-LE 4 ist ein Teil von Ex-LE 5)

Lokalisation: bei leicht gebeugtem Knie in der Delle medial des Ligamentum patellae im Bereich des inneren »Knieauges«.

Stichtiefe: 0,3 Cun senkrecht oder ca. 0,5 Cun subkutan in Richtung Ma 35 (siehe Ex-BF 5).

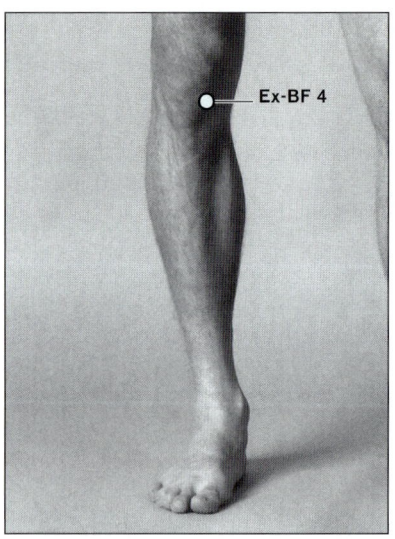

Hauptindikationsbereich:
* Funktionsstörungen des Knies.

Funktion in der TCM:
* keine wesentliche Wirkrichtung bekannt.

Repetitorium Ex-BF 4

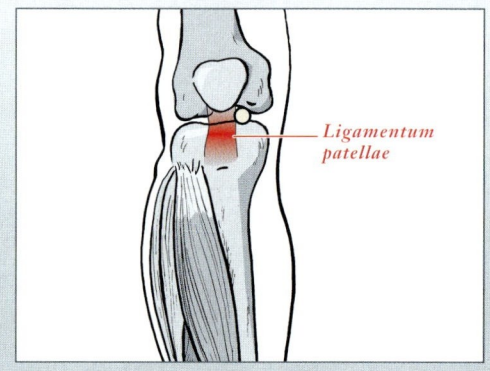

Ligamentum patellae

■ **Anatomische Leitstruktur:** Ligamentum patellae.

■ **Lokalisation:** bei leicht gebeugtem Knie medial des Ligamentum patellae.

■ **Hauptindikationsbereich:**
* Funktionsstörungen des Knies.

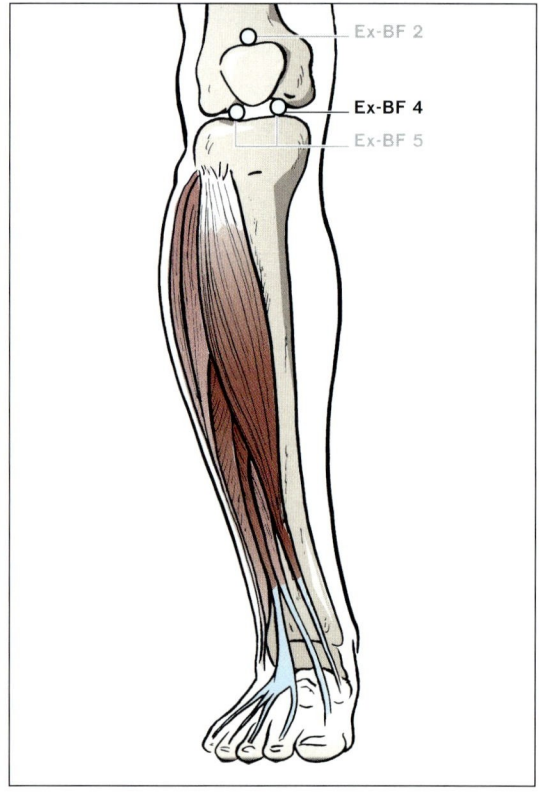

Ex-BF 5 (Ex-LE 5) »Xi Yan« (»Knieaugen«)

Lokalisation: zwei Punkte unterhalb der Patella rechts und links der Patellarsehne, nämlich Ma 35 und Ex-BF 4. Somit beinhaltet Ex-BF 5 auch Ex-BF 4.

> **BEACHTE** *Diese beiden Punkte entsprechen den Einstichstellen der Arthroskopie. Bei tiefer Nadelung wäre eine intraartikuläre Lage der Nadelspitze möglich (***Cave,*** nicht gewünscht).*

Stichtiefe: ca. 0,3 Cun senkrecht (siehe auch Ex-BF 4).

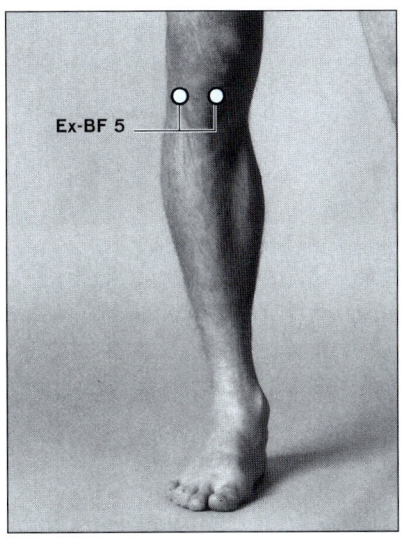

Ex-BF 5

Hauptindikationsbereich:
- Funktionsstörungen des Knies.

Funktion in der TCM:
- keine wesentliche Wirkrichtung bekannt.

Punktkombination:
- Ex-BF 5 + Ex-BF 2 + Ma 36 + Gb 34 + Mi 9: Gonalgie.

Repetitorium Ex-BF 5

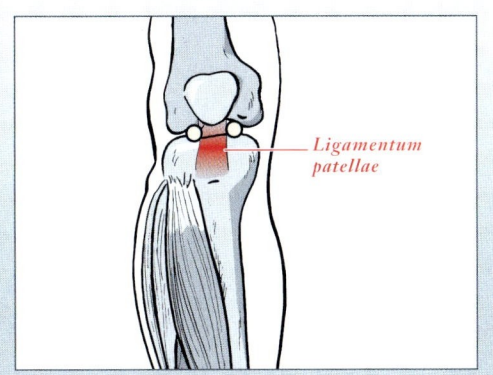

Ligamentum patellae

- **Anatomische Leitstruktur:** Ligamentum patellae.

- **Lokalisation:** zwei Punkte unterhalb der Patella rechts und links der Patellasehne.

- **Hauptindikationsbereich:**
  - Funktionsstörungen des Knies.

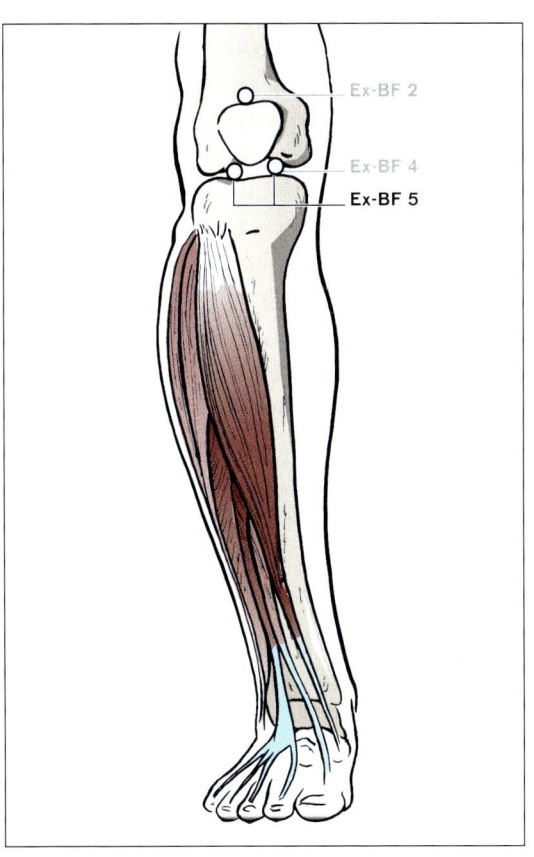

Ex-BF 2

Ex-BF 4

Ex-BF 5

Extra

Ex-BF 10 (Ex-LE 10) »Ba Feng« (»Acht [gegen den] Wind«)

Lokalisation: vier Punkte auf dem Fußrücken proximal des Interdigitalfaltenendes am Übergang vom »roten zum weißen Fleisch«.

Beachte: Das Auffinden der Metatarsophalangeal-gelenke gelingt am besten durch leichte Traktion der jeweiligen Zehen. Hierdurch wird die Haut im Gelenkspalt etwas eingezogen.

Stichtiefe: ca. 0,3 Cun in leicht proximaler Richtung.

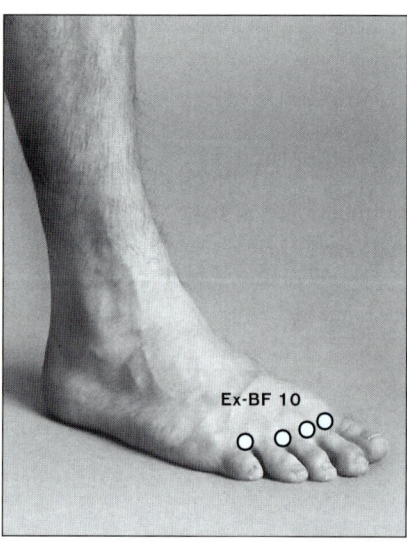

Hauptindikationsbereich:
• Funktionsstörungen der Zehen und des Fußes.

Funktion in der TCM:
• vertreibt äußere pathogene Faktoren (besonders Wind)
• entspannt die Sehnen
• beseitigt Obstruktionen der Leitbahn
• lindert Schmerzen.

Repetitorium Ex-BF 10

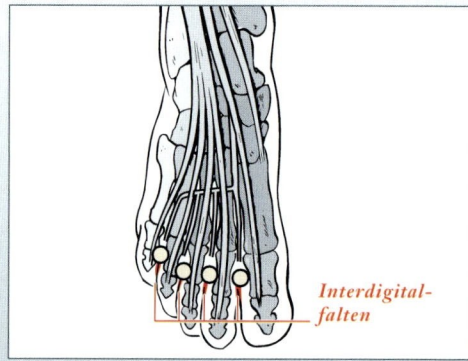

Interdigital-falten

■ **Anatomische Leitstruktur:** Interdigital-falten.

■ **Lokalisation:** vier Punkte auf dem Fußrücken proximal des Interdigitalfal-tenendes am Übergang »vom roten zum weißen Fleisch«.

■ **Hauptindikationsbereich:**
• Funktionsstörungen der Zehen und des Fußes.

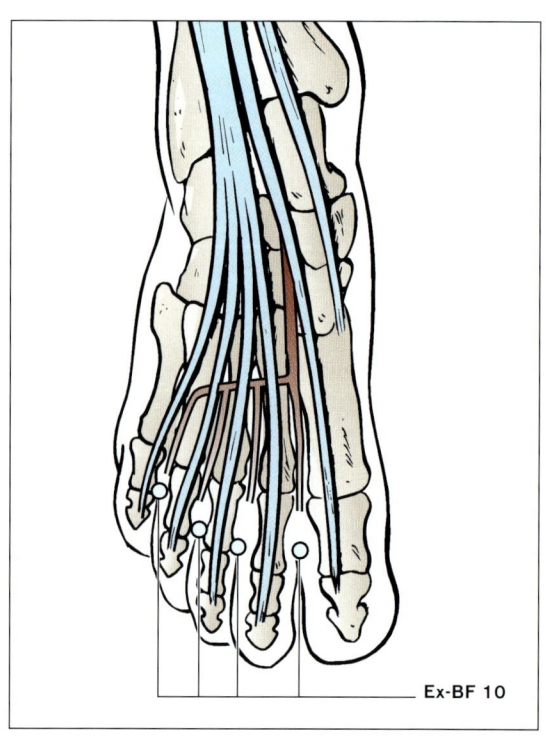

Ex-BF 10

Weitere Extrapunkte

Extrapunkte im Kopf-Hals-bereich = Ex-KH (Extrapoints of Head and Neck = Ex-HN)

Ex-KH 2 (Ex-HN 2) »Dang Yang« (»Dem Yang entgegen«)

Lokalisation: in der Pupillarlinie 1 Cun innerhalb der Haargrenze.

Stichtiefe: subkutan ca. 0,5 Cun in Richtung Schmerzort.

Indikationen: Kopfschmerzen, Augenerkrankungen.

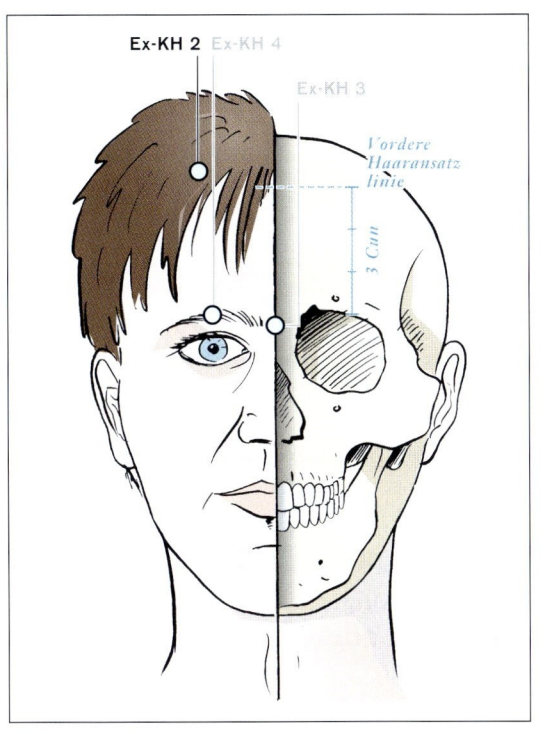

Ex-KH 6 (Ex-HN 6) »Er Jian« (»Ohr-Spitze«)

Lokalisation: auf dem höchsten Punkt der nach vorn umgeklappten Ohrmuschel (entspricht Allergiepunkt der Ohrakupunktur = Punkt 78).

Stichtiefe: 1 bis 2 mm senkrecht.

> **BEACHTE** *Dieser Punkt kann auch von der Ohrinnenseite her (d. h. von der Helixkrempe) genadelt werden.*

Hinweis: Wie bei Nadelung des Ohres üblich, sollte Desinfektion erfolgen.

Indikationen: Kopfschmerzen, Allergien.

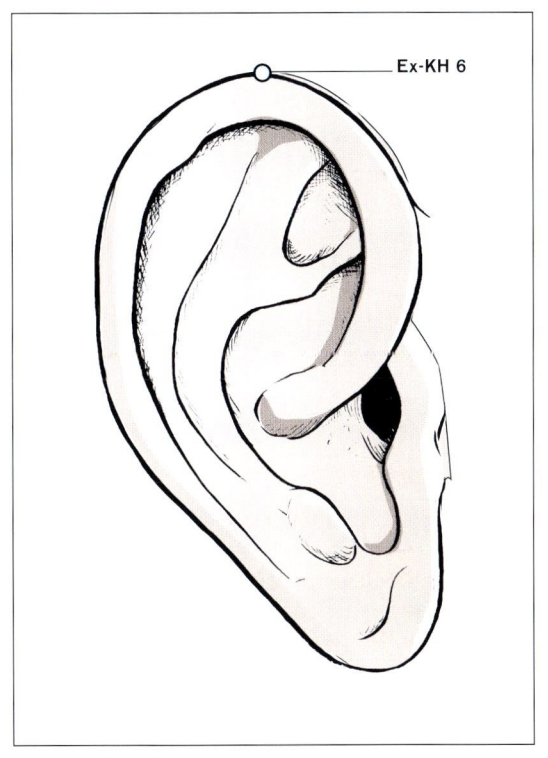

Extra

Ex-KH 7 (Ex-HN 7) »Qiu Hou« (»Hinter dem Bulbus«)

Lokalisation: Unterteilung des Orbitaunterrandes in Viertel. Der Punkt liegt dann am Orbitaunterrand zwischen lateralem und den medialen drei Vierteln.

Stichtiefe: Da die Nadelung ca. 1 Cun senkrecht erfolgt, zählt dieser Punkt zu den gefährlichen Punkten. Keine zwingende Indikationsstellung (siehe Ma 1).

Indikationen: Erkrankungen des Auges.

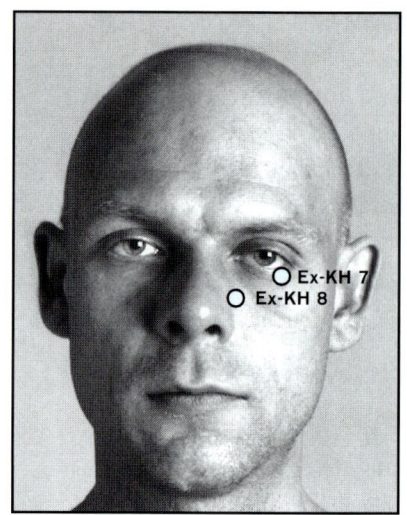

Ex-KH 8 (Ex-HN 8) »Shang Ying Xiang« (auch: »Bi Tong«) (»Oberer Di 20« [auch »Durchgängige Nase«])

Lokalisation: kraniales Ende der Nasolabialfalte – Ende der knöchernen Nase.

Stichtiefe: Stichrichtung schräg nach kranial Richtung Nasenwurzel etwa 0,5 Cun.
Hinweis: siehe auch Di 20 (Gefahren bei Nadelung in Abflussbereiche der V. angularis.

Indikationen: Erkrankungen des Auges, der Nase und der Nasennebenhöhlen.

Punktkombination:
- Ex-KH 8 + Ex-KH 3: bei oben genannten Indikationen.

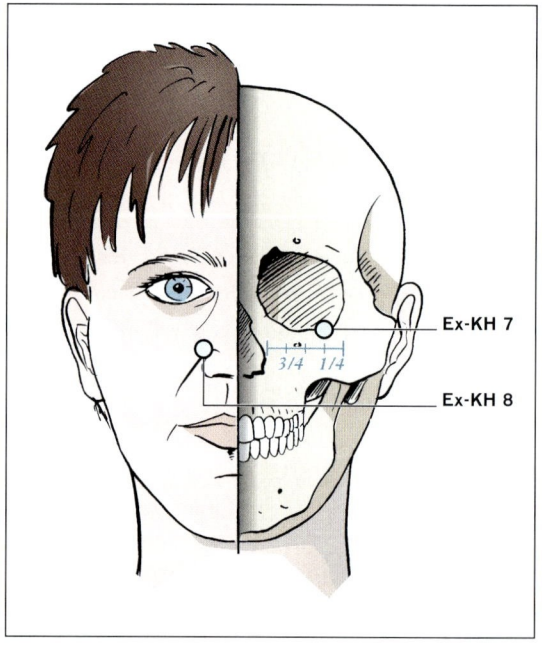

Ex-KH 9 (Ex-HN 9) »Nei Ying Xiang« (»Innerer Dickdarm 20«)

Lokalisation: Knorpel-Knochengrenze in der Nasenschleimhaut.
Dieser Punkt liegt innerhalb der Nase gegenüber Ex-KH 8.

Stichtiefe: kurz einstechen und wieder herausziehen.

Indikationen: keine zwingende Indikation.

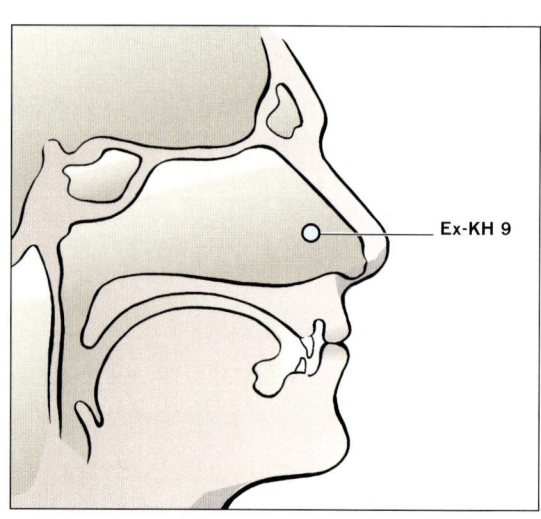

Ex-KH 10 (Ex-HN 10) »Ju Quan« (»Sammlungs-Quelle«)

Lokalisation: in der Mitte der Raphe linguae an der Oberfläche der Zunge.

Stichtiefe: Wegen einer nicht auszuschließenden Aspirationsgefahr ist ein Verweilenlassen der Akupunkturnadel im Bereich des Mundes kontraindiziert. Eine neuraltherapeutische Behandlung ist möglich (vgl. Mundakupunktur nach *Gleditsch*).

Indikationen: Funktionsstörungen der Zunge.

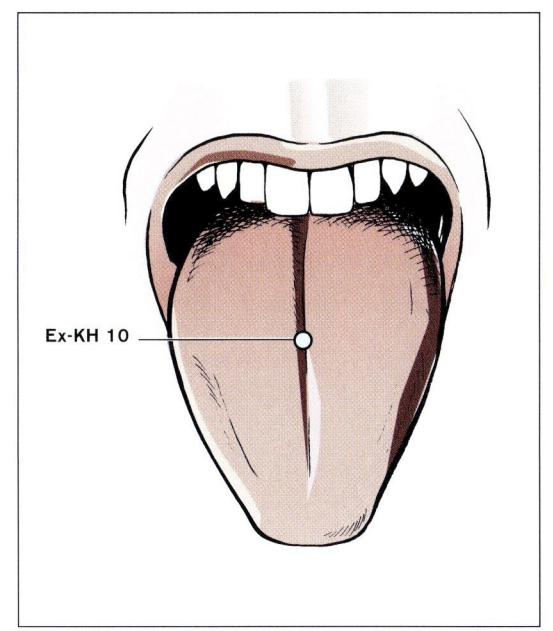

Ex-KH 11 (Ex-HN 11) »Hai Quan« (»Meeres-Quelle«)

Lokalisation: in der Mundhöhle, in der Mitte des Zungenbandes.

Stichtiefe: siehe Ex-KH 10.

Indikationen: Funktionsstörungen der Zunge.

Ex-KH 12 (Ex-HN 12) »Jin Jin« (»Goldene Flüssigkeiten«)

Lokalisation: links neben dem Frenulum linguae auf den sublingualen Venen.

Stichtiefe: siehe Ex-KH 10.

Indikationen: Funktionsstörungen der Zunge.

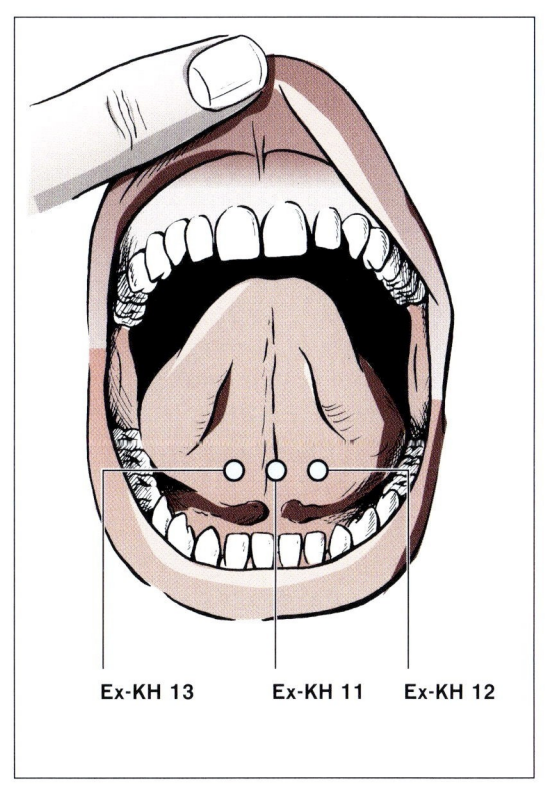

Ex-KH 13 (Ex-HN 13) »Yu Ye« (»Jade-Säfte«)

Lokalisation: neben dem Frenulum linguae rechtsseitig auf den sublingualen Venen.

Stichtiefe: siehe Ex-KH 10.

Indikationen: Funktionsstörungen der Zunge.

Extra

Ex-KH 14 (Ex-HN 14) »Yi Ming« (»Augentrübung [wieder] hell«)

Lokalisation: im Vorderrand des Mastoids ca. 1 Cun hinter dem Punkt 3E 17.

Stichtiefe: 0,5 bis 1 Cun schräg nach vorn bzw. senkrecht.

Indikationen: Kopfschmerzen, Schwindel.

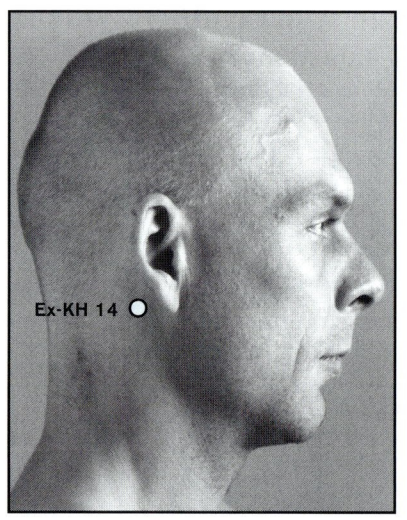

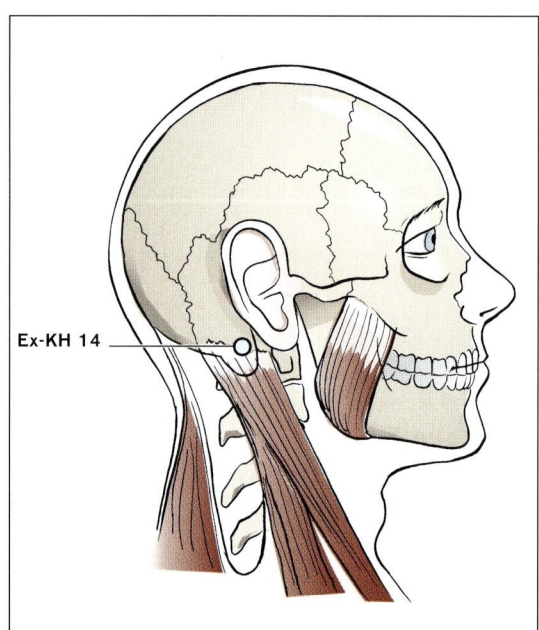

Extrapunkt im Brust- und Bauchbereich = Ex-BB
Extrapoint of Chest and Abdomen = Ex-CA

Ex-BB 1 (Ex-CA 1) »Zi Gong« (»Uterus«)

Lokalisation: 1 Cun oberhalb des Mittelpunktes der Symphyse (KG 3), 3 Cun lateral der ventralen Medianen.

Stichtiefe: 0,5 bis 1 Cun senkrecht.

Cave: vermeide sedierende Nadeltechnik in der Schwangerschaft.

Indikationen: Störungen der Menstruation.

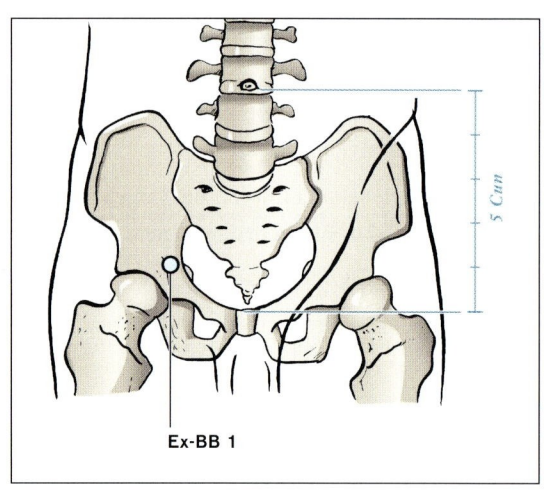

Extrapunkte im Rückenbereich = Ex-R
Extrapoints of Back = Ex-B

Ex-R 3 (Ex-B 3) »Wei Wan Xia Shu« (»Unterer Transportpunkt der Magengrube«)

Lokalisation: 1,5 Cun lateral der Dornfortsatz-spitze Th 8.

Stichtiefe: 0,5 bis 1 Cun in Richtung Wirbelsäule leicht nach kaudal (siehe Stichtechnik innerer Ast des Blasenmeridians).

Indikationen: thorakales Spannungsgefühl, abdominelle Beschwerden, schmerzhafte Funktions-störungen der mittleren und unteren BWS.

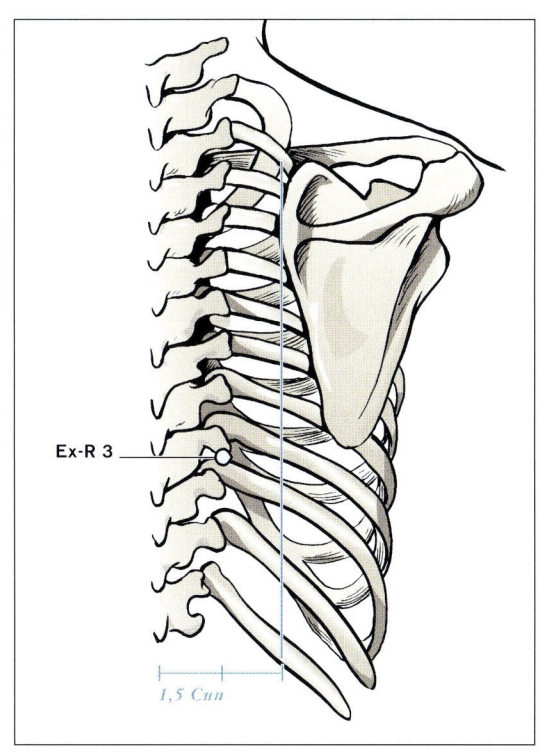

Ex-R 4 (Ex-B 4) »Pi Gen« (»Wurzel abdomineller Schwellungen«)

Lokalisation: 3,5 Cun lateral der Dornfortsatz-spitze L 1 bzw. 0,5 Cun lateral Bl 51.

Stichtiefe: ca. 0,3 Cun senkrecht.

Indikationen: thorakales Spannungsgefühl, Schluckauf, abdominelles schmerzhaftes Span-nungsgefühl. Ex-R 4 liegt am Ort eines bei *Travell/Simons* beschriebenen »Aufstoßpunktes« im Bereich des M. obliquus externus abdominis bzw. in der Fascia thoracolumbalis. Er wird im Fall von Druckschmerzhaftigkeit bei Spannungs-gefühl der Magengegend und Aufstoßen von Luft eingesetzt. Bei aktiven Triggerpunkten kann es bis zu Erbrechen kommen.

Ex-R 5 (Ex-B 5) »Xia Ji Shu« (»Transportpunkt des unteren Pols«)

Lokalisation: unterhalb der Dornfortsatzspitze L 3.

Stichtiefe: 0,3 bis 0,5 Cun senkrecht.

Indikationen: schmerzhafte Funktionsstörungen der Lumbalregion, Funktionsstörungen der Abdo-minalregion.

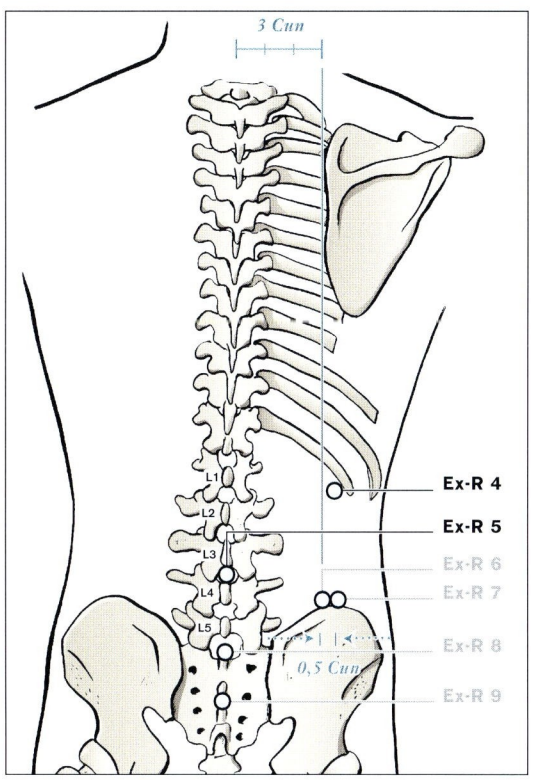

Extra

Ex-R 6 (Ex-B 6) »Yao Yi« (»Dem Lendenbereich dienlich«)

Lokalisation: unterhalb der Dornfortsatzspitze L 4, 3 Cun lateral.

Stichtiefe: 0,5 bis 1 Cun senkrecht.

Indikationen: schmerzhafte Funktionsstörungen der Lenden-Beckenregion.

Ex-R 7 (Ex-B 7) »Yao Yan« (»Augen des Lendenbereichs«)

Lokalisation: 3,5 Cun lateral der Dornfortsatz-spitze L 4.

Stichtiefe: 0,5 bis 1 Cun senkrecht.

Indikationen: schmerzhafte Funktionsstörungen der Lenden-Beckenregion.

Ex-R 9 (Ex-B 9) »Yao Qi« (»Sonderheit des Lendenbereichs«)

Lokalisation: 2 Cun oberhalb der Spitze des Os coccygis in einer Vertiefung unterhalb des 2. Sakralwirbeldorns.

Stichtiefe: 1 bis 2 Cun subkutan nach kranial.

Indikationen: Kokzygodynie, Schmerzen im Sakralbereich.

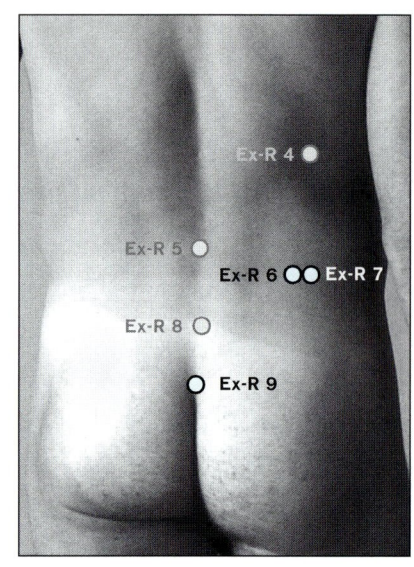

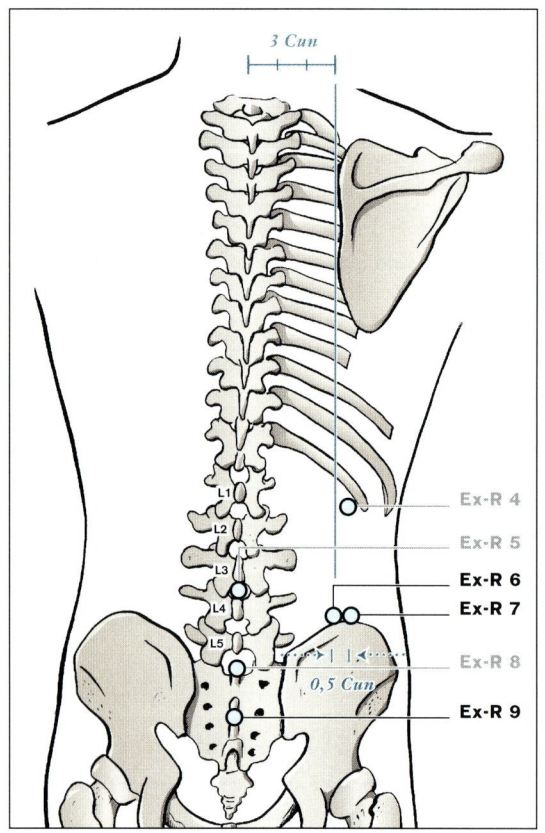

Extrapunkte an Arm-Hand = Ex-AH
Extrapoints of upper Extremity = Ex-UE

Ex-AH 1 (Ex-UE 1) »Zhou Jian« (»Ellenbogenspitze«)

Lokalisation: bei gebeugtem Ellenbogen auf der Spitze des Olecranons.

Stichtiefe: 1–2 mm senkrecht oder Moxibustion.

Indikationen: schmerzhafte Funktionsstörungen der Ellenbogens.

Ex-AH 2 (Ex-UE 2) »Er Bai« (»Zwei Weiße«)

Lokalisation: Hierbei handelt es sich um zwei Punkte beidseits der Sehne des M. flexor carpi radialis, 4 Cun proximal der Handgelenksbeugefalte (siehe hierzu Lu 9 und He 7).

Stichtiefe: 0,5 bis 1 Cun schräg nach dorsal proximal.

Indikationen: Karpaltunnelsyndrom, schmerzhafte Funktionsstörungen des Unterarms.

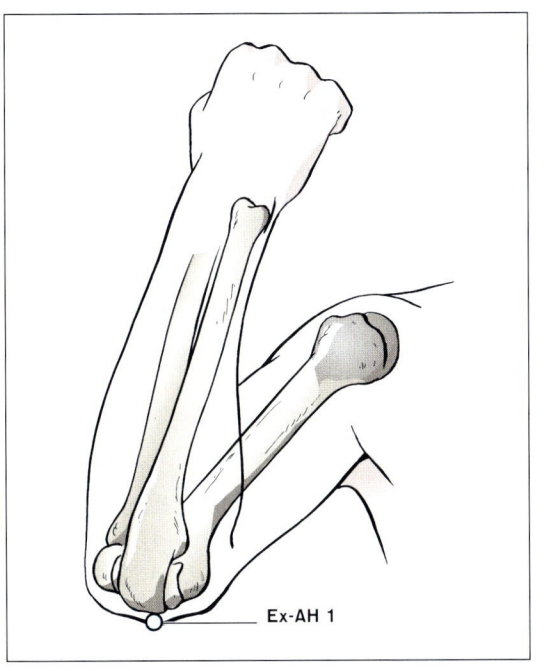

Ex-AH 1

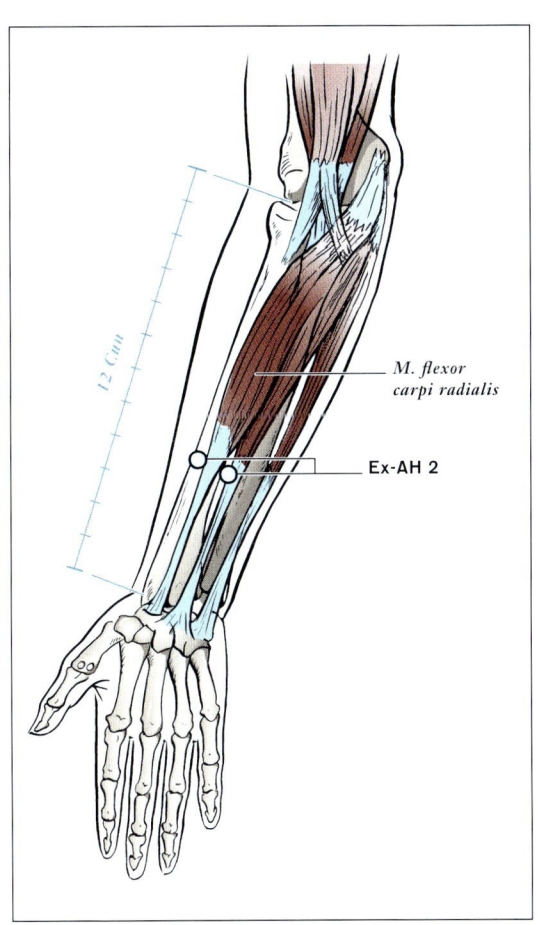

12 Cun

M. flexor carpi radialis

Ex-AH 2

Extra

Ex-AH 3 (Ex-UE 3) »Zhong Quan« (»Mittlere Quelle«)

Lokalisation: dorsal im Hangelenksbereich radial der Sehne der Fingerextensoren (durch Klavierspielen darzustellen) zwischen Di 5 und 3E 4.

Stichtiefe: 0,3 Cun senkrecht.

Indikationen: schmerzhafte Funktionsstörungen des Handgelenks radial, Funktionsstörungen der Oberbauchregion.

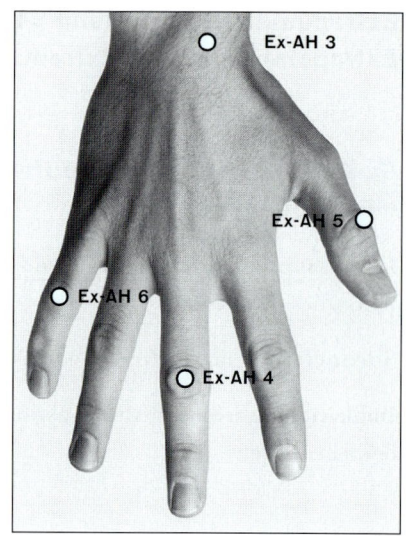

Ex-AH 4 (Ex-UE 4) »Zhong Kui« (»Rädelsführer in der Mitte«)

Lokalisation: auf der Dorsalseite des Mittelfingers in der Mitte des proximalen Interphalangealgelenkes, im Zentrum der Knöchelfalten.

Stichtiefe: 1–2 mm oder Moxibustion.

Indikationen: schmerzhafte Funktionsstörungen des Mittelfingers, funktionelle Störungen der Oberbauchregion.

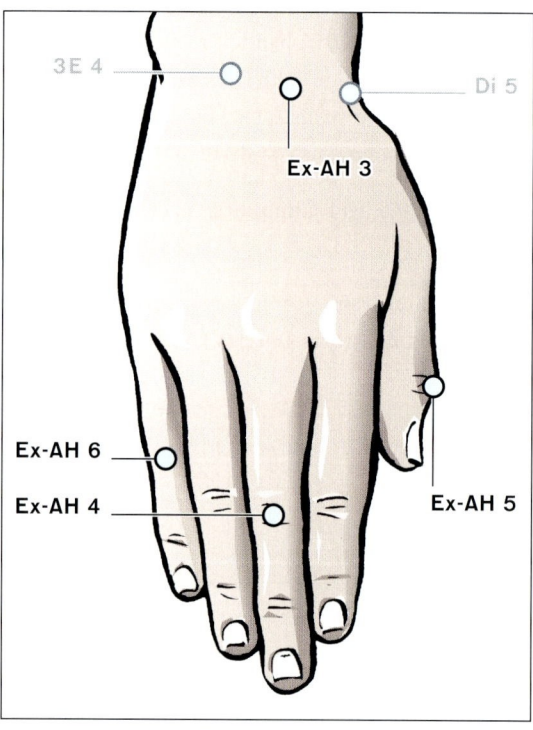

Ex-AH 5 (Ex-UE 5) »Da Gu Kong« (»Großes Knochen-Loch«)

Lokalisation: Interphalangealgelenk des Daumens dorsal in der Mitte der Falten.

Stichtiefe: keine Nadelung, Moxibustion.

Indikationen: lokale Schmerzen des Daumens.

Ex-AH 6 (Ex-UE 6) »Xiao Gu Kong« (»Kleines Knochen-Loch«)

Lokalisation: proximales Interphalangealgelenk des Kleinfingers dorsal im Zentrum der Falten.

Stichtiefe: keine Nadelung! Moxibustion!

Indikationen: lokale Schmerzen des Kleinfingers.

Ex-AH 10 (Ex-UE 10) »Si Feng« (»Vier [auf der] Ritze«)

Lokalisation: volarseitig in der Mitte der Beugegelenksfalten zwischen Grund- und Mittelglied des 2., 3., 4. und 5. Fingers.

Stichtiefe: intrakutan bis subkutan, hier auch häufig Durchführung eines Mikroaderlasses.

Indikationen: Funktionsstörungen des Verdauungssystems mit Appetitstörungen..

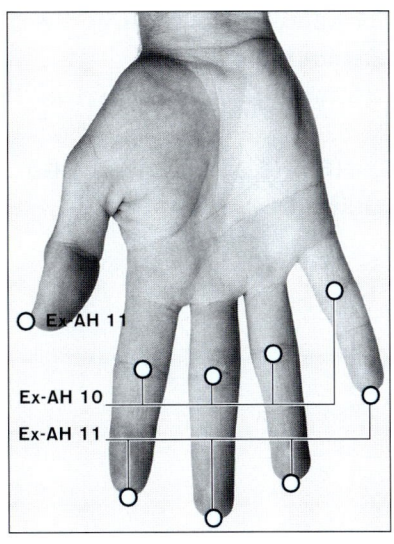

Ex-AH 11 (Ex-UE 11) »Shi Xuan« (»Zehn Ableiter«)

Lokalisation: zehn Punkte an allen Fingerspitzen, 1 Fen entfernt des freien Randes der Nägel

Stichtiefe: senkrecht, kurz, bis zum Bluten (eventuell mit Dreikantnadel).

Indikationen: Notfallpunkt bei Bewusstseinsstörungen, Kribbeln und Taubheitsgefühl der Fingerspitzen.

Punktkombination:

∴ **Ex-AH 11 + LG 26:** Kollaps, epileptischer Anfall.

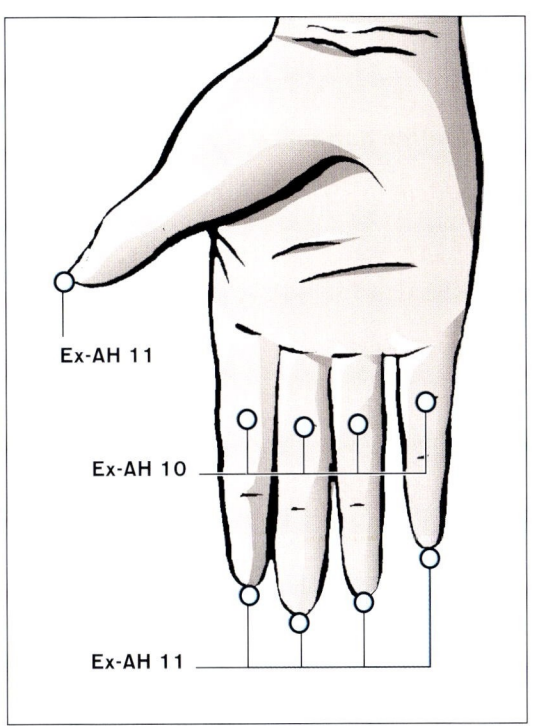

Extra

Extrapunkte an der unteren Extremität = Ex-BF
Extrapoints of Lower Extremity = Ex-LE

Ex-BF 1 (Ex-LE 1) »Kuan Gu« (»Hüftknochen«)

Lokalisation: zwei Punkte links und rechts 1,5 Cun neben Ma 34.

Stichtiefe: 0,5–1,5 Cun senkrecht.

Indikationen: Funktionsstörungen des Knies und der unteren Extremität. Beide Punkte liegen am Ort von möglichen Triggerpunkten des M. vastus medialis und M. vastus lateralis als Teil des M. quadriceps femoris.

Ex-BF 3 (Ex-LE 3) »Bai Chong Wo« (»Nest aller hundert Parasiten«)

Lokalisation: 1 Cun oberhalb Mi 10 im Bereich des Musculus vastus medialis.

Stichtiefe: 1 bis 2 Cun senkrecht.

Indikationen: Funktionsstörungen des Knies und der unteren Extremität.

Ex-BF 6 (Ex-LE 6) »Dan Nang« (»Gallenblase«)

Lokalisation: 2 Cun unterhalb Gb 34.

Stichtiefe: 1 bis 2 Cun senkrecht.
Hinweis: Wie bei Gb 34 besteht Möglichkeit der Irritation des N. fibularis profundus (oder communis).

Indikationen: Funktionsstörungen des Knies und des Unterschenkels lateral, schmerzhafte Funktionsstörungen der Gallenblase.

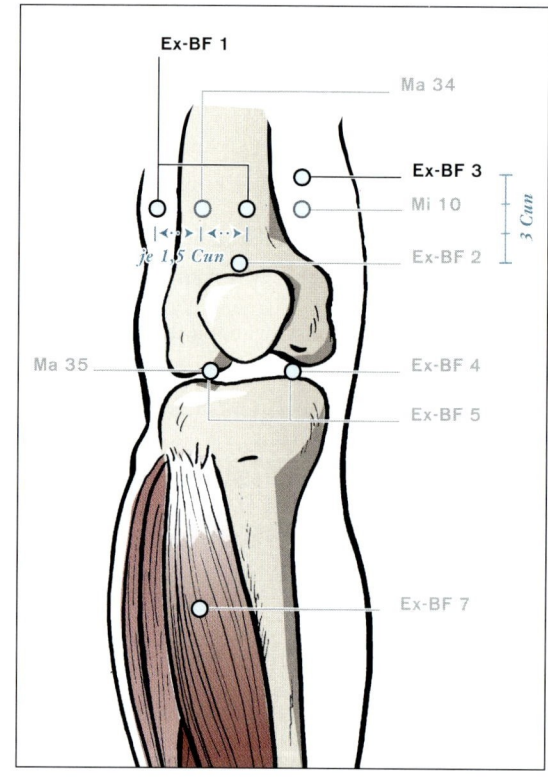

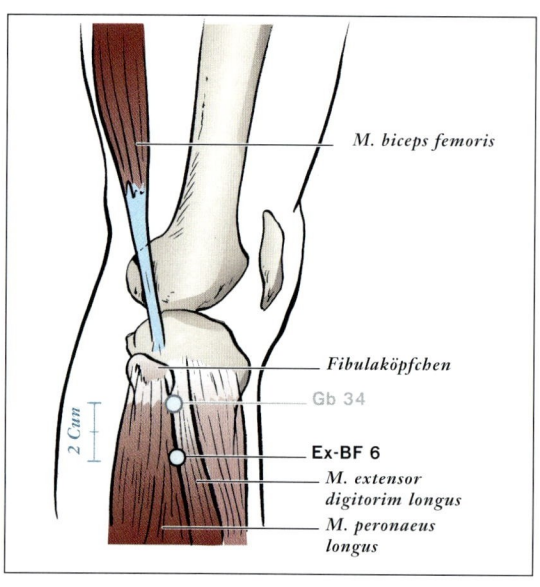

Ex-BF 7 (Ex-LE 7) »Lan Wei Xue« (»Appendix«)

Lokalisation: auf dem Magenmeridian 2 Cun distal von Ma 36.

Stichtiefe: 1 bis 1,5 Cun senkrecht.

Hauptindikationsbereiche: Testpunkt für Appendizitis, Funktionsstörungen des Unterschenkels lateral.

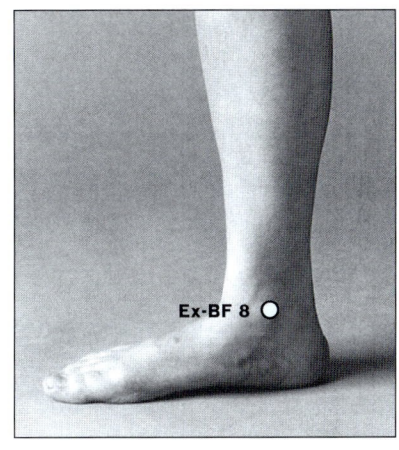

Ex-BF 8 (Ex-LE 8) »Nei Huai Jian« (»Innenknöchelspitze«)

Lokalisation: prominenteste Stelle des Malleolus medialis.

Stichtiefe: 0,1 bis 0,2 Cun senkrecht, hier häufig auch Mikroaderlaßss mit der Dreikantnadel.

Indikationen: Schmerzen der Knöchelregion medial.

Ex-BF 9 (Ex-LE 9) »Wai Huai Jian« (»Außenknöchelspitze«)

Lokalisation: prominenteste Stelle des Malleolus lateralis.

Stichtiefe: 0,1 bis 0,2 Cun senkrecht, auch hier haufig Mikroaderlass mit der Dreikantnadel.

Indikationen: Schmerzen der Knöchelregion lateral.

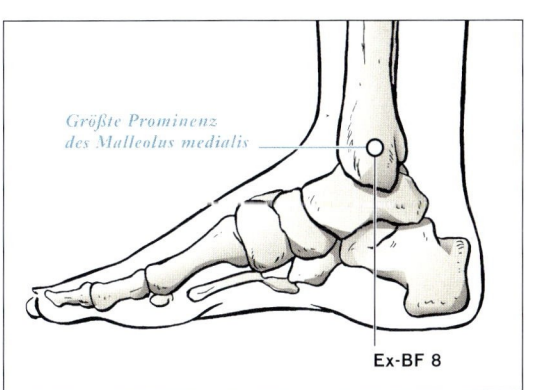

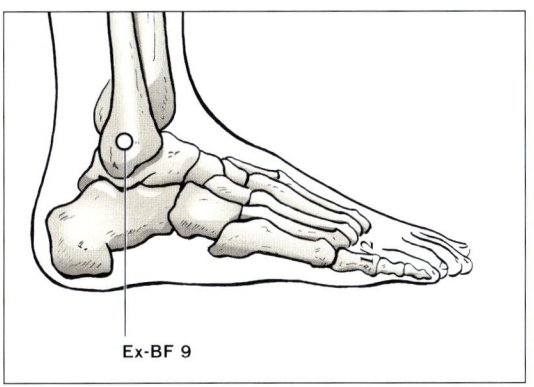

Extra

Ex-BF 11 (Ex-LE 11) »Du Yin« (»Einziger [im] Yin«)

Lokalisation: fußsohlenseitig, Mitte des distalen Zehengelenkes der 2. Zehe.

Stichtiefe: 2 bis 4 Fen senkrecht.

Indikationen: gynäkologische und geburtshilfliche Störungen.

Ex-BF 12 (Ex-LE 12) »Qi Duan« (»Qi-Endigungen«)

Lokalisation: an der Spitze der 10 Zehen

Stichtiefe: 1 bis 2 mm senkrecht

Indikationen: schmerzhafte Funktionsstörungen im Zehenbereich.

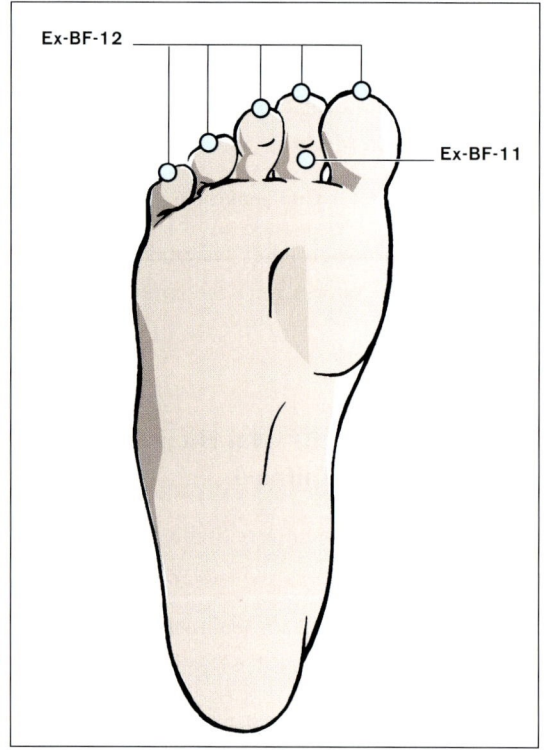

Die wichtigsten Extrapunkte

	Ex-KH 3	Ex-KH 5	Ex-R 2	Ex-AH 8
chinesischer Name	Yin Tang	Tai Yang	Hua Tuo Jia Ji	Wai Lao Gong (Luo Zhen)
Krankheitsbilder	akut und chronisch	akut und chronisch	besonders chronisch	besonders akut
Hauptsymptome	**Kopfschmerzen:** frontal, dorsal Rhinitits, Sinusitis, Konjunktivitis	**Kopfschmerzen:** frontal, lateral Rhinitits, Sinusitis, Konjunktivitis	**Schmerzen:** BWS, LWS	**Schmerzen:** Schulter, Nacken
Hauptfunktion in der TCM	beseitigt Wind, beruhigt Geist, befreit Nase	beseitigt Wind, kühlt Hitze, klärt Kopf und Augen		harmonisiert Qi und Blut-Fluss

gemeinsame Wirkung: Schmerzreduktion

Ex-KH 3 · Ex-KH 5 · Ex-R 2 · Ex-AH 8

	Ex-AH 9	Ex-BF 10
chinesischer Name	Ba Xie	Ba Feng
Krankheits- bilder	chronisch und akut	chronisch und akut
Hauptsymptome	**Finger:** Schmerzen, Ödeme, Parästhesie	**Zehen:** Schmerzen, Ödeme, Parästhesie
Hauptfunktion in der TCM	vertreibt äußere pathogene Faktoren	vertreibt äußere pathogene Faktoren

gemeinsame Wirkung: Schmerzreduktion

Ex-AH 9

Ex-BF 10

Extra

Topografie

Topografie

Wichtige Punkte
im Bereich des Kopfes (frontal)

Dickdarm 20

Lokalisation: in der Nasolabialfalte lateral der Mitte des Nasenflügels.

Magen 2

Lokalisation: über dem Foramen infraorbitale unter der Pupille beim Blick geradeaus.

Magen 3

Lokalisation: unter Ma 2 in Höhe des Nasenflügelunterrandes.

Magen 4

Lokalisation: unter Ma 3 in Höhe des Mundwinkels.

Blase 2

Lokalisation: etwas lateral des medialen Endes der Augenbraue über dem medialen Augenwinkel

3-Erwärmer 23

Lokalisation: am lateralen Ende der Augenbraue über der Sutura frontozygomatica

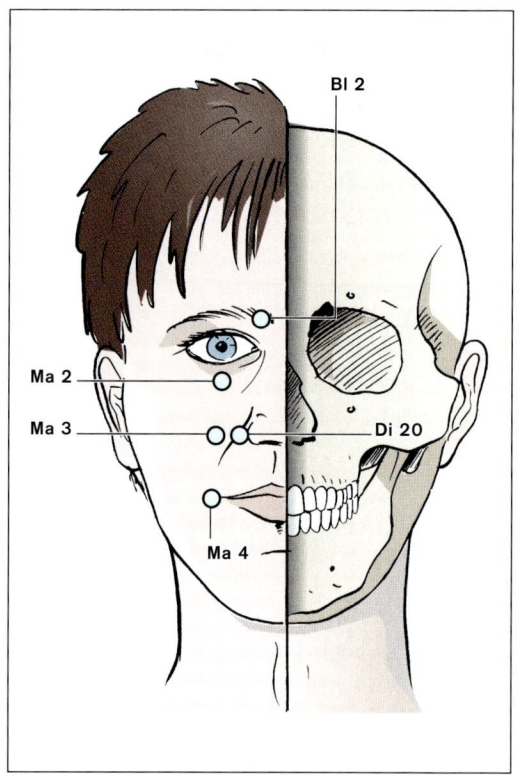

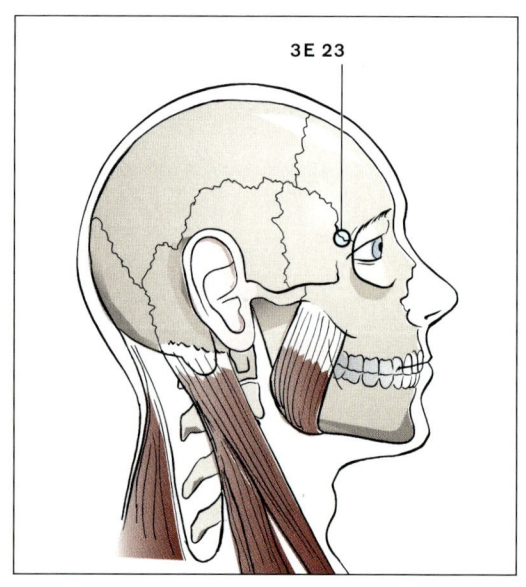

Gallenblase 14

Lokalisation: 1 Cun oberhalb der Augenbrauen-
mitte, direkt oberhalb der Pupille beim Blick
geradeaus.

Konzeptionsgefäß 24

Lokalisation: in der Mitte der Mentolabialfalte.

Lenkergefäß 26

Lokalisation: am Übergang des nasalen Drittels
zu den übrigen zwei Dritteln der Verbindungslinie
zwischen Nasenunterrand und Lippenoberrand.

Ex-KH 2

Lokalisation: 1 Cun innerhalb der Haargrenze auf
der Pupillarlinie.

Ex-KH 3

Lokalisation: in der Mitte zwischen den Augenbrauen.

Ex-KH 4

Lokalisation: in der Mitte der Augenbraue in der
Pupillarlinie beim Blick geradeaus.

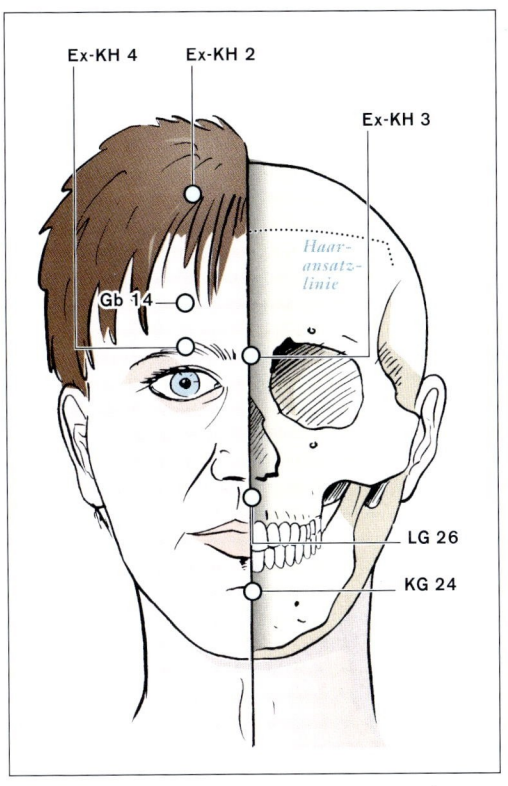

Wichtige Punkte im Bereich des Kopfes (lateral)

Magen 5

Lokalisation: am Unterkiefer an der vorderen Grenze des M. masseter.

Magen 6

Lokalisation: 1 Fingerbreite kranial und ventral des Kieferwinkels.

Magen 7

Lokalisation: in der Mitte der Mulde unterhalb des Jochbogens über der Incisura mandibulae.

Magen 8

Lokalisation: 0,5 Cun innerhalb der Haargrenzen von vorderer und seitlicher Haaransatzlinie (Stirnschläfenwinkel).

Dünndarm 18

Lokalisation: am unteren Rand des Jochbeins senkrecht unterhalb des äußeren Augenwinkels, am Vorderrand des M. masseter.

Dünndarm 19

Lokalisation: in der Mulde vor dem Tragus.

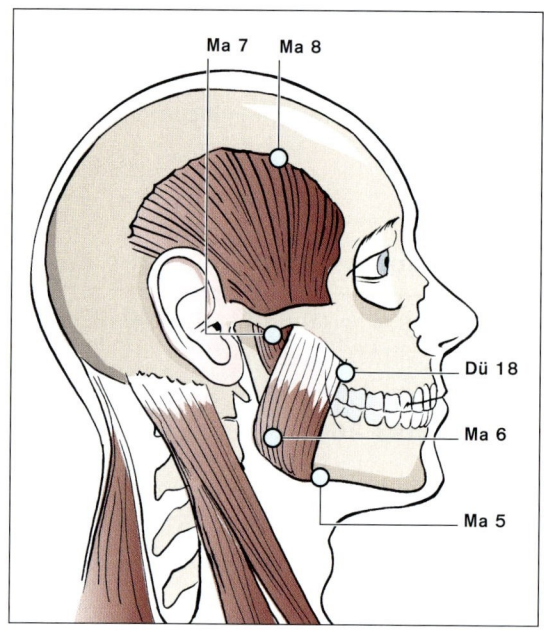

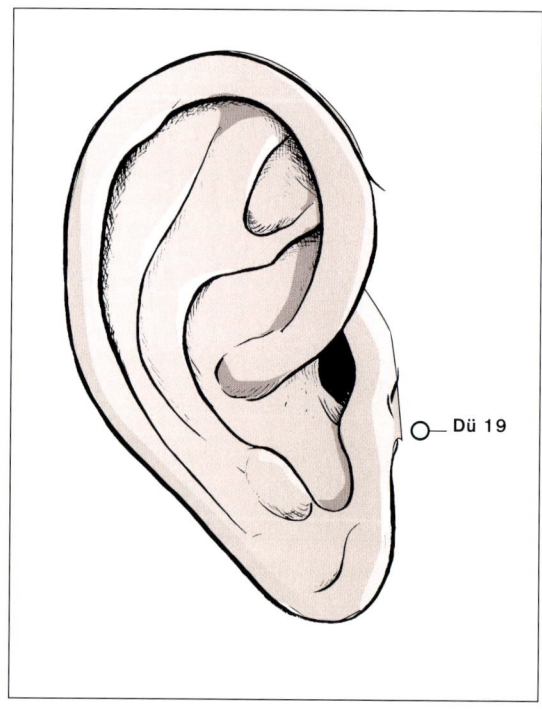

3-Erwärmer 17

Lokalisation: hinter dem Ohrläppchen zwischen Unterkiefer und Processus mastoideus.

3-Erwärmer 21

Lokalisation: in Höhe der Incisura supratragica oberhalb des Punktes Dü 19.

3-Erwärmer 23

Lokalisation: am lateralen Ende der Augenbraue über der Sutura frontozygomatica.

Gallenblase 1

Lokalisation: 0,5 Cun lateral des äußeren Augenwinkels.

Gallenblase 2

Lokalisation: vor der Incisura intertragica, direkt unterhalb des Punktes Dü 19.

Gallenblase 8

Lokalisation: 1,5 Cun oberhalb des höchsten Punktes der Ohrmuschel.

Ex-KH 5

Lokalisation: vom Mittelpunkt der Verbindungslinie Augenbrauenende – lateraler Augenwinkel etwa 1 Cun ohrwärts.

Ex-KH 6

Lokalisation: höchster Punkt der Ohrspitze.

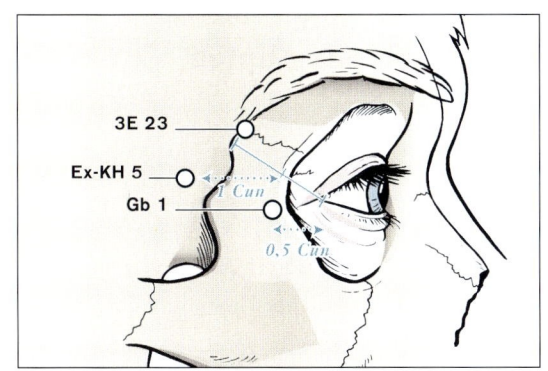

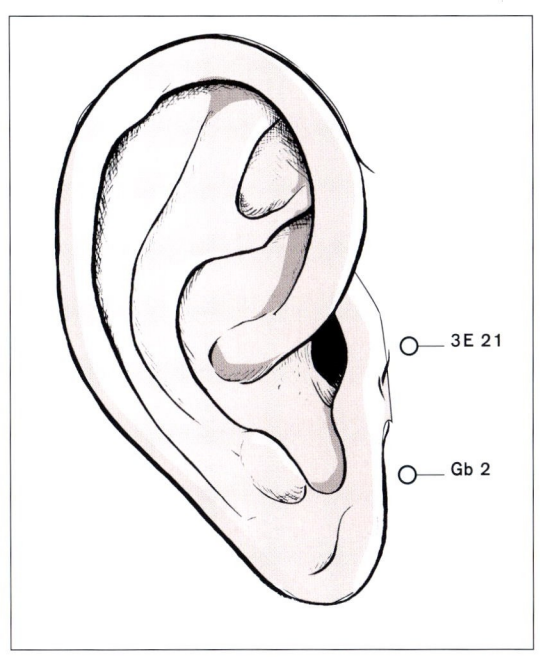

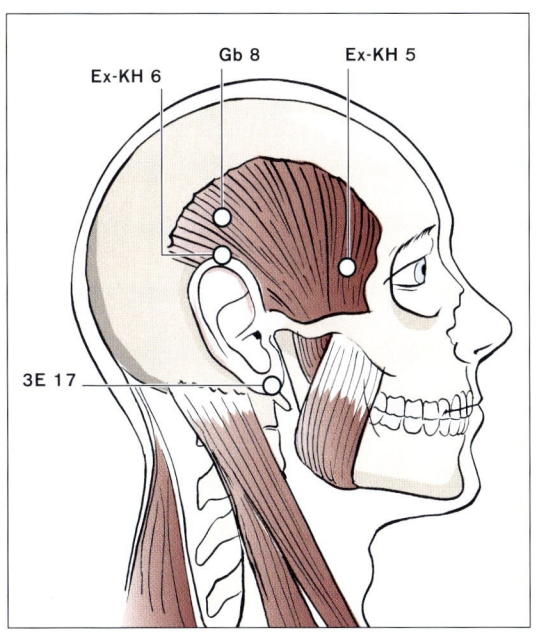

Topografie

Wichtige Punkte im Bereich des Kopfes (Schädeldach)

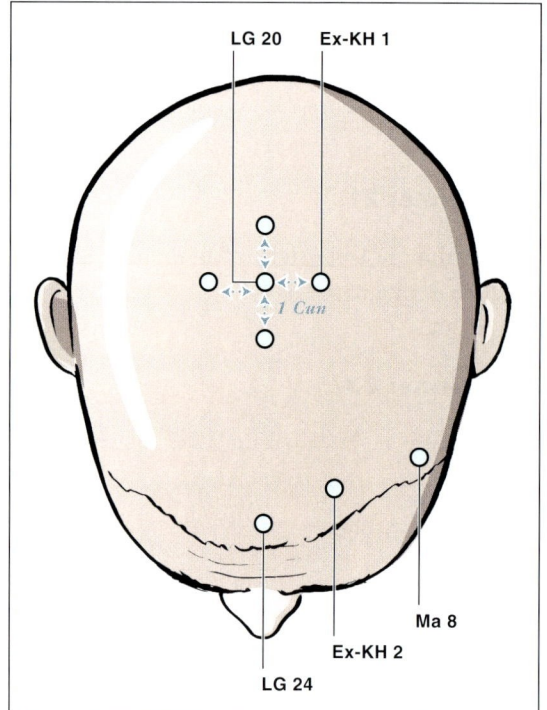

Magen 8

Lokalisation: 0,5 Cun innerhalb der Haargrenzen von vorderer und seitlicher Haaransatzlinie (Stirnschläfenwinkel).

Lenkergefäß 20

Lokalisation: im Schnittpunkt der Medianlinie des Kopfes mit einer Linie durch beide Ohrspitzen.

Lenkergefäß 24

Lokalisation: 0,5 Cun innerhalb der vorderen Haaransatzlinie.

Ex-KH 1

Lokalisation: 1 Cun lateral rechts und links sowie 1 Cun vor und hinter dem Punkt LG 20.

Ex-KH 2

Lokalisation: 1 Cun innerhalb der Haargrenzen der vorderen Haaransatzlinie direkt über der Pupille beim Blick geradeaus.

Wichtige Punkte im Bereich des Nackens

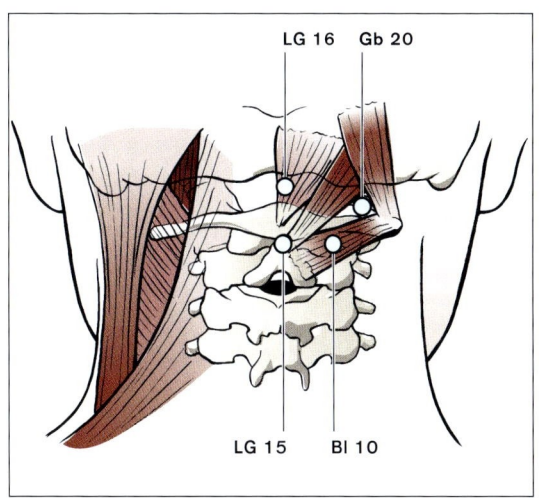

Blase 10

Lokalisation: 1,5 Cun lateral LG 15.

Blase 11

Lokalisation: 1,5 Cun lateral der Spitze des Dornfortsatzes Th 1.

Gallenblase 20

Lokalisation: zwischen den Muskelansätzen des M. sternocleidomastoideus und M. trapezius im Bereich der Okziputunterkante.

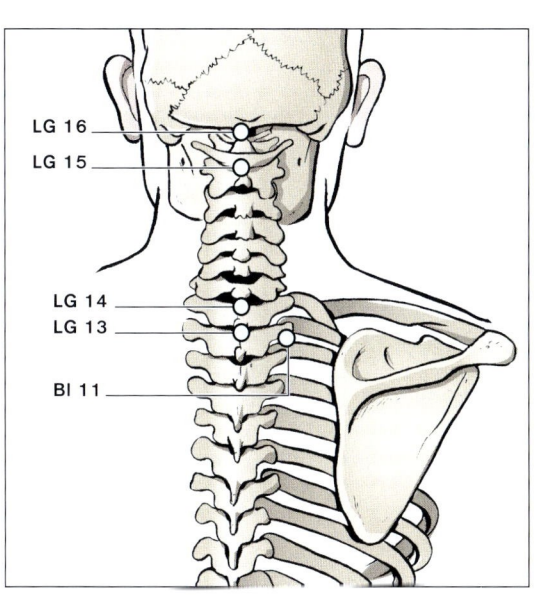

Lenkergefäß 13

Lokalisation: unterhalb der Spitze des Dornfortsatzes Th 1.

Lenkergefäß 14

Lokalisation: unterhalb der Spitze des Dornfortsatzes C 7.

Lenkergefäß 15

Lokalisation: oberhalb des Dornfortsatzes des 2. HWK, in gleicher Höhe wie Bl 10, 0,5 Cun oberhalb der oberen Haaransatzlinie.

Lenkergefäß 16

Lokalisation: unterhalb der Protuberantia occipitalis externa in gleicher Höhe wie Gb 20.

Topografie

Wichtige Punkte im Bereich der Schulter (dorsal)

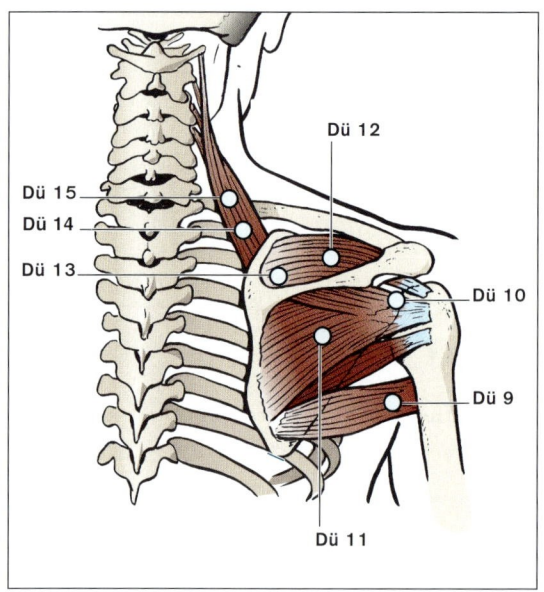

Dünndarm 9

Lokalisation: 1 Cun kranial des dorsalen Endes der Achselfalte.

Dünndarm 10

Lokalisation: über Dü 9 unterhalb der Spina scapulae.

Dünndarm 11

Lokalisation: am Übergang des kranialen Drittels zu den übrigen zwei Dritteln einer Verbindungslinie zwischen der Mitte der Spina scapulae zum Angulus inferior scapulae.

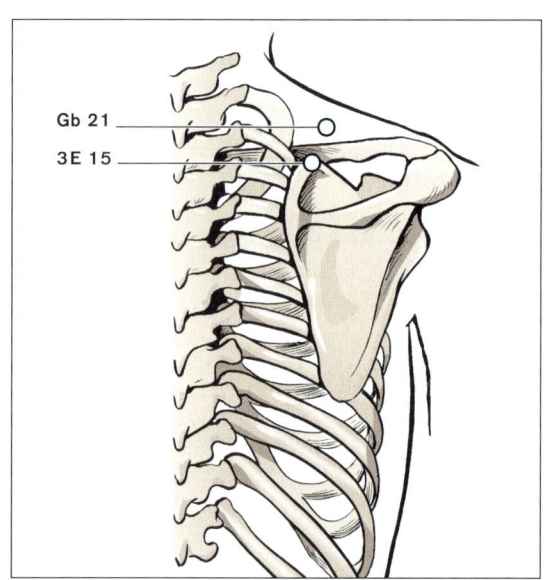

Dünndarm 12

Lokalisation: über Dü 11 in der Spina scapulae in der Mitte der Fossa supraspinata.

Dünndarm 13

Lokalisation: Mitte zwischen den Dornfortsatzunterkanten Th 2 und Dü 10.

Dünndarm 14

Lokalisation: 3 Cun lateral der Spitze des Dornfortsatzes Th 1.

Dünndarm 15

Lokalisation: 2 Cun lateral LG 14.

3-Erwärmer 15

Lokalisation: Mitte zwischen Gb 21 und Dü 13.

Gallenblase 21

Lokalisation: Mitte zwischen Dornfortsatzspitze C 7 und Acromion.

Wichtige Punkte im Bereich der Schulter (ventral und lateral)

Lunge 1

Lokalisation: 6 Cun lateral der Mittellinie, 1 Cun unterhalb der Clavicula, etwas medial der kaudalen Begrenzung des Processus coracoideus auf Höhe des 1. ICR.

Dickdarm 14

Lokalisation: am Ansatz des M. deltoideus, medialer Schenkel.

Dickdarm 15

Lokalisation: im Bereich des vorderen Schultergrübchens, das bei 90° Armabduktion entsteht, unter der vorderen Begrenzung des Acromions.

Dickdarm 16

Lokalisation: im Winkel zwischen Acromion und Clavicula in Bereich des dorsalen Gelenkspaltes des Akromioklavikulargelenkes.

3-Erwärmer 14

Lokalisation: in dem hinteren Schultergrübchen, das bei Armabduktion um 90° auf der Schulter entsteht.

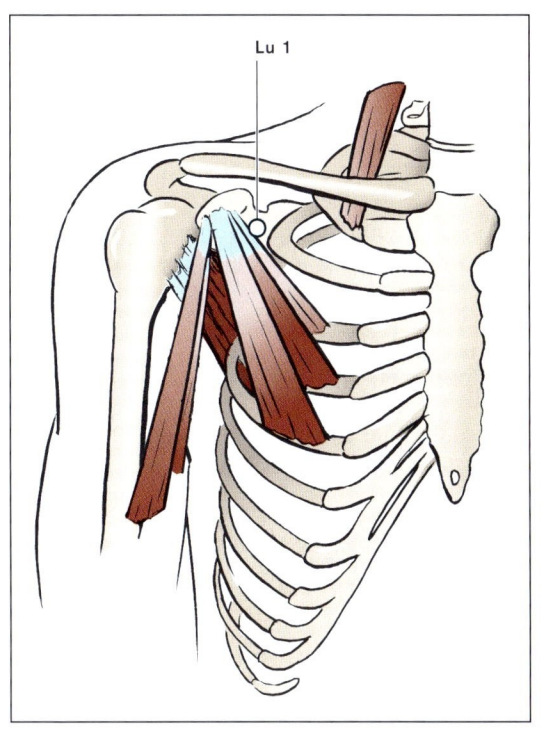

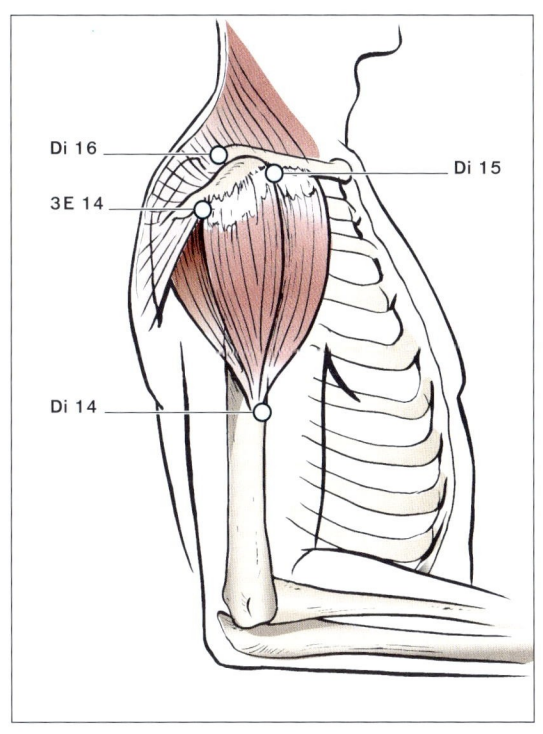

Wichtige Punkte im Bereich des Ellenbogens

Lunge 5

Lokalisation: radial der Bizepssehne in der Ellenbogenbeugefalte.

Dickdarm 11

Lokalisation: lateral des radialen Endes der Ellenbogenbeugefalte bei rechtwinklig gebeugtem Unterarm in einer Vertiefung zwischen Falten- ende und Epicondylus lateralis im Bereich des M. extensor carpi radialis longus.

Herz 3

Lokalisation: bei gebeugtem Ellenbogen zwischen dem ulnaren Ende der Ellenbogenbeugefalte und dem Epicondylus ulnaris humeri.

Dünndarm 8

Lokalisation: im Sulcus ulnae zwischen Olecranon und Epicondylus medialis humeri bei gebeugtem Arm.

Perikard 3

Lokalisation: in der Ellenbeugefalte ulnar der Bizepssehne.

Ex-AH 1

Lokalisation: bei gebeugtem Ellenbogen auf der Olekranonspitze.

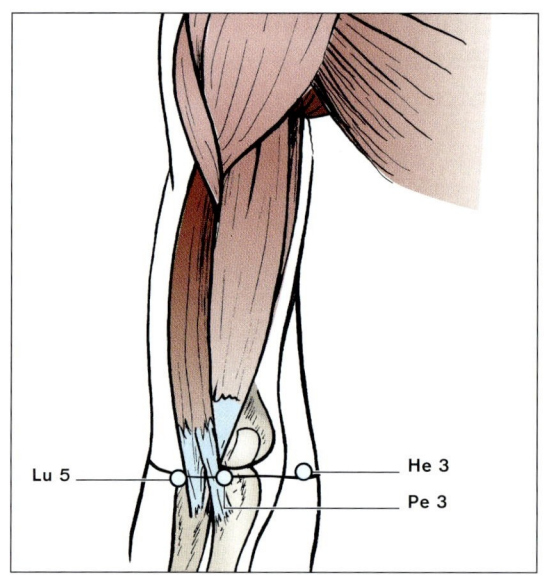

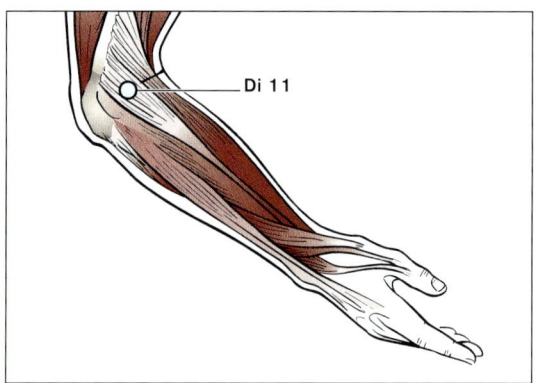

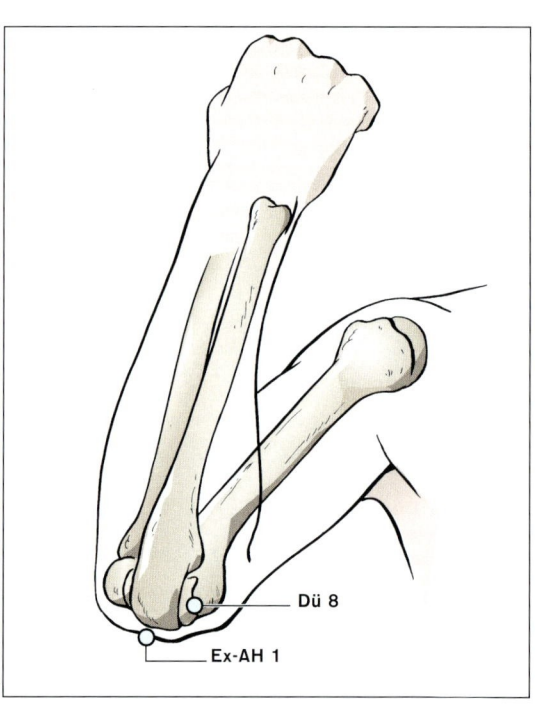

Wichtige Punkte im Bereich der Hand und des Unterarmes

Lunge 7

Lokalisation: 1,5 Cun proximal der Handgelenks-beugefalte.

Lunge 9

Lokalisation: radiale Seite der Handgelenksbeu-gefalte, lateral der Arteria radialis.

Dickdarm 4

Lokalisation: auf der Winkelhalbierenden zwischen Metacarpale I und II in Höhe der Mitte von Metacarpale II.

Herz 5

Lokalisation: 1 Cun proximal von He 7, radial der Sehne des M. flexor carpi ulnaris.

Herz 7

Lokalisation: Beugefalte des Handgelenkes, radial der Sehne des M. flexor carpi ulnaris (Orientierung: Os pisiforme).

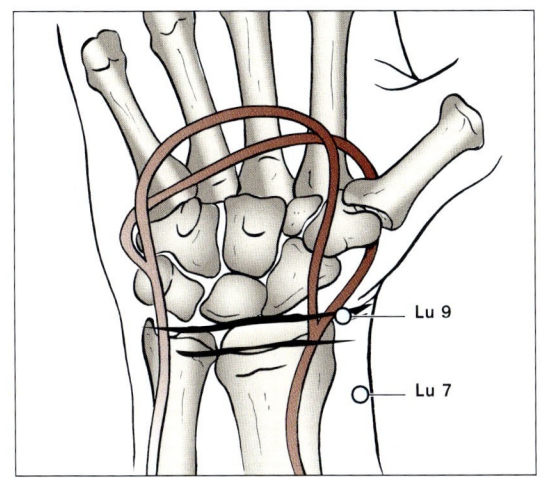

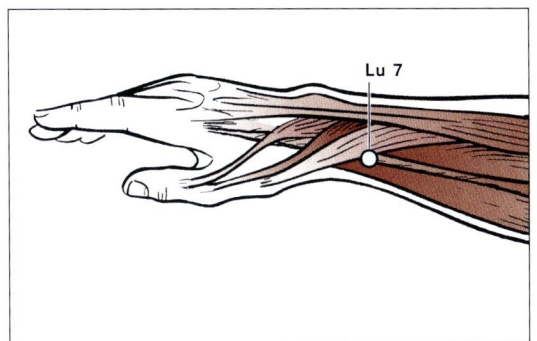

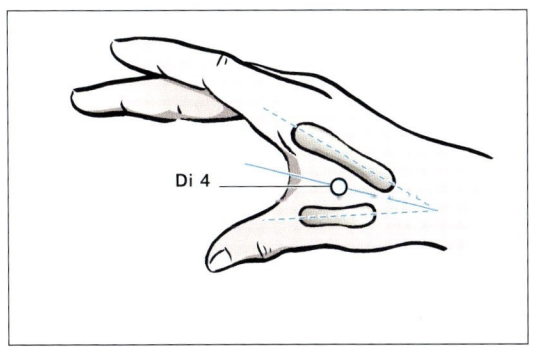

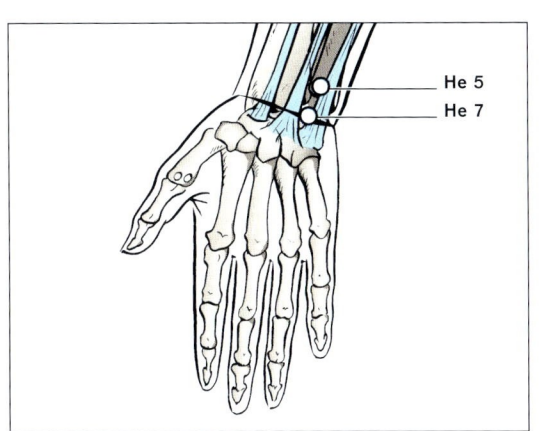

Dünndarm 3

Lokalisation: Ulna-Handkante bei Faustschluss proximal dorsal in der Hautfalte am Übergang Corpus – Caput des Os metacarpale V.

Dünndarm 6

Lokalisation: in der Mulde, die bei Supination der Hand proximal vom Processus styloideus ulnae entsteht.

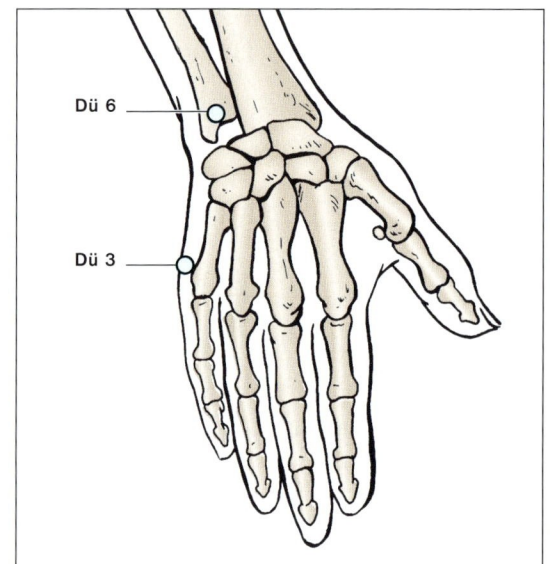

Perikard 6

Lokalisation: 2 Cun kranial der Handgelenksbeugefalte zwischen den Sehnen des M. palmaris longus und des M. flexor carpi radialis.

Perikard 7

Lokalisation: in der Mitte der Handgelenksbeugefalte zwischen den Sehnen des M. palmaris longus und des M. flexor carpi radialis.

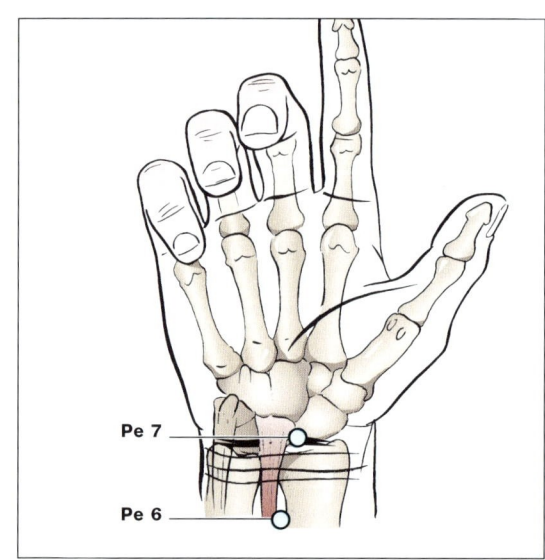

3-Erwärmer 3

Lokalisation: im distalen Winkel zwischen Os metacarpale IV und V auf dem Handrücken.

3-Erwärmer 4

Lokalisation: etwas ulnar vom Mittelpunkt der dorsalen Handgelenksbeugefalte, ulnar der Sehne des M. extensor digitorum communis.

3-Erwärmer 5

Lokalisation: 2 Cun oberhalb des Punktes 3E 4 ulnar der Mitte der dorsalen Handgelenksbeugefalte zwischen Radius und Ulna.

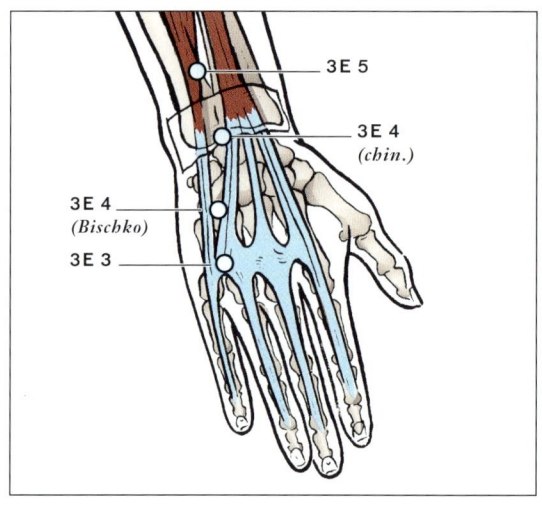

Ex-AH 7

Lokalisation: zwei Punkte in der proximalen Annäherungsstelle zwischen Metacarpale II und III sowie Metacarpale IV und V.

Ex-AH 8

Lokalisation: distaler Annäherungsbereich zwischen Metacarpale II und III.

Ex-AH 11

Lokalisation: zehn Punkte an allen Fingerspitzen, 1 Fen entfernt des freien Randes der Nägel.

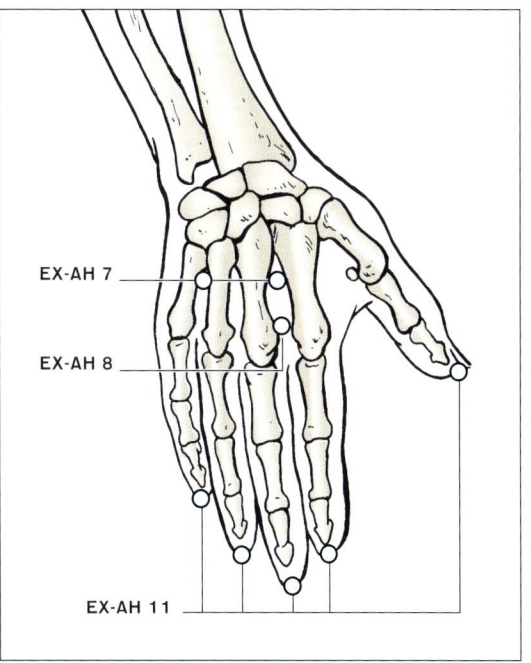

Wichtige Punkte im Bereich des Thorax (frontal und lateral)

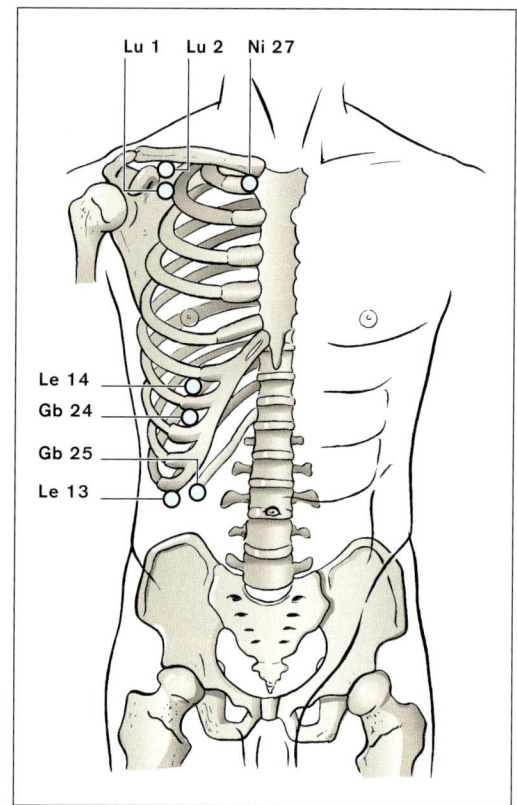

Lunge 1

Lokalisation: 6 Cun lateral der Mittellinie, 1 Cun unterhalb der Clavicula, etwas medial der kaudalen Begrenzung des Processus coracoideus im 1. ICR.

Lunge 2

Lokalisation: 1 Cun kranial von Lu 1 am Unterrand der Clavicula.

Niere 27

Lokalisation: am Unterrand des Sternoklavikulargelenkes direkt unter der Clavicula, 2 Cun lateral der Medianlinie.

Gallenblase 24

Lokalisation: im 7. ICR in der Mamillarlinie.

Gallenblase 25

Lokalisation: am freien Ende der 12. Rippe.

Leber 13

Lokalisation: am freien Ende der 11. Rippe.

Leber 14

Lokalisation: im 6. ICR unterhalb der Mamille in der Mamillarlinie.

Konzeptionsgefäß 14

Lokalisation: 1 Cun kaudal der Xiphoidspitze.

Konzeptionsgefäß 15

Lokalisation: direkt unterhalb der Xiphoidspitze.

Konzeptionsgefäß 17

Lokalisation: auf der Medianlinie in Höhe der Mamillen im 4. ICR.

Konzeptionsgefäß 22

Lokalisation: in der Mitte der Incisura jugularis, in Höhe des Ansatzes der Clavicula.

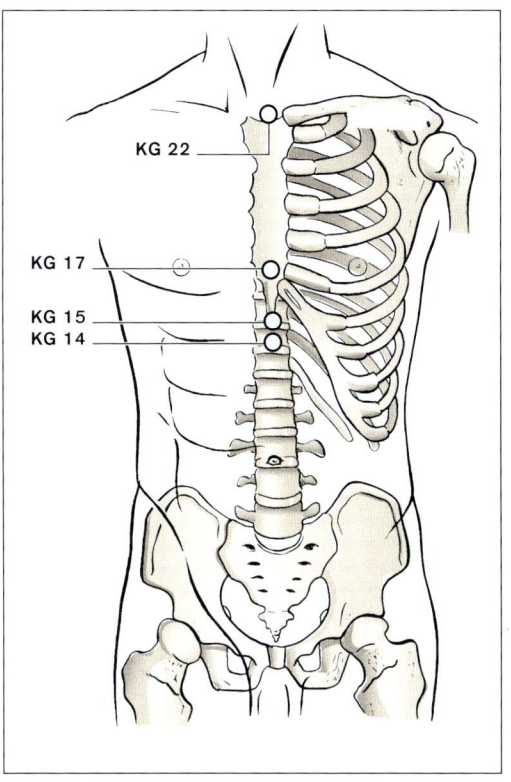

Wichtige Punkte
im Bereich des Thorax
(dorsal)

Blase 11

Lokalisation: 1,5 Cun *lateral der Unterkante des Dornfortsatzes* Th 1.

Blase 13

Lokalisation: 1,5 Cun *lateral der Unterkante des Dornfortsatzes* Th 3.

Blase 14

Lokalisation: 1,5 Cun *lateral der Unterkante des Dornfortsatzes* Th 4.

Blase 15

Lokalisation: 1,5 Cun *lateral der Unterkante des Dornfortsatzes* Th 5.

Blase 17

Lokalisation: 1,5 Cun *lateral der Unterkante des Dornfortsatzes* Th 7.

Blase 18

Lokalisation: 1,5 Cun *lateral der Unterkante des Dornfortsatzes* Th 9.

Blase 19

Lokalisation: 1,5 Cun *lateral der Unterkante des Dornfortsatzes* Th 10.

Blase 20

Lokalisation: 1,5 Cun *lateral der Unterkante des Dornfortsatzes* Th 11.

Blase 21

Lokalisation: 1,5 Cun *lateral der Unterkante des Dornfortsatzes* Th 12.

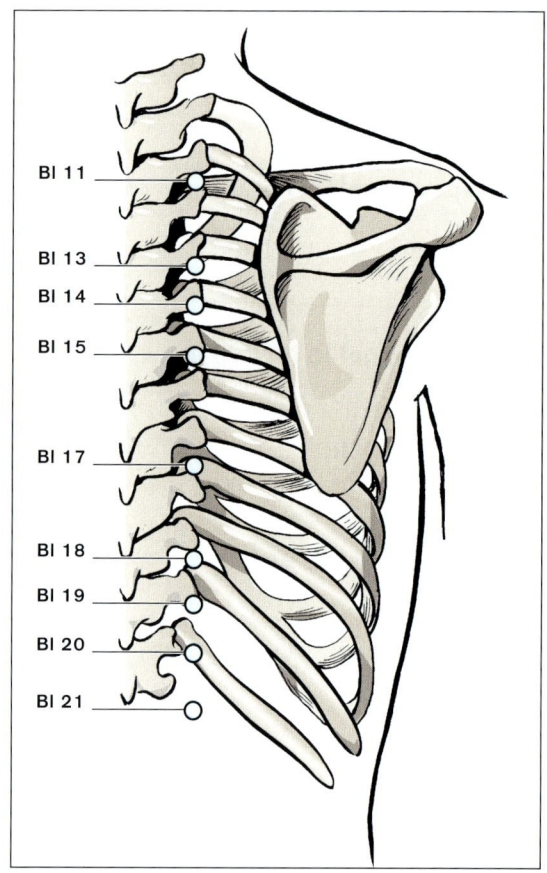

BI 11
BI 13
BI 14
BI 15
BI 17
BI 18
BI 19
BI 20
BI 21

Blase 43

Lokalisation: 3 Cun lateral der Mittellinie unter der Unterkante des Dornfortsatzes Th 4.

Ex-R 2

Lokalisation: Es handelt sich um 17 Punkte auf jeder Seite der Wirbelsäule, jeweils 0,5 Cun lateral der Spitze der Dornfortsätze von Th 1 bis L 5.

Ex-R 3

Lokalisation: 1,5 Cun lateral der Spitze des Dornfortsatzes Th 8.

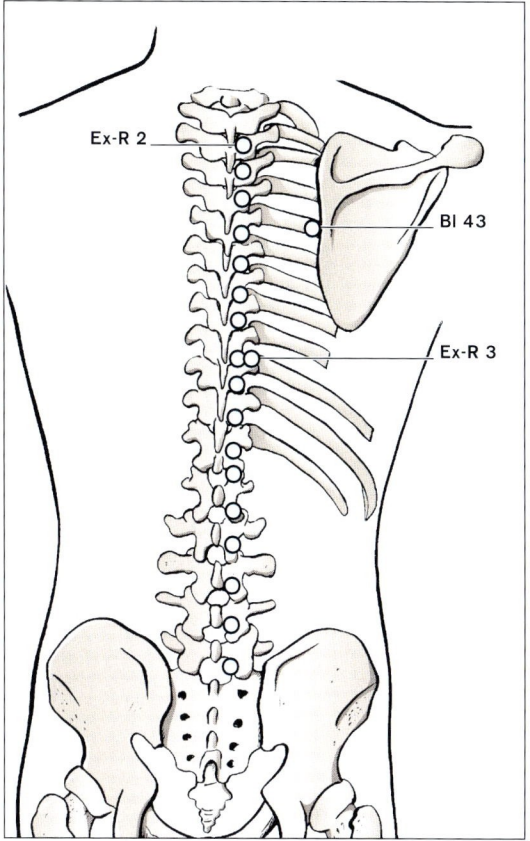

Wichtige Punkte
im Bereich des Abdomens

Magen 25

Lokalisation: 2 Cun lateral des Bauchnabels.

Magen 30

Lokalisation: 2 Cun lateral der ventralen Mittellinie vom Oberrand der Symphyse (KG 2).

Milz 15

Lokalisation: 4 Cun lateral des Bauchnabels.

Konzeptionsgefäß 2

Lokalisation: am Oberrand der Symphyse in der
Medianlinie.

Konzeptionsgefäß 3

Lokalisation: 1 Cun kranial der Symphysenmitte.

Konzeptionsgefäß 4

Lokalisation: 2 Cun kranial der Symphysenmitte.

Konzeptionsgefäß 6

Lokalisation: 1,5 Cun unterhalb des Bauchnabels.

Konzeptionsgefäß 12

Lokalisation: in der Mitte der Verbindungslinie
Xiphoidbasis – Bauchnabel.

Ex-BB 1

Lokalisation: 1 Cun oberhalb des Mittelpunktes
der Symphyse (KG 3), 3 Cun lateral der ventralen
Medianen.

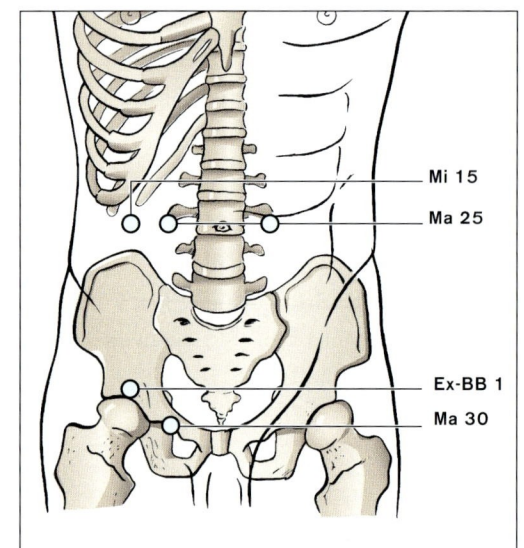

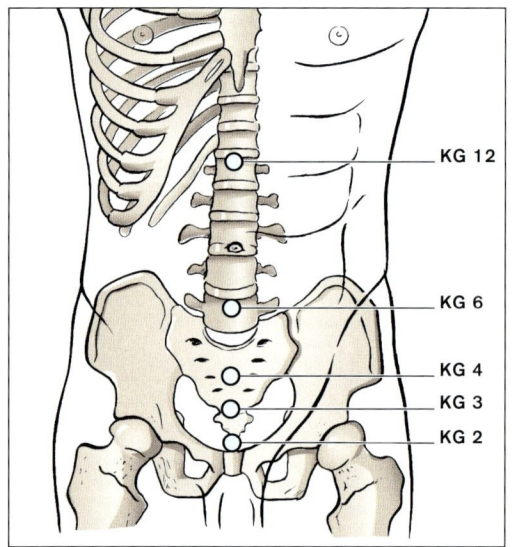

Wichtige Punkte im Bereich der Lende

Blase 22

Lokalisation: 1,5 Cun lateral der Spitze des Dornfortsatzes L 1.

Blase 23

Lokalisation: 1,5 Cun lateral der Spitze des Dornfortsatzes L 2.

Blase 25

Lokalisation: 1,5 Cun lateral der Unterkante des Dornfortsatzes L 4.

Blase 27

Lokalisation: in Höhe des 1. Foramen sacrale, 1,5 Cun lateral der dorsalen Medianen in einer Vertiefung zwischen Os sacrum und oberem Bereich der Spina iliaca posterior superior.

Blase 28

Lokalisation: in Höhe des 2. Foramen sacrale, 1,5 Cun lateral der dorsalen Medianen, kaudal der Spina iliaca posterior superior.

Blase 31

Lokalisation: auf der Hälfte der Strecke Bl 27 und dem Lenkergefäß, im 1. Foramen sacrale.

Blase 36

Lokalisation: in der Mitte der Gesäßfalte über dem Tuber ischiadicum.

Blase 52

Lokalisation: 3 Cun lateral der Unterkante des Dornfortsatzes L 2.

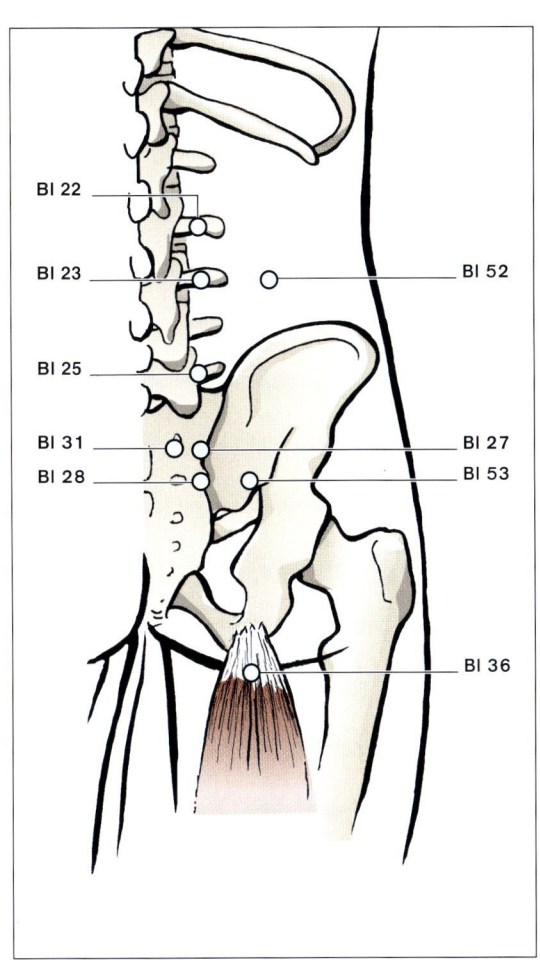

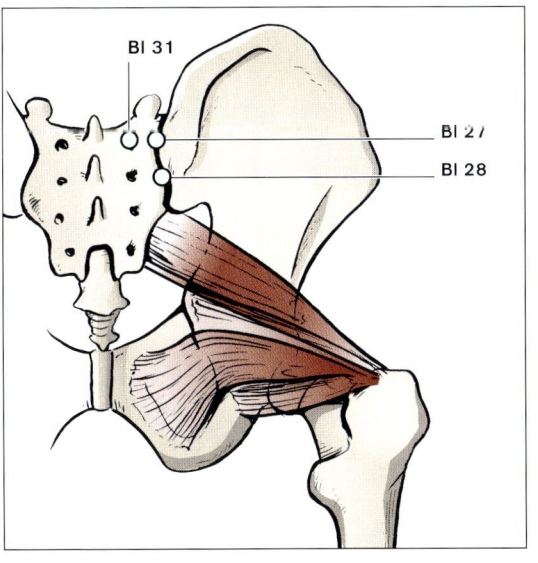

Blase 53

Lokalisation: in Höhe des 2. Foramen sacrale, 1,5 Cun lateral Bl 28.

Blase 54

Lokalisation: 3 Cun kaudal der Medianlinie in Höhe des 4. Foramen sacrale.

Gallenblase 30

Lokalisation: auf der Verbindungslinie zwischen Trochanter major und Hiatus sacralis zwischen äußerem und mittlerem Drittel.

Lenkergefäß 3

Lokalisation: unterhalb der Spitze des Dornfortsatzes L 4.

Lenkergefäß 4

Lokalisation: unterhalb der Spitze des Dornfortsatzes L 2.

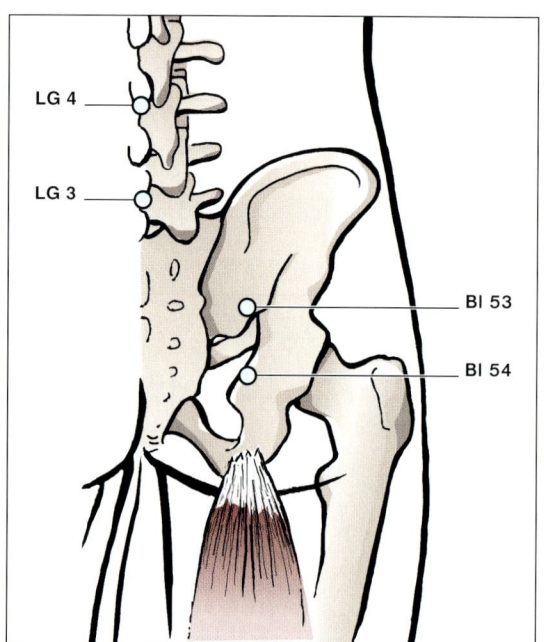

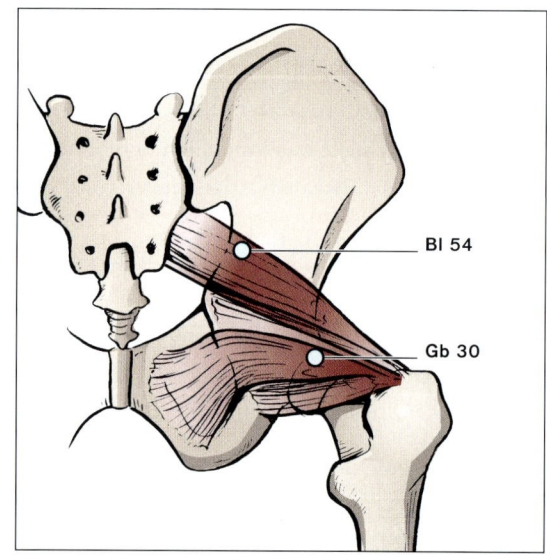

Wichtige Punkte im Bereich der Hüfte

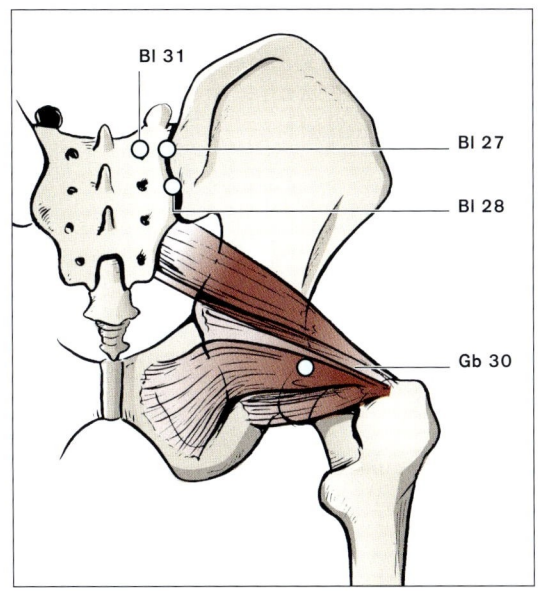

Blase 27

Lokalisation: in Höhe des 1. Foramen sacrale 1,5 Cun lateral der Medianlinie in einer Vertiefung zwischen Os sacrum und oberem Bereich der Spina iliaca posterior superior.

Blase 28

Lokalisation: in Höhe des 2. Foramen sacrale, 1,5 Cun lateral der Medianlinie, kaudal der Spina iliaca posterior superior.

Blase 31

Lokalisation: auf der Hälfte der Strecke Bl 27 – Lenkergefäß, in Höhe des 1. Foramen sacrale.

Gallenblase 30

Lokalisation: auf der Verbindungslinie zwischen Trochanter major und dem Hiatus sacralis, zwischen äußerem und mittlerem Drittel.

Wichtige Punkte im Bereich des Kniegelenkes und des Unterschenkels (ventral medial)

Magen 34

Lokalisation: 2 Cun kranial des lateralen Patellapols.

Magen 35

Lokalisation: unterhalb der Kniescheibe und lateral der Patellarsehne (laterales Knieauge).

Magen 36

Lokalisation: 3 Cun unterhalb Ma 35 in Höhe der Tuberositas tibiae,1 Mittelfinger lateral der Tibiakante im M. tibialis anterior.

Magen 38

Lokalisation: Mitte der Verbindungslinie der Punkte Ma 35 und Ma 41, 1 Mittelfinger lateral der Tibiakante.

Magen 40

Lokalisation: 1 Mittelfinger lateral Punkt Ma 38.

Magen 41

Lokalisation: zwischen den Sehnen des M. extensor hallucis longus und M. extensor digitorum longus über dem oberen Sprunggelenk.

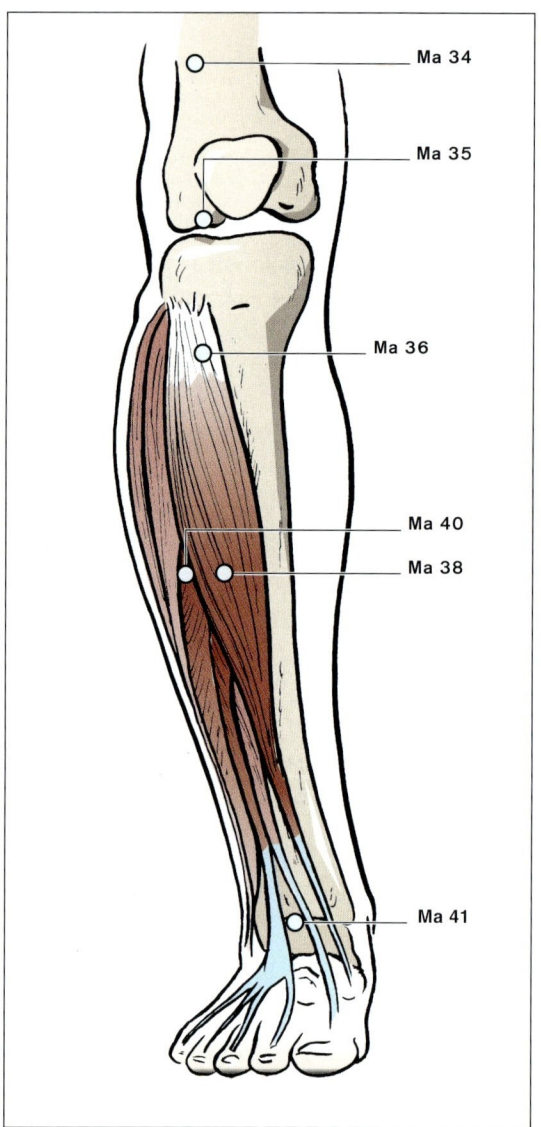

Milz 9

Lokalisation: in der Mulde distal des Condylus medialis am Übergang Condylus medialis tibiae – Corpus tibiae.

Milz 10

Lokalisation: 2 Cun kranial des medialen oberen Patellapols.

Niere 10

Lokalisation: in der Kniegelenksbeugefalte dorsal der Sehne M. semitendinosus zwischen den Sehnen des M. semitendinosus und M. semimembranosus.

Leber 8

Lokalisation: etwa 1 Cun medial und anterior von Ni 10 vor der Sehne des M. semitendinosus, posterior des Epicondylus medialis tibiae.

Ex-BF 2

Lokalisation: in der Mitte des Patellaoberrandes.

Ex-BF 4

Lokalisation: unterhalb der Patella, medial der Patellarsehne.

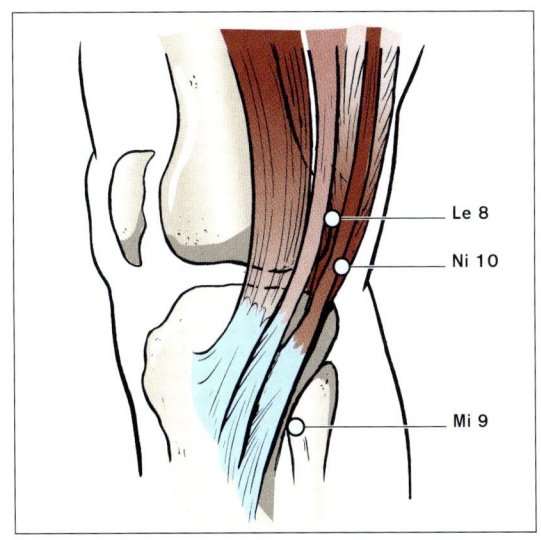

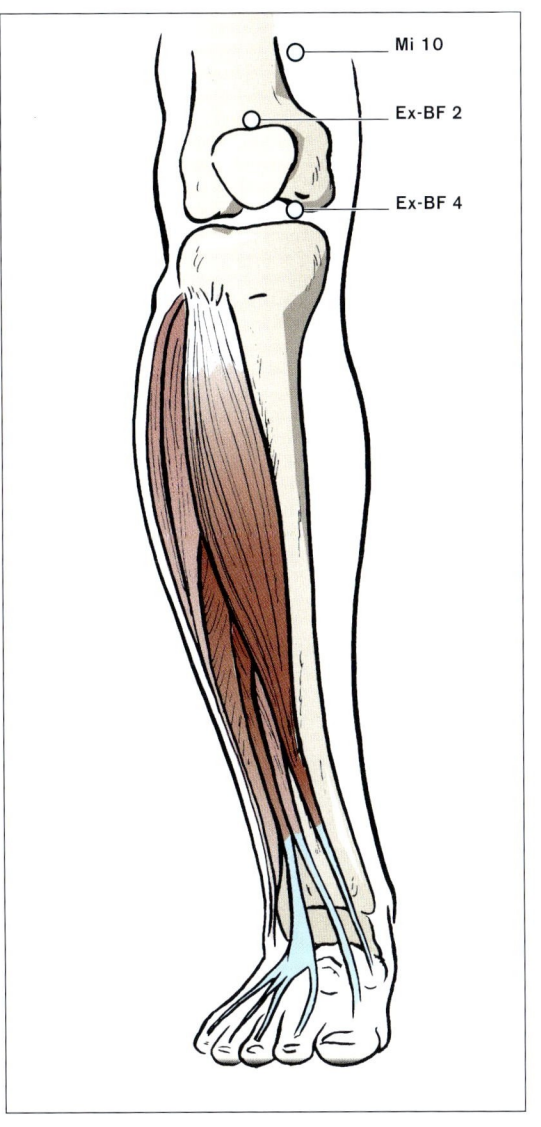

Wichtige Punkte im Bereich des Kniegelenkes und des Unterschenkels (dorsal lateral)

Blase 40

Lokalisation: in der Mitte der Kniegelenks-beugefalte.

Blase 57

Lokalisation: im Winkel zwischen den Muskel-bäuchen des M. gastrocnemius.

Blase 58

Lokalisation: 1 Cun distal und lateral Bl 57.

Gallenblase 34

Lokalisation: in der Mulde vor und unter dem Fibulaköpfchen.

Ex-BF 6

Lokalisation: 1 bis 2 Cun unterhalb Gb 34.

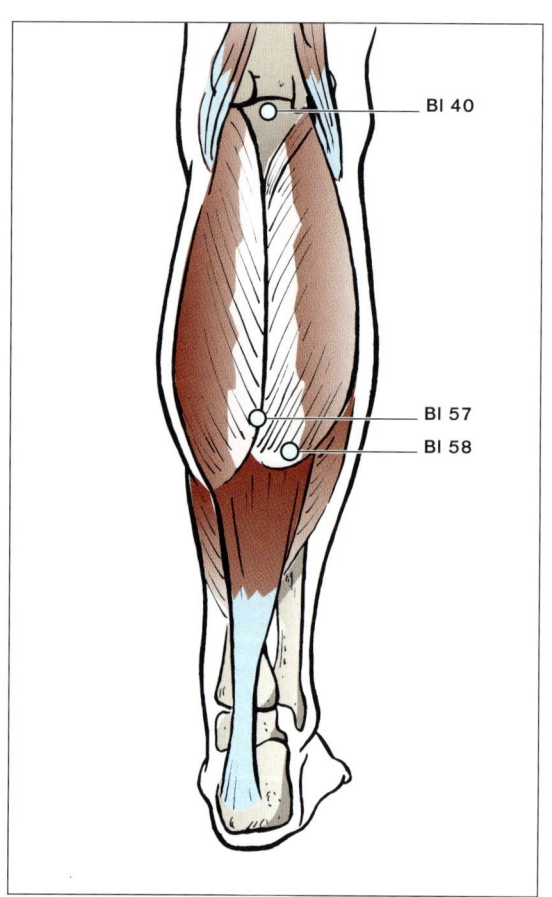

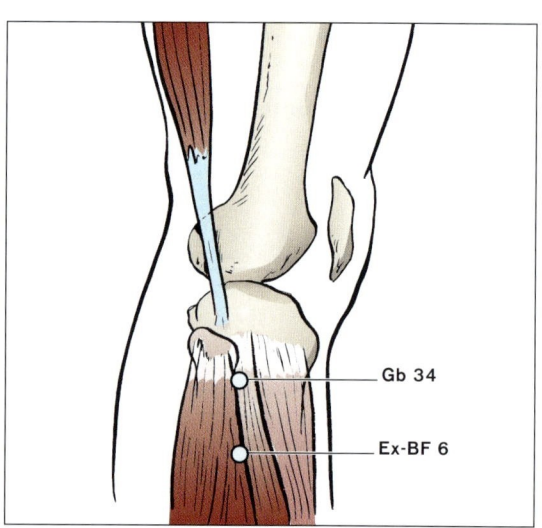

Wichtige Punkte im Bereich des Fußes (dorsal lateral)

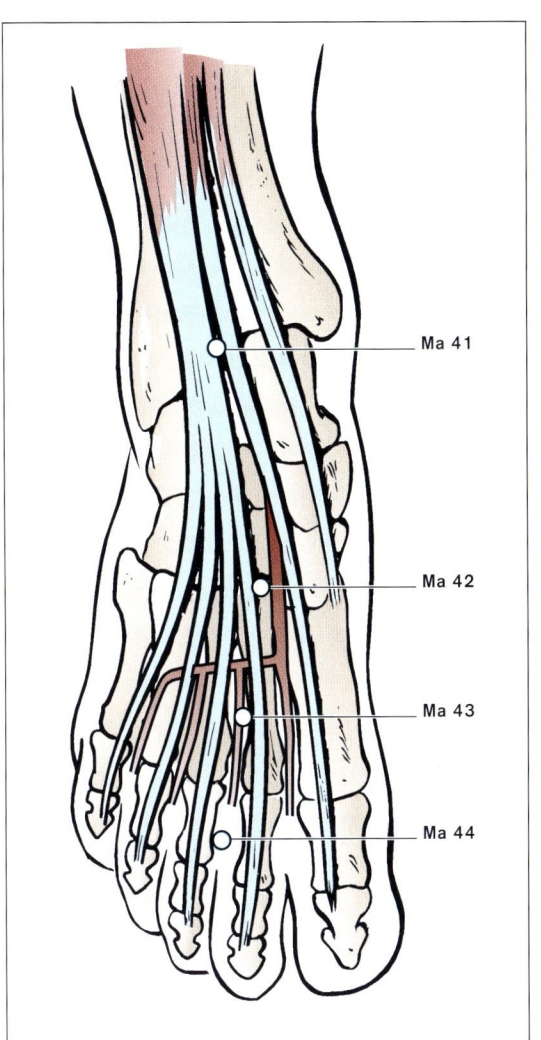

Magen 41

Lokalisation: in der vorderen Mitte der Verbindungslinie des äußeren und inneren Malleolus zwischen den Sehnen des M. extensor hallucis longus und des M. extensor digitorum longus über dem oberen Sprunggelenk.

Magen 42

Lokalisation: zwischen den Sehnen des M. extensor hallucis longus und M. extensor digitorum longus lateral der A. dorsalis pedis am höchsten Punkt des Fußrückens.

Magen 43

Lokalisation: zwischen Metatarsale II und III im Annäherungsbereich Corpus – Caput von Os metatarsale II und III.

Magen 44

Lokalisation: 0,5 Cun proximal des Endes der Interdigitalfalte zwischen der 2. und 3. Zehe.

Blase 60

Lokalisation: in der Mitte der Verbindungslinie Malleolus lateralis und der Achillessehne.

Blase 62

Lokalisation: in der Mulde unterhalb der Spitze des Malleolus lateralis im Gelenkspalt zwischen Talus und Calcaneus.

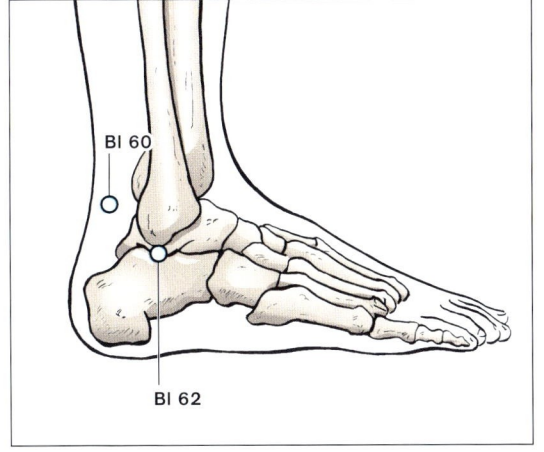

Topografie

Gallenblase 40

Lokalisation: Schnittpunkt der anterioren und inferioren Linie am Malleolus lateralis.

Gallenblase 41

Lokalisation: am Übergang Corpus – Basis der Os Metatarsale IV und V, lateral der Sehnen des M. extensor digitorum longus.

Leber 2

Lokalisation: 0,5 Cun proximal des Endes der Interdigitalfalte zwischen der 1. und 2. Zehe.

Leber 3

Lokalisation: im proximalen Winkel zwischen Os metatarsale I und II, wo Corpus und Basisbereiche beider Knochen sich nähern.

Ex-BF 9

Lokalisation: prominenteste Stelle des Malleolus lateralis.

Ex-BF 10

Lokalisation: vier Punkte auf dem Fußrücken proximal des Interdigitalfaltenendes am Übergang »vom roten zum weißen Fleisch«.

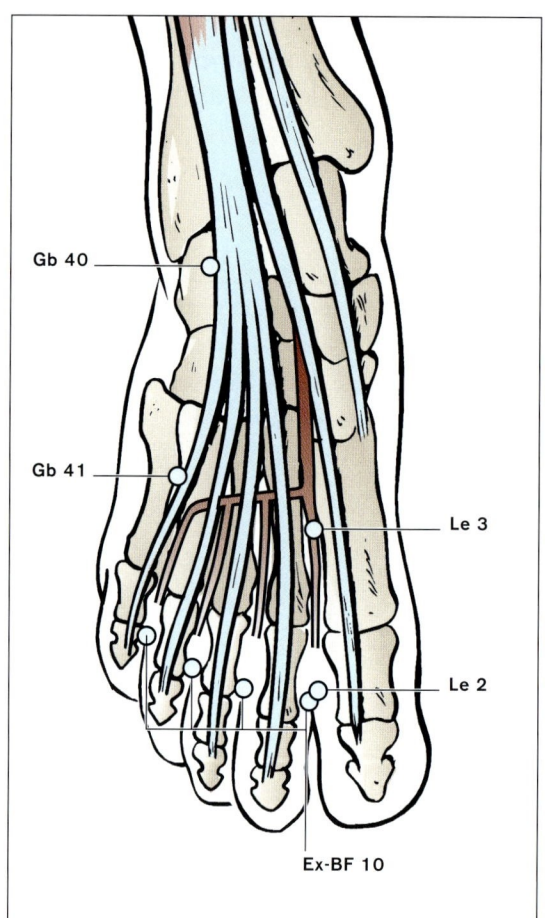

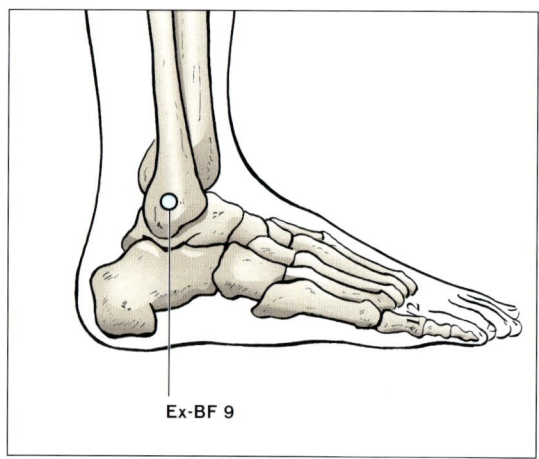

Wichtige Punkte
im Bereich des Fußes (ventral)

Milz 3

Lokalisation: fußinnenseitig proximal des Köpfchens des Metatarsale I, an der Grenze Corpus – Caput Metatarsale I, am Übergang »vom roten zum weißen Fleisch«.

Milz 4

Lokalisation: Mulde am Übergang Corpus – Basis des Metatarsale I, Grenze zwischen »rotem und weißem Fleisch«.

Milz 5

Lokalisation: Schnittpunkt der gedachten Linie unter und vor dem Malleolus medialis.

Milz 6

Lokalisation: 3 Cun oberhalb der größten Prominenz des Malleolus medialis am hinteren Tibiarand.

Niere 3

Lokalisation: in der Mitte der Verbindungslinie der größten Prominenz des Malleolus medialis und der Achillessehne.

Niere 5

Lokalisation: 1 Cun kaudal Ni 3 im Gelenkspalt zwischen Talus und Calcaneus.

Niere 7

Lokalisation: 2 Cun proximal Ni 3 am Vorderrand der Achillessehne.

Ex-BF 8

Lokalisation: höchste Prominenz des Malleolus medialis.

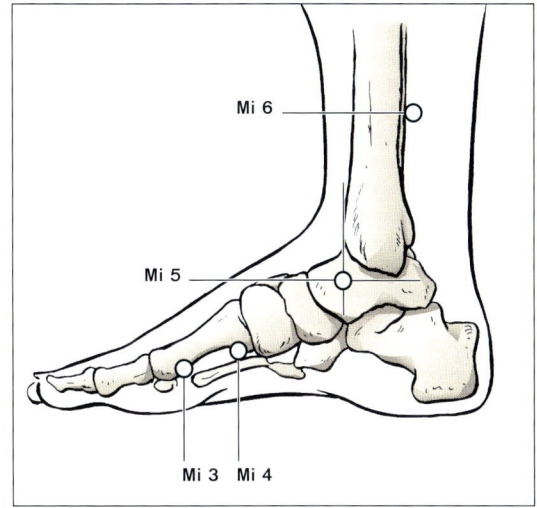

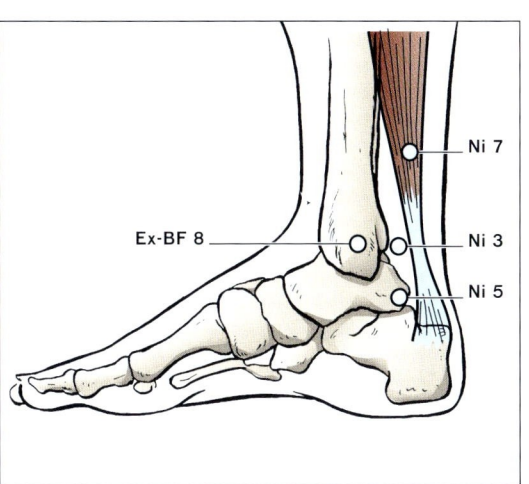

Repetitorium:
Traditionelle Chinesische Medizin

Wichtige Punkte, geordnet nach Syndromen in der TCM

A

Augen:

Bl 2 und Gb 20 klärt und stärkt die ...

Bl 18 unterstützt die ...

Le 3 öffnet die ...

B

Blut:

Di 11, Mi 10, Bl 40 und Le 2 kühlen das ...

Ma 36 tonisiert das ...

Mi 6 und Mi 10 bewegen und stärken das ...

Bl 17 und KG 4 nähren und regulieren das ...

Blutzirkulation:

Lu 9 fördert...

Ma 36, Bl 17 und Le 3 regulieren die ...

D

Diurese:

Siehe: Feuchtigkeit transformieren

E

Erwärmer 3 (mittlerer):

Ma 36, Mi 3, Mi 4 und Pe 6 harmonisieren den Qi-Fluss im mittleren ...

Erwärmer 3 (oberer):

Lu 1 klärt und öffnet oberen ...

Lu 5 kühlt Hitze im oberen ...

Essenz:

siehe Jing

F

Faktoren, pathogene:

Lu 7 vertreibt besonders äußeren Wind und Wind-Kälte.

3E 5, Di 1, Di 4, Di 11, Dü 3, Bl 2, 3E3, 3E5 (herausragender Punkt) und LG 14 vertreiben äußere ...

Feuchtigkeit:

Ma 25, Ma 40, Mi 9, KG 9, Mi 3, Mi 9 , KG 12 transformieren ...

Feuchtigkeit (fördert die Diurese)

Le 8 beseitigt Feuchtigkeit aus dem unteren 3-Erwärmer

G

Gallenblase:

Bl 18 stärkt und reguliert die ...

H

Herz:

He 5 Hauptpunkt zur Stärkung und Regulation des Herz-Qi

He 7 kühlt Herz-Feuer

Hitze:

Ma 44 und Ma 45 vertreibt Hitze im Magen

Di 11 vertreibt äußere pathogene ...

Di 4 und Di 11 vertreibt äußere pathogene ...

Le 2 kühlt ...

Husten:

Lu 9 lindert Husten

J

Jing:

Bl 23, Ni 3, Gb 39 und LG 4 unterstützen ...

K

Kälte:

Bl 10 zerstreut ...

Kiefer:

Ma 6 und Ma 7 öffnen den ...

L

Laktation:

Le 14 fördert die Laktation

Leber:

Bl 18 reguliert und stärkt die Leber

Leber Qi-Stagnation:

Bl 18 und Le 3 beseitigen ...

Gb 34 wichtiger Punkt zur Förderung des freien Leber-Qi-Flusses

Le 3 reguliert Leber-Qi

Leber-Yang:

Gb 20,Gb 34,Le 2, besänftigen ...

Leber-Feuer:

Gb 20 kühlt ...

Le 2 beseitigt ...

Leber-Qi-Fluss:

Le 14 fördert den harmonischen ...

Lungen-Hitze:

Lu 5 beseitigt ...

Lu 11 beseitigt ...

Lungen-Qi:

Lu 9 ist wichtiger Punkt zum Aufbau des ...

Lu 1, Lu 5, Lu 7 und Lu 9 regulieren die Zirkulation des Lungen-Qi und führen es herab

KG 17 senkt gegenläufiges ...

Lungen-Yin:

Lu 1 und Lu 9 stärken das ...

M

Magen:

Ma 36, Mi 4, Mi 6, Bl 20 Bl 21 und KG 12 stärken den ...

Ma 44 kühlt Magen-Hitze und Magen-Feuer

Pe 6 und KG 12 senkt gegenläufiges Magen-Qi

Milz:

Ma 36, Ma 40, Mi 3, Mi 4, Mi 6, Bl 20, Le 13 und KG 12 stärken die ...

Ma 36 und Bl 20 wichtiger Punkt bei allen Milzmangelsyndromen

N

Nahrungsstagnationen:

Bl 21 und Le 13 beseitigen ...

Nase:

Lu 7 öffnet ...

Di 20 und Ma 2 befreien die ....

Nässe:

Ma 40 und Mi 9 eliminieren ...

Niere:

Bl 23,Ni3 und KG 4 stärken die ...

Nieren-Yang:

Bl 23 und LG 4 tonisieren das ...

Ni 7 und LG 4 herausragende Punkte zur Nieren-Yang-Stärkung

Nieren-Yin:

Bl 23und Ni 3 tonisieren das ...

O

Oberfläche entlastet:

siehe pathogene Faktoren

Ohr:

Ma 7 und Dü 19 unterstüzen das ...

3E 3, 3E 17 und Gb 2 öffnen das ...

Q

Qi, Qi-Zirkulation:

Ma 43 senkt rebellierendes Qi

Ma 36, KG 6 und KG 12 tonisieren und
regulieren die Qi-Zirkulation

Ma 36 senkt rebellierendes Qi

Mi 6 bewegt Qi

Pe 6 reguliert die Qi-Zirkulation

R

Rachen:

Di 1 unterstützt den ....

S

Schleim:

Lu 9 und Ma 40 lösen ...

Schwitzen:

Lu 7 und Di 4 fördern ...

Shen:

He 3, He 7, Pe 6, Pe 7und LG 20 beruhigen
den ...

Ma 36 und Ni 3 stabilisieren den ....

T

Tränen:

Bl 2 reguliert die Tränensekretion

W

Wind, äußerer:

Lu 7, Lu 11, Bl 10, Di 4, Di 20, Ma 2, Ma 6, Bl
10, 3E 3 und 3E 5 vertreiben äußeren Wind

Gb 20, LG 14 (herausragende Punkte, um
äußeren Wind zu vertreiben)

Wind-Hitze:

Di 4, Di 11, Gb 20, Lu 11, 3E3, 3E 4 und 3E 5
vertreiben ...

Wind-Kälte:

Lu 7 und Bl 10 vertreiben...

Y

Yang:

Ni 7 und LG 4 zum allgemeinen Yang-Aufbau

KG 6 stärkt das ...

Yin:

Mi 6, Ni 3 und KG 4 nähren das ...

Strukturierte Zang-Fu-
Syndromdifferenzierung in 5 Schritten

Bei der strukturierten Zang-Fu-Syndromdifferenzierung in der TCM führen Anamnese und Untersuchng in **5 Diagnoseschritten** zur Therapie:

Anamnese/Untersuchung	Diagnoseschritt	Therapie
Krankheitsbild Kondition Konstitution Puls/Zunge	**1. Schritt: Bagang**	
	Außen – Innen	**Basiskonzept gemäß:** • Meridianerkrankung (Außen) • Syndromdifferenzierung (Innen)
	Fülle – Leere	**Reizstärke:** ableiten/auffüllen
	Hitze – Kälte	**Reizart:** z. B. Moxibustion
	Yang – Yin	**Reizstärke, Reizart:** evtl. spezielle Punkte
Spezielle TCM Anamnese der Zang-Fu-Disharmoniemuster	**2. Schritt: Zang-Fu-Disharmoniemuster**	(Zuordnung der betroffenen Zang-Fu)
	Weitere Differenzierung des betroffenen Zang-Fu-Disharmoniemusters	
Analogiemuster des Krankheitsbildes, Modalitäten von Besserung und Verschlechterung	**3. Schritt: äußere pathogene Faktoren im Inneren**	**Reizort** **Reizart**
TCM-Anamnese gemäß Disharmoniemuster der Subsranzen	**4. Schritt: Disharmoniemuster von Qi Blut Jing-Essenz**	**Reizort**
Zusammenfügen der Diagnoseschritte 1–3	**5. Schritt: Zang-Fu-Muster benennen** z. B. Nieren-Yang-Leere, Nieren-Yin-Leere usw.	**Reizort** **Reizart** **Reizstärke**

1. Diagnoseschritt: Differenzierung gemäß Bagang

- **Außen und Innen**
- **Fülle und Leere**
- **Hitze und Kälte**
- **Yang und Yin**

Die Differenzierung gemäß der Bagang (ba) = 8 Leitkriterien (gang) wird als Grundlage einer jeden Krankheitsdiagnostik und Therapie nach TCM–Kriterien angewandt. Sie kann in einfacher Form als allgemeine Basisdiagnostik betrachtet werden, lässt sich jedoch auch beliebig verfeinern bis hin zur speziellen Syndromdiagnostik einzelner Zang-Fu-Disharmoniemustern.
Man unterscheidet:

- 6 spezielle Differenzierungen
- 2 zusmmenfassende Differenzierungen.

Bagang = 8 Leitprinzipien		
Außen (Bioa)	Innen (Li)	
Fülle (Shi)	Leere (Xu)	Spezielle Differenzierung
Hitze (Re)	**Kälte (Han)**	
Yang	Yin	Zusammenfassende Differenzierung

Die Gegensatzpaare der 8 Prinzipien dürfen nicht als ein »Entweder-Oder« gesehen werden.
Es gibt Zustände, die gleichzeitig Innen und Außen bzw. Hitze und Kälte oder Fülle und Leere beinhalten. Es kann sogar sein, dass ein Krankheitsbild alle diese Kriterien zusammen beinhaltet.

Außen und Innen

Außen und Innen berücksichtigen die Lokalisation und Eindringtiefe einer Erkrankung.

Außen

Außen-Muster gemäß Bagang sind im Anfagnsstadium von Erkrankungen durch äußere pathogene Faktoren zu sehen. Die Erkrankung betrifft die äußeren Körperschichten, d. h. die Haut und Muskulatur. Es handelt sich nach westlichem Verständnis um akute Krankheitsbilder im Anfangstadium von Infektionskrankheiten. Die äußeren pathogenen Faktoren befinden scih (noch) nicht im Inneren, d. h. es sind keine Zang-Fu betroffen. Die Körpersubstanzen (Qi, Blut-Xue, Jing-Essenz) weisen keine Disharmoniemuster auf.
Die Hauptsymptome eines Außen-Musters sind:

- Fieber
- Abneigung gegen Kälte
- Schmerzen des Körpers (äußere Schichten – Muskulatur)
- oberflächlicher Puls.

Fieber entsteht durch den Kampf des Körpers gegen äußere pathogene Faktoren. Da das Abwehr-Qi bei diesem Kampf in der Zirkulation gestört ist, kann es die äußeren Schichten des Körpers nicht mehr wärmen, es resultiert eine Abneigung gegen Kälte und Kältegefühl. Da die Qi-Zirkulation der äußeren Körperschichten gestört ist, kommt es zu Schmerzen im Bereich der Muskulatur und häufig zu Kopfschmerzen.

Außen-Muster können als Kälte- oder Hitze-Muster auftreten.

Bei Kälte-Mustern ist das Fieber nur leicht – es kann auch fehlen. Neben Abneigung des Körpers gegen Kälte bestehen starke Schmerzen und ausgeprägtes Kältegefühl. Es kommt nicht zum Schwitzen und es besteht kein Durst. Der Zungenbelag ist dünn und weiß. Der Puls ist oberflächlich und gespannt.

Bei einem Hitze-Muster liegt höheres oder hohes Fieber vor. Auch hier besteht eine leichte Abneigung gegen Kälte. Entstehende Schmerzen sind nicht so stark wie bei einem Kälte-Muster. Es kommt zu mäßigem Schwitzen und geringem Durst. Der Zungenbelag ist gelb und dünn. Der Puls ist oberflächlich und schnell.

Dringen die äußeren pathogenen Faktoren tiefer in den Körper, entsteht ein Innen-Muster – die Prognose verschlechtert sich hierdurch.

Hauptunterschiede zwischen Außen-Hitze und Außen-Kälte		
Merkmale	Außen-Hitze	Außen-Kälte
Fieber	hoch bis sehr hoch	niedrig oder fehlend
Schmerzen	mäßig	stark
Durst	ja (gering)	nein
Schwitzen	mäßig	fehlend
Zungenbelag	dünn, gelb	dünn, weiß
Puls	schnell	gespannt

Innen

Bei einem Innen-Muster betrifft die Störung die Zang-Fu (Zang-Fu-Disharmoniemuster) oder/ und die Körpersubstanzen Qi, Blut-Xue oder Jing-Essenz.

Innen-Muster können im Spätstadium von Krankheiten durch äußere pathogene Faktoren vorkommen, wenn diese in die Tiefe gedrungen sind und die Zang-Fu- oder/und Körpersubstanzen geschädigt haben.

Ursachen können aber auch innere pathogene Faktoren (Zorn, Freude [Hektik], Sorge [Nachdenklichkeit]), Trauer, Angst und sonstige Ursachen wie Schleim, Fehlernährung, Überlastung, Stress bzw. Vererbung sein. Innen-Muster treten auch als Fülle oder Leere in Kombination mit Hitze oder Kälte auf. Der Puls ist meist tief und die Zunge zeigt für Syndrome typische Veränderungen.

Therapeutische Konsequenzen

Bei Außen-Mustern versucht man diurch ausleitende Verfahren ein tieferes Eindringen von pathogenen Faktoren zu vermeieen.

Bei Innen-Mustern erfolgt die Therapie gemäß der Zang-Fu-Syndromdiagnose oder des Pragmatischen Therapiekonzeptes bei Inneren Erkrankungen.

Innere Erkrankungen im schulmedizinischen Sinne werden immer als Innen-Muster behandelt. Erkrankungen des Bewegungssystems können als reine Meridianerkrankungenimponieren oder kombiniert sein mit Aspekten eines Innen-Musters (insbesondere chronische psychosomatische Funktionsstörungen).

Außen-Muster

Ursachen	äußere pathogene Faktoren
Erkrankung von	Muskulatur, Haut, Meridian
Krankheitsverlauf	meist akut
Kombinations-muster	Fülle, Hitze, Kälte
Puls	oberflächlich
Zunge	meist unverändert

Innen-Muster

Ursachen	äußere oder innere pathogene Faktoren, sonstige Ursachen
Erkrankung von	Zang-Fu, Qi, Blut-Xue, Jing-Essenz
Krankheitsverlauf	akut oder chronisch
Kombinations-muster	Fülle, Leere, Hitze, Kälte
Puls	meist, tief
Zunge	verändert

Fülle und Leere

berücksichtigen das Verhältnis von den körper-
attackierenden pathogenen Faktoren zu schützen-
den Faktoren durch physiologische Energien (Qi,
Blut, Jing- Essenz).

Fülle

Bei Fülle attackieren äußere pathogene Faktoren
(Wind, Hitze, Trockenheit, Feuchtigkeit und
Kälte) oder innere pathogene Faktoren (besonders
Zorn, Wut) sowie Nahrungsretention oder
Schleim den Körper. Dies führt zu akuten Krank-
heitsbildern mit heftigen Abwehrreaktionen bei
einer normalen Abwehrlage. Es besteht somit kein
Mangel an physiologischen Energien (Qi, Blut-
Xue, Jing-Essenz). Der akut kranke Mensch zeich-
net sich durch gute Konstitution und Kondition
aus. Unter Kondition versteht man den gegenwär-
tigen Allgemeinzustand, der sich im Verlauf einer
Krankheit ändern kann.

Fülle	
Ursachen	äußere oder innere pathogene Faktoren Nahrungsretention Schleim
Krankheit	akut, heftige Krankheitsreaktion
Konstitution Kondition	gut, kräftig

Leere

Bei Leere handelt es sich um einen Mangel an
physiologischen Energien (Qi, Blut-Xue, Jing-
Essenz), die zu einer Reduktion der allgemeinen
Abwehrlage führt. Hierdurch wird der Körper
anfällig für chronische Krankheitsbilder. Diese
zeichnen sich aus durch schwächere Körperreaktionen (im Vergleich zu Fülle) bei geschwächter
Konstitution und Kondition.

Die Diagnostik von Fülle und Leere berücksichtigt somit das Krankheitsbild, die Konstitution und Kondition.

Fülle und Leere können bei einer Krankheit als
Reinform auftreten oder miteinander kombiniert
sein. So kann sich bei reduzierter Abwehrlage und
massiven pathogenen Faktoren eine Kombination
von Leere und Fülle entwickeln. Fülle-Krankheiten gehen nach längerem Bestehen in Leere über.

Leere	
Ursachen	Mangel an physio-logischen Energien
Krankheit	chronisch, schwächere Krankheitsreaktionen
Konstitution Kondition	geschwächt

Diagnose von Fülle und Leere

Diagnose von Fülle und Leere berücksichtigt:

- Konstitution
- Kondition
- Krankheitsbild.

Die Diagnostik erfolgt durch die vier
diagnostischen Verfahren der TCM:

- Sehen
- Hören
- Befragen
- Tasten.

Vier diagnostische Verfahren zur Beurteilung von Fülle und Leere	
Sehen	Bewegung, Konstitution, Zungenkörper, Zungenbelag
Hören	Bewegung, Stimme, Atmung
Befragen	Krankheitsanamnese
Tasten	Händedruck, Schmerzbeeinflussung durch Druck, Puls

	Beurteilung von	Fülle	Leere
	Konstitution	meist kräftig, robust	meist schwächlich
Kondition	Bewegung*	kraftvoll*	kraftlos, müde*
Kondition	Psyche*	lebhaft*	müde, antriebslos*
Kondition	Stimme	laut, kräftig	leise
Kondition	Atmung	rauh, verschärft	schwach, leise
Kondition	Händedruck	kräftig	schwach
Krankheitsbild	Dauer der Krankheit	akut*, kurzzeitig	chronisch, lange Zeit
Krankheitsbild	Krankheitssymptome *	heftig*	eher schwach*
Krankheitsbild	Abwehrreaktion	stärker	schwächer
Krankheitsbild	Schmerz	stärker	mäßig
Krankheitsbild	Druck bei Schmerz*	verschlechtert*	bessert*
Krankheitsbild	Zungenkörper*	zäh, fest*	zart*
Krankheitsbild	Zungenbelag*	dick*	dünn, fehlend*
Krankheitsbild	Puls*	kraftvoll*	leer, fein*

* Die wichtigsten Differenzierungen bezüglich späterer Syndromdiagnostik

Therapeutische Konsequenzen aus Fülle und
Leere ergeben sich in Bezug auf die Reizstärke.
Fülle-Krankheiten benötigen einen starken Reiz,
d. h. es wird eine ausleitende oder sedierende
Nadeltechnik angewandt. Leere-Krankheiten vertragen nur einen schwachen Reiz, d. h. es wird
auffüllend oder tonisierend behandelt.

Kriterien für Fülle und Leere

Fülle	Leere
kraftvoll	kraftlos
heftig	müde
viel	wenig
akut	chronisch

Therapeutische Konsequenzen Fülle und Leere

	Fülle ausleiten = sedieren	Leere auffüllen = tonisieren
Terapieprinzipien	starkes Auslösen von De-Qi	De-Qi auslösen und Nadel liegen lassen
	Reizdauer: kürzer (1-5-10 Minuten)	Reizdauer länger (etwa 20 Minuten)
	Behandlungsintervalle: kürzer (eventuell tägl.)	Behandlungsintervalle: länger (1–2 pro Woche)
	möglich sind: Drehen der Nadel entgegen Uhrzeigersinn Nadelrichtung gegen Meridianverlauf	möglich sind: Drehen der Nadel im Urzeigersinn Nadelrichtung im Meridianverlauf

Hitze und Kälte

Hitze und Kälte beziehen sich auf die Relation von Yang und Yin im Körper, durch die Hitze und Kälte verursacht wird.

Das gesamte Qi des Körpers setzt sich aus Yang- und Yin-Aspekten zusammen, die gleichermaßen vorhanden sind.

Yang bedeutet: Antriebskraft für Aktivitäten, Wärme und Trockenheit.

Yin bedeutet: kraftvolle Ruhe, Kälte und Feuchtigkeit.

Sind Yin und Yang gleichmäßig vorhanden, treten weder Aspekte von pathologischer Wärme noch von Kälte auf. Bei einem Ungleichgewicht von Yang und Yin kann Yang überwiegen. Es resultiert ein Hitzemuster: pathologische Wärme (Hitze) + Trockenheit.

Überwiegt Yin im Verhältnis zu Yang zeigt sich dies in einem Kältemuster: Kälte + Feuchtigkeit.

Die Differenzierung von Hitze- und Kältemustern erfolgt ebenfalls mit den vier diagnostischen Verfahren. Therapeutische Konsequenzen aus den Differenzierungen in Hitze und Kälte ergeben sich in Bezug auf die Reizart. Während bei Kälte-Erkrankungen Moxibustion oft erst den entscheidenden therapeutischen Durchbruch bringt, ist diese Reizart bei Hitze-Erkrankungen kontraindiziert.

Hitze- und Kältemuster kommen in Kombination mit Fülle und Leere vor. Diese Kombinationen werden im folgenden Abschnitt über Yang und Yin erörtert.

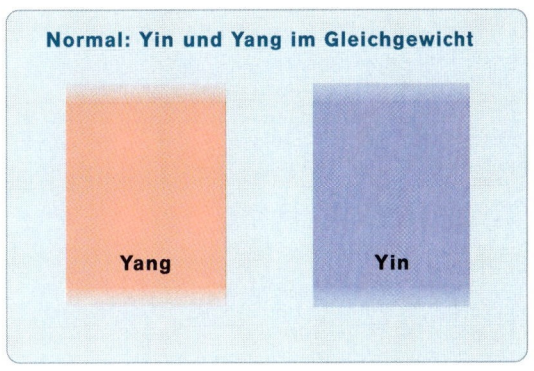

Normal: Yin und Yang im Gleichgewicht

Yang   Yin

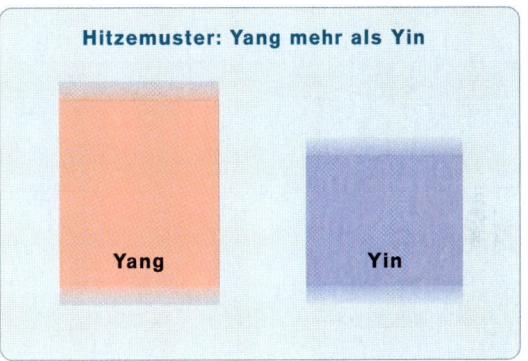

Hitzemuster: Yang mehr als Yin

Yang   Yin

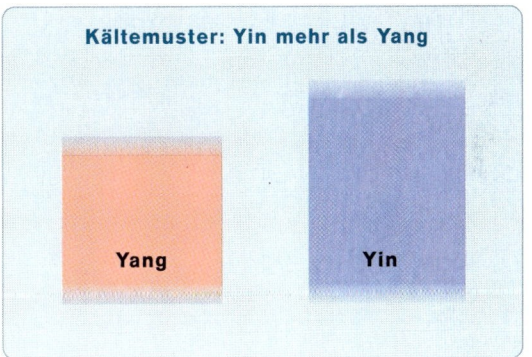

Kältemuster: Yin mehr als Yang

Yang   Yin

Kriterien für Hitze und Kälte

Hitze	Kälte
schnell	langsam
warm, heiß	kalt
rot, gelb	blass, weiß
trocken	feucht

Differenzierung von Hitze und Kälte

Beurteilung von	Hitze	Kälte
Gesicht	gerötet	blass
Fieber	möglich	nein
Extremitäten	heiß	kalt
Aversion gegen	Wärme	Kälte
Verlangen nach	Kälte	Wärme
Bewegung	schnell	langsam
Psyche	erregt	verlangsamt
Durst	Durst mit Bevorzugung kalter Getränke	kein Durst oder trinken kleiner Mengen warmer Flüssigkeit
Stuhl	Verstopfung	weich, Durchfall
Urin	gelb, konzentriert	hell, reichlich
Zungenkörper	rot	blass
Zungenbelag	gelb, trocken	weiß, feucht
Puls	schnell	langsam

Yang und Yin

Yang und Yin besitzen innerhalb der Bagang-Dif-
ferenzierung zwei Bedeutungen: Sie stellen einerseits eine zusammenfassende Differenzierung der
bereits angeführten Begriffe dar. Außen, Fülle und
Hitze sind im Verhältnis zu Innen, Leere und
Kälte Yang-Kriterien. Innen, Leere und Kälte
haben im Verhältnis zu Außen, Fülle und Hitze
Yin-Qualität.

Yang und Yin spielen jedoch auch bei der speziellen Zang-Fu-Syndrombetrachtung als zusammenfassende Differenzierung von Hitze – Kälte
und Fülle – Leere eine Rolle.

Erörtet werden im folgenden:

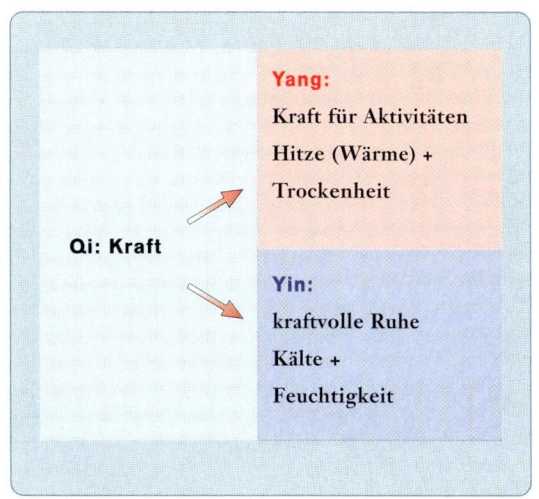

- Yang und Yin im Gleichgewicht:
  Normalzustand

- Yang- und Yin-Fülle-Muster (Kombination
  von Hitze und Fülle bei Yang-Fülle bzw.
  Kälte und Fülle bei Yin-Fülle)

- Yang und Yin Leere-Muster (Kombination
  von Kälte und Leere bei Yang-Leere bzw.
  Hitze und Leere bei Yin-Leere).

Yang	Yin
Kraft für Aktivitäten	kraftvolle Ruhe
Hitze (Wärme)	Kälte
Trockenheit	Feuchtigkeit

Yang und Yin im Gleichgewicht: Normalzustand

Physiologischerweise sind, wie bereits bei Hitze
und Kälte erörtert, Yang und Yin Aspekte des Körpers als Teilkomponente von Qi im Gleichgewicht. Yang bedeutet: Antriebskraft für Aktivitäten, Hitze (Wärme) und Trockenheit. Yin bedeutet: kraftvolle Ruhe, Kälte und Feuchtigkeit. Bei
einem Gleichgewicht treten weder pathologische
Wärme noch Kälte auf – es besteht lediglich ein
Kraftaspekt, der Qi genannt wird und sowohl
Antriebskraft für Aktivitäten als auch kraftvolle
Ruhe beinhaltet.

Yin und Yang im Gleichgewicht: Normalzustand

Es gibt als Darstellungsform zwei Möglichkeiten:

- Statische Betrachtungsweise (übliche Darstellung von Yin und Yang)

- Dynamische Betrachtungsweise.

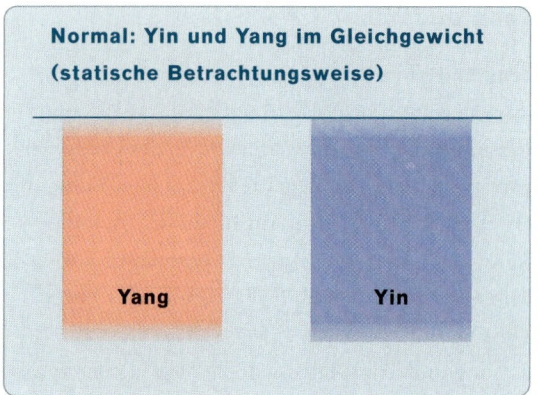

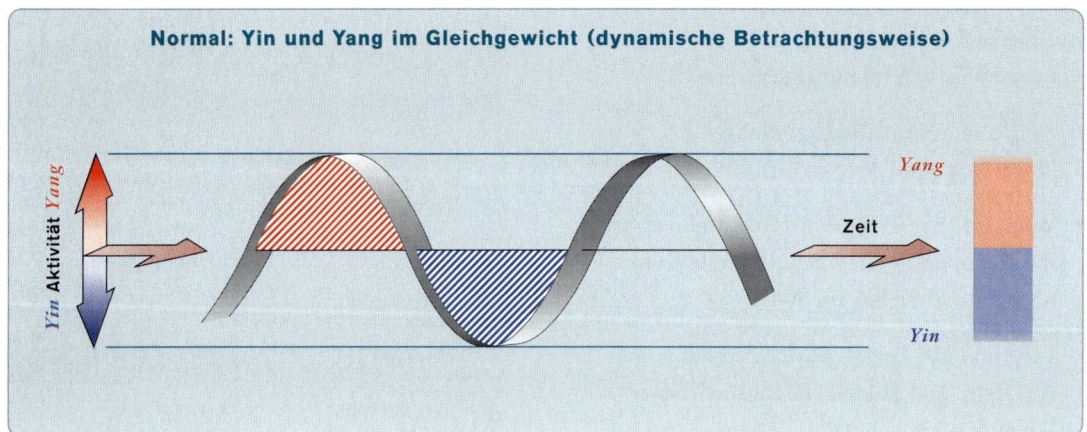

Yang- und Yin-Fülle-Muster

Im Krankheitsfall ist bei Füllezuständen die Abwehrreaktion (wegen der vorhandenen normal starken Abwehrkraft) vermehrt. Je nachdem, ob hierbei insgesamt Yang- oder Yin-Phänomene vorliegen, spricht man von Yang-Fülle oder Yin-Fülle.

Yang-Fülle ist somit eine Kombination von Hitze und Fülle. Yin-Fülle beinhaltet Kälte und Fülle. Bei Yang-Fülle kommt es durch Hitze sehr schnell zu einem Yin-Verbrauch. Bei Yin-Fülle resultiert rasch ein Yang-Verlust. Diese Veränderungen sind in den folgenden Abbildung graphisch bereits berücksichtigt. Qi als Summe von Yang und Yin ist nicht vermehrt. Teilweise wird insbesondere in der europäischen Literatur der rasch eintretende Yin-Verlust bei Yang-Fülle (und entsprechend der Yang-Verlust bei Yin-Fülle) nicht graphisch berücksichtigt – die Abbildungen variieren dann entsprechend von der hier gewählten Darstellung.

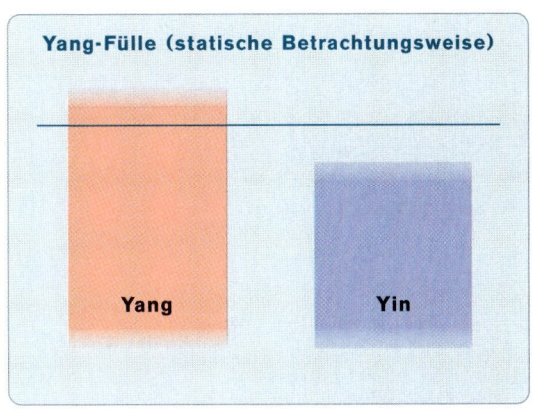

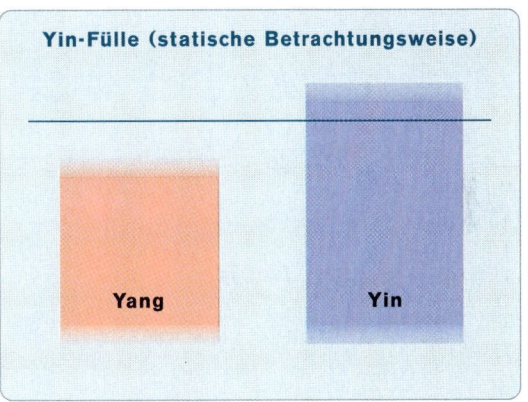

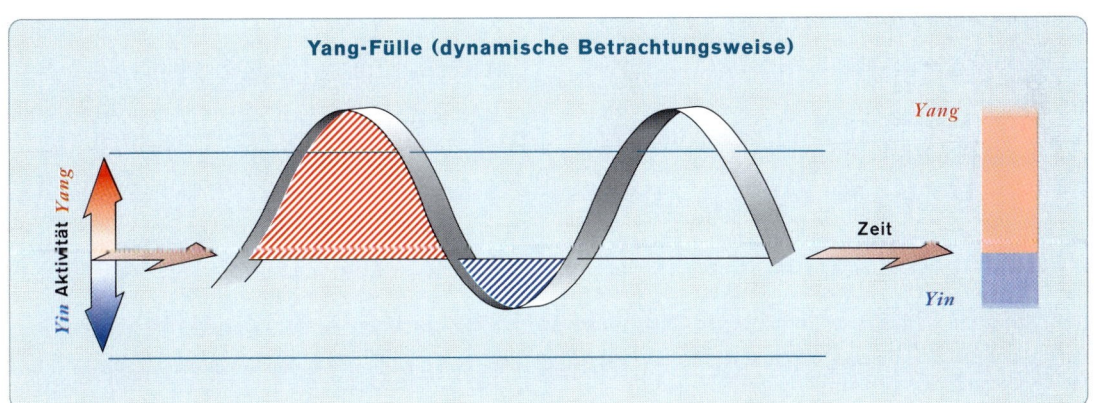

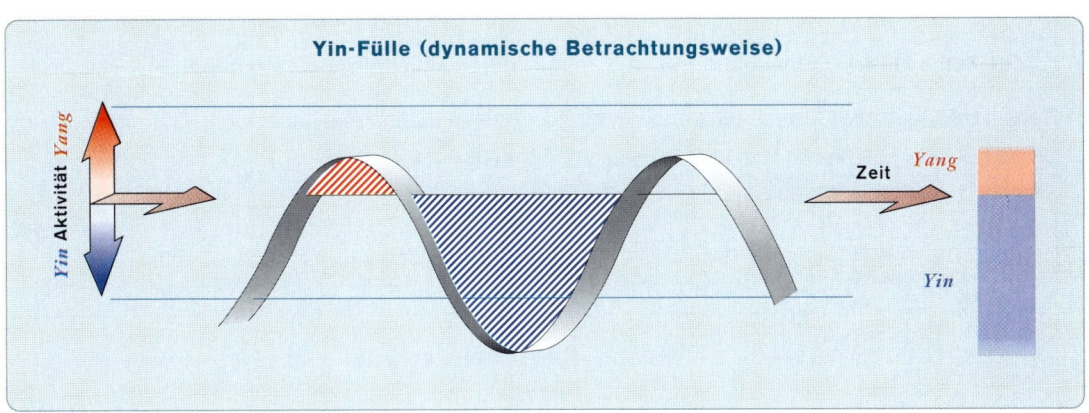

Yang-Fülle	Phänomene
Fülle an:	
Kraft für Aktivitäten	kraftvoll (aktiv)
	viel
	heftig
Hitze (Wärme)	heiß. warm
	rot, gelb
	schnell
Trockenheit	trocken

Yin-Fülle	Phänomene
Fülle an:	
kraftvoller Ruhe	kraftvoll, ruhig
	viel
Kälte	kalt
	weiß, blass
	langsam
Feuchtigkeit	feucht

Yang-Fülle: Fülle an Kraft für Aktivität + Hitze	Yin-Fülle: Fülle an kraftvoller Ruhe + Kälte
(z. B. bei akuter Gastroenteritis mit Fieber)	(z. B. bei akuter Gastritis durch Kälte)
hohes Fieber	
heißer, roter Körper	kalte Glieder
rotes Gesicht	blasses Gesicht
Schwitzen	kein Schwitzen
Unruhe	Ruhe
kräftige, schnelle Bewegungen	kräftige, langsame Bewegungen
Verschlechterung durch Hitze	Verschlechterung durch Kälte
Besserung durch Kälte	Besserung durch Wärme
Verschlechterung durch Druck	Verschlechterung durch Druck
Durst: Wunsch nach kalten Getränken	kein Durst
wenig, dunkler Urin	viel, klarer Urin
Verstopfung möglich	wässriger Stuhl
fester, roter Zungenkörper	blasser Zungenkörper
dicker, gelber Zungenbelag	dicker, weißer, feuchter Zungenbelag
kräftiger, schneller Puls	kräftiger, langsamer Puls
Allgemeine Therapieprinzipien:	**Allgemeine Therapieprinzipien:**
Hitze kühlen, durch 1. oder 2. Punkt des Meridians (z. B. Ma 44, Lu 11) sedieren, bluten lassen, keine Moxibustion	wärmen und Qi-Fluss anregen, Moxibustion

Yang- und Yin-Leere-Muster

Bei Leere-Syndromen ist die Abwehrkraft des Körpers reduziert. Je nachdem, ob hierbei insgesamt Yang- oder Yin-Zeichen vorliegen, spricht man von Yin-Leere (mit Yang-Zeichen: Hitze und Trockenheit) bzw. Yang-Leere (mit Yin-Zeichen: Kälte und Feuchtigkeit).

Yin-Leere ist somit eine Kombination von Hitze und Leere. Yang-Leere beinhaltet Kälte und Leere.

Die Definition der Leere-Syndrome gibt an, welcher Aspekt (Yin oder Yang) fehlt. Bei Yin-Leere fehlt Yin, bei Yang-Leere fehlt Yang.

Die Phänomenolgie richtet sich jedoch nach dem im relativen Übermaß vorhandenen Aspekt. Bei Yin-Leere z. B. überwiegt Yang – es treten Yang-Phänomene (Hitze und Trockenheit) auf.

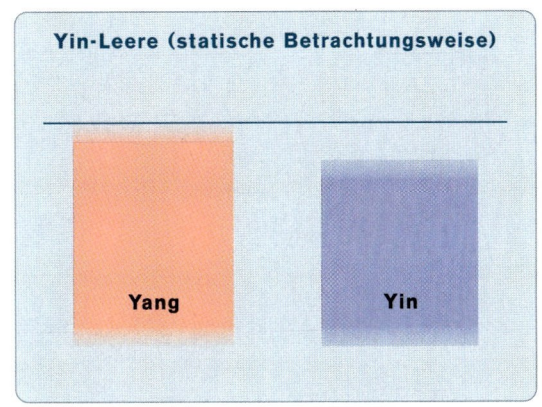

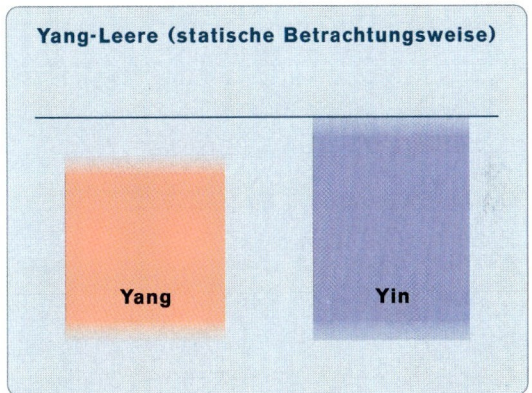

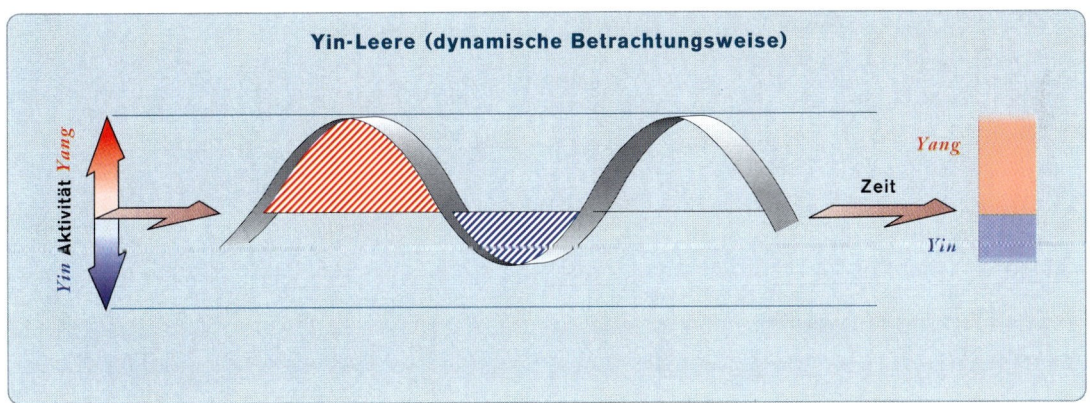

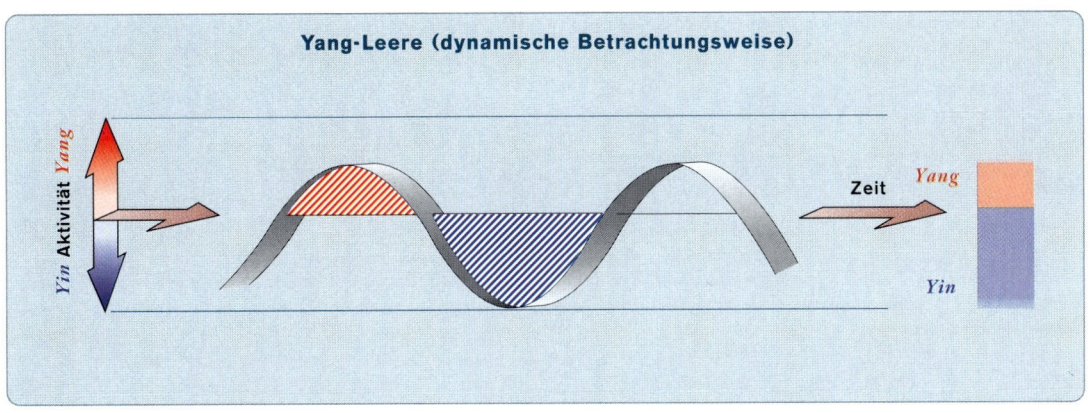

420

Yin-Leere	Phänomene
Leere an:	
kraftvoller Ruhe	kraftlos
	unruhig
Kälte	warm, heiß
	rot, gelb
	schnell
Feuchtigkeit	trocken

Yang-Leere	Phänomene
Leere an:	
Kraft für Aktivitäten	kraftlos
	müde
Hitze (Wärme)	kalt
	blass, weiß
	langsam
Trockenheit	feucht

Yin-Leere: Kraftlose Unruhe + Hitzemuster	Yang-Leere: kraftlose Müdigkeit + Kältemuster
(z. B. bei chronische Funktionsstörung der Nieren mit Hitzezeichen)	(z. B. bei chronischer Funktionsstörung der Nieren mit Kältezeichen)
leichtes Fieber nachmittags	
gerötete Wangen	blasses Gesicht
heiße Handteller und Fußsohlen	kalte Extremitäten
Schwitzen nachts	Schwitzen spontan tagsüber
hektische Unruhe, nervös	Schwäche, Müdigkeit
Verschlechterung durch Wärme	Verschlechterung durch Kälte
Besserung durch Kälte	Besserung durch Wärme
Durst, Bevorzugung kalter Getränke	wenig Durst
schwache, schnelle Bewegungen	schwache, langsame Bewegungen
Urin: dunkel, konzentriert	Urin: hell, reichlich
Verstopfung	wäßriger Stuhl
roter Zungenkörper	blasser Zungenkörper
kein oder wenig Zungenbelag, rötlich	dünner, weißer Zungenbelag
feiner, leerer, schneller Puls	feiner, leerer, langsamer Puls

Allgemeine Therapieprinzipien:

Yin nähren, um Hitze zu klären: Mi 6, KG 4

meist: Nieren als Basis von Yin stärken:
Bl 23, Ni 3, Ni 6
keine Moxibustion

Allgemeine Therapieprinzipien:

Yang-Basis stärken und wärmen: KG 4, KG 6, Ma 36 (jeweils Moxa)
meist: Nieren als Basis von Yang stärken:
Bl 23, Ni 3, LG 4
Moxibustion

Besonders bei Leere-Syndromen der Nieren treten im längeren Verlauf einer Erkrankung bei Yang-Leere zusätzlich weniger ausgeprägte Yin-Leere-Zeichen hinzu. Bei Yin-Leere treten nach einiger Zeit zusätzlich leichte Yang-Leere-Zeichen auf. Hierdurch erklärt sich folgende Darstellung von Yin-Leere und Yang-Leere.

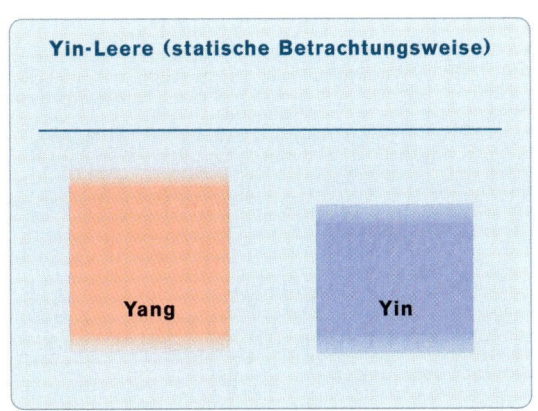

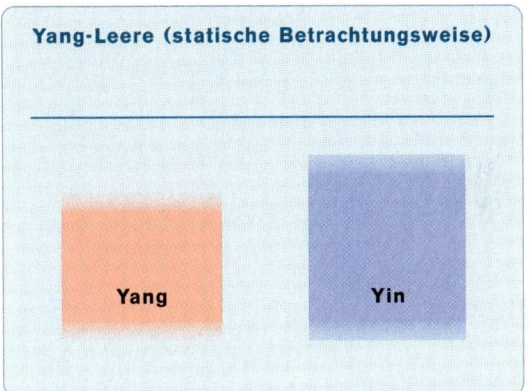

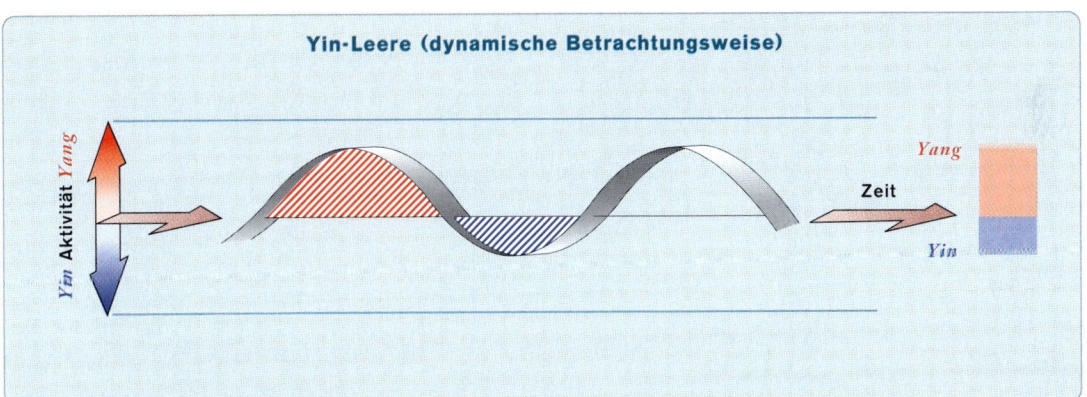

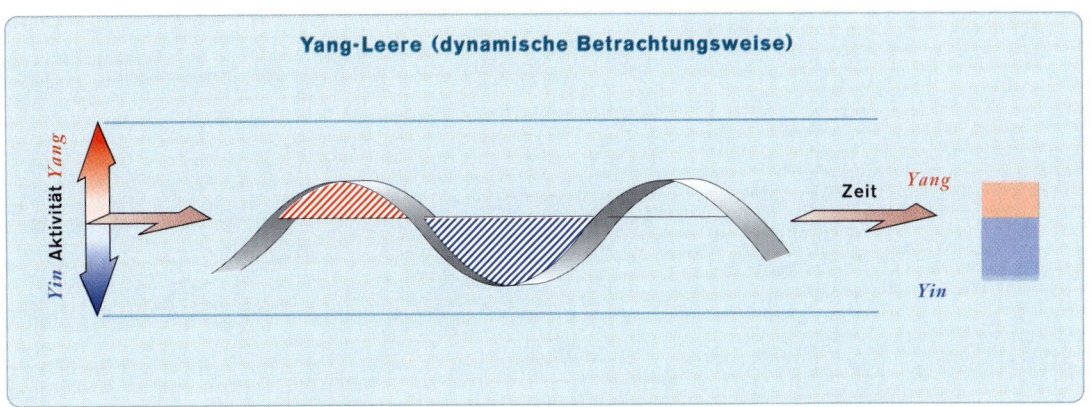

2. Diagnoseschritt: Differenzierung gemäß Disharmoniemuster der Zang-Fu

Als Grundlage einer anschließenden Syndromdifferenzierung ist es notwendig, die Funktionen insbesondere der Zang zu kennen, um hieraus Disharmoniemuster abzuleiten.

Folgende Zang werden nach Funktion und Disharmoniemuster differenziert:

- **Nieren**
- **Leber**
- **Herz**
- **Milz**
- **Lunge**

Die Nieren

Funktioen der Nieren in der TCM	Disharmoniemuster der Nieren
Die Nieren speichern die Jing-Essenz (Samen, Erbenergie), d. h. sie regiert Geburt, Reifung, Verfall und Tod Jing ist die Quelle des Lebens und der Individualentwicklung	Aborte, Entwicklungsverzögerung, vorzeitiges Altern (Jing-Mangel) Sexuelle Störungen (Impotenz, Sterilität, Frigidität, Ejaculatio praecox)
Die Nieren sind Ursprung von Yin, Yang und Qi	Konstitutioneller Mangel von Yin, Yang und Qi, Erschöpfungszustände
Die Nieren beherrschen die Knochen, das Gehirn und die Zähne	Störungen des Knochenaufbaus Schmerzhafte Funktionsstörungen des Bewegungsapparates: Lumbago, Knieschmerz Verminderund der Konzentrationsfähigkeit und des Kurzzeitgedächtnisses Frühzeitiger Zahnverlust
Die Nieren beherrschen das Wasser und die unteren Körperöffnungen (Urethra, Anus)	Ödeme (Beine), Inkontinenz, Enuresis, Spermatorrhöe
Die Nieren öffnen sich in die Ohren und manifestieren sich im Kopfhaar	Schwerhörigkeit, Tinnitus. Vorzeitiges Ergrauen der Haare
Die Nieren beherrschen den Willen	Psychosomatische Erkrankungen mit Angst (existentiell, sexuell), Willensschwäche

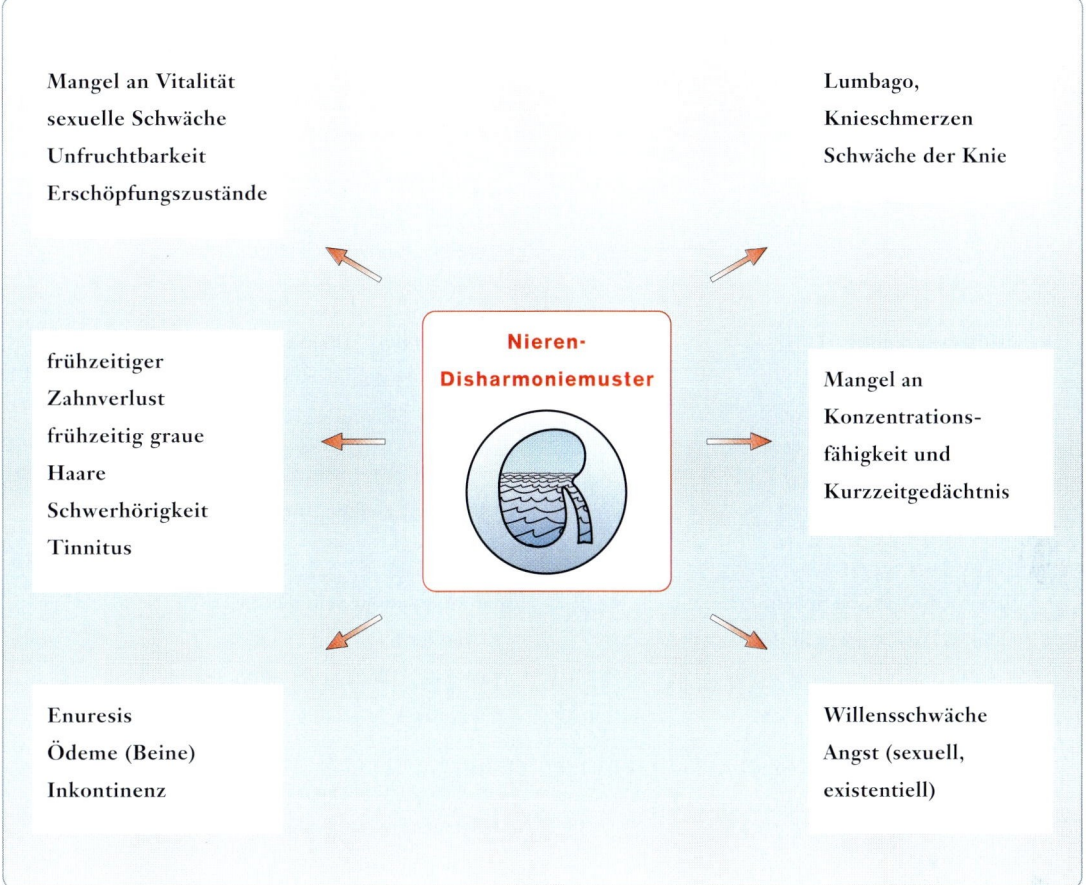

Mangel an Vitalität
sexuelle Schwäche
Unfruchtbarkeit
Erschöpfungszustände

Lumbago,
Knieschmerzen
Schwäche der Knie

frühzeitiger
Zahnverlust
frühzeitig graue
Haare
Schwerhörigkeit
Tinnitus

**Nieren-
Disharmoniemuster**

Mangel an
Konzentrations-
fähigkeit und
Kurzzeitgedächtnis

Enuresis
Ödeme (Beine)
Inkontinenz

Willensschwäche
Angst (sexuell,
existentiell)

Die Leber

Funktionen der Leber in der TCM	Disharmoniemuster der Leber
reguliert harmonisches, regelmäßiges Fließen des Qi im Bereich von:	
Verdauung	Verdauungsstörungen mit: • Spannung und Schmerzen der Abdominal-region (besonders lateral) • Übelkeit, Aufstoßen
Gallensekretion	Störungen der Gallensekretion mit: • Spannung und Schmerz der Rippenregion • bitterer Mundgeschmack
Emotionen	**Zorn, Wut, Aggression oder Depression Unfähigkeit zielgerichtet zu planen und zu entscheiden**
lateraler Kopf und Scheitel (Le, Gb), Thorax, und Unterleib (besonders lateral)	**Spannungen und Schmerzen:** • lateraler Kopf • lateraler Thorax und Abdomen • Unterleib
speichert Blut	**Blut-Xue-Störungen nach TCM:** • Dysmenorrhöe, prämenstruelles Syndrom, Hypoamenorrhöe • verschwommenes Sehen, Schwindel • Verspannungen der Sehnen
beherrscht die Sehnen (hierzu gehören auch: Bänder und Muskeln)	muskuläre Verspannungen Steifigkeit, Spasmen, Zittern
öffnet sich in die Augen, manifestiert sich in den Nägeln	Störungen des Sehens: • verschwommenes Sehen, Nachtblindheit **brüchige, dünne Nägel**

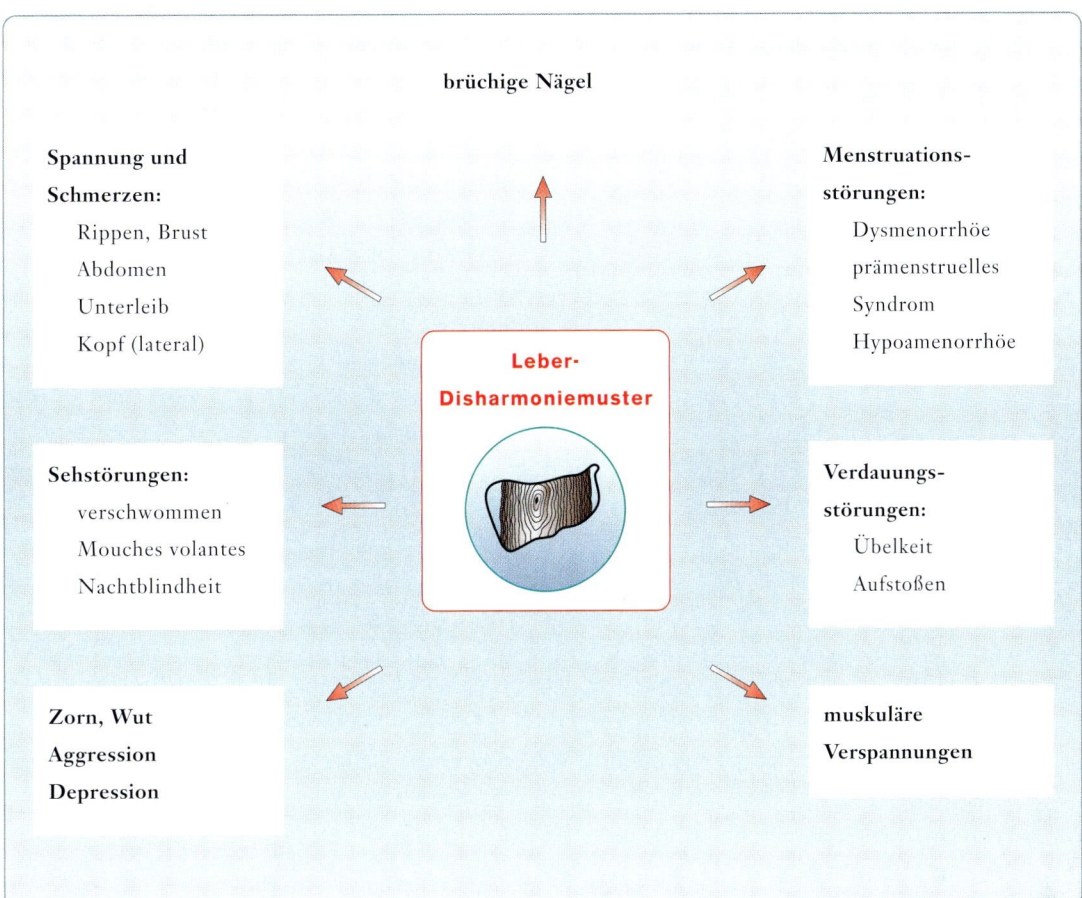

brüchige Nägel

Spannung und Schmerzen:
    Rippen, Brust
    Abdomen
    Unterleib
    Kopf (lateral)

Menstruations-störungen:
    Dysmenorrhöe
    prämenstruelles
    Syndrom
    Hypoamenorrhöe

Leber-Disharmoniemuster

Sehstörungen:
    verschwommen
    Mouches volantes
    Nachtblindheit

Verdauungs-störungen:
    Übelkeit
    Aufstoßen

Zorn, Wut
Aggression
Depression

muskuläre
Verspannungen

Das Herz

Funktionen des Herzens in der TCM	Disharmoniemuster des Herzen
Herz regiert das Blut-Xue und die Blutbahnen	Funktionelle Herzbeschwerden • Herzstiche • Palpitationen • funktionelle Tachykardie, Arrhythmie • kalte Extremitäten (besonders Hände)
öffnet sich in der Zunge	Stottern Redehemmungen Aphasie ununterbrochenes Reden
speichert Shen (Geist, Bewusstsein)	Nervosität Konzentrationsstörungen Schlafstörungen mit viel Träumen Depression (Verlust an Lebensfreude) unangemessenes Lachen psychosomatische Erkrankungen

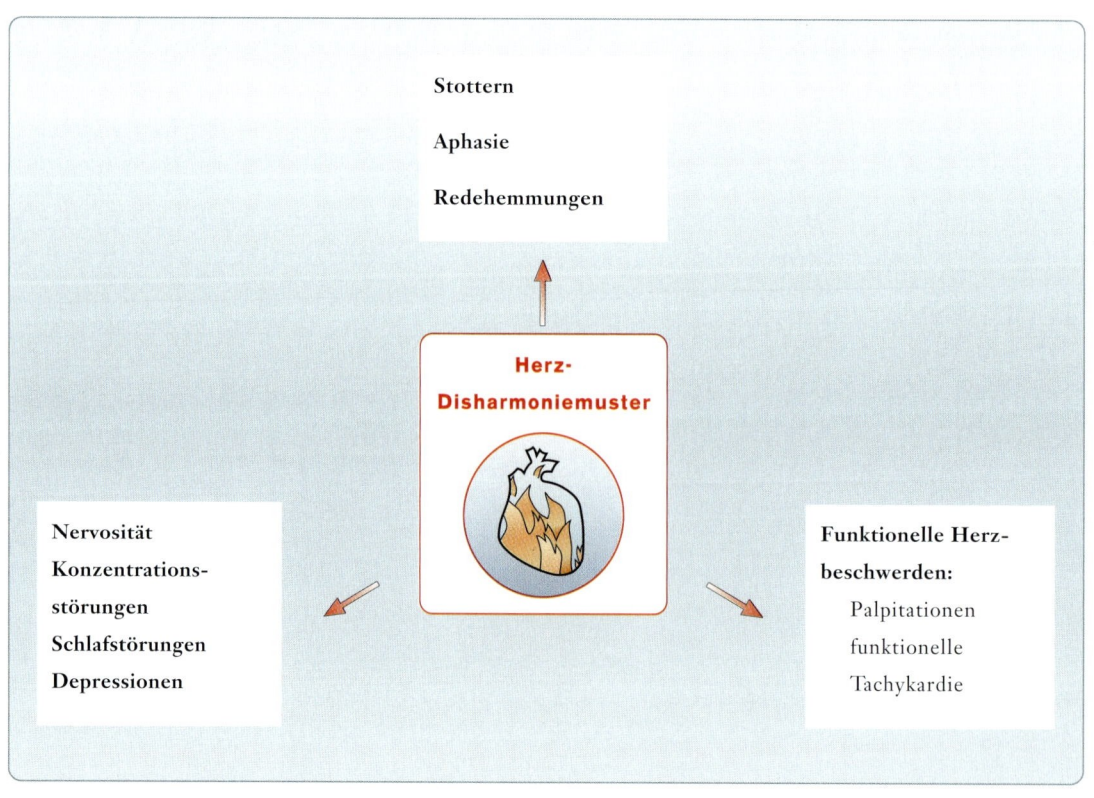

Stottern
Aphasie
Redehemmungen

Herz-Disharmoniemuster

Nervosität
Konzentrations-störungen
Schlafstörungen
Depressionen

Funktionelle Herz-beschwerden:
Palpitationen
funktionelle Tachykardie

Die Milz

Funktionen der Milz in der TCM	Disharmoniemuster der Milz
Umwandlung der reinen Nahrungsessenz in Vorstufen von Qi und Blut	Funktionsstörungen des Verdauungtraktes • geblähtes Abdomen • weiche Stühle • Durchfall Müdigkeit, Blässe Abmagerung oder Übergewicht rezidivierende Infektanfälligkeit
reguliert die Aufwärtsbeförderung des gebildeten Qi (sendet Körperflüssigkeiten hoch zur Lunge)	Sinusitis »Schleimerkrankungen«, Ödeme, Aszites, voluminöser, weicher Stuhl, Durchfall
kontrolliert das Blut (hält es in den Gefäßen)	Blutungsneigung, Petechien
nährt Bindegewebe und Muskulatur (Fleisch)	schwach ausgeprägte Muskulatur, Muskelatrophie
hält die Organe an ihrem Platz	Uterusprolaps, Blasensenkung, Magensenkung, Hämorrhoiden
öffnet sich im Mund, manifestiert sich in den Lippen	Erkrankungen von Mund und Lippen
beherrscht das Denken	Sorge, Grübeln, Konzentrationsstörung

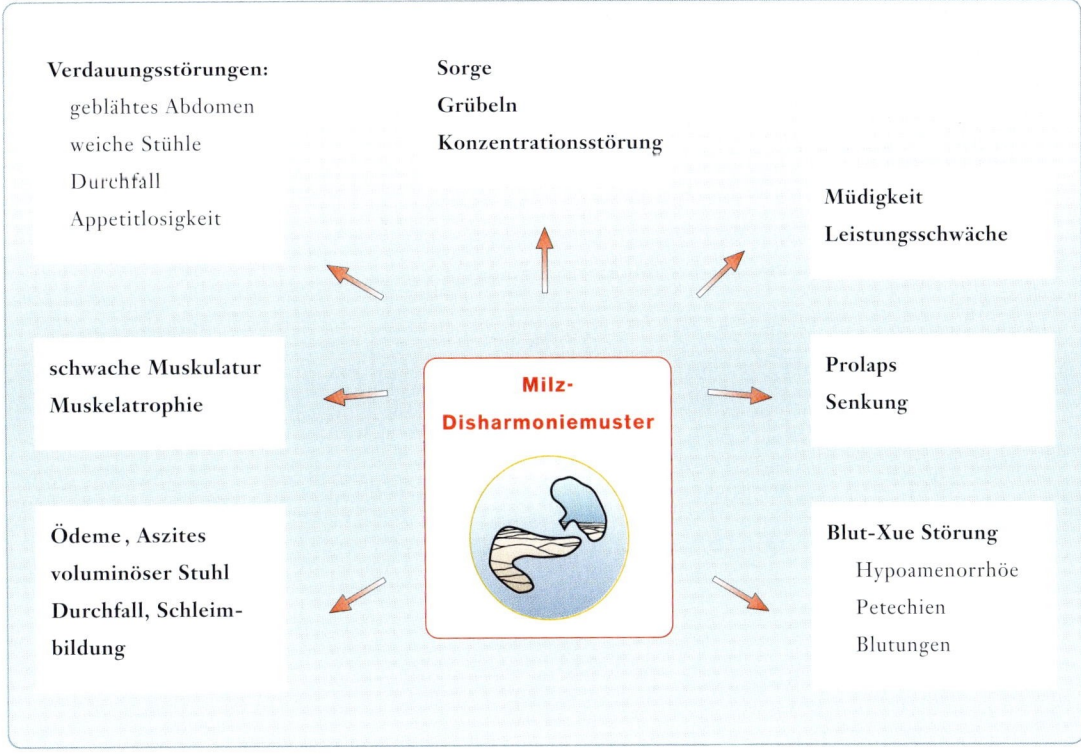

Die Lunge

Funktionen der Lunge in der TCM	Disharmoniemuster der Lunge
herrscht über die Atmung	Störungen der Ein- und besonders der Ausatmung (z. B.: Asthma bronchiale, chronische Bronchitis)
regiert Qi: bildet Qi und verteilt es im ganzen Körper	Abwehrschwäche, Allergien allgemeine Qi-Leere, kalte Hände
ist der Schutzschirm der Yin-Organe (erkrankt bei Infektanfälligkeit zuerst)	Erkältungskrankheiten chronische Infektneigung
reguliert die Schweißsekretion	exzessives oder fehlendes Schwitzen
reguliert die Wasserbewegungen	Ödembildung (Gesicht, Hände) Flüssigkeitsretention in der Lunge
beherrscht die Körperoberfläche	Hauterkrankungen, Schweißpathologien
öffnet sich in die Nase	Erkrankungen von Nase und Nasennebenhöhlen
kann durch Trauer geschädigt werden	psychosomatische Erkrankungen durch Trauer, Trennung

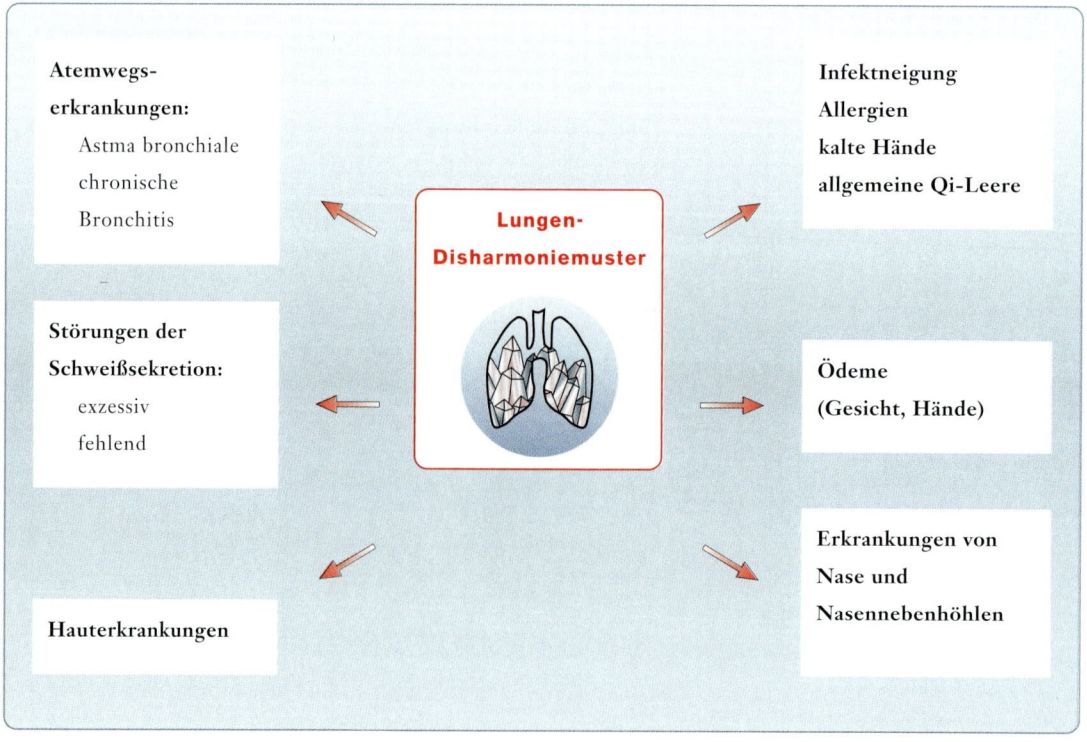

Weitere Differenzierung des betroffenen Zang-Fu Disharmoniemusters

3. Diagnoseschritt: Differenzierung gemäß äußerer pathogener Faktoren im Inneren

Äußere pathogene Faktoren können bei inneren Erkrankungen eine Rolle spielen. Nach TCM-Verständnis gibt es die Möglichkeit, dass sie von außen in tiefere Schichten des Körpers gelangen. Sie verursachen hierdurch im Inneren ein Disharmoniemuster, dass den Empfindungen des Menschen nach Einwirkung des pathogenen Faktors der Natur ähnelt. Der Faktor selbst ist hierbei meist auch konkret die Krankheitsursache (z. B. Kälte befällt den Magen). Spielen bei Erkrankungen äußerer pathogener Faktoren im Inneren die Faktoren konkret eine Rolle, handelt es sich meist um akute Krankheitsbilder, d. h. Fülle-Erkrankungen.

Äußere pathogene Faktoren im Innern können jedoch bei Leere-Disharmoniemustern auch direkt primär im Inneren entstehen. Hierbei handelt es sich um die im Kapitel »1. Diagnoseschritt: Bagang« erwähnten Muster von Yin-Leere und Yang-Leere, die einer Kombination von Hitze und Leere (Yin-Leere) bzw. Kälte und Leere (Yang-Leere) entsprechen. Auch hier ähnelt das Muster den Empfindungen des Menschen nach Exposition gegenüber dem pathogenen Faktor und der Faktor wirkt symptomverschlechternd. Therapeutische Konsequenzen werden im Kapitel »1. Diagnoseschritt: Bagang – Yang und Yin« beschrieben.

Eine ausführliche Beschreibung der äußeren pathogenen Faktoren im Inneren findet sich im 4. Diagnoseschritt des Kapitels »Pragmatisches Therapiekonzept bei Inneren Erkrankungen«.

4. Diagnoseschritt: Differenzierung gemäß Disharmoniemuster von Qi, Blut, Jing-Essenz (Substanzen)

In diesem Schritt werden folgende Disharmonie-muster der Substanzen differenziert:

- **Disharmoniemuster von Qi**
- **Disharmoniemuster von Blut**
- **Disharmoniemuster von Jing-Essenz**

Disharmoniemuster von Qi

- **Qi-Leere**

- **Qi-Stagnation**

- **gegenläufiges Qi**

Qi = Kraft bzw. Antriebskraft für Aktivitäten (auch im Sinne einer physiologischen Organfunktion).

Qi-Leere

Qi-Leere stellt eine mangelnde Antriebskraft für Aktivitäten dar. Diese äußert sich in mangelnder Organfunktion, aber auch in mangelndem Antrieb für Durchblutung (Qi bewegt Blut). So ist es durchaus möglich, dass auch im Rahmen einer Qi-Leere leichte Kältesymptome und Blässe auftreten – die Durchblutung besonders in der Peripherie hat nicht genug Antrieb durch Qi.

- Lungen Qi-Leere führt besonders zu kühlen Händen

- Milz-Qi-Leere führt zu kühlen Händen und Füßen

- Nieren-Qi-Leere führt zu kühlen Füßen.

Erklärungen zur Punktwahl bei Qi-Leere allgemein

KG 6: stärkt Qi allgemein (Qi Hai: Meer der Energie)

Ma 36: stärkt Qi allgemein durch Stärkung von Magen und Milz-Qi (nachgeburtliches Qi)

Mi 6: stärkt Milz und Nieren-Qi

KG 4: stärkt Milz und Nieren-Qi (Vereinigung der drei Fuß-Yin-Meridiane)

KG 12: stärkt Magen und Milz-Qi

Bl 20: stärkt Milz-Qi.

Kriterien Qi-Leere

kraftlos

wenig

blass

Kriterien der Qi-Leere (allgemein)

- Müdigkeit und Kraftlosigkeit

- Teilnahmslosigkeit

- blasses Gesichtes

- spontanes Schwitzen bei leichter Anstrengung

- blasser Zungenkörper

- dünner Zungenbelag

- schwacher Puls

Therapieprinzipien:

Qi allgemein stärken: KG 6, Ma 36
meist dazu: Mi 6, KG 4, KG 12, Bl 20

Qi-Stagnation

Lokalisationen der Qi Stagnation:

- in einem Meridian (Leitbahn)

- innerhalb eines Funktionskreises

Tritt die Qi-Stagnation in einem Meridian auf, handelt es sich um ein Außen-Muster. Lokal liegt eine Außen-Fülle-Konstellation vor (diese kann allerdings mit einer allgemeinen Qi-Leere des Körpers kombiniert sein. Das Außen-Fülle-Muster äußert sich durch Schmerzen des Bewegungsapparates – häufig finden sich muskuläre Verspannungen. Therapeutisch ist angezeigt, den Qi-Fluss wieder in Bewegung zu bringen. Dies gelingt z. B. durch Dry-needling-Therapie in Kombination mit Fernpunktnadelung (siehe hierzu »Pragmatisches Therapiekonzept bei Schmerzen des Bewegungssystems und Kopfschmerzen in 5 Diagnoseschritten« – 3. Diagnoseschritt: Therapie von Triggerpunkten) Qi-Stagnation eines Meridians wird überdies durch die Kombination von Gb 34 und Le 3 reguliert.

Qi-Stagnation innerhalb eines Funktionskreises zeigt sich in einem Innen-Fülle-Muster.

Qi-Stagnation hat immer mit einer Funktionsstörung der Leber zu tun, die den harmonischen regelmäßigen Qi-Fluss steuert. Weitere Organe können jedoch mit betroffen sein, dies führt zu differenten Beschwerdelokalisationen.

Erklärung zur Punktwahl bei Qi-Stagnation

Le 3: reguliert Leber-Qi
Gb 34: reguliert Leber-Qi

Gegenläufiges Qi

Gegenläufiges Qi liegt vor, wenn die Richtung der physiologischen Organfunktion umgekehrt ist. Normalerweise ist z. B. der Qi-Fluss des Magens nach unten gerichtet – geht er nach oben kommt es zu Erbrechen (siehe hierzu spezielle TCM-Syndromliteratur).

Kriterien der Qi-Stagnation

- Spannungsgefühl mehr als Schmerz
- Wandern von Spannung und Schmerz
- wandernde, weiche Knoten
- Puls: gespannt

Therapieprinzipien:

Qi bewegen und verteilen: Le 3, Gb 34

Disharmoniemuster von Blut

Disharmoniemuster von Blut sind:

- Blut-Leere
- Blut-Stase
- Blut-Hitze

Physiologie und Pathologie des Blutes

Die Blutbildung erfolgt im Wesentlichen durch die Milz. Diese bildet aus der Nahrung das Nahrungs-Qi und leitet es hoch zur Lunge. Das Lungen-Qi leitet das Nahrungs-Qi weiter zum Herzen. Hier wird unter Mithilfe der Nieren (durch Nieren Jing-Essenz und Ursprungs-Qi) Blut gebildet.

Funktion des Blutes:

- **es nährt und befeuchtet**
- **es ist die Basis des Geistes (Shen).**

Blut fließt in den Blutbahnen (Xue-Mai) und Meridianen = Leitbahnen (Jing Luo) zu sämtlichen Zang-Fu und dem ganzen Körper. Es sorgt für Ernährung und gleichmäßige Befeuchtung aller Gewebe.

Blut bildet die Basis für den Geist (Shen), d. h. Blut-Leere zeigt sich in Störungen des Geistes (Shen): innere Rast- und Ruhelosigkeit, Schlafstörungen, Konzentrationsstörungen.

Blut-Leere

Da das Blut ernährt und befeuchtet, zeigen sich Zeichen allgemeiner Blut-Leere insbesondere in Trockenheit und Glanzlosigkeit: glanzloses, stumpfes Haar; trockene, glanzlose Lippen und Gesichtshaut, dazu treten Störungen des Geistes (Shen) auf.

Blut-Leere führt meist zu Funktionsstörungen des Herzens und der Leber.

Das Herz regiert das Blut, die Leber speichert Blut und regeneriert es.

Bei Leber-Blut-Leere treten zu den Zeichen einer allgemeinen Blut-Leere organspezifische Leber-Muster hinzu: verschwommenes Sehen, Mouches volantes, Gesichtsfeldausfälle (Leber-

Blut ernährt und befeuchtet die Augen) sowie Sehnenkontrakturen, muskuläre Spannungszustände, Zittern oder Muskelatonien, Taubheitsgefühl der Extremitäten, brüchige Nägel (Leber-Blut ernährt und befeuchtet die Sehnen). Da das Leber-Blut die Menstruation reguliert kommt es zu Hypo- oder Amenorrhöe.

Herz-Blut-Leere führt zu zusätzlichen Störungen der Herzfunktion: Palpitationen und ausgeprägtere Schlafstörungen.

Blut-Leere (allgemeine Muster)

- **Gesicht. Lippen: blass, glanzlos, trocken**
- **glanzloses, stumpfes Haar**
- **Müdigkeit**
- **Psyche: weinerlich, verhärmt, mangelnde Selbstachtung, innere Rastlosigkeit**
- **Gedächtnisstörungen**
- **Konzentrationsstörungen**
- **Schlafstörungen**
- **Schwindel**
- **Puls: fein, rauh, dünn**
- **Zunge: blass, wenig Belag**

Therapieprinzipien:

Blut nähren, Milz und Magen stärken, um Blut zu bilden: Mi 6, Mi 10, Ma 36, Bl 17, Bl 20, KG 4

Blut-Stase und Blut-Hitze

Die jeweiligen Tabellen zeigen allgemeine Blut-Muster, weitere Symptome ergeben sich durch die gestörten einzelnen Funktionskreise. Blut-Stase im Herzen wird z. B. durch Pe 4 beeinflusst, Blut-Stase im Magen durch Mi 4.

Blut-Stase (allgemeines Muster)

- bohrende stechende Schmerzen
- lokal fixierter Schmerz
- harte, lokal fixierte Tumore
- dunkle, klumpige Blutungen
- Hautblutungen mit dunklen violetten Flecken
- violette Lippen
- violette Zunge
- saitenförmiger Puls

Therapieprinzipien:

Blut bewegen, Stase lösen: Mi 6, Mi 10, Bl 17, Pe 6

Blut-Hitze (allgemeines Muster)

- Hitzegefühl am Ort der Störung
- rotes Gesicht
- trockener Mund, Durst
- psychische Unruhe
- plötzliche oder übermäßige Blutungen: Petechien, Exkoreationen mit Juckreiz, vorzeitige, heftige Menses
- rote Zunge, gelber Belag
- schneller Puls

Therapieprinzipien:

Hitze entfernen, Blut kühlen, Blutungen stillen: Di 11, Mi 6, Mi 10, Bl 17
oft auch: Le 1, Le 2, Mi 1, Mi 4

Nieren-Jing-Essenz-Disharmoniemuster

- Entwicklungsverzögerungen
- vorzeitiges Altern
- Mangel an Vitalität
- Infertilität, Abortneigung
- Impotenz, Frigidität
- konstitutionelle Schwäche verschiedenster Organe
- Gedächtnisstörungen (Kurzzeitgedächtnis)
- Schwindel
- brüchige Knochen, Kreuzschmerzen
- lockere Zähne (frühzeitiger Zahnverlust)
- Blut-Leere (im Sinne der TCM)
- Zunge: etwas rot, belaglos
- Puls: leer

Therapieprinzipien:

Jing-Essenz
 nähren:
Ni 3, Ni 6, KG 4, Bl 23, LG 4, Gb 39, Bl 11

Disharmoniemuster von Jing-Essenz

Hierbei handelt es sich um ein spezielles Disharmoniemuster der Nieren, da diese die Jing-Essenz speichern.

Funktionen von Jing-Essenz:

- regiert Geburt, Wachstum, Entwicklung, Fortpflanzung und Tod
- liefert die stoffliche Grundlage für Nieren-Yin, -Yang und Ursprungs-Qi
- produziert Mark (Gehirnmark, Knochenmark, Nervenmark), füllt das Gehirn und die Knochen
- unterstützt die Blutbildung.

Störungen der Jing-Essenz zeigen sich als besonders in einer langfristigen Störung der gesamten geistigen und somatischen Entwicklung. Sie betreffen die Konstitution des Menschen und die Fortpflanzungsfähigkeit.

Erklärungen zu den Punkten

Ni 3: Yuan-Punkt der Nieren, tonisiert Jing-Essenz.

Ni 6: tonisiert besonders Nieren-Yin (wirkt auch auf Essenz).

KG 4: Zusammenkunft der drei Fuß-Yin-Meridiane: Le, Mi, Ni – tonisiert auch Essenz.

Bl 23: Rücken-Shu Punkt der Nieren – tonisiert Nieren-Essenz.

LG 4: tonisiert Nieren-Yang und Nieren-Essenz.

Gb 39: Meisterpunkt des Markes – beeinflusst Gehirn.

Bl 11: Meisterpunkt der Knochen.

5. Diagnoseschritt Diagnose des Zang-Fu-Disharmoniemusters

Dieser Diagnoseschritt beinhaltet das Zusammenfügen der bisherigen Ergebnisse aus den Untersuchungsschritten 1–4.

Die 7 häufigsten Syndrome in der TCM

- Nieren-Yang-Leere
- Nieren-Yin-Leere
- Herz-Qi-Leere
- Milz-Qi-Leere
- Lungen-Qi-Leere
- Leber-Qi-Stagnation
- aufsteigendes Leber-Yang.

Bis auf die Syndrome der Leber handelt es sich um Leere-Muster. Leber-Qi-Stagnation ist das einzige reine Fülle-Muster. Aufsteigendes Leber-Yang imponiert als Fülle-Muster. Hierbei liegt jedoch häufig ein Mischmuster mit Leere (Leber-Yin-Leere oder Nieren-Yin-Leere) vor.

Nieren-Yang-Leere

Nieren-Yin-Leere

Bei Nieren-Yang-Leere kommt es immer auch zu Zeichen von Nieren-Yin-Leere – diese fallen allerdings geringer aus.

Bei Nieren-Yin-Leere bestehen immer auch Zeichen von Nieren-Yang-Leere. Auch diese treten jedoch bei der Betrachtung des Gesamtbildes in den Hintergrund.

Diese Symptome beinhalten Aspekte der Disharmoniemuster der Nieren sowie von Yang-Leere oder Yin-Leere.

Nieren-Yin ist die Grundlage aller Yin-Energien des Körpers, vor allem von Leber, Herz und Lunge.

Nieren-Yang ist die Quelle aller Yang-Energien des Körpers, vor allem von Milz, Herz und Lunge.

Nieren-Yang-Leere: Zusammenfassung der Diagnoseschritte

Diagnoseschritt	TCM-Diagnose
1. Schritt: Bagang	Innen, Leere, Kälte
2. Schritt: Zang-Fu-Disharmoniemuster	Zang-Organ: Niere
3. Schritt: äußere pathogene Faktoren im Inneren	Kälte
4. Schritt: Disharmoniemuster von Qi, Blut-Jing-Essenz	–
5. Schritt: Zang-Fu-Muster benennen	Nieren-Yang-Leere

Nieren-Yang-Leere

Disharmoniemuster der Nieren

- Lumbago
- Schwäche, Kälte, Schmerzen in den Knien
- Impotenz, Frigidität, Ejaculatio praecox
- verminderter sexueller Antrieb
  (will nicht und kann nicht)
  weibliche Infertilität

Yang-Leere

(kaftlose Müdigkeit + Kältemuster)

- Kältegefühl der Lumbalregion
- kalte Extremitäten
- blasses Gesicht
- Schwäche, Müdigkeit
- Abneigung gegen Kälte
- Verschlechterung durch Kälte –
  Besserung durch Wärme
- viel klarer Urin
- spontanes Schwitzen tagsüber
- blasser Zungenkörper
- dünner, weißer Zungenbelag
- leerer, feiner, langsamer Puls

Therapieprinzipien:

Stärke das Nieren-Yang: LG 4, Bl 23, Bl 52,
Ni 3, Ni 7, KG 4
Wärme und stärke Yang (allgemein): KG 6,
Ma 36, Moxibustion

Nieren-Yang-Leere: Leitsymptome

- Lumbago
- Kältegefühl der Lumbalregion
- blasser Zungenkörper
- dünner, weißer Zungenbelag

Erklärung zur Punktwahl bei Nieren-Yang-Leere siehe nächste Seite (Nieren-Yin-Leere).

Nieren-Yin-Leere: Zusammenfassung der Diagnoseschritte

Diagnoseschritt	TCM-Diagnose
1. Schritt: Bagang	Innen, Leere, Hitze
2. Schritt: Zang-Fu-Disharmoniemuster	Zang-Organ: Niere
3. Schritt: äußere pathogene Faktoren im Inneren	Kälte im Inneren
4. Schritt: Disharmoniemuster von Qi, Blut-Jing-Essenz	–
5. Schritt: Zang-Fu-Muster benennen	Nieren-Yin-Leere

Nieren-Yin-Leere

Disharmoniemuster der Nieren

- Lumbago
- Knieschwäche und -schmerzen
- Schwindel, Tinnitus
- Schwerhörigkeit
- vermehrte Libido bei Impotenz, vermehrter Erregung bei Kraftlosigkeit
  (will und kann nicht)

Yin-Leere (kraftlose Unruhe + Hitzemuster)

- heiße Handflächen und Fußsohlen sowie Sternum (5 heiße Herzen)
- gerötete Wangen
- nervöse, kraftlose Unruhe
- Abneigung gegen Wärme
- Verschlechterung durch Wärme – Besserung durch Kälte
- Durst
- dunkler, konzentrierter Urin, Verstopfung
- Schwitzen nachts
- roter Zungenkörper
- dünner, roter Zungenbelag
- leerer, feiner, schneller Puls

Therapieprinzipien:

Ernähre und stärke das Nieren-Yin: Ni 3, Ni 6, Ni 7, Bl 23. Phytotherapie

Ernähre und stärke Yin (allgemein): Mi 6, KG 4

Nieren-Yin-Leere: Leitsymptome

- **Lumbago**
- **heiße Handteller und Fußsohlen**
- **Tinnitus**
- **Nachtschweiß**
- **roter Zungenkörper**
- **dünner, roter Zungenbelag**

Erklärung zur Punktwahl bei Nieren-Yang-Leere und Nieren-Yin-Leere

Bl 23:   stärkt Nieren-Yang (bei Moxa) und Nieren-Yin.

Bl 52:   stärkt Nieren-Yang.

Ni 3:   stärkt Nieren-Yang (bei Moxa) und Yin.

KG 4:   stärkt Nieren-Yin und Yang (wenn mit Moxa) (Vereinigung der drei Fuß-Yin innerlich).

Mi 6:   stärkt Nieren-Yin (Vereinigung der drei Fuß-Yin).

Ni 6:   stärkt Nieren-Yin.

Ni 7:   stärkt Nieren-Yang und Nieren-Yin.

LG 4 mit Moxa: stärkt Nieren-Yang.

KG 6 mit Moxa: stärkt Yang allgemein durch Moxa) (Qi Hai: Meer der Energie).

Ma 36 mit Moxa: stärkt Yang allgemein.

Herz-Qi-Leere: Zusammenfassung der Diagnoseschritte

Diagnoseschritt	TCM-Diagnose
1. Schritt: Bagang	Innen, Leere
2. Schritt: Zang-Fu-Disharmoniemuster	Zang-Organ: Herz
3. Schritt: äußere pathogene Faktoren im Inneren	–
4. Schritt: Disharmoniemuster von Qi, Blut-Jing-Essenz	Qi-Leere
5. Schritt: Zang-Fu-Muster benennen	Herz-Qi- Leere

Herz-Qi-Leere

Herz-Qi-Leere äußert sich in einer mangelhaften Organfunktion des Herzens kombiniert mit allgemeinen Qi-Leere-Zeichen. Das Hauptsymptom sind Palpitationen – diese treten jedoch bei diesem leichtem Symptom nur gelegentlich auf.

Erklärungen zur Punktwahl bei Herz-Qi-Leere

He 5: stärkt Herz-Qi (ist hierbei He 7 vorzuziehen – He 7 stärkt auch Blut und beruhigt den Geist).

Pe 6: stärkt Herz-Qi.

Bl 15: stärkt Herz-Qi (Rücken-Shu-Punkt).

KG 17: stärkt als Meisterpunkt des Respirationstraktes das Qi des oberen Erwärmers und somit auch Herz-Qi.

KG 6: stärkt Qi allgemein (Qi Hai: Meer der Energie).

Ma 36: stärkt Qi allgemein durch Stärkung von Magen-Qi und Milz-Qi.

Herz-Qi-Leere

Disharmoniemuster Herz
- Palpitationen (leicht, gelegentlich)
- Verlust der Lebensfreude

Qi-Leere:
- Müdigkeit
- Blässe
- Belastungsdyspnoe
- Schwitzen bei leichter Anstrengung
- Zunge: blass oder normalfarben
- Zungenbelag: wenig oder fehlend
- Puls: leer

Therapieprinzipien:

Qi allgemein stärken: KG 6, Ma 36
Herz-Qi stärken: He 5, Pe 6, Bl 15, KG 17

Herz-Qi-Leere: Leitsymptome

- **Palpitationen**
- **Belastungsdyspnoe**
- **Müdigkeit**
- **leerer Puls**

Milz-Qi-Leere: Zusammenfassung der Diagnoseschritte	
Diagnoseschritt	**TCM-Diagnose**
1. Schritt: Bagang	Innen, Leere
2. Schritt: Zang-Fu-Disharmoniemuster	Zang-Organ: Milz
3. Schritt: äußere pathogene Faktoren im Inneren	–
4. Schritt: Disharmoniemuster von Qi, Blut-Jing-Essenz	Qi-Leere
5. Schritt: Zang-Fu-Muster benennen	Milz-Qi- Leere

Milz-Qi-Leere

Milz-Qi-Leere äußert sich in einer mangelhaften Organfunktion der Milz. Da die Milz (ebenso wie die Lunge) wesentlich an der Bildung des nachgeburtlichen Qi beteiligt ist, führt dies auch zu Zeichen einer generellen Qi-Leere.

Erklärungen zur Punktwahl bei Milz-Qi-Leere

Mi 3: stärkt Milz-Qi (Yuan-Punkt).

Mi 6: stärkt Milz-Qi
(Vereinigung der drei Fuß Yin).

Bl 20: stärkt Milz-Qi (Rücken-Shu-Punkt).

Bl 21: stärkt Magen-Qi (Rücken-Shu-Punkt).

KG 12: stärkt Milz-Qi.

KG 6: stärkt Qi allgemein
(Qi Hai: Meer der Energie).

Ma 36: stärkt Qi allgemein (durch Stärkung von Magen-Qi und Milz-Qi).

Milz-Qi-Leere

Disharmoniemuster Milz

- Verdauungsbeschwerden mit:
  Blähungen, dumpfen Spannungsschmerzen der Abdominalgegend, Druck bessert, Appetitlosigkeit
- Muskelschwäche, besonders Extremitäten
- weiche Stühle, voluminös
- Abmagerung oder Übergewicht

Qi-Leere

- blasses Gesicht
- Müdigkeit, Schwäche
- Zungenkörper: blass oder normalfarbig
  möglich: geschwollene Ränder,
    in seitlicher Mitte Zahneindrücke
- Zungenbelag: gering oder fehlt
- Puls: leer

Therapieprinzipien:

Qi allgemein stärken: KG 6, Ma 36
Milz-Qi und Magen-Qi stärken: Mi 3, Mi 6, Ma 36 (bereits enthalten), Bl 20, Bl 21, KG 12

Milz-Qi-Leere: Leitsymptome

- allgemeine Mattigkeit
- Appetitlosigkeit
- weiche, voluminöse Stühle

Lungen-Qi-Leere: Zusammenfassung der Diagnoseschritte	
Diagnoseschritt	**TCM-Diagnose**
1. Schritt: Bagang	Innen, Leere
2. Schritt: Zang-Fu-Disharmoniemuster	Zang-Organ: Lunge
3. Schritt: äußere pathogene Faktoren im Inneren	–
4. Schritt: Disharmoniemuster von Qi, Blut-Jing-Essenz	Qi-Leere
5. Schritt: Zang-Fu-Muster benennen	Lungen-Qi-Leere

Lungen-Qi-Leere

Lungen-Qi-Leere äußert sich in Zeichen einer mangelhaften Organfunktion der Lunge. Da die Lunge (ebenso wie die Milz) wesentlich an der Bildung des nachgeburtlichen Qi beteiligt ist, finden sich auch Symptome von Qi-Leere allgemein.

Erklärungen zur Punktwahl bei Lungen-Qi-Leere

Lu 7: stärkt Lungen-Qi, lenkt Lungen-Qi nach unten (bei Husten).

Lu 9: stärkt Lungen-Qi (Yuan-Punkt).

Bl 13: stärkt Lungen-Qi (Rücken-Shu-Punkt).

KG 17: stärkt Lungen-Qi (Meisterpunkt des Respirationstraktes).

KG 6: stärkt Qi allgemein. (Qi Hai: Meer der Energie).

Ma 36: stärkt Qi allgemein durch Stärkung von Magen-Qi und Milz-Qi.

Lungen-Qi-Leere

Disharmoniemuster Lunge
- Funktionsstörungen des Respirationstraktes mit:
    Hüsteln
    Kurzatmigkeit mit Verschlechterung bei Anstrengung
    leise, kraftlose Stimme
    Abneigung zu sprechen
    heller, wässriger Auswurf
- Infektanfälligkeit

Qi-Leere
- spontanes Schwitzen bei leichter Anstrengung
- Antriebsarmut, Müdigkeit
- Zungenkörper: blaßss
- Zungenbelag: gering oder fehlt
- leerer Puls

Therapieprinzipien:

Qi allgemein stärken: KG 6, Ma 36
Lungen-Qi stärken: Lu 7, Lu 9, Bl 13, KG 17

Lungen-Qi-Leere: Leitsymptome

- **Belastungsdyspnoe**
- **leise, kraftlose Stimme**
- **Infektanfälligkeit**
- **leerer Puls**

Leber-Qi-Stagnation: Zusammenfassung der Diagnoseschritte	
Diagnoseschritt	**TCM-Diagnose**
1. Schritt: Bagang	Innen, Fülle, –
2. Schritt: Zang-Fu-Disharmoniemuster	Zang-Organ: Leber
3. Schritt: äußere pathogene Faktoren im Inneren	Hitze
4. Schritt: Disharmoniemuster von Qi, Blut-Essenz-Jing	Qi-Stagnation
5. Schritt: Zang-Fu-Muster benennen	Leber-Qi-Stagnation

Leber-Qi-Stagnation

Leber-Qi-Stagnation beinhaltet das Störmuster bei Qi-Stagnation in Kombination mit einem Disharmoniemuster der Leber.

Leber-Qi-Stagnation: Leitsymptome

- Spannungsgefühl am Rippenbogen, in Thorax und Abdomen
- prämenstruelles Syndrom mit Brustpannung
- Dysmenorrhöe
- Depression, Reizbarkeit
- gespannter Puls

Leber-Qi-Stagnation

Disharmoniemuster Leber bei Qi-Stagnation

- Spannungsgefühl und wandernder Schmerz in Brust, Abdomen, Interkostalregion, Unterleib
- Übelkeit, saures Aufstoßen, Blähungen
- Engegefühl der Brust, Globusgefühl
- Depression, Frustration, Reizbarkeit, Stimmungsschwankungen
- prämenstruelles Syndrom mit Spannung und Schmerz in Unterbauch und Brüsten
- Dysmenorrhöe, Amenorrhöe
- Puls: saitenförmig gespannt
- Zunge: meist unauffällig

typisch für Qi-Stagnation

- wandernde, weiche Knoten (Qi)
- oft mehr Spannung als Schmerz – wandernd

Therapieprinzipien:

reguliere und verteile Leber-Qi: Le 3, Gb 34, dazu: 3E 6 (Flankenspannung)
bei Brustspannung: Le 14 + Ma 18
bei Verdauungsstörungen: Le 13 + Mi 4
bei Dysmenorrhöe: Di 4 + Mi 8
heruntergeschluckter Zorn: Pe 6 + Le 3 + 3E 23

Aufsteigendes Leber-Yang: Zusammenfassung der Diagnoseschritte

Diagnoseschritt	TCM-Diagnose
1. Schritt: Bagang	Innen, Fülle, Leere, Hitze
2. Schritt: Zang-Fu Disharmoniemuster	Zang-Organ: Leber
3. Schritt: äußere pathogene Faktoren im Inneren	Hitze
4. Schritt: Disharmoniemuster von Qi, Jing-Essenz	–
5. Schritt: Zang-Fu Muster benennen	aufsteigendes Leber-Yang

Aufsteigendes Leber-Yang

Aufsteigendes Leber-Yang zeigt sich in einem Hitzemuster durch aufsteigendes Leber-Yang kombiniert mit Symptomen des Disharmoniemusters der Leber.

Aufsteigendes Leber-Yang entsteht meist auf der Basis einer Leber-Yin-Leere. Diese wiederum ist oft bedingt durch eine Nieren-Yin-Leere. Es finden sich bei diesem Krankheitsbild Zeichen allgemeiner Yin-Leere (Leere + Hitze) die gelegentlich kombiniert sind mit einem Disharmoniemuster der Nieren. Bei aufsteigendem Leber-Yang mit ausgeprägter Yin-Leere werden deshalb auch Punkte der Nieren genadelt. Aufsteigendes Leber-Yang kann zu Beunruhigung des Herzens und Geistes und somit zu Shen-Störungen führen.

Aufsteigendes Leber-Yang kann auch auf der Basis einer Leber-Blut-Xue Leere entstehen, hierbei ergibt sich ein blasser Zungenbefund (bei Yin Mangel: rot).

Aufsteigendes Leber-Yang kann als reines Fülle-Muster kombiniert sein mit Leber-Qi-Stagnation. Hierbei fehlen im Syndrom die Leere-Muster.

Als Beispiel ist der Migräneanfall am Wochenende bei bestehender Leber-Qi-Stagnation (mit Wut, Zorn, heruntergeschluckter Aggression, Depression) bekannt. Lässt am Wochenende die Qi-Stagnation durch Entspannung nach, kommt es zum aufsteigen des Yang-Anteils des Leber-Qi, d. h. zum Migräneanfall. Hierbei liegt ein reines Fülle-Muster vor – dem Patienten geht es nach dem Anfall besser. Bei einem kombinierten Fülle- und Leere-Muster ist der Patient nach dem Anfall vermehrt geschwächt.

Aufsteigendes Leber-Yang: Leitsymptome

- pulsierender Kopfschmerz der Schläfen und des Scheitels
- Schwindel
- Reizbarkeit, Zornesausbrüche
- roter Zungenkörper, ohne Belag (Yin-Leere)
- gespannter, schneller Puls

Erklärungen zur Punktwahl bei Leber-Qi-Stagnation und aufsteigendem Leber-Yang

Le 2 : verteilt Leber-Qi bei akutem Hitze-Symptomen (beseitigt Leber-Hitze).

Le 3: reguliert Leber-Qi-Stagnation (Yuan-Punkt der Leber), reguliert den Qi-Fluss der Leber und beseitigt dadurch aufsteigendes Leber-Yang.

Le 8: stärkt Leber-Yin.

Le 13: beseitigt Leber-Qi-Stagnation, speziell bei Verdauungsstörungen (Mu-Punkt der Milz.

Le 14: beseitigt Leber-Qi-Stagnation im Hypochondrium und in der Brustregion.

Gb 8: unterdrückt aufsteigendes Leber-Yang – speziell bei Kopfschmerzen.

Gb 14: unterdrückt aufsteigendes Leber-Yang – speziell bei Kopfschmerzen.

Gb 20: unterdrückt aufsteigendes Leber-Yang – speziell bei Kopfschmerzen.

Gb34: beseitigt Leber-Qi-Stagnation.

Gb 41: unterdrückt aufsteigendes Leber-Yang – speziell bei Kopfschmerzen.

Gb 43: unterdrückt aufsteigendes Leber-Yang – speziell bei Kopfschmerzen.

Pe 6: beseitigt Leber-Qi-Stagnation, insbesondere bei Depressionen in Zusammenhang mit heruntergeschlucktem Zorn und nicht geäußerter Wut.

3E 5: unterdrückt aufsteigendes Leber-Yang – speziell bei Kopfschmerzen.

3E 6: beseitigt Leber-Qi-Stagnation, speziell bei Flankenspannung.

3E 23: unterdrückt aufsteigendes Leber-Yang besonders wenn sich Schmerzen »hinter dem Auge« festsetzen.

LG 20: allgemein beruhigende Wirkung auch bei aufsteigendem Leber-Yang.

Ni 3: stärkt Yin.

Mi 6: stärkt Yin.

Bl 18: stärkt Leber-Yin.

Bl 23: stärkt Nieren-Yin.

Aufsteigendes Leber-Yang

Disharmoniemuster der Leber mit Hitzezeichen

- Kopfschmerzen (pulsierend) der Temporalregion und Scheitelregion: Schwindel, Benommenheit, plötzlicher Tinnitus und Schwerhörigkeit
- trockener Mund und Hals
- Reizbarkeit, Neigung zu Zornesausbrüchen

Shen-Störung durch aufsteigendes Leber-Yang

- Schlafstörungen mit unruhigen Träumen

Yin-Leere Leber

- kraftlose hektische Unruhe
- reizbarer Schwächling
- roter Zungenkörper, ohne Belag
- gespannter, fadenförmiger schneller Puls

Yin-Leere Nieren

- Schwäche und Schmerzen in Kreuz und Knien

Therapieprinzipien:

beruhige das auf steigende Leber-Yang:
Le 3, Le 2 (akut), Di 4, Gb 20, LG 20
zusätzlich bei Kopfschmerzen: 3E 5, Gb 41, Gb 43, Taiyang, Gb 8, Gb 14, 3E 23
stärke Leber-Yin und Nieren-Yin: Ni 3, Le 8, Mi 6, Bl 18, Bl 23

Punktkombinationen:

- **Le 3 + Di 4:** lenkt in Kombination aufsteigendes Leber-Yang nach unten.
- **Pe 6 + Le 3:** beseitigt Leber-Qi-Stagnation bei ausgeprägter psychischer Komponente (heruntergeschluckter Zorn).

Pragmatisches Therapiekonzept
bei inneren Erkrankungen

Anamnese/Untersuchung	Diagnoseschritt	Therapie
Krankheitsbild Kondition Konstitution Puls/Zunge	**1. Schritt: Bagang** Außen – Innen	**Basiskonzept gemäß:** • Außen-Muster • Innere Erkrankung bzw. Syndromdifferenzierung (Innen)
	Fülle – Leere	**Reizstärke:** ableiten/auffüllen
	Hitze – Kälte	**Reizart:** z. B. Moxibustion
	Yang – Yin	
Innere Störungen	**2. Schritt: Zang-Fu Disharmoniemuster**	**Reizort** • Zang oder Fu Basistherapie • Shu-Mu Technik
Psychische Störungen	**3. Schritt: innere pathogene Faktoren**	**Reizort** • Zang-Basistherapie
Analogiemuster des Krankheitsbildes, Modalitäten der Beeinflussung	**4. Schritt: äußere pathogene Faktoren im Innern**	**Reizart** **Reizort** • spezifische Punkte
spezielle Symptome	**5. Schritt: spezielle Funktionsstörungen**	**Reizort** • symptombezogene Punkte

Bei inneren Erkrankungen führen Anamnese und Untersuchung in **5 Diagnoseschritten** zur Therapie.

1. Diagnoseschritt: Differenzierung gemäß Bagang

Die ausführliche Darstellung dieser Differenzierung findet sich im Kapitel »Strukturierte Zang-Fu-Syndromdifferenzierung in 5 Schritten – 1. Diagnoseschritt: Differenzierung gemäß Bagang«.

Außen – Innen

Da bei inneren Erkrankungen die Zang-Fu betroffen sind, liegt ein Innen-Muster vor.

Fülle – Leere

Die Diagnose Fülle oder Leere führt zur Reizstärke:

- ableiten (sedieren) oder
- auffüllen (tonisieren).

Die notwendige Reizstärke richtet sich nach dem Krankheitsbild (akut – chronisch) sowie nach Kondition und Konstitution (gegenwärtiger Allgemeinzustand) des Patienten. Eine ausführliche Darstellung findet sich im Kapitel »Syndromdifferenzierung in 5 Schritten – 1. Diagnoseschritt: Differenzierung gemäß Bagang: Fülle – Leere.«

Fülle-Erkrankungen

Fülle-Erkrankungen sind akute Krankheitsbilder, die durch den massiven Einfluss von pathogenen Faktoren entstehen. Die Abwehrlage des Körpers ist intakt. Insbesondere die Kondition (gegenwärtiger Allgemeinzustand) ist nicht geschwächt und es treten demzufolge heftige Krankheitssymptome auf. Gegen diese heftigen Körperreaktionen muss ein starker Reiz gesetzt werden. Es erfolgt eine ableitende oder sedierende Therapie.

Leere-Erkrankungen

Leere-Erkrankungen sind chronischen Krankheitsbilder. Die Abwehrlage, insbesondere die Kondition (gegenwärtiger Allgemeinzustand) ist durch den langen Krankheitsverlauf geschwächt.

Anamnese/Untersuchung	Fülle	Leere
Krankheit	akut	chronisch
Körperreaktion	heftig	schwächer (im Verhältnis zu Fülle)
Konstitution	kräftig	schwächlich
Kondition	gut	geschwächt
Puls	kräftig	schwach
Zungenbelag	dick	dünn
Reizstärke	stark = ableiten = sedieren	schwach = auffüllen = tonisieren

	ableiten = sedieren	auffüllen = tonisieren
Nadeltechnik	De-Qi stark auslösen	De-Qi auslösen, Nadel liegen lassen
Therapiedauer	kürzer, 1–5 Minuten, bzw. auch 10 Minuten	etwa 20 Minuten
Intervallabstand	kurz, eventuell jeden Tag	1 bis 2-mal pro Woche
spezielle Techniken (nicht obligat)	drehen entgegen Uhrzeigersinn, entgegen Meridianverlauf nadeln	drehen im Uhrzeigersinn, im Meridianverlauf nadeln

Die Krankheitssymptome sind im Gegensatz zu akuten Krankheitsbildern schwächer ausgeprägt. Der geschwächte Körper verträgt nur eine geringere Reizstärke, diese ist jedoch im Falle einer chronischen Krankheit zur Anregung der Eigenregulation auch nur notwendig. Es wird schwach gereizt, d. h. auffüllend = tonisierend behandelt.

Kriterien von Fülle und Leere

Fülle und Leere können isoliert auftreten oder gemischt sein; so kann auch bei chronischer Bronchitis eine akute Exazerbation auftreten. Die endgültige Reizstärke richtet sich in diesen Fällen nach der Kondition und Konstitution des Patienten – d. h. es wird meist nur ein schwächerer Reiz vertragen werden.

Hitze – Kälte

Das Gesamtmuster ergibt einen Hinweis zur Reizart.

Differenzierung siehe: »Strukturierte Zang-Fu-Syndromdifferenzierung in 5 Schritten – 1. Diagnoseschritt: Differenzierung gemäß Bagang: Hitze und Kälte«.

Bei Kälteerkrankungen ist Moxibustion indiziert – bei Hitze jedoch nicht.

2. Diagnoseschritt: Zang-Fu Disharmoniemuster

Die Diagnose des erkrankten Organs bzw. des Zang-Fu-Disharmoniemusters führt zum Reizort. Es gibt zwei pragmatische Therapieprinzipien:

- Therapieprinzip A: Basiskombination bei Zang- oder Fu-Organerkrankungen

- Therapieprinzip B: Shu-Mu-Technik

Therapieprinzip A: Basiskombination bei Zang- oder Fu-Organerkrankungen

	Zang-Organ	Fu-Organ
akut		Mu-Punkt + unterer He-Punkt
chronisch	Yuan-Punkt + Rücken-Shu-Punkt	Mu-Punkt + unterer He-Punkt; vom gekoppelten Zang-Organ: Yuan-Punkt + Rücken-Shu-Punkt

Die Differenzierung in akut oder chronisch ist nur für die Fu-Organe relevant. Hier spielen bei chronischen Erkrankungen die gekoppelten Zang-Organe in der Pathogenese die wesentlichere Rolle. Es werden demzufolge dann immer auch Punkte des Zang-Partners mitgenadelt.

Zang-Organe (Speicher-Organe)	Fu-Organe (Hohl-Organe)
Lunge	Dickdarm
Perikard	3-Erwärmer
Herz	Dünndarm
Milz	Magen
Leber	Gallenblase
Niere	Blase

Basiskombination bei Zang-Organ-erkrankungen: akut oder chronisch

Zang-Organ	Yuan-Punkt	Rücken-Shu-Punkt
Lunge	Lu 9	Bl 13
Perikard	(Pe 7*)	Bl 14
Herz	He 7	Bl 15
Milz	Mi 3**	Bl 20
Leber	Le 3	Bl 18
Niere	Ni 3	Bl 23

* gebräuchlicher: Pe 6
** oft auch: Mi 6

Basiskombination bei Fu-Organerkrankungen: akut

Fu-Organ	Mu-Punkt	unterer He-Punkt
Dickdarm	Ma 25	Ma 37
(3-Erwärmer)	(KG 5)	(Bl 39)
Dünndarm	KG 4	Ma 39
Magen	KG 12	Ma 36
Gallenblase	Gb 24	Gb 34
Blase	KG 3	Bl 40

Bei chronischen Fu-Organstörungen ist immer der Zang-Partner mit zu therapieren.

Beispiel: chronische Gastritis

Mu-Punkt des Magens (KG 12)
+ unterer He-Punkt des Magens (Ma 36)
+ Yuan-Punkt der Milz (Mi 3 bzw. Mi 6)
+ Rücken-Shu Punkt der Milz (Bl 20).

Therapieprinzip B: Shu-Mu-Technik

Eine weitere pragmatische Möglichkeit der Organtherapie besteht in der Shu-Mu-Technik (Kombination von Rücken-Shu-Punkt und Mu-Punkt). Dies wird insbesondere zur Therapie von Fu-Erkrankungen verwandt, kann aber auch bei Zang-Erkrankungen eingesetzt werden.

Da die Therapie die Rücken-Shu-Punkte beinhaltet, wird sie besonders bei chronischen Funktionsstörungen angewandt.

Aus neurophysiologischer Sicht handelt es sich um die Kombination von Punkten im Bereich des Ramus ventralis (Mu-Punkt) und Ramus dorsalis (Rücken-Shu-Punkt) von Spinalnerven, die segmental reflektorischen Bezug zum funktionsgestörten Organ haben. Über kutiviszerale Reflexe wird hierbei die Regulationsstörung des inneren Organs beeinflusst.

3. Diagnoseschritt:
innere pathogene Faktoren

Die Diagnose des inneren pathogenen Faktors führt zum Reizort.

Die Punktwahl erfolgt nach dem Basiskonzept bei Zang-Organerkrankungen.

Bei Zang-Fu -Disharmoniemustern können pathogene Auswirkungen emotionaler Faktoren (innere pathogene Faktoren) eine Rolle spielen. Dies geschieht, wenn die emotionale Faktoren im Übermaß auftreten, wenn sie über lange Zeit auftreten oder wenn sie auf ein bereits geschädigtes Organ treffen.

Therapeutisch wird bestimmt, welchem Zang der emotionale Faktor zugeordnet ist (z. B. Zorn: Leber). Die Basistherapie erfolgt wiederum über Yuan-Punkt und Rücken-Shu-Punkt von Zang.

emotionaler Faktor	Zang-Organ	Yuan-Punkt	Rücken-Shu-Punkt
Zorn, Aggression	Leber	Le 3	Bl 18
Hektik	Herz	He 7	Bl 15
	Perikard	Pe 7 (auch Pe 6)	Bl 14
Sorge, Grübeln	Milz	Mi 3	Bl 20
Trauer	Lunge	Lu 9 (eher Lu 7)	Bl 13
Angst	Nieren	Ni 3	Bl 23
(existentiell, sexuell)			

4. Diagnoseschritt: äußere pathogene Faktoren im Innern

Bei inneren Erkrankungen liegt eine Störung der Zang-Fu vor. Diese kann durch äußere pathogene Faktoren bedingt sein, die von außen in tiefere Schichten des Körpers gelangt sind. Gemäß des chinesischen Analogiedenkens werden durch die äußeren pathogenen Faktoren Krankheiten verursacht, die Ähnlichkeiten mit den Empfindungen nach Exposition gegenüber dem pathogenen Faktor haben. Der äußere pathogene Faktor spielt oft eine tatsächlich auslösende Rolle, muss es aber nicht unbedingt; er kann auch lediglich symptomverschlechternd wirken.

Eine Kälteerkrankung des Magens z. B. zeigt ein der Kälte analoges Krankheitsbild: kalt (Kältegefühl im Bauchbereich), langsam (Puls), weiß, hell (Zungenbelag), feucht (Stuhl, Zungenbelag). Es findet sich das Analogiemuster: kalt, langsam, weiß, hell, blass, feucht. Dieses wird durch Kälte verschlechtert und durch Wärme gebessert. Kälte als konkreter Krankheitsauslöser spielt bei Kältmustern des Magens tatsächlich eine wesentliche Rolle, z. B. durch kalte, rohe Speisen, Eis, kalte Getränke. Es gibt jedoch auch innere Erkrankungen mit Disharmoniemustern durch äußere pathogene Faktoren (die sich im Inneren auswirken) wo dies nicht der Fall sein muss. Ein Beispiel hierfür ist Trockenheit in der Lunge – diese tritt nicht unbedingt infolge eines trockenen Umgebungsklimas auf, wird aber durch diese verschlechtert.

Bei Zang-Fu-Disharmoniemustern bedeutet die Diagnose des äußeren pathogenen Faktors, der sich im Inneren auswirkt:

- das Krankheitsbild ähnelt als Muster den Empfindungen oder körperlichen Reaktionen nach Exposition gegenüber dem pathogenen Faktor
- der pathogene Faktor beeinflusst die Symptomatik ungünstig
- der pathogene Faktor kann als konkreter Auslöser eine Rolle spielen.

Die Diagnose des äußeren pathogenen Faktors führt zu 2 Therapieprinzipien, die den äußeren pathogenen Faktor ausleiten:

- Therapieprinzip A: die geeignete Reizart.
- Therapieprinzip B: bewährte ausleitende Punkte.

Therapieprinzip A: die geeignete Reizart

Die geeignete Reizart wird insbesondere an den nach dem Basiskonzept für Innere Erkrankungen ausgewählten Punkten angewandt (2. Diagnoseschritt).

Bei einem akuten Kältedisharmoniemuster des Magens z. B. erfolgt Moxibustion über den Mu-Punkt des Magens: KG 12 sowie über den unteren He-Punkt des Magens Ma 36.

Bei einem chronischen Kältedisharmoniemuster des Magens berücksichtigt die Therapie zusätzlich den Zang Partner Milz (Yuan-Punkt Milz + Rücken-Shu-Punkt Milz) Auch diese Punkte können gemoxt werden.

Therapieprinzip B: bewährte ausleitende Punkte

Bewährte ausleitende Punkte werden zusätzlich zu den organbezogenen Punkten genadelt bzw. über die ausleitende Reizart behandelt. Bei einem akuten Kältedisharmoniemuster des Magens, empfiehlt es sich, Di 4 zu moxen.

Therapieprinzipien gemäß äußeren pathogenen Faktoren im Inneren

äußerer pathogener Faktor im Inneren	Leitkriterien des Analogiemusters	Therapieprinzip A Reizart zum Ausleiten des äußeren pathogenen Faktors	Therapieprinzip B bewährte ausleitende Punkte
Kälte	**Kältegefühl** **Kälteaversion** **langsam:** Puls **weiß, blass:** Zunge, Haut, Gesicht **hell:** Urin **feucht:** Zunge **wässrig:** Stuhl	**Kälte vertreiben:** Moxibustion	Erkältung: Di 4, Lu 7 oft auch: Bl 23, Ni 3, KG 4 (stärkt-Nieren-Qi)
Wind	**plötzlich:** Krankheitsbeginn **wechselnd, wandernd:** Lokalisation, Intensität **Typische Symptome bei innerem Wind:** Schwindel, Anfall, Kolik, Krampf, Tic, Paresen, Zittern.	**Wind ausleiten:** Schröpfen möglich	Le 2, Le 3, Gb 20, Gb 34, Di 4, 3E 5, LG 16, LG 20, Bl 12
Hitze	**Hitzegefühl** **Wärmeaversion** **schnell:** Puls, Bewegung, Psyche (erregt) **rot, gelb:** Zunge, Gesicht, Urin **trocken:** Zunge (Durst), Haut, Stuhl	**Hitze ableiten:** bluten lassen, keine Moxibustion	Di 4, Di 11, LG 14, 1. oder 2. Punkt des Meridians proximal der Akren, z. B. Ma 44
Feuchtigkeit	**Schweregefühl** **Schwerfälligkeit:** Denken **Völlegefühl:** Thorax, Epigastrium **feucht:** Zunge, Ödeme **gequollen:** Zunge **trübe:** Sekrete, Urin **Schleim:** zäh, schleimig	**Feuchtigkeit vertreiben:** Moxibustion, wenn keine Hitzezeichen	KG 9, Mi 9 Schleim: KG 12, Ma 40 oft auch: Mi 3, Mi 6, Ma 36, Bl 20 (stärkt Milz-Qi)
Trockenheit	**trocken:** Haut, Zunge, Stuhl, Hals, Husten **rissig, aufgesprungen:** Haut, Zunge, Lippen	**Trockenheit beseitigen:** Flüssigkeitszufuhr	Lu 5, Ni 6, KG 4, Mi 6

Weitere Punkte ergeben sich durch den betroffenen Funktionskreis.

Erklärungen zur Punktwahl

Gb 20: Feng Chi: Windteich (Windpunkt).

Bl 12: Feng Men: Tor des Windes (Windpunkt).

Lu 5: befeuchtet Lunge, antiker Wasserpunkt.

KG 9: spezieller Punkt gegen Feuchtigkeit.

Ni 6: befeuchtet Lunge durch Yin-Stärkung (Mi, Ni, Le), wirkt auf Larynx.

KG 4: befeuchtet Lunge durch Yin-Stärkung (Mi, Ni, Le), stärkt Säfte.

LG 16: besonders bei innerem Wind.

LG 20: besonders bei innerem Wind.

Mi 6: beseitigt Trockenheit.

Weitere Punkte werden organbezogen genadelt!

Hinweis: Trochenheit kann die Vorstufe von Yin-Leere sein (siehe: »Strukturierte Zang-Fu-Syndromdifferenzierung in 5 Schritten, 3. Diagnoseschritt«). Bei Yin-Leere sind jedoch diskrete Hitzezeichen vorhanden, die bei Trockenheit fehlen.

5. Diagnosschritt: spezielle Funktionsstörungen

Die Diagnose von speziellen Funktionsstörungen führt zu symptombezogener Punktwahl.

Beispiele für eine symptombezogene Punktwahl sind:

• Übelkeit, Erbrechen: Pe 6
• Spannungen und Beklemmungsgefühl im Thorax, Kloß im Hals: Pe 6

Therapiebeispiel unter Beachtung des pragmatischen Therapiekonzeptes: Chronische Gastritis mit Kälte und Feuchtigkeit

Symptome:

• diffuser, dumpfer, milder Oberbauchschmerz
• Besserung durch Wärme Verschlechterung durch Kälte
• kalte Extremitäten, Schweregefühl
• Müdigkeit
• Appetitlosigkeit
• kein Durst
• Puls: schwach, langsam
• Zungenkörper: blass, geschwollen
• Zungenbelag: dünn, weiß.

Endgültige Therapie:

Punkte: KG 12, Ma 36, Mi 6, Bl 20, Bl 21 (eventuell Ni 3, Bl 23).

Moxibustion: bei KG 12, Ma 36.

Auffüllende Therapie/20 Minuten /1 bis 2-mal pro Woche/15-mal.

Die Diagnoseschritte 3 und 5 entfallen in diesem Beispiel.

Therapiebeispiel unter Beachtung des pragmatischen Therapiekonzeptes: Chronische Gastritis mit Kälte und Feuchtigkeit

Diagnoseschritt	Diagnose der Funktionsstörung	Leitkriterien	Therapieprinzip
1. Bagang			
Außen – Innen	Innen	Gastritis	
Fülle – Leere	Leere	leichter Schmerz	**auffüllen (tonisieren)**
		chronisch	**20 Minuten**
		Druck bessert	**1–2 pro Woche**
		Müdigkeit	**15 Sitzungen**
		Puls: schwach	
Hitze – Kälte	Kälte	Zungenbelag: dünn	**Moxibustion**
		kalte Extremitäten	
		kein Durst	
		Puls: langsam	
		Zungenbelag: weiß	
		Wärme bessert, Kälte verschlechtert	
2. Zang-Fu Disharmonie-muster	Fu-Organ: Magen	Oberbauchschmerz Appetitlosigkeit	**Basistherapie:** Mu (Magen): KG 12 Unterer He (Magen): Ma 36
	Zang-Partner: Milz	chronisch Feuchtigkeitsstörung durch Milzdisharmonie	Yuan (Milz): (Mi 3), Mi 6 Rücken-Shu (Milz): Bl 20
			Shu-Mu-Technik: Rücken-Shu (Magen): Bl 21 Mu (Magen): KG 12
4. Äußere pathogene Faktoren im Innern	Kälte	Besserung durch Wärme, Verschlechterung durch Kälte Kältegefühl kein Durst Puls: langsam Zungenbelag: weiß	**Nieren Stärken:** Rücken-Shu (Niere): Bl 23 Yuan (Niere): Bl 3 **path. Faktor ausleiten:** Moxibustion z. B. Ni 3, Bl 23, KG 12, Ma 36
	Feuchtigkeit	Schweregefühl Zungenkörper: geschwollen	**Milz stärken:** Yuan (Milz): (Mi 3), Mi 6 Rücken-Shu (Milz): Bl 20 **path. Faktor ausleiten:** Mi 9

Pragmatisches Therapiekonzept bei Schmerzen des Bewegungssystems und Kopfschmerzen in 5 Schritten

Bei Schmerzen des Bewegungssystems sowie bei
Kopfschmerzen führen Anamnese und Untersuchung in **5 Diagnoseschritten** zur Therapie.

Anamnese/Untersuchung	Diagnoseschritt	Therapie
Krankheitsbild Kondition Konstitution Puls/Zunge	**1. Schritt: Bagang** **Außen – Innen**	**Basiskonzept gemäß:** • Außen-Muster • Innere Erkrankung bzw. Syndromdifferenzierung (Innen)
	Fülle – Leere	**Reizstärke:** ableiten/auffüllen **Reizort:** Nahpunkte/Fernpunkte
	Hitze – Kälte	**Reizart:** z. B. Moxibustion
	Yang – Yin	
Schmerzort	**2. Schritt: Meridian-Achse**	**Reizort** • Nahpunkte • Fernpunkte
Muskulatur • Palpation • Funktionsprüfung	**3. Schritt: funktions-gestörte Muskeln**	**Reizort** • Fernpunkte • Triggerpunkte
Schmerzen • Qualitäten • Modalitäten der Schmerz-beeinflusssung	**4. Schritt: äußere pathogene Faktoren**	**Reizart** **Reizort** • spezifische Punkte
Innere Störungen	**5. Schritt: innere pathogene Faktoren, Zang-Fu-Dyharmonie-muster**	**Reizort** • Zang-Fu-Basistherapie

1. Diagnoseschritt: Differenzierung gemäß Bagang

Die ausführliche Darstellung dieser Differenzierung findet sich in Kapitel: »Strukturierte Zang-Fu-Syndromdifferenzierung in 5 Schritten: 1. Diagnoseschritt, Differenzierung gemäß Bagang«.

Außen – Innen

Außen-Muster

Hierzu zählen akute Schmerzzustände der gesamten Muskulatur bzw. akute Kopfschmerzen im Anfangsstadium von Erkrankungen durch äußere pathogene Faktoren.

Innen-Muster

Diese können bei chronischen Schmerzerkrankungen vorliegen, die mit komplexen Disharmoniemustern insbesondere bei psychosomatischer Genese einhergehen.

Siehe hierzu: »Strukturierte Zang-Fu-Syndromdifferenzierung in 5 Schritten: 1. Diagnoseschritt: Differenzierung gemäß Bagang: Außen – Innen«.

Fülle – Leere

Die Diagnose Fülle oder Leere führt bei Schmerzsyndromen zu:

- **A. Wahl der Reizstärke:** ableiten (sedieren) oder auffüllen (tonisieren).

- **B. Wahl des Reizortes:** Verhältnis von Nah- und Fernpunkten.

Hauptkriterien der Differenzierung bei Fülle- und Leere-Schmerzsyndromen		
Anamnese/Untersuchung	**Fülle-Schmerzsyndrom**	**Leere-Schmerzsyndromen**
Schmerzintensität	stark	schwach bis mittelstark
Beginn/Verlauf	akut	chronisch
Beeinflussung durch Druck	Schmerzverschlechterung	Schmerzbesserung
Kondition/Konstitution	kräftig, gut	schwach, müde

A. Wahl der Reizstärke:

ableiten (sedieren) oder auffüllen (tonisieren).

	Fülle-Schmerzsyndrom	Leere-Schmerzsyndrom
Reizstärke	ableiten = sedieren = stark reizen insbesondere der Fernpunkte; werden Nahpunkte genommen: auffüllen = tonisieren	auffüllen = tonisieren = schwach reizen von Nah- und Fernpunkten
Besonderheiten	ableitende Nadelung der Nahpunkte kann zur Verschlechterung führen	lokale Fülle bei Leere-Schmerz-syndromen: dry-needling nur, wenn Kondition es erlaubt

B. Wahl des Reizortes:

Verhältnis von Nah- und Fernpunkten

	Fülle-Schmerzsyndrom	Leere-Schmerzsyndrom
Schwerpunkt der Nadelung	Fernpunkte	Nahpunkte
ergänzend	Nahpunkte	Fernpunkte
Basiskonzept	Kombination von Nah- und Fernpunkten einer Seite	

Bei schmerzhaften Funktionsstörungen des Bewegungsapparates genügt die Nadelung der betroffenen Seite. Lediglich bei hochakuten Schmerzzuständen kann auch allein über die Gegenseite therapiert werden (eventuell Palpation und Vergleich der Druckdolenz). Bei Kopfschmerzen wird meist über beide Seiten therapiert (außer bei streng einseitiger Lokalisation). Je akuter der Schmerz, desto eher reicht alleinige Nadelung von Fernpunkten aus, das Basiskonzet besteht jedoch in der Nadelung von Nah- und Fernpunkten.

Bei Fülle-Schmerzsyndromen werden insbesondere die Fernpunkte ableitend = sedierend therapiert. Bei der Wahl von Nahpunkten ist bei hochakuten Krankheitsbildern Vorsicht geboten. Die starke Reizsetzung am Schmerzort kann zu Veschlechterung führen. Deshalb sollten auch hier die Lokalpunkte (wenn überhaupt genadelt) schwach gereizt werden.

Bei Leere-Schmerzsyndromen wird auffüllend = tonisierend therapiert. Eine Besonderheit stellt bei einer Leere-Krankheit eine lokale Füllesymptomatik dar (z. B. Triggerpunkt). Hier kann lokal durchaus ein starker Reiz im Sinne des Dry needling nötig sein – falls die Kondition des Patienten dies erlaubt.

Hitze – Kälte

Das Gesamtmuster gibt einen Hinweis zur Reizart. Differenzierung siehe: »Strukturierte Zang-Fu-Syndromdifferenzierung in 5 Schritten: 1. Diagnoseschritt, Differenzierung gemäß Bagang: Hitze und Kälte«.

Bei Kälteerkrankungen verhilft die Moxibustion oft erst zum entscheidenden Therapieerfolg. Bei Hitzeerkrankungen ist sie kontraindiziert.

2. Diagnoseschritt: Meridian – Achse

Die Diagnose des funktionsgestörten Meridians führt zum Reizort, d. h. zu Nah- und Fernpunkten.

Funktionsstörungen des Bewegungsapparates werden nach den Bagang als Erkrankungen im äußeren Verlauf der Meridiane verstanden und demzufolge als Biao = Außen-Krankheiten (Meridianerkrankungen) gesehen. Bei chronischen Krankheitsbildern kommt es zusätzlich häufig zu Funktionsstörungen der Zang-Fu (siehe Diagnoseschritt 5: spezielle Funktionsstörungen)

Meridianerkrankungen werden über Nah- und Fernpunkte des betroffenen Meridians therapiert. Häufig werden hierzu kombiniert auch Fernpunkte der Achse eingesetzt – dies ist bei Kopf- und Nackenschmerzen obligat – bei Funktionsstörungen der oberen Extremität üblich und bei Erkrankungen der unteren Extremität möglich. Die pragmatischen Therapiekonzepte von Meridianerkrankungen über das Achsenschema gehen wesentlich auf Systematisierungen von *Wancura* (Metamerregel bei Funktionsstörungen der Extremitäten) zurück.

Therapie von Kopfschmerzen

Bei Kopfschmerzen liegen die Nahpunkte am Schmerzort. Die Fernpunkte liegen in der Peripherie des betroffenen Meridians und sehr weit distal der betroffenen Achse (Fuß, Fußgelenk).

Schmerzort und Nahpunkte: Kopf.

Fernpunkte: Hand und Fuß.

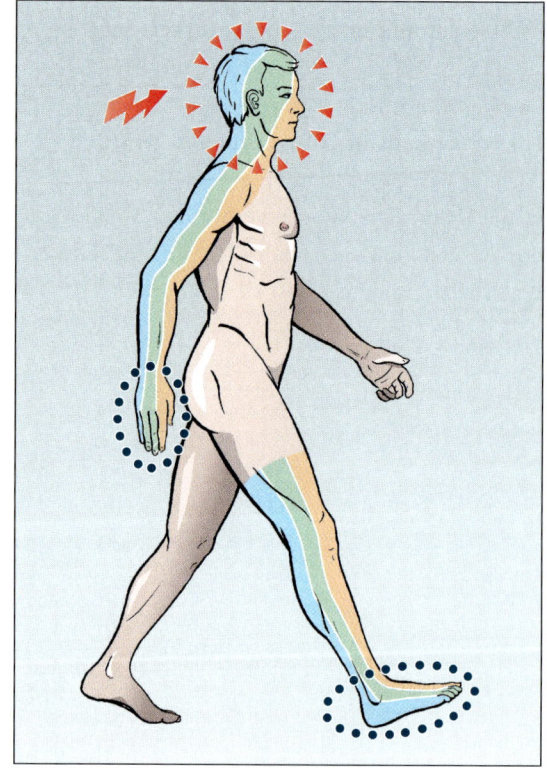

Schmerzlokalisation	okzipital	lateral	frontal	Scheitel
Betroffene Achse	Dü – Bl Tai Yang	3E – Gb Shao Yang	Di – Ma Yang Ming	Leber
Fernpunkte	Dü 3 Bl 60, 62	3E 5 (3) Gb 41 (40)	Di 4 Ma 36, Ma 44	Le 3
Schmerzort und Nahpunkte	Bl 2, 10 Gb 20, 21, LG 14 Yin Tang (Ex-KH 3)	Gb 1, 8, 14, 20, 21 Bl 10, 3E 23 Tai Yang (Ex-KH 5)	Ma 8, Bl 2, Gb 14 Yin Tang (Ex-KH 3) Tai Yang (Ex-KH 5)	LG 20 Sishengcong (Ex-KH1)
Mögliche systemische Punkte bei allen Kopfschmerzformen: Di 4, Gb 20, LG 20, Pe 6				

Therapie von Nackenschmerzen und obere BWS

Bei Nackenschmerzen liegen die Nahpunkte am
Schmerzort. Die Fernpunkte liegen in der Peripherie des betroffenen Meridians und sehr weit
distal der betroffenen Achse (Fuß, Fußgelenk).

Schmerzort und Nahpunkte: Nacken.

Fernpunkte: Hand, Handgelenk, Fußgelenk.

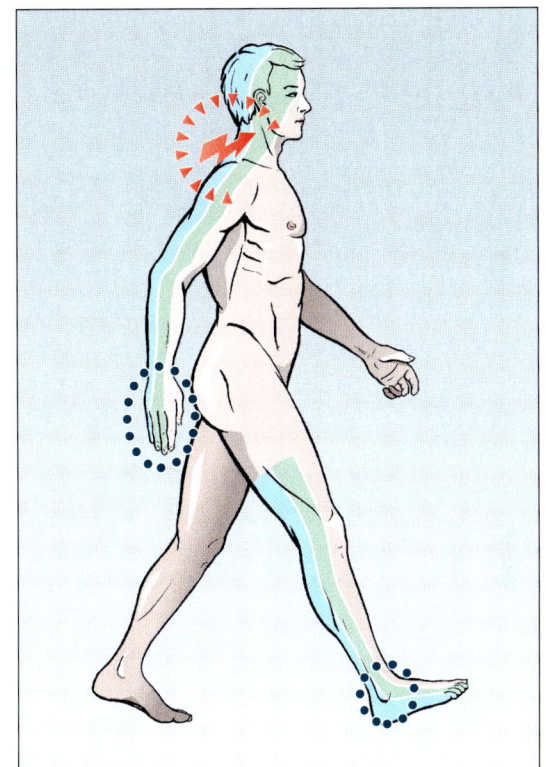

Schmerzlokalisation	dorsal	lateral
Betroffene Achse	Dü – Bl Tai Yang	3E – Gb Shao Yang
Fernpunkte	Dü 3, 6, Bl 60, 62	3E 5 Gb 39
Schmerzort und Nahpunkte	Bl 10–15, Bl 43–44, Spinne LG 14	3E 15, Gb 20–21, Dü 11, 14; Bl 10

Therapie von Schulterschmerzen

Die Nahpunkte liegen am Schmerzort. Die Fernpunkte liegen in der Peripherie des betroffenen
Meridians sowie auf der Achse im Kniebereich.

Schmerzort und Nahpunkte: Schulter.

Fernpunkte: Hand, Handgelenk, Knie.

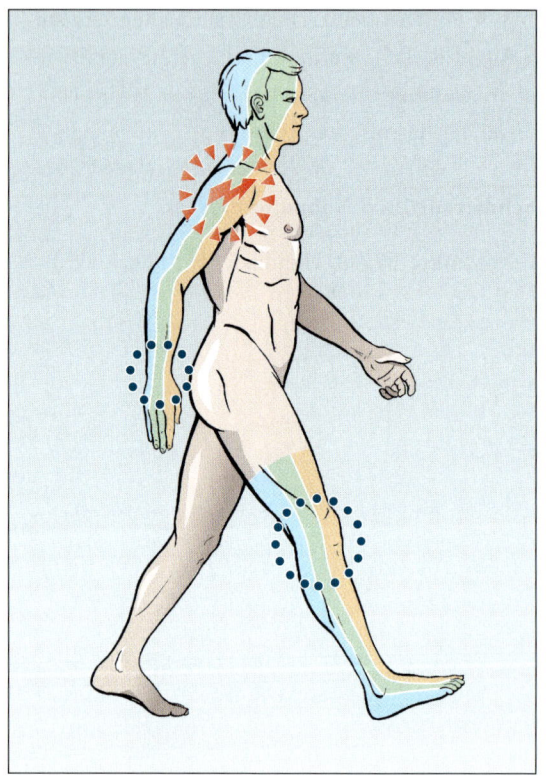

Schmerzlokalisation	dorsal	lateral	ventral	innen
Betroffene Achse	Dü–Bl Tai Yang	3E – Gb Shao Yang	Di – Ma Yang Ming	Lu – Mi Tai Yin
Fernpunkte	Dü 3 Bl 40	3E 5 Gb 34	Di 4 Ma 36	Lu 7 Mi 9, dazu Di 4
Schmerzort und Nahpunkte	Dü 9–14 Bl 10 3E 14–15 Gb 20–21	Di 15 3E 12–15 Gb 20, 21	Di 14–16 3E 14	Lu 1–2 Di 15
Wichtige Fernpunkte bei allen Schulterschmerzen: Ma 38 und Weilaogong (Ex-AH 8)				

Therapie von Ellenbogenschmerzen

Die Nahpunkte liegen am Schmerzort. Die Fernpunkte liegen in der Peripherie des betroffenen
Meridians sowie auf der Achse im Kniebereich.

Schmerzort und Nahpunkte: Ellenbogen.

Fernpunkte: Hand, Handgelenk, Knie.

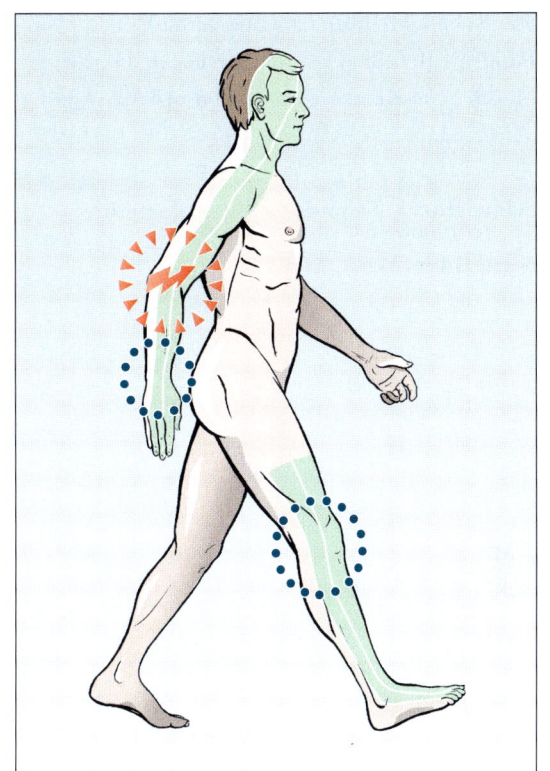

Schmerzlokalisation	ulnar	radial	radial
Betroffene Achse	He – Ni Shao Yin	3E – Gb Shao Yang	Di – Ma Yang Ming
Fernpunkte	He 7 Ni 10	3E 5 Gb 34	Di 4 Ma 36
Schmerzort und Nahpunkte	He 3, Pe 3 Dü 8	3E 10, 12	Di 10, 11

Therapie von Lumbago

Die Nahpunkte liegen am Schmerzort in der Lumbalregion. Die Fernpunkte liegen auf dem Meridian im Kniebereich und auf der Achse an der Hand.

Schmerzort + Nahpunkte: Lumbalregion.

Fernpunkte: Hand, Knie.

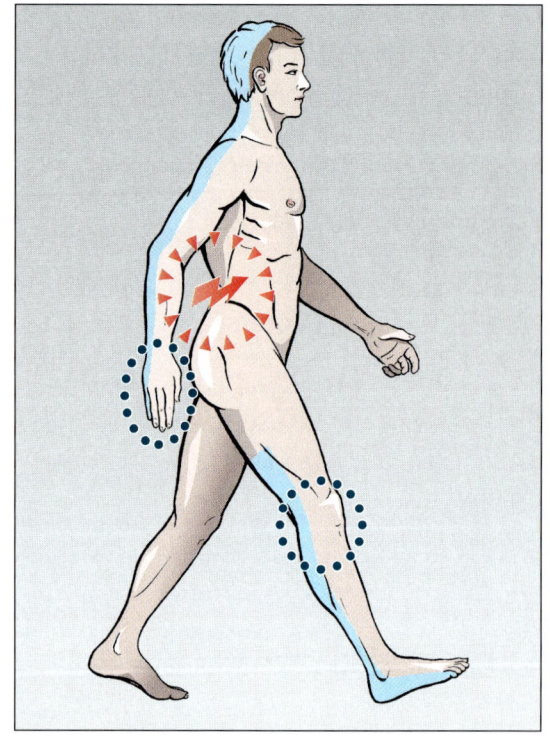

Schmerzlokalisation	dorsal	
Betroffene Achse	Dü– Bl Tai Yang	LG
Fernpunkte	Dü 3 Bl 40	LG 26
Schmerzort und Nahpunkte	Bl 23, 25, 27–28, 31– 32, 36, 52, 54 Gb 30 Hua Tuo Jia Ji lumbal (Ex- R 2) Yoa Yi (Ex-R 6)	LG 3–4 Shi Qi Zhui (Ex-R 8)
Weitere wichtige Fernpunkte: Handpunkt 1 (Ex-AH 7) bei akuter Lumbago sowie Bl 60 und Gb34		

Therapie von Lumboischialgie

Die Nahpunkte liegen am Schmerzort in der Lumbalregion. Die Fernpunktwahl erfordert eine Differenzierung von Schmerzausstrahlungszone und Ort der Schmerzentstehung. Die Schmerzausstrahlungszone bestimmt den Ort der Fernpunkte des betroffenen Meridians. Der distalste Punkt liegt etwas distaler als das Schmerzausstrahlungsende. Unterstützt wird seine Wirkung durch weitere Punkte im Merdianverlauf. Der Ort der Schmerzentstehung ist für die Therapie gemäß des Achsenkonzeptes notwendig. Er liegt lumbal, d. h. die funktionsgestörte Achse ist immer: Dü – Bl. Als Fernpunkte kommen Dü 3 und Bl 60 infrage.

Da viele mögliche Lokalpunkte angegeben sind, ist sorgfältige Palpation zur Punktwahl entscheidend.

Schmerzort und Nahpunkte: Lumbalregion.

Fernpunkte: Hand, Bein.

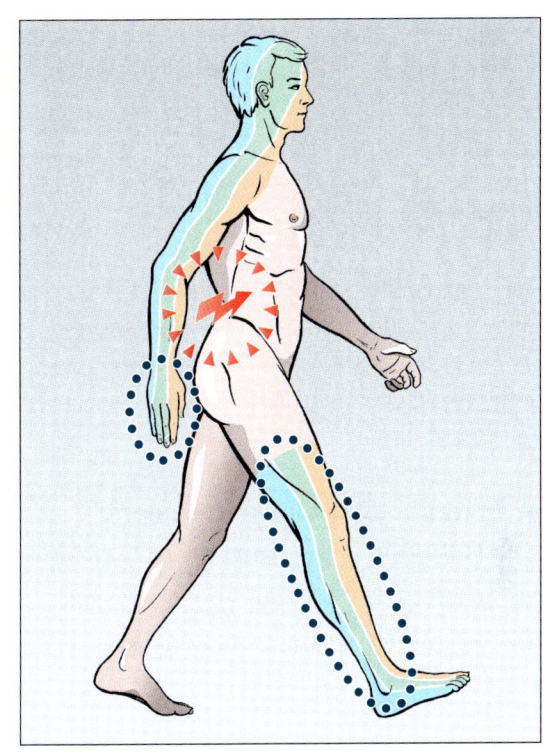

Schmerzausstrahlung	dorsal	lateral	ventral
Betroffener Meridian	Bl (S 1/2)	Gb (L 5)	Ma (L 4)
Fernpunkte	Bl 40, 57–58, 60, 62	Gb 31, 34, 39–41	Ma 34, 36
Schmerzentstehung (Ort)	dorsal	dorsal	dorsal
Betroffene Achse	Dü – Bl Tai Yang	Dü – Bl Tai Yang	Dü – Bl Tai Yang
Fernpunkte	Dü 3, Bl 60	Dü 3, Bl 60	Dü 3, Bl 60
Schmerzort lumbal und Nahpunkte	Bl 23, 25, 27–28 Bl 31–32, 52, 54 Hua Tuo Jia Ji lumbal (Ex-R2 lumbal) Yoa Yi (Ex-R 6) LG 3–4 Shi Qi Zhui (Ex-R 8) Bl 23, 25, 27, 28, 52	Gb 27–28 Hua Tuo Jia Ji lumbal (Ex-R2 lumbal) Yoa Yi (Ex-R 6) Gb 30 LG 3–4 Shi Qi Zhui (Ex-R 8)	Bl 23, 25, 27, 28, 52 Gb 30 Hua Tuo Jia Ji lumbal (Ex-R2 lumbal) Yaoyi (Ex-R 6) LG 3–4 Shi Qi Zhui (Ex-R 8)

Weiterer wichtiger Fernpunkt bei akuter Lumboischialgie: Handpunkt 1 (Ex-AH 7) und Gb 34

3. Diagnoseschritt: funktionsgestörte Muskeln

Die Diagnose der funktionsgestörten Muskeln führt zum Reizort:

A. Therapie über muskelbezogene Fernpunkte

B. Therapie von Triggerpunkten

Die Palpation der Muskulatur sowie die Muskelfunktionsprüfung (Dehnteste, Provokationsteste aus der Dehnung sowie isometrische Kontraktionsteste) erlauben die Differenzierung einzelner funktionsgestörter Muskeln.

A. Therapie über muskelbezogene Fernpunkte

Sie erklärt sich gemäß der Meridian- oder Achsenzugehörigkeit des Muskels. Die Angaben gehen wesentlich auf *Perschke* zurück.

B. Therapie von Triggerpunkten

Triggerpunkte sind Myogelosen, die typischerweise einen dumpfen Schmerz in entfernt liegenden Körperregionen auslösen (referred pain). Der Ort des Triggerpunktes kann spontan ebenfalls schmerzhaft sein, muss es aber nicht. Aktive Triggerpunkte sind Ursache des myofaszialen Schmerzsyndroms. Die Therapie erfolgt zunächst durch Fernpunktnadelung. Die betroffenen Fernpunkte liegen in der Peripherie des schmerzhaften Meridians oder der funktionsgestörten Achse (siehe Tabelle: funktionsgestörte Muskeln – Fernpunkte). Die Lokaltherapie der Triggerpunkte erfolgt z. B. durch Dry-needling. Hierbei handelt es sich um eine sedierende Nadeltechnik, bei der die Verspannung der Triggerpunkte durch mehrmalige (bis zu 10-mal) Nadelung gelöst wird. Bei korrekter Nadelung tritt eine lokale Zuckungsreaktion des Muskels = Local twitch auf. Nach erfolgter Therapie sollte der Muskel gedehnt und nach Möglichkeit erwärmt werden (z. B. heiße Rolle).

Triggerpunkte sind im Sinne der TCM als lokale Qi-Stagnation oder lokale Blut-Stase aufzu-

funktionsgestörter Muskel	Fernpunkt
M. trapezius	Dü 3
M. supraspinatus	Gb 34
M. infraspinatus	Dü 3
M. subscapularis	Ma 38
M. levator scapulae	3 E 8
Mm. scaleni	Lu 7
M. tensor fasciae latae	3E 12
M. iliopsoas	Lu 3
M. rectus femoris	Di 10
M. iliacus	Bl 62

fassen. Während das Schmerzmuster bei lokaler Qi-Stagnation ein dumpf wandernder Schmerz mit Spannungsgefühl ist, besteht das Schmerzmuster bei Blut-Stase in einem stechenden, lokal fixiertem Schmerz. Therapeutisch ist diese Differenzierung wichtig. Bei Blut-Stase ist eine Lokaltherapie, die zum Ziel hat die Blut-Stase zu bewegen, nicht zu empfehlen. Somit können Massage, Wärmeanwendung oder Dry-needling Verschlechterung bringen. Therapie erfolgt hier primär über Fernpunkte, die »schonend« am Ort dieser Blut-Stase Blut in Bewegung bringen. Mi 10 und Bl 17 beseitigen Blut-Stase. Da Blut-Stase auch immer mit Qi-Stagnation gekoppelt ist, empfiehlt es sich außerdem, den Qi-Fluss über Qi-bewegende Punkte in Gang zu setzen: Gb 34 + Le 3. Fernpunkte der entsprechenden funktionsgestörten Muskeln vervollständigen das Therapiekonzept.

Bei Qi-Stagnation ist hingegen die Dry-needling-Therapie am Ort nach erfolgter Fernpunkttherapie oft entscheidend für dauerhaften Therapieerfolg. Auch hier empfiehlt sich die zusätzliche Therapie der Qi-Stagnation über Gb 34 und Le 3.

BEACHTE *Fernpunkttherapie erfolgt vor Triggerpunkttherapie! Gelegentlich wird durch die Fernpunkttherapie die Triggerpunkttherapie unnötig.*

4. Diagnoseschritt: äußere pathogene Faktoren

Erkrankungen des Bewegungsapparates laufen als Merdianerkrankung in den äußeren Anteilen der Meridiane ab.

> **BEACHTE** *Bei Meridianerkrankungen spielen äußere pathogene Faktoren eine wesentliche Rolle.*

Die pathogenen Faktoren (Kälte, Wind, Hitze, Feuchtigkeit – Trockenheit nicht) dringen in die äußeren Anteile der Meridianverläufe ein und verursachen eine Schädigung durch Qi-Stagnation oder Blut-Stase. Gemäß des chinesischen Analogiedenkens werden durch die äußeren pathogenen Faktoren Krankheiten verursacht, die Ähnlichkeiten mit den Empfindungen nach Exposition gegenüber dem pathogenen Faktor haben. Der äußere pathogene Faktor kann eine tatsächlich auslösende Rolle spielen muss es aber nicht; er kann auch lediglich symptomverschlechternd wirken. Ein Kälteschmerzmuster z. B. zeigt ein der Kälte analoges Schmerzbild: kalt (Kältegefühl am Schmerzort oder der Extremitäten), lokal, bohrend und zusammenziehend. Es wird durch Kälte verschlechtert und durch Wärme gebessert. Kälte als konkreter Schmerzauslöser kann eine Rolle spielen (Kälteexposition) - muss es aber nicht unbedingt

> **BEACHTE** *Bei Schmerzsyndromen bedeutet die Diagnose des äußeren pathogenen Faktors:*
> - *Das Schmerzsbild ähnelt als Muster den Empfindungen nach Exposition gegenüber dem pathogenen Faktor*
> - *Der pathogene Faktor beeinflusst die Symptomatik ungünstig*
> - *Der pathogene Faktor kann als konkreter Auslöser eine Rolle spielen.*

Die Diagnose des äußeren pathogenen Faktors führt zu 3 Therapieprinzipien, die den äußeren pathogenen Faktor ausleiten:

A: die geeignete Reizart

B: bewährte ausleitende Punkte

C: Qi oder blutbewegende Punkte (pathogener Faktor führt zu Qi-Stagnation oder Blut-Stase).

> **BEACHTE** *Schmerzbild bei:*
> - *Qi-Stagnation: wandernder Schmerz, mehr Spannungsgefühl als Schmerz*
> - *Blut-Stase: stechender, lokal fixierter Schmerz.*

Therapieprinzipien gemäß äußeren pathogenen Faktoren

äußerer pathogener Faktor	Schmerzqualitäten Analogiemuster des Schmerzes	Therapieprinzip A: Reizart zum Ausleiten des äußeren pathogenen Faktors	Therapieprinzip B: bewährte ausleitende Punkte
Kälte	**Intensität:** mäßig bis stark gleichbleibend **Qualität:** bohrend, zusammenziehend **Lokalisation:** dorsal, gut lokalisierbar, tief empfunden **Beginn:** langsam, kontinuierlich zunehmend **schlechter:** Kälte	Moxibustion obligat	(oft: Bl 23, Ni 3) Grippaler Infekt: Lu 7 + Di 4
Wind	**Intensität:** eher stark, wechselnd **Qualität:** einschießend, pulsierend, hell, pochend **Lokalisation:** seitlich, wandernd, wechselnd **Beginn:** plötzlich **schlechter:** Wind, Zugluft, Stress	Schröpfen	Le 3, Le 2 Gb 20, Gb 34, LG 14 3E 5, 3E 15 Di 4 Bl 12
Feuchtigkeit	**Intensität:** leicht bis mäßig, gleichbleibend **Qualität:** dumpf, taub, schwer, Schwellungsgefühl **Lokalisation:** frontal, schlecht lokalisierbar **Beginn:** langsam, zunehmend **schlechter:** Feuchtigkeit	Moxibustion möglich	Mi 9, KG 9,
Hitze	**Intensität:** heftig **Qualität:** brennend, heiß **Lokalisation:** außen **Beginn:** eher plötzlich **schlechter:** Hitze	keine Moxibustion	Di 4, Di 11, LG 14 (eventuell: 1. oder 2. Punkt des Meridians proximal der Akren, z. B. Ma 44)
Weitere Punkte ergeben sich gemäß Schmerzloklisation			

Therapieprinzip C:
Qi-Stagnation beseitigen: Gb 34 + Le 3
Blut-Stase beseitigen: Mi 10 + Bl 17

Trockenheit spielt als äußerer pathogener Faktor keine Rolle, sie wirkt schmerzverbessernd.

5. Diagnoseschritt: innerer pathogener Faktor bzw. Zang-Fu Disharmoniemuster

BEACHTE *Die Diagnose des inneren pathogenen Faktors bzw. des Disharmoniemusters innerer Organe führt zum Reizort. Therapiert wird über die Basispunkte der Zang-Fu.*

Bei chronischen Schmerzzuständen können die Zang-Fu mitbetroffen sein. (TCM: die äußeren pathogenen Faktoren wirken sich in der Tiefe aus) Dies äußert sich in Disharmoniemustern der Funktionskreise. Die Basistherapie zur Behandlung von Zang- oder Fu-Erkrankungen ist im Kapitel: »Pragmatisches Therapiekonzept innerer Erkrankungen« beschrieben.

Bei chronischen Schmerzsyndromen – insbesondere bei Kopfschmerzen können pathogene Auswirkungen emotionaler Faktoren schmerzbeeinflussend wirken. Dies ist dann der Fall, wenn die emotionalen Faktoren exzessiv auftreten oder wenn sie über lange Zeit (Fehlverarbeitung) vorhanden sind. Therapeutisch wird bestimmt, welchem Zang der emotionale Faktor zugeordnet ist (z. B. Zorn: Leber). Als Basistherapie erfolgt die Therapie von Zang über Yuan-Punkt und Rücken-Shu-Punkt.

emotionaler Faktor	Zang-Organ	Yuan-Punkt	Rücken-Shu-Punkt
Zorn, Aggression	Leber	Le 3	Bl 18
Hektik	Herz	He 7	Bl 15
	Perikard	Pe 7 (auch Pe 6)	Bl 14
Sorge, Grübeln	Milz	Mi 3	Bl 20
Trauer	Lunge	Lu 9 (eher Lu 7)	Bl 13
Angst (sexuell, existentiell)	Nieren	Ni 3	Bl 23

Psychosomatik

Basistherapiekonzept bei psychosomatischen Funktionsstörungen

Ein bewährtes Basiskonzept beeinflusst die chronische Zang-Funktionsstörung durch Kombination von Rücken-Shu-Punkt und Yuan-Punkt (Quellpunkt) des Zang-Organs.

Diese Kombination kann verstärkt werden durch einen Punkt des äußeren Blasenmeridians, der genau auf gleicher Höhe liegt wie der Rücken-Shu-Punkt. Er wirkt im neuro-physiologischen Sinn im gleichen Segment, d. h. unterstützt den Therapieerfolg.

Dieser Punkt weist durch seinen chinesischen Namen auf die Bedeutung bei Störungen der geistig-seelischen Ursubstanzen (Erklärung siehe folgende Seite) hin. Bl 42 z. B. heißt: Po Hu (Türflügel der Körperseele) und reguliert Disharmoniemuster von Po; Bl 52 heißt: Zhi Shi (Stube des Willens) und reguliert Zhi-Funktionsstörungen.

Hinweis: zur Therapie psychosomatischer Funktionsstörungen der Lunge wird Lu 7 dem Punkt Lu 9 (Yuan-Punkt) vorgezogen (siehe: »Psychosomatische Funktionsstörungen von Lunge – Dickdarm«).

Zang-Organ		Yuan-Punkt	Rücken-Shu-Punkt	Punkt des äußeren Blasenmeridians
Lunge		Lu 7 (selten Lu 9)	Bl 13	Bl 42
Nieren		Ni 3	Bl 23	Bl 52
Leber		Le 3	Bl 18	Bl 47
Herz		He 7	Bl 15	Bl 44
Milz		Mi 3 (auch Mi 6)	Bl 20	Bl 49

Psychosomatik der Funktionskreise auf Basis der TCM

Die chinesische Philosophie kennt bei der Betrachtung des Menschen keine Trennung von Körper und Geist. Zwischen beiden besteht ein sich gegenseitig beeinflussendes Kontinuum. Psychische Funktionsstörungen können sich somatisch auswirken und umgekehrt.

Alle existierenden Dinge sind auf den gemeinsamen Ursprung durch die Kraft des Tao zurück-

Die 5 Teilbereiche des Shen sind:

Po: animalische Seele oder Körperseele, gespeichert in der Lunge.

Zhi: Wille, gespeichert in den Nieren.

Hun: ätherische Seele oder Wanderseele, gespeichert in der Leber.

Shen (speziell): Geist, Bewußtsein, gespeichert im Herzen.

Yi: gedankliche Verarbeitungsfähigkeit, gespeichert in der Milz.

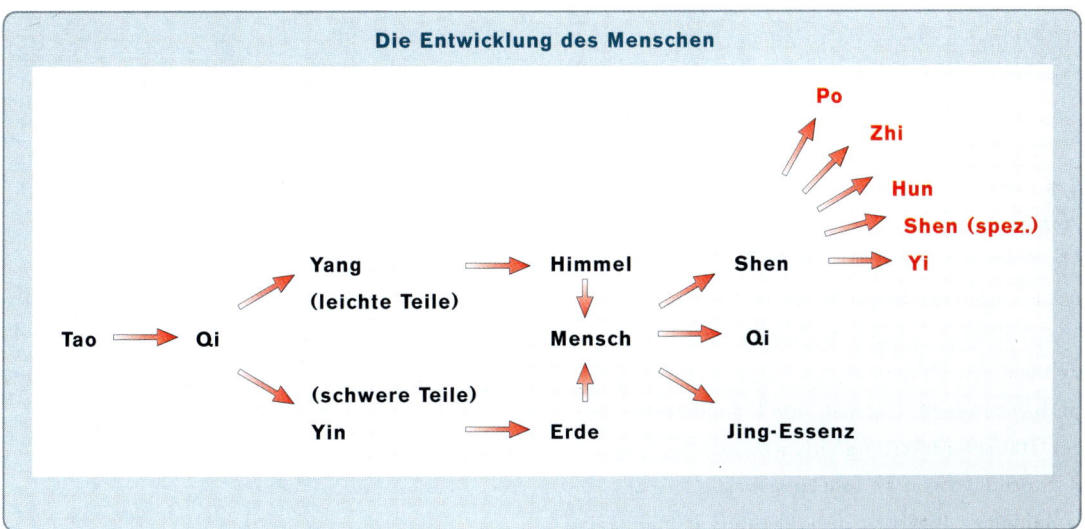

Die Entwicklung des Menschen

zuführen. Das Tao läßt Qi entstehen, aus dem sich Yin und Yang differenzieren. Yin stellt die grobstofflichen Qi-Aspekte dar (hohe Qi-Kondensation), Yang beinhaltet die feinstofflichen Anteile (geringe Qi-Kondensation). Aspekte des Yin entsprechen in der Natur der Erde, Aspekte des Yang dem Himmel. Der Mensch besteht wie die ihn umgebende Natur aus Qi, das sich in Yang und Yin Anteile differenziert. Die extremste Form des kondensierten Yin ist die Jing-Essenz, die extremste Form des nicht kondensierten Yang ist der Geist (Shen).

Qi, Jing-Essenz und Shen werden als die drei Schätze des Menschen (San Bao) bezeichnet. Shen differenziert sich nochmals in 5 Unteraspekte, die jeweils in den Zang-Organen als geistig-seelische Ursubstanzen gespeichert sind.

Shen stellt somit einerseits die Gesamtheit der geistig-seelischen Korrelate des Menschen dar, andererseits ist Shen (Shen speziell) die geistig-seelische Ursubstanz des Herzens.

Die Funktionskreise mit ihren geistig-seelischen Ursubstanzen

Funktionskreis Zang	geistig-seelische Ursubstanz
Lunge	Po
Nieren	Zhi
Leber	Hun
Herz	Shen (spez.)
Milz	Yi

Funktionskreis Lunge

Die Lunge beherbergt den geistig-seelischen
Aspekt Po. Po stellt die animalische Seele oder
Körperseele dar. Sie ist direkt an das Soma gebun-
den und existiert so lange wie der Mensch lebt.

Die Funkton von Po hat engen Bezug zur Lun-
genfunnktion, d. h. zur Ein- und Ausatmung sowie
zu Durchlässigkeit und Filtration. Ein- und Ausatmung stellen einen unmittelbaren Bezug zur
Augenblickssituation dar und ermöglichen, den
Moment unmittelbar zu erleben. Po verleiht so
die Fähigkeit, die eigenen Urbedürfnisse, Vitalität
und Impulsivität direkt als körperliche Sensation
(Körperseeele) im Moment zu spüren. Durch die
Fähigkeiten von Aufnehmen einerseits und Filtration sowie Abgabe andererseits entwickelt sich ein
Persönlichkeitstyp, der in der Kontaktaufnahme
die Balance zwischen Einlassen und Loslassen
zeigt. Durch die Möglichkeit, den Augenblick
unmittelbar zu erleben, verleiht sie die Fähigkeit,
sich von den Dingen, die im Moment nicht aktuell
sind, zu trennen. Gerade diese Fähigkeit spielt in
der Trauerverarbeitung eine wesentliche Rolle.

Störungen von Po führen insbesondere zur
Unfähigkeit des situationsgerechten Trennens und
Lösens. Hierdurch kommt es zu tiefer Depression
und Gram.

Persönlichkeitstyp Lunge

Menschen, die dem Persönlichkeitstyp Lunge
angehören zeichnen sich durch die Fähigkeit der
Balance zwischen Einlassen (Aufnehmen) und
Loslassen aus. Sie besitzen die Möglichkeiten, das
Leben im Augenblick zu leben. Sie spüren körper-
lich ihre eigenen Urbedürfnisse, Vitalität und
Impulsivität.

Tugenden durch Po

Durch Spüren der kostbaren Augenblicke des
Lebens (Werte des Lebens) entwickln sich im
Laufe der Zeit die Tugenden der Wertschätzung,
Rechtschaffenheit und Redlichkeit.

Lunge

■ **Persönlichkeitstyp Lunge/Physiologie:**
- Fähigkeit der Balance zwischen Einlas-
sen und Loslassen
- Erleben des Augenblicks
- Spüren der eigenen Vitalität, der
Urbedürfnisse und Impulsivität
- Fähigkeit des Lösens und Trennens.

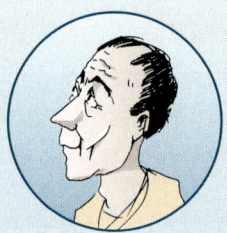

■ **Tugenden durch Po:**
- Wertschätzung
- Rechtschaffenheit
- Redlichkeit.

■ **Störungen von Po/Pathologie:**
- Unfähigkeit des Trennens, Loslassens
und des Neubeginns
- Depression, Gram.

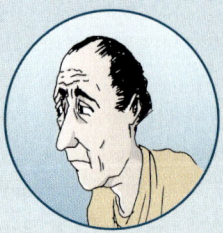

■ **Psychosomatische Funktionsstörungen
der Lunge:**
- Asthma bronchiale, chronische
Bronchitis
- Allergie, Pollinosis
- Neurodermitis.

Psychosomatische Funktionsstörungen von Lunge-Dickdarm

Depression und Gram verstärken Funktionsstörungen der Lunge oder rufen diese hervor. Als psychosomatische Erkrankungen des Funktionskreises Lunge – Dickdarm im Sinne der TCM sind bekannt: Funktionsstörungen des Respirationstraktes wie Asthma bronchiale, chronische Bronchitis, Pollinosis, Allergien und Neurodermitis.

Bezug zur Wandlungsphase Metall

Dem Metall ist die Jahreszeit Herbst und die Aktivitätsphase (das Stadium) des Reifens zugeordnet. Reifung im Herbst führt in der Natur zum Trennen und Loslassen von den Dingen, die den Winter nicht überstehen würden (z. B. Blätter), um im Frühling nach einer Phase der Ruhe mit dem Neubeginn zzu starten. So ist es auch für den Menschen in gewissen Situationen wichtig, sich zu trennen, um überleben und neu beginnen zu können. Dies setzt eine innere Reifung der Gesamtperson voraus und beinhaltet eine Phase der Ruhe, d. h. der Trauerverarbeitung.

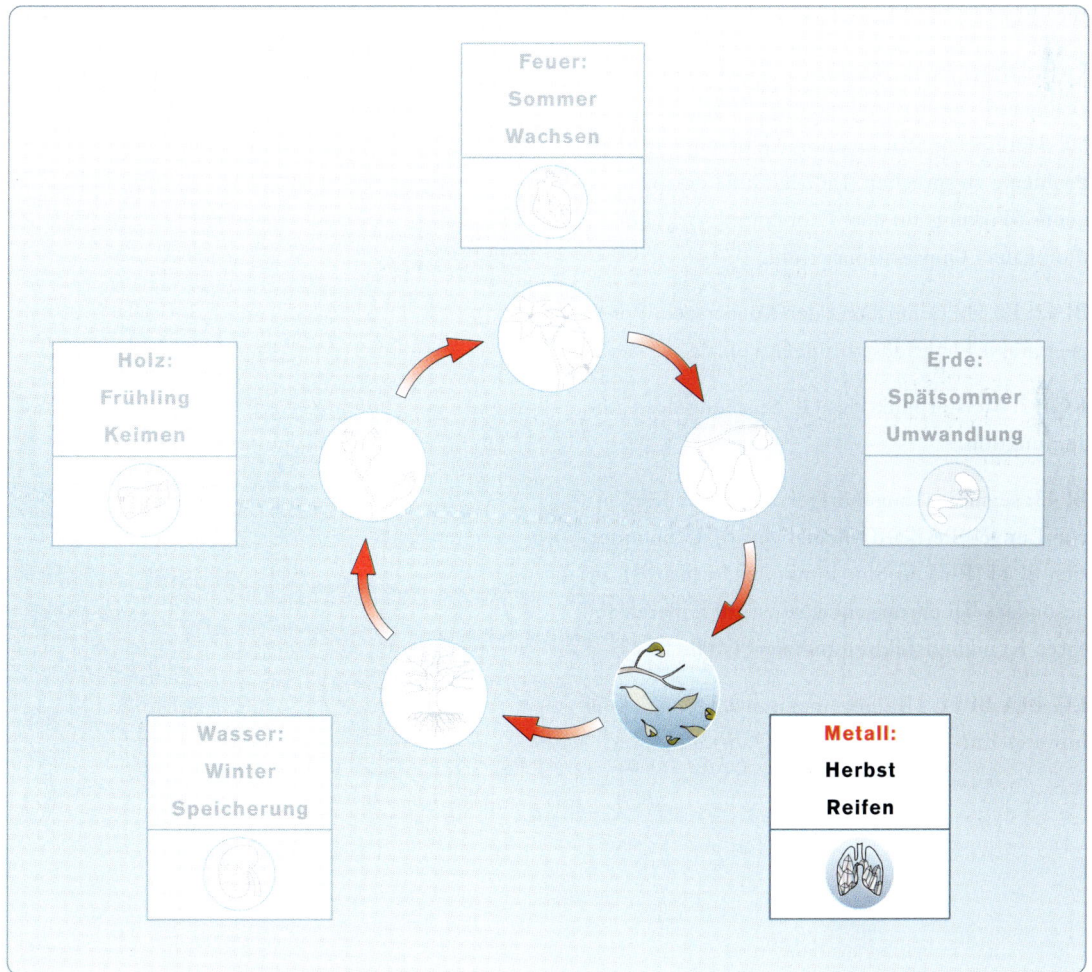

Therapiemöglichkeiten mit Akupunktur

Reizstärke: dünne Nadeln verwenden, dies reicht bei den »dünnhäutigen« Patienten meist aus, um das De-Qi-Gefühl zu erzeugen.

Basiskombination: Bl 13 + Lu 7 + Bl 42.

Weitere mögliche Punkte: KG 17, Bl 43, LG 14 + Bl 11.

Erklärungen zur Punktwahl

Bl 13: Rücken-Shu-Punkt der Lunge, stärkt Lungen-Qi, reguliert schmerzhafte Funktionsstörungen im oberen BWS-Bereich infolge Fehlhaltungen (Rundrücken) bei Trauerprozessen.

Lu 7: Dieser Punkt wird Lu 9 (Yuan-Punkt) vorgezogen. Er besitzt eine deutlich bessere Wirkung bei depressiven Störungen mit Unfähigkeit über Probleme zu sprechen. Lu 7 hat eine entspannende Wirkung auf den Thorax und wirkt bei thorakalem Oppresssionsgefühl.

Bl 42: Po Hu (»Türflügel der Körperseele Po«), beeinflusst Funktionsstörungen von Po.

KG 17: Meisterpunkt des Qi, Stärkung der Lungenfunktion.

Bl 43: segmental zugehöriger Punkt zur Region von Lunge – Perikard (medial von Bl 43 befindet sich Bl 14 (Rücken-Shu-Punkt des Perikards), insbesondere bei chronischen, sonst therapierefraktären Krankheitsbildern indiziert (siehe Bl 43).

LG 14 + Bl 11: Hinteres magisches Dreieck oder hinteres Entspannungsdreieck (*J. Bischko*).

Funktionskreis Nieren

Die Nieren beherbergen den geistig-seelischen Aspekt Zhi. Zhi stellt den Willen dar und besteht aus den Yang-Zhi (=Willenskraft) und Yin-Zhi (=Kraft des Aktzeptierens).

Die Nieren stellen die Basis des gesamten Yin und Yang des Körpers dar, dies trifft sowohl für den Körper als auch für die geistig-seelischen Korrelate zu. Yang-Zhi ist verantwortlich für das kraftvolle entschlosssene Erreichen der Dinge, die man sich vorgenommen hat und die prinzipiell aus Eigenenergie machbar sind. Der Yang-Wille treibt vorwärts und verleiht Rückgrad und Kraft, etwas zu beenden. Dies setzt ein Vertrauen in die eigenen angelegten Potentiale (Erbenergie) voraus, die in den Nieren gespeichert ist.

Yin-Zhi befähigt dazu, unabänderliche Veränderungen des Lebens zu akzeptieren. Durch Einsicht in Prozesse, die durch uns nicht steuerbar sind und durch Akzeptieren entsteht Kraft in der Ruhe, Sicherheit, Stabilität und Urvertrauen. Auch dies bedarf des Vertrauens auf die eigenen Potentiale der Erbenergie.

Persönlichkeitstyp Nieren

Menschen, die dem Persönlichkeitstyp Nieren angehören zeichnen sich durch Rückhalt, Stabilität und Sicherheit aus. Sie bringen begonnene Dinge, wenn es möglich ist, konsequent zu Ende (Yang-Zhi). Sie sind aber auch in der Lage, abgelaufene Gegebenheiten zu akzeptieren (Yin-Zhi).

Tugenden durch Zhi

Durch Einsicht in langfristige Entwicklungsprozesse des Lebens und Akzeptieren von ihnen, entsteht im Laufe des Lebens die Tugend der Weisheit.

Psychosomatische Funktionsstörungen von Nieren – Blase

Störungen des Zhi verstärken psychosomatische Funktionsstörungen der Nieren oder lösen diese aus. Sowohl vermehrter ängstlicher Rückzug als

Nieren

- **Persönlichkeitstyp Nieren/Physiologie:**
  - Antriebskraft, Rückhalt
  - Urvertrauen
  - Sicherheit
  - Stabilität.

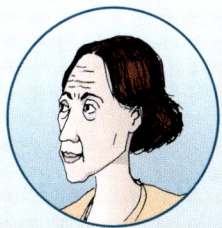

- **Tugend durch Zhi:**
  - Weisheit.

- **Störungen von Zhi/Pathologie:**
  - Störungen von Yang-Zhi: Antriebsarmut, Leistungsschwäche, Müdigkeit, fehlendes Durchhaltevermögen.
  - Störungen von Yin-Zhi: Hektik, innere Unruhe, nervöse Erschöpfung, Misstrauen, Zwanghaftigkeit, Starrsinn.

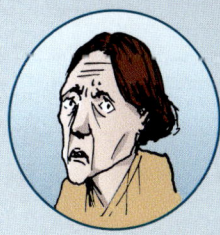

- **Psychosomatische Funktionsstörungen der Nieren:**
  - Lumbago, Lumboischialgie
  - Knieschmerzen, Schwäche der Knie: wackelige Knie
  - Impotenz, Frigidität, Sterilität
  - Funktionsstörungen des Urogenitaltraktes: z. B. rezidivierende Zystitis, Prostatadynie.

auch der Zwang etwas erreichen zu wollen, was nicht mehr machbar ist, wirkt sich auf die Muskulatur der Lumbalregion aus, es entstehen Lumbago und Lumboischialgie, Knieschmerzen (wackelige Knie) eventuell kombiniert mit Impotenz, Frigidität und Sterilität. Bei Kindern kommt es durch mangelnde Sicherheit und Urvertrauen zu Enuresis.

Bezug zur Wandlungsphase Wasser

Dem Wasser ist die Jahreszeit Winter und die Aktivitätsphase (das Stadium) der Speicherung zugeordnet. Im Winter werden in einer Ruhephase die angelegten Energien gespeichert und bewahrt, um sich im Frühling wieder erneut zu entfalten. Zuvor erfolgte im natürlichen Entwicklungsprozess nach einer Reifungsphase die Trennung (Herbst). Durch Vertrauen auf die enthaltenen Erbenergien (Anlagen) des Menschen ist es diesem möglich, einerseits Durchhaltevermögen zu erreichen, andererseits aber auch die Phasen des Trennens (Herbst) und der bewahrenden Speicherung (Winter) als Notwendigkeit des Neubeginns (Frühling) zu akzeptieren.

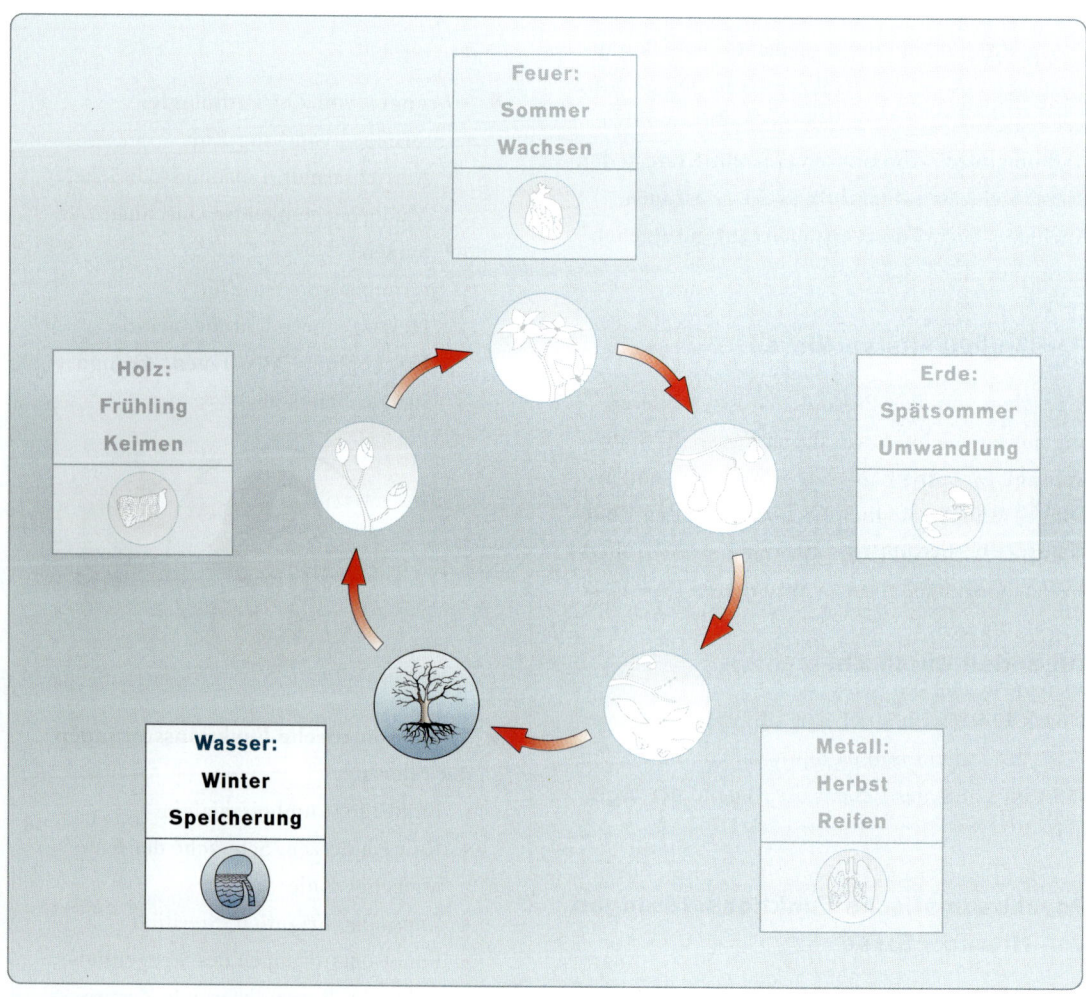

Therapiemöglichkeiten mit Akupunktur

Reizart: Bei Verschlechterung der Symptome durch Kälte und Besserung durch Wärme (Nieren-Yang-Mangel): Moxibustion.

Basiskombination: Bl 23 + Ni 3 + Bl 52.

Weitere mögliche Punkte: LG 4 , KG 4, KG 6, Ni 6.

Erklärungen zur Punktwahl

Bl 23: Rücken-Shu-Punkt der Nieren, stärkt die Nierenfunktion.

Ni 3: Yuan-Punkt der Nieren, stärkt die Nierenfunktion.

Bl 52: Zhi Shi (»Stube des Willens«) beeinflusst Funktionsstörungen von Zhi.

LG 4: Ming Men (»Pforte der Lebensbestimmung«) mit Bezug zur Jing-Essenz und zum Ursprungs-Qi (Erbenergie).

KG 4: Vereinigung innerer Verbindungen von Nieren, Milz und Leber, stärkt die Nierenfunktion.

KG 6: Qi Ha (»Meer des Qi«).

Ni 6: beeinflusst besonders Nieren-Yin-Leere (siehe »Strukturierte Zang-Fu-Syndromdifferenzierung in 5 Schritte: 5. Diagnoseschritt: Diagnose des Zang-Fu-Disharmoniemusters: Nieren-Yin-Leere«).

Funktionskreis Leber

Die Leber beherbergzt den geistig-seelischen Aspekt Hun. Hun stellt die ätherische Seele oder Wanderseele dar. Sie lebt nach dem Tode so lange weiter, wie sich Menschen an den Verstorbenen erinnern.

Hun belebt und bewegt den Geist, d. h. sie verleiht dem Geist die Fähigkeit sich außerhalb der Grenzen des Körpers zu bewegen – ohne jedoch den Kontakt mit dem Körper zu verlieren. Sie befähigt zur Entwicklung von Phantasie und Intuition. Hun beinhaltet auch die Fähigkeit des Generals einer Armee in Bezug auf den emotionalen Qi-Fluss. Sie sorgt für den harmonischen Qi-Fluss der Gefühle und für Zügelung der Extreme. Bei mangelnder Zügelung resultieren übermäßige Zornes- und Wutausbrüche, bei zu starker Zügelung kommt es zu heruntergeschlucktem Zorn und hineingefressener Aggresssion in Form von Depression.

Hun verhilft sich selbst und den anderen gleichermaßen Raum zu geben. Sie befähigt zu respektvollem Umgang mit sich selbst (Selbstachtung) und den anderen.

Persönlichkeitstyp Leber

Menschen, die dem Persönlichkeitstyp Leber angehören, zeichnen sich durch respektvollen Umgang mit sich selbst und anderen aus. Häufig handelt es sich um Führungspersonen, die sich der Unterstützung ihrer Mitarbeiter sicher seine können. Sie sind fair, besitzen Fähigkeiten zur Entwicklung von Phantasie und Intuition und können neue Ideen mit Entschlusskraft umsetzen. Sie passen sich an Veränderungen flexibel an.

Tugenden durch Hun

Im Laufe des Lebens entwickeln sich die Tugenden Güte und Meschenfreundlichkeit.

Leber

■ **Persönlichkeitstyp Leber/Physiologie:**
- Führungspersonen
- respektvoller Umgang mit sich selbst und den Mitmenschen
- Entwicklung von Phantasie und Intuition
- Zielgerichtetheit, Entscheidungsfähigkeit, Flexibilität.

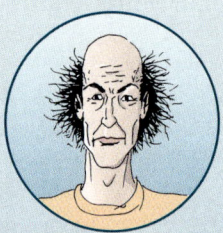

■ **Tugenden durch Hun/Pathologie:**
- Güte
- Menschenfreundlichkeit.

■ **Störungen von Hun**
- Streitsucht, Aggressionsausbrüche
- Ungerechtigkeit gegenüber sich selbst und anderen
- depressives Selbstmitleid
- Unentschlossenheit (Gallenblase)
- Autoaggression.

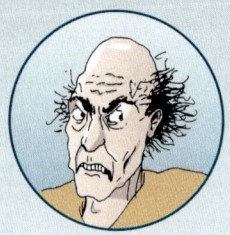

Leber

■ **Psychosomatische Funktionsstörungen der Leber:**

- Schmerz und Spannungszustände von Kopf, Hals:
  - Migräne und Kopfschmerzen besonders lateral und Scheitel
  - myofasziales Schmerzsyndrom des Gesichts durch Verspannung der Kaumuskulatur
  - Globusgefühl
  - plötzlicher Tinnitus

- lateraler Thorax und Abdomen:
  - Interkostalneuralgie
  - Spannungsgefühl und Blähungen im Abdomen.

- Unterleib:
  - prämenstruelles Syndrom
  - Dysmenorrhöe

- Bewegungsapparat/Gelenke:
  - Coxalgie
  - laterales Schulter-Armsyndrom
  - Kiefergelenkdysfunktion
  - Lumbago lateral, Lumboischialgie lateral.

Psychosomatische Funktionsstörungen der Leber

Störungen von Hun verstärken psychosomatische Funktionsstörungen der Leber oder lösen diese aus. Durch mangelnde Kontrollmöglichkeit des freien Qi-Flusses (sowohl fließen lassen als auch bremsen) entstehen Qi, Yang und Blutdisharmoniemuster. Diese Störungen betreffen: Kopf und Hals (Migräne, laterale Kopfschmerzen, myofasziales Schmerzsyndrom des Gesichts durch Verspannung der Kaumuskulatur, Globusgefühl, plötzlicher Tinnitus), lateralen Thorax und Abdomen (Interkostalneuralgie, Spannungsgefühl mit Blähungen des Abdomens), Unterleib (Dysmenorrhöe, prämenstruelles Syndrom) sowie den Bewegungsapparat/Gelenke (Coxalgie, laterales Schulter-Arm-Syndrom, Kiefergelenkdysfunktion, laterale Lumbago oder Lumboischialgie).

Bezug zur Wandlungsphase Holz

Dem Holz ist die Jahreszeit des Frühlings und die Aktivitätsphase (das Stadium) des Keimens zugeordnet. Keimen ist eng verbunden mit entstehender Dynamik, Spannung und Ausbreitung. Symbolisch läßt sich dies durch Bilder von aufplatzenden Keimlingen, wachsenden Ranken und aufspringenden Knospen zeigen. Im Frühling kommt es nach einer Phase der Ruhe und Sammlung wieder zur gezügelten Ausbreitung des Qi. Beim Menschen lässt sich die Aktivität des Hun gut mit der des Frühlings vergleichen. Durch gezügeltes Ausbreiten des Qi-Flusses in alle Richtungen entstehen Phantasien und Ideen sowie harmonisch fließende somatische und psychische Bewegungsmuster. Läuft diese Qi-Bewegung ungezügelt, kommt es zu Verspannungen im körperlichen oder/und geistig-seelischen Bereich.

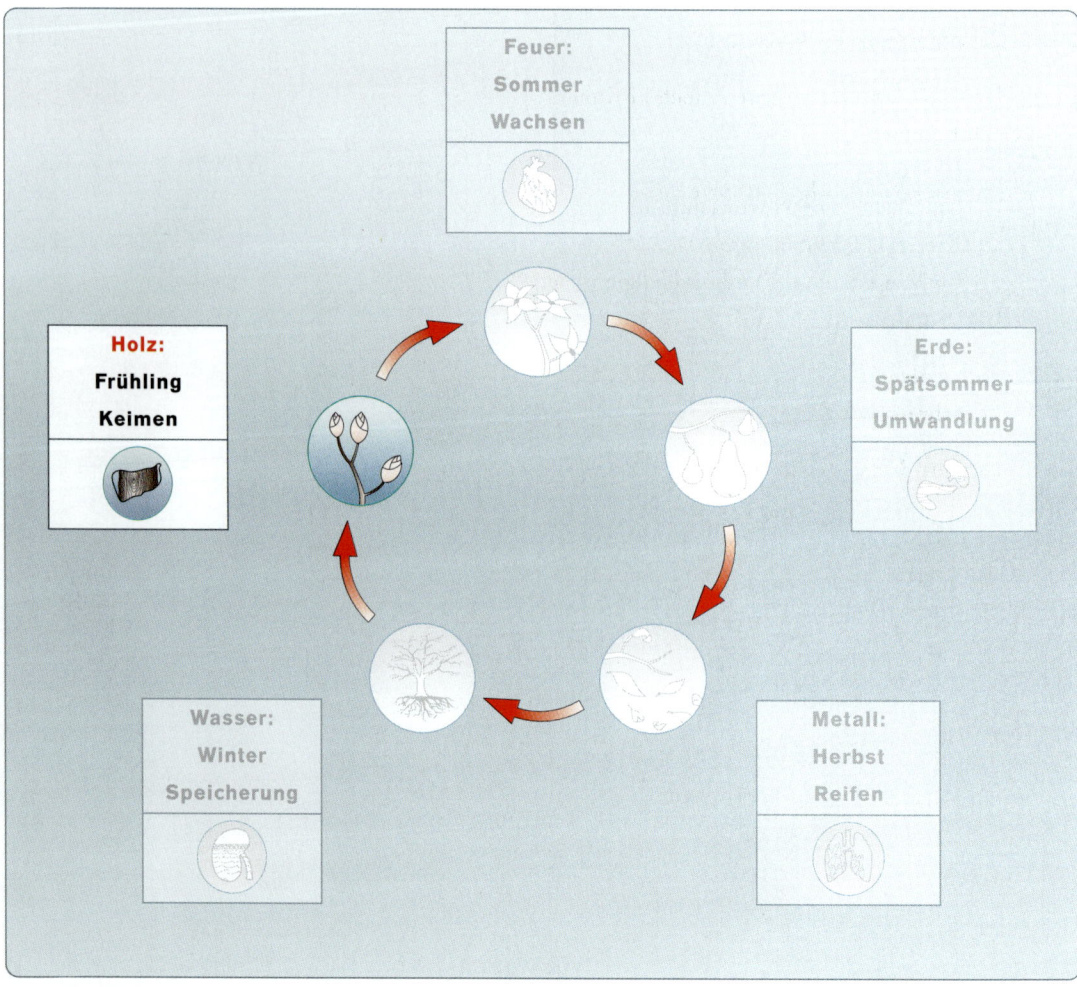

Therapiemöglichkeiten mit Akupunktur

Reizart: Schröpfen der Nacken-, Wirbelsäulen- und Lumbalregion.

Basiskombination: Bl 18 + Le 3 + Bl 47.

Weitere mögliche Punkte: Gb 34, Pe 6 + Le 3, Le 5 + He 8, Gb 20, Gb 21, 3E 15, LG 8.

Erklärungen zur Punktwahl

Bl 18: Rücken-Shu-Punkt der Leber, stärkt Hun.

Le 3: Yuan-Punkt Leber, stärkt Hun.

Bl 47: Hun Men (»Pforte der Geisterseele«) beeinflusst Disharmoniemuster von Hun.

Gb 34: Meisterpunkt der Muskeln und Sehnen, wichtiger, den Qi-Fluss regulierender Punkt.

Pe 6 + Le 3: heruntergeschluckter Zorn.

Le 5 + He 8: Kloßgefühl im Hals – auch in Kombination mit Pe 6 + Le 3.

Gb 20: insbesondere bei Kopfschmerzen, Tinnitus.

Gb 21: insbesondere bei Kopfschmerzen, Schulter-Nackenschmerzen.

3 E 15: insbesondere bei Kopfschmerzen, Schulter-Nackenschmerzen.

LG 8: reguliert Shen, besänftigt Wut und Zorn.

Funktionskreis Herz

Das Herz beherbergt den geistig-seelischen Aspekt Shen (speziell). Shen bedeutet Geist, Bewusstsein. Nach klassisch chinesischer Betrachtungsweise ist das Herz im Organsystem vergleichbar mit dem Kaiser im Staatssystem. Dem Kaiser fallen insbesondere Koordinationsaufgaben nach innen (Palast) und außen (Staat) sowie Repräsentationsaufgaben zu. Shen (speziell) befähigt Geist bzw. Bewusstsein – im Sinne von geistiger Klarheit – zu einer angemessenen Kommunikation mit sich selbst (Kommunikation nach innen) und den Mitmenschen (Kommunikation nach außen).

Diese Kommunikation erfolgt durch die Öffnungen des Herzens Xin Qiao. Die Öffnungen des Herzens stellen die Sinnesorgane dar, d. h. die Kommunikation durch das Shen des Herzens erfolgt mit Achtsamkeit und Präsenz für die Belange des anderen, durch genaue Beobachtung seiner nonverbalen Signale und durch präzises Hören seiner verbalen Botschaften. Für diese respektvolle Kommunikation ist besonders die Präsenz und Achtsamkeit des Herzens verantwortlich. Shen führt zur Ausstrahlung einer überzeugenden Gesamtpersönlchkeit, der es gelingt durch innere Kommunikkation verschiedene Teilbestrebungen in Übereinstimmung zu bringen und hierdurch Freude zu empfinden. Shen ermöglicht es, das rechte Ding am rechten Ort zur rechten Zeit zu tun.

Persönlichkeitstyp Herz

Menschen, die dem Persönlichkeitstyp Herz angehören, bringen durch respektvolle Kommunikation mit sich selbst verschiedenste Teilbestrebungen der Persönlichkeit in Einklang. Sie überzeugen durch ausgeglichene Zufriedenheit (Lebensfreude) und durch das Sein. Sie können durch ihr Integrationsvermögen Menschen unterschiedlichster Auffassungen politischer oder religiöser Art begeistern.

Herz

■ **Persönlichkeitstyp Herz/Physiologie:**
- Integrationsvermögen
- repektvolle Kommunikationsfähigkeit
- Ausstrahlung einer überzeugenden Gesamtpersönlichkeit
- ausgeglichene Zufriedenheit.

■ **Tugenden durch Shen (speziell):**
- Angemessenheit.

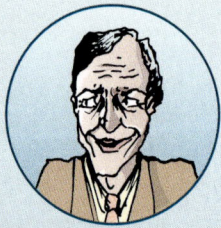

■ **Störungen von Shen (speziell)/ Pathologie:**
- hektische Nervosität
- Verwirrtheit, Konzentrationsstörungen
- Angst in sozialen Situationen:
  - Prüfungsangst
  - Angst vor größeren Menschengruppen
  - Redehemmungen, Stottern, verwirrtes Reden
- Mangel an Lebensfreude.

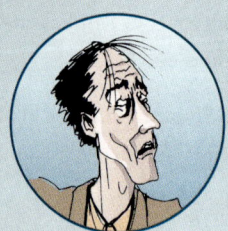

■ **Psychosomatische Funktionsstörungen des Herzens:**
- Palpitationen
- Herzstiche
- Schlafstörungen
- Gefühl von Brustenge
- Glossitis
- Psychosomatische Erkrankungen anderer Funktionskreise.

Tugenden durch Shen (speziell)

Durch die Fähigkeit zu Kommunikation mit Berücksichtigung differenter Aspekte ergibt sich im Verlauf des Lebens die Tugend der Angemessenheit (angemessene Kommunikation; das rechte Ding am rechten Ort zur rechten Zeit tun).

Psychosomatische Funktionsstörungen des Herzens

Hektische Nervosität verstärkt bestehende Funktionsstörungen des Herzens oder löst diese aus. Als psychosomatische Erkrankungen der Funktionskreise Herz – Dünndarm im Sinne der TCM sind bekannt: Palpitationen, Herzstiche, Schlafstörungen, Gefühl von Brustenge oder Glossitis. Da das Shen (speziell) eine Kommunikation innerhalb der anderen Funktionskreise bewirkt,

können auch psychosomatische Erkrankungen der anderen Funktionskreise auftreten.

Bezug zur Wandlungsphase Feuer

Dem Feuer ist die Jahreszeit Sommer und die Aktivitätsphase (Stadium) des Wachsens zugeordnet. Im Sommer findet in der Natur ein harmonisches Wachstum statt. Im Menschen geschieht dies durch respektvollen kommunikativen Umgang mit sich selbst und anderen.

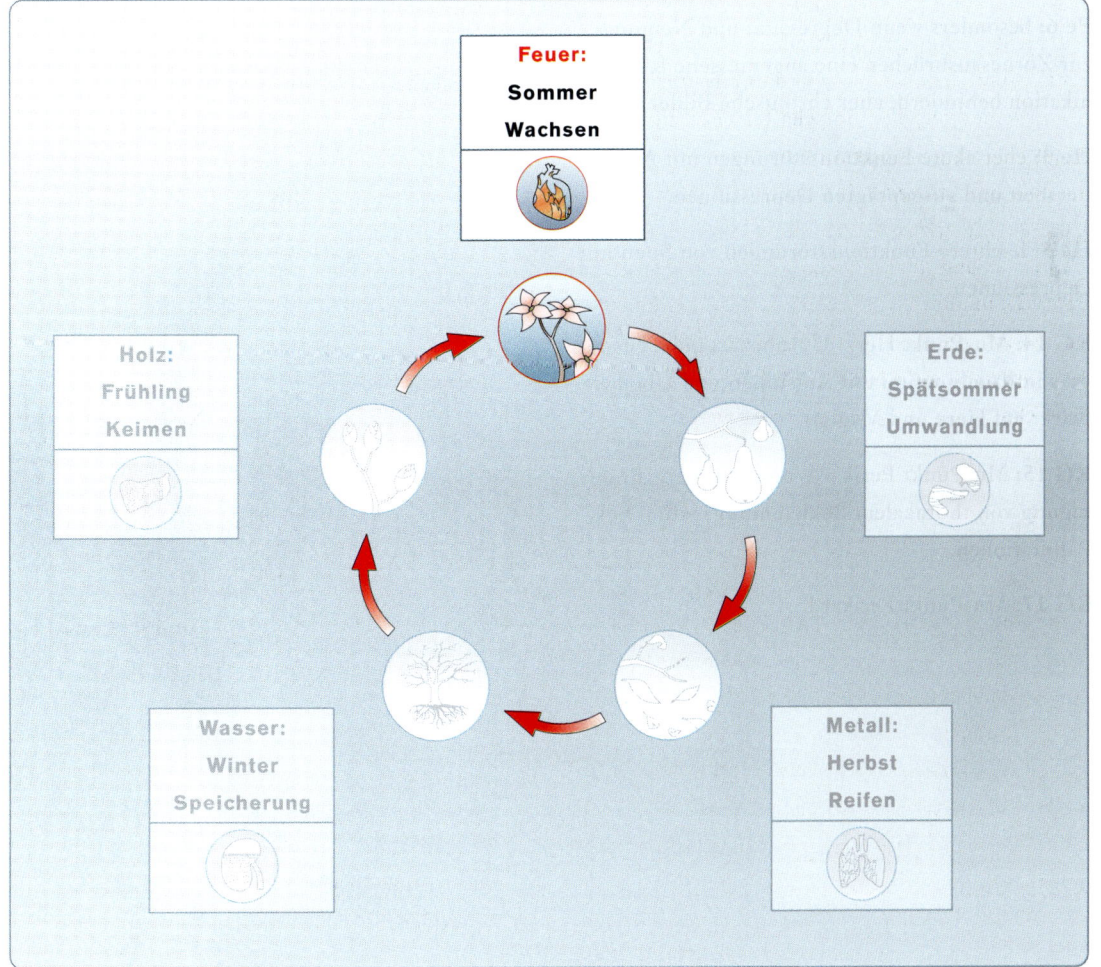

Therapiemöglichkeiten
mit Akupunktur

Basiskombination: Bl 15 (Bl 14) + He 7 + Bl 44.

Weitere mögliche Punkte: Pe 6, He 3, He 5, KG 14, KG 15, KG 17.

Erklärungen zur Punktwahl

Bl 15: Rücken-Shu-Punkt des Herzens, stärkt Shen.

Bl 14: Rücken-Shu-Punkt des Perikards, stärkt Shen.

He 7: Yuan-Punkt Herz – Punkt mit breiter psychosomatischer Wirkung.

Bl 44: Shen Tang (»Halle der Geisteskraft«) stärkt Shen.

Pe 6: besonders wenn Depression und Neigung zur Zornesausbrüchen eine angemessene Kommunikation behindern, eher chronische Bilder.

He 3: eher akute Funktionsstörungen mit Agitiertheit und ausgeprägten Depressionen.

He 5: leichtere Funktionsstörungen von Shen mit Depressionen.

KG 14: Mu-Punkt Herz: Unruhezustände, besonders in Kombination mit Aufstoßen und Übelkeit (wirkt auf Herz und Magen).

KG 15: Mu-Punkt Perikard: besonders zur Beseitugung von thorakalem Beklemmungsgefühl bei Palpitationen.

KG 17: Mu-Punkt Perikard.

Funktionskreis Milz

Die Milz speichert den geistig-seelischen Aspekt Yi. Yi stellt die gedankliche Verarbeitungsfähigkeit dar. Yi verleiht die Fähigkeit zur intellektuellen Leistung und ermölicht zu lernen, zu verstehen sowie logisch tiefgreifend nachzudenken. Yi ist wichtig zum Erwerb von Wissen im Sinne von Schul- und Hohschulwissen. Yi ermöglicht es außerdem, Veränderungen wahrzunehmen und durch sie neue Handlungsmöglichkeiten zu erkennen.

Persönlichkeitstyp Milz

Menschen, die dem Persönlichkeitstyp Milz angehören, zeichnen sich durch ausgeprägte intellektuelle Leistungsfähigkeit aus, die mit Anpassungsfähigkeit gekoppelt ist. Häufig handelt es sich um beruflich erfolgreiche Menschen, die im Hochschulbereich Karriere machen. Es sind Lehrer oder Professoren, die oft durch detailliertes Fachwissen imponieren.

Es handelt sich um zuverlässige Menschen, die Dinge nicht nach dem Lustprinzip erledigen, sondern weil sie es versprochen haben (Wort geben).

Tugenden durch Yi

Im Laufe des Lebens entwickeln sich die Tugenden Verlässlichkeit und Ernsthaftigkeit.

Psychosomatische Funktionsstörungen der Milz

Grübeln und übermäßige Sorge verstärken bereits bestehende Funktionsstörungen der Milz oder rufen diese hervor. Als psychosomatische Erkrankungen der Funktionskreise Milz und Magen im Sinne der TCM sind bekannt: Verdauungsstörungen mit Diarrhöe, weiche Stühle, Blähungen, Übelkeit, Appetitstörungen, Ulcus ventriculi et duodeni, frontale Kopfschmerzen.

Milz

- **Persönlichkeitstyp Milz/Physiologie:**
  - ausgeprägte intellektuelle Leistungsfähigkeit
  - Fachspezialist mit tiefem Detailwissen
  - Erkennen und Realisieren von Veränderungen.

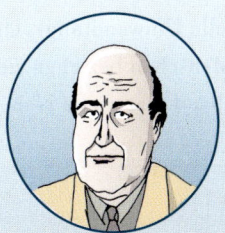

- **Tugenden durch Yi:**
  - Verlässlichkeit
  - Ernsthaftigkeit.

- **Störungen von Yi/Pathologie:**
  - Zwanghaftes Nachdenken, übermäßige Sorge und Grübeln
  - mangelndes Erkennen und Akzeptieren von Veränderungen
    - »overprotective mother«
    - eifersüchtiger Partner
    - zähes, klebriges Verhalten
    - obsessionelles Denken
    - Hypochonder
  - Konzentrationsstörungen, Lernblockade.

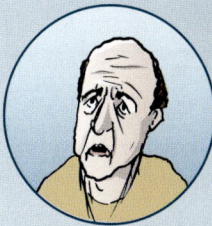

- **Psychosomatische Funktionsstörungen der Milz:**
  - Verdauungsstörungen:
    - Diarrhöe, weiche Stühle
    - Blähungen, Übelkeit, Appetitstörungen
  - Ulcus ventriculi et duodeni
  - frontale Kopfchmerzen.

Bezug zur Wandlungsphase Erde

Der Erde ist die Jahreszeit Spätsommer und die Aktivitätsphase (das Stadium) der Umwandlung zugeordnet. Im Spätsommer erfolgt die Umwandlung der im Sommer gewachsenen Frucht (Sommer: Wachstum). Die Frucht wird süß und enthält Flüssigkeit. Umwandlungsprozesse im Menschen in Bezug auf geistige Prozesse bedeuten, dass Informationen aufgenommen und verarbeitet werden (intellektuelle Umwandlung). Umwandlungsstörungen im Menschen beziehen sich sowohl auf geistige als auch auf materielle Nahrung (Essen).

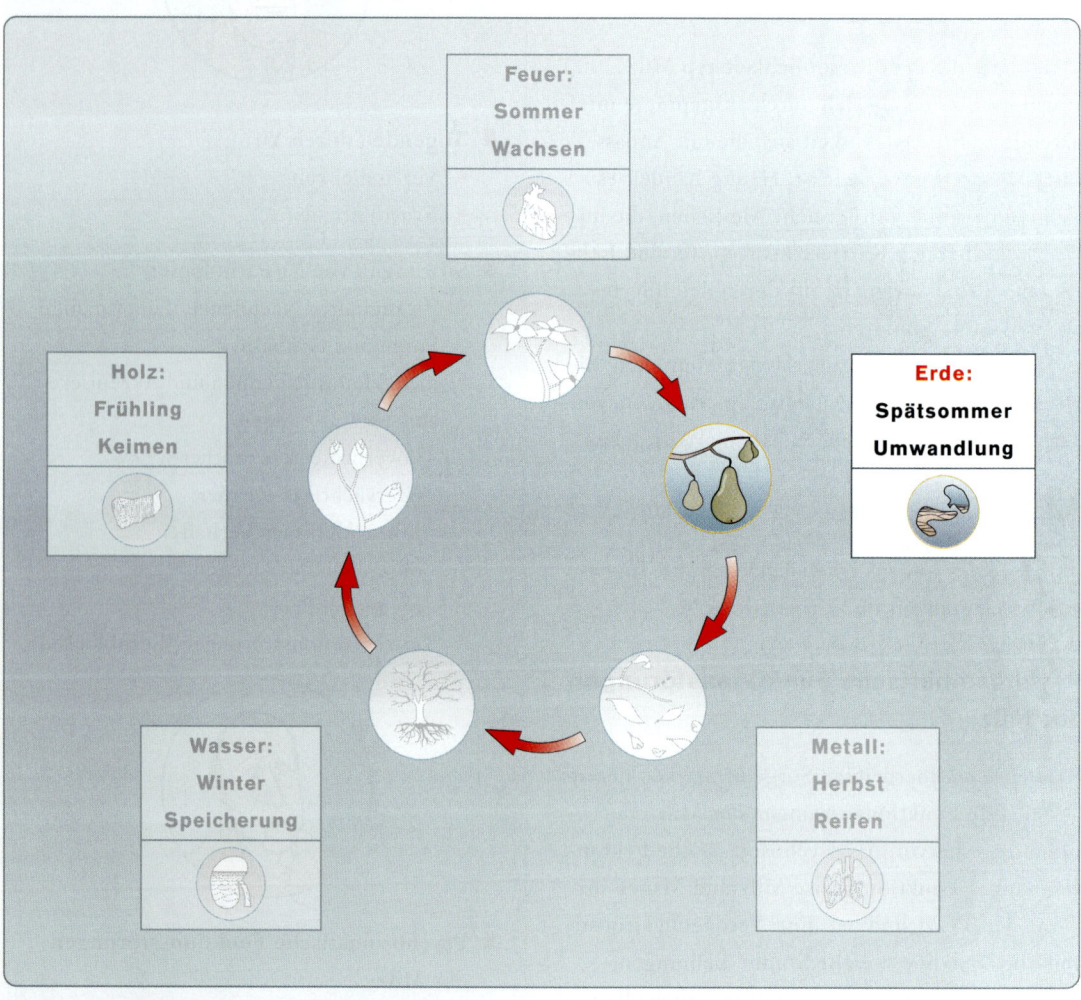

Therapiemöglichkeiten mit Akupunktur

Basiskombination:
Bl 20 + Mi 3 (oder Mi 6) + Bl 49.

Weitere mögliche Punkte:
Ma 36, Ma 40, KG 12, Bl 21, Pe 6.

Erklärungen zur Punktwahl

Bl 20: Rücken-Shu-Punkt der Milz: stärkt Milz-Qi.

Bl 49: Yi She (»Herberge der Vorstellungen«), stärkt Yi.

Mi 3: Yuan Punkt Milz, stärkt Milz Qi.

Mi 6: Vereinigung der drei Fuß-Yin-Meridiane: Milz, Leber, Niere; wichtiger psychisch harmonisierender Basispunkt.

Ma 36: unterer He-Punkt (UEP) des Magens, stärkt Milz und Magen-Qi, stabilisiert den Geist, wichtiger psychisch harmonisierender Basispunkt.

Ma 40: beseitigt (transformiert) Schleim.

KG 12: Mu-Punkt des Magen, stärkt Milz und Magen-Qi.

Bl 21: Rücken-Shu Punkt des Magens, stärkt Magen-Qi.

Pe 6: reguliert Qi-Fluss in Thorax, Abdomen und Unterleib, senkt gegenläufiges Magen-Qi, beruhigt Shen.

Anhang

Literatur

Academy of Traditional Chinese Medicine (ed.): Essential of Chinese Acupuncture. Foreign Languages Press, Beijing (VR China) 1980

Academy of Traditional Chinese Medicine (ed.): An Outline of Chinese Acupuncture. Foreign Languages Press, Beijing (VR China) 1975

Alexander, P., Hamilton-Fairly, G., Smithers, D. W.: Repeated acupuncture and serum hepatitis. BMJ 2 (1974):46

Alexis, J., Lubin, J., Bichachi, A.: Acupuncture and non-A, non-B hepatitis. South med J 81 (1988): 101

Allison, G., Kravitz, E.: Auricular chondritis secondary to acupuncture. New Engl J Med 293 (1975): 780

Baltimore, R. S., Moloy, P. J.: Perichondritis of the ear as a complication of acupuncture. Arch Otolaryngol 102 (1976):572–573

Bachmann, G.: Die Akupunktur – eine Ordnungstherapie, Bd. I. 3. Aufl. Haug, Heidelberg 1980

Bahr, F. R.: Einführung in die wissenchenschaftliche Akupunkur. 6. Aufl. Vieweg, Braunschweig 1995

Bahr, F. R., Reis, A., Straube, E.-M., Strittmatter, B., Suwanda, S.: Skriptum für die Aufbaustufe aller Akupunkturverfahren. 4. Aufl. Eigenverlag Müchen, Deutsche Akademie für Akupunktur + Aurikulomedizin e. V. 1993

Bergsmann, O., Bergsmann, R.: Projektionssyndrome. Facultas, Wien 1988

Bergsmann, O., Bergsmann, R.: Projektionssymptome. 2. Aufl. Facultas, Wien 1990

Bischko, J.: Sonderformen der Akupunktur. Broschüre 21.4.0. aus dem Handbuch der Akupunktur und Aurikulotherapie. Haug, Heidelberg 1981

Bischko, J.(Hrsg.): Weltkongress für wissenschaftliche Akupunktur, Kongreßband, Teil 1. Wien 1983

Bischko, J.: Akupunktur für mäßig Fortgeschrittene, Bd. II. Haug, Heidelberg 1985

Bischko, J.: Einführung in die Akupunktur, Bd. 1. 3. Aufl. Haug, Heidelberg 1989

Bostrom H, Rossner S.: Quality of alternative medicine-complications and avoidable deaths. Quality Assurance in Health Care. 2 (2), (1990): 11–117

Brattberg, G.: Acupuncture treatments: a traffic hazard? Am J Acupunct 14 (3) (1986): 265–267

Bucek, R.: Lehrbuch der Ohrakupunktur. Eine Synopsis der französischen, chinesischen und russischen Schulen. Haug, Heidelberg 1994

Chen, F., Hwang S., Lee, H., Yang, H., Chung, C.: Clinical study of syncope during acupuncture treatment. Acupunct Electro-Ther Res 15 (1990): 107-19

Chen Jing (ed.): Anatomical Atlas of Chinese Acupuncture Points. Shandong Science and Technology Press, Jinan (VR China) 1982

Chinese Traditional Medical College and Chinese Traditional Medical Research Institute of Shanghai (eds.): Anatomical Charts of the Acupuncture Points and 14 Meridians. People's Publishing House, Shanghai (VR China) 1976

DÄGfA: Akupunktur. Skripten Grundkurs I – III, 1995

Elias, J.: Lehrbuch- und Praxisbuch der Ohrakupunktur. Sommer, Tenningen 1990

Ernst, E., White A. R.: Life-threatening adverse reactions of acupuncture? A systematic review. Pain 71 (1997): 123–126

Flows, Bob: Der wirkungsvolle Akupunkturpunkt. Verlag für Ganzheitliche Medizin Dr. E. Wühr, Kötzting 1993

Frick, H., Leonhardt, H., Starck, D.: Allgemeine Anatomie. Spezielle Anatomie I. Taschenbuch der gesamten Anatomie, Bd. I. 3. Aufl. Thieme, Stuttgart-New York 1987

Frick, H., Leonhardt, H., Starck, D.: Spezielle Anatomie. Taschenlehrbuch der gesamten Anatomie, Bd. II. 3. Aufl. Thieme, Stuttgart 1987

Gerhard, I.: Die Ohrakupunktur. Technik und Einsatz in der Gynäkologie sowie Ergebnis bei Sterilitätsbehandlung. Erfahrungsheilkunde 39 (1990) 503–511

Gerhard, I., Müller, C.: Akupunktur in der Gynäkologie und Geburtshilfe. In: *Dittmer, Loch, Wiesenauer* (Hrsg.): Naturheilverfahren in der Frauenheilkunde und Geburtshilfe. Hippokrates, Stuttgart 1994

Gerhard, I., Poostnek, F.: Möglichkeiten der Therapie durch Ohrakupunktur bei weiblicher Sterilität. Geburtsh. und Frauenheilk. 48 (1988) 154–171

Gleditsch, J. M.: Reflexzonen und Somatotopien als Schlüsssel zu einer Gesamtschau des Menschen, 3. Aufl. WBV Biologisch-Medizinische Verlagsgesellschaft, Schorndorf 1988

Gongwang, Liu (ed.): Acupoints & Meridians. Huaxia Publishing House 1996

Gray, H. et al.: Gray's Anatomy. 38th ed. Churchill Livingston, New York 1995

Hecker, U.: VISDAK, Visuell-didaktisches System – eine kombinierte Darstellung von Bild und Text auf dem Gebiet der Akupunktur und Naturheilkunde. Anmeldung Deutsches Patentamt München, 1997

Hecker, U.: Ohr-, Schädel-, Mund-, Hand-Akupunktur, 2. Aufl. Hippokrates, Stuttgart 1998

Hecker, U., Steveling, A.: Die Akupunkturpunkte. Hippokrates, Stuttgart 1997

Helms, J. M.: Acupuncture for the management of primary dysmenorrhea. Obstet. Gynecol. 69 (1987) 51–56

International Anatomical Nomenclature Committee: Nomina anatomica, 6the ed. Churchill Livingstone, Edinburgh 1989

Janda, V.: Manuelle Muskelfunktionsdiagnostik. 3. Aufl. Ullstein-Mosby, Berlin 1994

Junghanns, K.-H.: Akupunktur in der Geburtshilfe und Gynäkologie – Bereicherung der Therapiemöglichkeiten. Therapiewoche 43, 50 (1992) 2715–2720

Junghans, K.-H.: Akupunktur in der Geburtshilfe und Frauenheilkunde – ein Naturheilverfahren als »sanfte Alternative«. Erfahrungsheilkunde 3 (1993) 114–123

Junghanns, K.-H.: Akupunktur in der Geburtshilfe – Behandlungsmöglichkeiten am Beispiel der Ohrakupunktur. Gynäkol. Praxis (1997) 434–450

Kampik, G.: Propädeutik der Akupunktur. Hippokrates, Stuttgart 1988

Kantoner militärsan. Einheit: Zhen Jiu Xue Wei Gua Tu Shuo Mind. Volksgesundheitsverlag der VR China

Kapandji, I. A.: Funktionelle Anatomie der Gelenke. 2. Aufl. Enke, Stuttgart 1992

Kendall, F. et al.: Muskeln, Funktion und Test. 2. Aufl.
G. Fischer, Stuttgart 1988

Kendall, F., Kendall, E.: Muscels – Testing an Function. 3rd ed. Williams & Wilkins, Baltimore 1983

Kitzinger, E.: Der Akupunktur-Punkt. Maudrich, Wien 1985

König, G., Wancura, I.: Praxis und Theorie der Neuen chinesischen Akupunktur. Bd. I u. II. Maudrich, Wien 1979/1983

König, G., Wancura, I.: Neue chinesische Akupunktur. Maudrich, Wien, 1985

König, G., Wancura, I.: Einführung in die chinesische Ohrakupunktur. 9. Aufl. Haug, Heidelberg 1989

Kropeij, H.: Systematik der Ohrakupunktur. 7. Aufl. Haug, Heidelberg 1993

Kubiena, G., Meng, A.: Die neuen Extrapunkte in der chinesischen Akupunktur. Maudrich, Wien 1994

Kubiena, G., Meng, A., Petricek, E., Petricek, U.: Handbuch der Akupunktur – der traditionell chinesische und der moderne Weg. Orac, Wien 1991

Lang, J.: Klinische Anatomie des Kopfes. 1. Aufl. Springer, Berlin 1981

Lange, G.: Akupunktur in der Ohrmuschel, Diagnostik und Therapie. WBV Biologisch-Medizinische Verlagsgesellschaft, Schorndorf 1985

von Lanz, T.; Wachsmuth, W.: Praktische Anatomie. Ein Lehrbuch und Hilfsbuch der anatomischen Grundlagen ärztlichen Handelns.
Bd. 1/1: Kopf. 1995
Bd. 1/2: Hals. 1995
Bd. 1/3: Arm. 3. Aufl. 1996
Bd. 2/6: Bauch. 3. Aufl. 1993
Springer, Berlin-Heidelberg-New York

Maciocia, G.: The foundations of Chinese medicine. Churchill Livingston, New York 1989 Deutsch: Die Grundlagen der chinesischen Medizin. Verlag für Ganzheitliche Medizin Dr. E. Wühr, Kötzting 1994

Marx, H.-G.: Medikamentfreie Entgiftung von Suchtkranken – Bericht über den Einsatz der Akupunktur. Suchtgefahren 30 (1984)

Nogier, P.-M.: Lehrbuch der Aurikulotherapie. Maisonneuve, Saint-Ruffine 1969

Petricek, E., Zeitler, H.: Neue systematische Ordnung der Neu-Punkte. Haug, Heidelberg 1976

Peuker, E. T., Filler, T. J.: Forensische Aspekte der Akupunktur – Eine Übersicht vor dem Hintergrund anatomischer Grundlagen. Ärztezeitschrift für Naturheilverfahren 38 (1997) 833-882

Peuker, E. T., Filler, T. J.: The need for practical courses in anatomy for acupuncturists. FACT 4 (1997) 194

Peuker E. T., White A. R., Ernst, E., Pera .F, Filler, T. J.: Traumatic Complications of Acupuncture. Therapists Need to Know Human Anatomy. Archives of Family Medicine 8 (1999): 553-558

Peuker E. T., White A. R., Ernst, E., Pera .F, Filler, T. J.: Internationale Studie zu Nebenwirkungen der Akupunktur. AKU 27 (1999): 49-53

Peuker E. T.: Direkte und indirekte Nebenwirkungen komplementärer Therapieverfahren: Traditionelle Chinesische Medizin und Akupunktur. In· Diederich, F., Fiedermutz, A., Pera, F., Peuker, E. T. (Hrsg.): Zur Akzeptanz von Magie, Religion und Wissenschaft. Ein medizinethnologisches Symposium – Tagungsband. Lit-Verlag: In press.

Pöntinen, P. J., Gleditsch, J., Pothmann, R.: Triggerpunkte und Triggermechanismen. Hippokrates, Stuttgart 1997

Pothmann, R. (Hrsg.): Akupunktur-Repetitorum. Hippokrates, Stuttgart 1992

Rajanna, P.: Hypotension following stimulation of acupuncture point fengchi (GB 20). Journal of Royal College of General Practitioners Sept (1983): 606–607

Rampes, H., Peuker, E. T.: Adverse effects of acupuncture. In: *Ernst, E., White, A.* (ed.): Acupucture: a scientific approach. Butterworth-Heinemann, Woburn MA 1999

Rauber, A., Kopsch, F.: Anatomie des Menschen. Hrsg. von *H. Leonhardt, B. Tillmann, G. Töndury, K. Zilles.* 20. Aufl. Thieme, Stuttgart-New York 1987

Rauber, A./Kopsch, F.: Anatomie des Menschen. Lehrbuch und Atlas. Herausgegeben von *H. Leonhardt, B. Tillmann, G. Töndury, K. Zilles.* Bd. II: Innere Organe, herausgegeben und bearbeitet von *H. Leonhardt.* Bd. IV: Topographie der Organsysteme, Systematik der Leitungsbahnen, herausgegeben und bearbeitet von *H. Leonhardt, B. Tillmann, K. Zilles.* Thieme, Stuttgart-New York 1987/88

Rohen, J.: Funktionelle Anatomie des Nervensystems. 4. Aufl. Schattauer, Stuttgart 1985

Rohen, J.: Funktionelle Anatomie des Menschen. 5. Aufl. Schattauer, Stuttgart 1987

Rohen, J.: Topographische Anatomie. 8. Aufl. Schattauer, Stuttgart 1987

Richter, K., Becke, H.: Akupunktur. Tradition, Theorie, Praxis. 2. Aufl. Ullstein-Mosby, Berlin 1995

Rubach, A.: Propädeutik der Ohr-Akupunktur. Hippokrates, Stuttgart 1995

Schmidt, H.: Konstitutionelle Akupunkturpunkte. Hippokrates, Stuttgart 1988

Schnorrenberger, C. C.: Die topographisch-anatomischen Grundlagen der chinesischen Akupunktur und Ohrakupunktur. 3. Aufl. Hippokrates, Stuttgart 1983

Schnorrenberger, C. C.: Lehrbuch der chinesischen Medizin für westliche Ärzte. Die theoretischen Grundlagen der chinesischen Akupunktur und Arzneiverordnung. 3. Aufl. Hippokrates, Stuttgart 1985

Sobotta-Becher: Atlas der Anatomie des Menschen, Bd. II. Hrsg. von H. Ferner, J. Staubesand. 19. Aufl. Urban & Schwarzenberg, München 1988

State Standard of the People's Republic of China (ed.): The Location of Acupoints. Foreign Languages Press, Beijing (VR China) 1990

Strauß, K. (Hrsg.): Akupunktur in der Suchtmedizin. Hippokrates, Stuttgart 1997

Strittmatter, B.: Lokalisation der übergeordneten Punkte auf der Ohrmuschel. In: Der Akupunkturarzt/Aurikulotherapeut, hrsg. von der Deutschen Akademie für Akupunktur und Aurikulomedizin e. V., München 1993

Stux, G., Stiller, N. Pomeranz, B.: Akupunktur – Lehrbuch und Atlas, 5. Aufl. Springer, Berlin-Heidelberg-New York 1999

Tillmann, B.: Farbatlas der Anatomie. Thieme, Stuttgart-New York 1997

Tittel, Kurt: Beschreibende und funktionelle Anatomie des Menschen. G. Fischer, Stuttgart 1990

Töndury, G.: Angewandte und topographische Anatomie. 5. Aufl. Thieme, Stuttgart-New York 1981

Travell, J. G., Simons, D. G.: Myofacial Pain and Dysfunction, Vol 1. und 2. Williams & Wilkins, Baltimore 1992

Umlauf, R.: Zu den wissenschaftlichen Grundlagen der Aurikulotherapie. Dtsch. Z. Akupunktur 3 (1989) 59–65

Van Nghi, N.: Pathogenese und Pathologie der Energetik in der chinesischen Medizin, Bd. 1 und 2. Medizinisch-Literarische Verlagsgesellschaft mbH, Uelzen 1989/90

Verma, S. K., Khamesra, R.: (1989) Recurrent fainting – an unusual reaction to acupuncture. J Assoc Physicians India 37 (9) (1989): 600.

White, A., Hayhoe, S., Ernst, E.: Survey of adverse events following acupuncture. Acupuncture in Medicine 15 (1997): 67–70

Wühr, E.: Quintessenz der chinesischen Akupunktur und Moxibustion. Lehrbuch der chinesischen Hochschule für Traditionelle Chinesische Medizin (Deutsche Ausgabe). Verlag für Ganzheitliche Medizin Dr. E. Wühr, Kötzting 1988

Punktverzeichnis, alphabetisch geordnet

Blasenmeridian Bl

Extrapunkte an Arm und Hand Ex-AH

Extrapunkte an Bein und Fuß Ex-BF

Extrapunkte an Brust und Bauch Ex-BB

Extrapunkte an Kopf und Hals Ex-KH

Extrapunkte im Rückenbereich Ex-R

502